形气说与董氏奇穴

陈晓斌　著

学苑出版社

图书在版编目（CIP）数据

形气说与董氏奇穴 / 陈晓斌编著. —— 北京：学苑
出版社, 2022.3

ISBN 978-7-5077-6348-5

Ⅰ. ①形… Ⅱ. ①陈… Ⅲ. ①针灸疗法 Ⅳ.
①R245

中国版本图书馆 CIP 数据核字（2022）第 000925 号

责任编辑：黄小龙
出版发行：学苑出版社
社　　址：北京市丰台区南方庄 2 号院 1 号楼
邮政编码：100079
网　　址：www.book001.com
电子信箱：xueyuanpress@163.com
联系电话：010-67601101（销售部）　010-67603091（总编室）
印　刷　厂：北京兰星球彩色印刷有限公司
开本尺寸：710mm×1000mm　1/16
印　　张：32.5 印张
字　　数：580 千字
版　　次：2022 年 3 月北京第 1 版
印　　次：2022 年 3 月北京第 1 次印刷
定　　价：128.00 元

前　言

一、一次奇特可怕的经历

二〇〇九年五月十五日至十七日，我到厦门参加由江西中医学院附属医院陈日新教授主讲的"热敏灸疗法高级培训班"。当时，我们针灸界有句颇为流行的话："北看天津针，南看江西灸。""天津针"是石学敏院士首创的"醒脑开窍针刺法"治疗中风病，因疗效显著而闻名全国。"江西灸"即指热敏灸，能与"天津针"齐名，非浪得虚名。我颇有不虚此行之感，腧穴、经络的动态论及腧穴的静息态和敏化态的新观点、新认识，深入我心，有茅塞顿开之感。

学习结束后，到家已近晚上十点。十一点三十分，兴冲冲地在爱妻的气海穴上做热敏灸，想给她保健。约过十分钟，她的双脚趾开始不由自主地缓慢动起来，接着，平时不舒服的右腿也开始缓缓地摆动起来，然后左腿摆动，随即会阴部和肛门强烈收缩，然后臀部来回摆动。上述过程重复数次后，再移到腰部。腰部动的姿势很像整脊的斜扳手法，然后胸椎上下振动，接着颈椎左右晃动。这时伴随着手臂摆动，以右手臂为主（平时常觉不适），动的部位又移到眉头、口唇，最后腹部抽动，伴有嗳气和矢气，这时觉胸腔和腰部有热感。全身动完一遍后，停两分钟左右，又开始如上述的顺序动起来，如此反复数遍。这时，我们都觉得甚为神奇，仅仅灸气海穴，怎会有这种灸感？而这种灸感现象并不在陈教授总结的六种灸感现象里。课上陈教授讲"敏消量足"，以为要灸至动感消失为止，所以又傻傻地拼命灸。灸到凌晨一点五十分，妻子不自主的动不但没停，反而越来越快，转为抽动，只好停止艾灸。停灸后，又不自主抽动一小时，最后不自主地在床上屈着腿打转转，凌晨三点左右，才缓缓入睡。这些"动"有如下共同点：

1. 不自主，控制不住（大脑神经系统不能指挥"气"，这也就是我们无法感觉经络存在的原因）。

2. 肢体在"动"前先有酸胀感。

3. 平时感觉不适的一侧先动。

4. 动的规律是从下而上，从患侧到健侧，动完一遍，停一分钟左右，又照着顺序开始动。

5. 颈、胸、腰、臀的摆动姿势颇似广州龙层花教授传授的脊柱保健功法（丹田之气受艾灸之火的激发，真气出丹田循经脉循行，真气所到之处，皆为动。真气入督脉，将脊柱共轭系统自我复位自行调节的姿势动作激发出来，这套动作是本能的修复动作，不禁对龙教授肃然起敬）。

十八日早晨六时许醒来，发现妻又在抽动，想不出解决办法，我便忐忑不安地去上班。中午下班回家，发现妻还在抽动，甚至站立不稳，碗都无法端住！天啦！我这才意识到闯下大祸了！已经连续抽动十二个小时了，一种不祥之云笼罩上来！第一次施热敏灸，怎么会灸出这种从未见过的可怕现象呢?！我心里又着急又恐惧，这种灸感到底包含什么信息？急中生智，灵光一现：灸气海，激发了本该固守的丹田之气（真气），真气入十二经脉，鼓舞全身十二经脉经气的运行。经气运行加速，产生非神经系统控制的不自主的"动"：这种"动"先是对疾病自行调节（真气居于丹田中，丹田名为丹田，是因真气成丹为丹药之故），对脊柱后关节的自行调整（经络系统是人体最强大的自我修复系统，激发出脊柱自行修复的姿势）；灸量过大，导致经气运行加速过快，经气运行失控，出现躯体不自主的抽动。这抽动是气在动的表现，而这种动是极其伤气耗气的。经气耗损到一定程度，必然伤及元气，进而伤及元神……完了，完了!！十二经脉经气就这样一直往外泄，这太可怕了，后果不堪设想！从没见过这种情况，怎么办？怎么办？怎么办？灵机一动：

1. 赶紧先补气，急购红参、西洋参，红参10克炖服，西洋参切片含服。

2. "机械力能阻滞经气运行速度"，这是陈教授课堂上讲的。赶紧在妻身上找点按压，试图按住外泄的经气。似乎按住风门穴，头颈双上肢的抽动会缓些，但一松手就抽，其余的如背俞穴，均是越按越抽。因心力交瘁，中午一点半左右，我迷迷糊糊睡着了。约半小时后，一道灵光在我脑海里一闪：脑为元神之腑，十二经脉经气离经而去，还要带走元神，那么首先要把欲离位的元神拉回来。于是我赶紧爬起来，用重手法按印堂穴至百会穴。几分钟后，抽动明显缓解，于是，信心十足地不停按。到下午四点，终于力挽狂澜，妻抽动停了下来！

十九日，在中午和傍晚的节点上，妻又开始抽动。细思，午时和酉时分别是一日中阳气最盛和阳气欲入阴分的时候。中午的抽动是因天阳最盛，人应之，阳气亦盛。本为经气乱窜，天阳一加，抽动又作；傍晚的抽动是因酉时天阳下沉入里，人应之，卫阳当入阴分，却因真气不能固守丹田，经气无根，难以收纳入里，故动又作！仍按上法处理，这日，红参仍服。

二十日，中午和傍晚，抽动较昨日明显缓解，但全身气的游走感明显，妻能感觉到气的窜上窜下。

二十一日，妻上班了，同事们都说她像生了场大病，面容憔悴，眼目无神，妻自觉走路像在飘。唉，伤气损神伤人最深！回家途中，感觉她身子发烫，妻说她的手心、足心更烫，此乃经气离经，虚阳浮越于外，元气大伤，气耗伤阴之故。炖服的红参所补元气未能入里，浮于皮下而致全身滚烫。遂停服红参，改服西洋参 10 克、五味子 10 克、生熟地各 30 克、麦冬 30 克。

二十二日，全身乏力，手心、足心仍热，易疲劳，喜卧，懒言，大声说话而旁人闻及声小。红参 10 克、五味子 10 克、生熟地各 30 克、麦冬 30 克、黄精 30 克、玉竹 30 克、石斛 30 克。

二十三日，症状略改善，考虑生地乃凉血之品，去之，加茯苓 10 克、白术 10 克，以助气血生化之源，培补后天之本。

二十五日，上方连服二日，精神大振，五心烦热已除，但易疲劳，易惊吓，偶有耳鸣，此乃魂魄未定，肝阴不足之故。上方黄精、麦冬、玉竹、石斛各减至 25 克，加枸杞 20 克、野灵芝 10 克（灵芝又称还魂草，有引神归位之效）。

二十七日始，上方连服三日，精神大振，气色较前判若两人，已能正常上下班。

二、灸之害

艾灸疗法是中医保健治病的方法，简便实用，对虚寒证、痹证、阳虚证、脏腑元气虚损等均有疗效，广为应用。

《中藏经》认为灸法的治疗机制是"起阴通阳"，对灸法之宜忌提出："当灸而不灸，令人冷气重凝，阴毒内聚，厥气上冲，分遂不散，以致消减。不当灸而灸，则使人重伤经络，内蓄炎毒，反害中和，至于不可救者。"并指出："阴气不盛，阳气不衰，勿灸。"《灵枢·终始》也说："少气者，脉口人迎俱少，而不称尺寸也。如是者，则阴阳俱不足，补阳则阴竭，泻阴则阳脱。如是者，可将以甘药，不可饮以至剂。如此者弗灸，不已者，因而泻之，则五藏气坏矣……人迎与脉口俱盛三倍以上，命曰阴阳俱溢，如是者不开，则血脉闭塞，气无所行，流淫于中，五藏内伤。如此者，因而灸之，则变易而为他病矣。"《灵枢·经水》又说："灸而过此者得恶火，则骨枯脉涩。""此者"当为十二经脉，因此，灸十二经脉之穴勿过，灸量过大，会导致骨枯脉涩。总之，阴阳俱不足者、阴阳俱溢者、阴阳不盛不衰者勿灸。

反思灸妻的几项错误：

1. 对象错误：妻乃阴气不盛、阳气不衰之平人，平人勿灸。

2. 灸时错误：夜间是阳气入阴休养生息之时，夜间勿灸。灸之，激发经气，令气易动，不得入阴，劫气伤阴。亥时更是阴气最隆，宜静宜守之刻，是灸时之大忌，故夜间勿灸，切记切记！艾灸最佳时间当是春夏两季的上午，乃春夏养阳也。

3. 灸量错误：灸量大致可分为三：一是因艾灸的时长产生的灸量。二是因艾炷的大小产生的灸量。三是因艾灸热力产生的灸量，分为文火和武火。文火为补，武火为泻。《灵枢·背腧》说："以火补者，毋吹其火，须自灭也；以火泻者，疾吹其火，传其艾，须其火灭也。"妻因灸时过长，导致灸量过大。若灸量过小，则为不及，灸量过大，则为劫气夺阴，灸量的度是灸法得当的关键。

4. 灸位错位：气海穴为任脉的穴位，其旁有足厥阴、足太阴、足少阴、冲脉相会而过，又为丹田之地。丹田是真气聚居之所，真气为脐下肾间动气，乃十二经脉之根本。真气宜静宜守宜固，唯寒客或阳虚者可灸，余皆不宜久灸。

因此，错误的对象、错误的时间、错误的灸量、错误的灸位，使妻子灸出如此骇人的状况，全因自己的无知和莽撞，差点酿成不可挽回的大祸！故在此，言灸之害，乃当今灸法盛行，施灸须明宜忌，当灸则灸，不当灸则不灸，不能以为灸法全然无害，惨痛教训，切切牢记！

三、感慨和对中医的重新认识

我是原福建中医学院（今福建中医药大学）九二届学生，针灸专业。由于对气、经络、阴阳、五行始终认为是玄而又玄的学说，而经络的实质至今未解，解剖又无法证实，受西方思潮影响，渐渐淡忘了经络，远离了中医本质。这次给妻子艾灸气海穴灸出如此可怕的结果，没有亲身经历，是难以置信的！感谢上苍，在我最绝望无助时，赐我灵感，拯救妻子的性命，否则后果无法预料。这次艾灸让我如此真实地感触到经气、元神、魂魄的存在！短短的十天，将妻子从经气离经、元神即离的绝望深渊中挽救回来，真是奇迹！亲历了这段可怕的经历，我的智慧也由此打开（代价太大了），对气、经络、神、魂魄、生命的奥秘、生命的起源等等，似乎找到了答案。经过多年的艰辛探索和反复求证，终于将这答案写了下来，完成了这本书。本书主要包含两部分内容：形气说和董氏奇穴。"形气说"是我对中医理论和生命本原的探究而形成的学术思想，是从"形"和"气"的角度分析中西医理论的迥异，并阐述中医的思想、本质，深究中医的诊疗机理。董氏奇穴是董绍衍祖学，独门相传，自成一派。因操作简便，疗效显著，而广为应用，是一套成熟的针灸临床技术。我在临床中，以形气说为指导，结合临床实际，深究董氏奇穴的治疗机理，多有心得，并将此心得录于书中，以期方家指正。

书将付梓，感而序曰：浩瀚医海，迷迷茫茫。中西迥异，适从难当。孜孜求索，苦觅无方。妻伤所感，悔悟恍然。冥思苦想，无有秋冬。迥异之由，欲为良方。追本溯源，方知其究。字字嚼乌，敬畏岐黄。寂寥玄虚，道法自然。理正方圆，丝毫无差。内经横空，医理至尊。华夏文明，源远流长。十载春秋，作此心得。拙知愚见，请言形气。惶惶戚戚，躬奉共思。若得若失，心愿得偿。

陈晓刚

2021 年 8 月

目 录

第三章　精神

第四章　道德

第五章　董氏奇穴

附录　董氏奇穴索引

第一章 形气说

一、形气说概述

"形气说"形成源于《黄帝内经》。《黄帝内经·素问·上古天真论篇》(以下省略"黄帝内经")说:"上古之人,其知道者,法于阴阳,和于术数,食饮有节,起居有常,不妄作劳,故能形与神俱,而尽终其天年,度百岁乃去。"形神相合,形与神俱,形神不伤,则能至天年而终。思之揣之,形神相合乃成人,遂有"形气说"。简而言之,人体是由"形"和"气"相合而成,形是有质可见的物质,气是肉眼不可见的气态物质,形和气相合,构成了生命体。形,有形的生理和病理。气,亦有气的生理和病理。形和气互根互用,又相互影响。形疾会致气病,气病会致形疾。疾病的产生可始于气病,亦可始于形疾,寻找导致疾病的真正病因,是治疗思路确定的关键,此为"形气说"的内涵。

二、生命的组成

人们常常会问自己:"我是谁?来自哪里?"尽管这问题没有答案,尽管这样的念头一闪而过,但这却是对生命的困惑和寻根的探究。究竟什么是人类?人类和动物有什么本质的区别?人类究竟是由什么构成?

(一)认识生命的两大体系

尽管观察研究的对象相同,目的相同,由于东西方人指导的哲学思想不同,观察的角度不同,最终得出的结论也不同,于是产生了截然不同的两大医学体系。中医有非常久远的历史,可如今辉煌不再,日渐式微,而西医后来居上,短短的几百年,西医取得辉煌成就。随着高科技的迅猛发展,西医与时俱进,日新月异,突飞猛进。西医向人们展示了应用高科技手段治疗疾病的科学性。西医虽然解决了大量的临床问题,但在许多疾病面前仍是无能为力的。大量疾病的真正病因未明,许多有临床症状的病患,西医检查正常,无法做出诊断,就成所谓的疑难杂症。这些都说明西医从解剖、生化等角度研究人体的生理病理,所得出的结论并非完美无瑕,其理论并不完整,无法解决所有问题。那么,这些问题中医有答案吗?回答是肯定的，从理论上来说中医能解决这些问题，关键在于我们是否真正学好中医。要学好中医，必须回归经典，从源头上去参悟中医，才能明白什么是中医？中医的本质是什么？中医的思想是什么？中医相较西医优势在哪？只有从宏观上去比对中西医理论，深入了解两门医学理论差异性的根本原因，才能掌握好两门医学，才能避免在浩如烟海又博大精深的两大医学理论中迷失了方向，无所适从。

（二）生命的构成

生命的构成是相当繁杂，简而言之即：人体是由"形"和"气"相合而成。中西医从不同的角度观察研究人体的生理病理，西医研究"形"，中医研究"气"，这是两大医学理论截然不同的根本原因。中医是一门研究人体"气"的医学，这就是中医的本质、思想、特点、根基。因此，中医是一门以"气"为观察对象，将气和天地相联系，提出"天人合一"的思想，以五脏为中心，观察人体气机的运动变化对人体生理病理产生的影响，源于东方智慧的大格局医学。西医则是一门以"形"为研究对象，从解剖、生化等角度研究脏器的生理病理，源于西方文明的医学。"形"是指可见的具有固定形态的物质，包括毛发、皮肤、肌肉、筋膜、脂肪、韧带、血管、神经、骨骼、脏器等，也包括这些器官的显微结构。"气"则是指不可见的真实存在的流动的气态物质，好比空气。这里的"气"是指广义之气，包括精、气、神。"形"和"气"相互依存，互根互用，"气"依附于"形"，"气"为"形"所用。譬如五脏，五脏是由形和气相合而成，五脏的脏器和脏气有各自不同的生理功能，各司其用。五脏的脏气依附于五脏脏器本身，五脏脏器又需脏气的温煦和濡养，五脏所藏精气的盛衰亦决定着五脏脏器的盛衰，人身的各个组织器官皆是如此。从中西医研究的结论分析我们可以得出：人体有两套指挥系统，即神经系统和经络系统。两套系统工作机制各不相干，各司其职，最终又相互影响。神经系统的指挥中枢是脑，脑通过神经系统指挥和运作"形"。人体"形"的结构好比高度复杂精密的机器，脑如同高度集成的芯片，神经系统好比极其复杂的传导电路，脑通过生物电经神经系统的电位传导，向肢体发出指令。而肢体通过外在的感受器，将感觉信号转化为生物电信号，经神经系统反馈给大脑，这就是"形"大致的工作模式；经络系统的指挥中心是心所藏之神，心神在五脏中贵为君主，凡事不可亲躬，心神命相傅肺所藏之魄，通过呼吸管理经络系统经气的运行。两个系统的指挥中心即脑和心，都是能产生智力和思维的器官。大脑的思维活动常能被我们感知。由于大脑是"形"的指挥中枢，不属中医的研究范畴，因此，中医对脑的研究论述甚少。《素问·灵兰秘典论篇》说："心者，君主之官也，神明出焉。"明确指出心是个具有思维能力的器官，而我们的汉字中有许多词语如心想事成、心猿意马、心安理得、思考、思维、思念、怨怒、感恩等等，这些带有思想、思维、情绪的字词都有"心"，充分说明了心是个能思考的器官。但西医通过对脑和心脏的解剖比较，得出组成心脏的细胞并不具备思维的能力，这个结论和中医认为"心主神明"并不相悖，因为中医的"心主神明"是指心脏所藏之"神"是具有思维和智慧的灵气，并非指心脏本身。

（三）"形"和"气"的关系

1. 中西医对形和气的诠释

人体是由"形"和"气"相合而成，西医从解剖、生化等角度研究"形"的生理病理，中医从阴阳变化的角度研究"气"的升降出入。"形"和"气"均会成疾并相互影响，只有中西医相参，才能对生命进行完整的诠释，才能找到疾病的真正病因。治病的思路和方法取决于对真正病因的认识和掌握，病因侧重于"形"则以西医思路治疗为主，病因侧重于"气"则以中医思路治疗为主。"形气说"使中西医两大截然不同的医学理论在临床中完美结合起来，使治疗方案更趋向个性化，更贴近临床实际。

2. 中医对形和气的认识

中医虽然是研究"气"的医学，但对"形"和"气"的关系有独特的视角。

（1）形和气的关系

《素问·阴阳应象大论篇》说："水为阴，火为阳，阳为气，阴为味。味归形，形归气，气归精，精归化。精食气，形食味，化生精，气生形。味伤形，气伤精，精化为气，气伤于味。"形气相合，合乃成人。形和气都需要饮食源源不断地营养补充，才能维持各自的生理活动，因此，形和气以饮食为纽带而紧密相连。饮食入胃，阳化为气，阴化为味。形成于味，故形食味。味厚则形充，故味归形。形充则气旺，故形归气。形生于气，故气生形。气降精生，故气归精。精由气化，故精归化。精化于气，故化生精。精根于气，故精食气。以味为纽带，气、精、味、形之间完成相互化生，激发了脏腑、形体的生理活动，从而维持生命活动及生长壮老已。精藏于肾，为生之本、命之根，生长壮病死与精气的盛衰密不可分。精气不断充盈的过程是"形"生长的过程，精气由盛及衰是"形"壮病死的过程。故气旺则形充，形不足者，温之以气。味厚则精盈，精不足者，补之以味。味过则形伤，故味伤形。气盛则精耗，故气伤精。精温而气化，故精化为气，味厚而气滞，故气伤于味也。

（2）形对气的影响

《素问·生气通天论篇》说："是故谨和五味，骨正筋柔，气血以流，腠理以密，如是则骨气以精，谨道如法，长有天命。"形气相合，合乃成人。气附于形，形生于气，形伤则气滞。当骨正筋柔，形健和顺，张弛有度，谨和五味，则气血以流，腠理以密，味厚形充，形充气旺，气旺精生，精生骨气，骨气以精，谨道如法，乃长有天命。若数犯此者，则邪气伤人，疴瘵萌生。

（3）气对形的影响

《素问·生气通天论篇》说："阳气者，精则养神，柔则养筋……骨气以精。"形气相合，合乃成人。形生于气，气旺则形充，气散则形削。当血气以和，经脉以通，经气畅柔，经筋得养，则筋强有力，故曰：阳气者，柔则养筋；当气旺形充，气降生精，精生骨气，骨气以精，骨得濡养，则骨健有力；当血气以和，经脉以通，营卫相随，脏腑得营，则魂魄安宁，乃长有天命。

3. 中医从气的角度对"形疾"病因的认识

《素问·阴阳应象大论篇》说："天有四时五行，以生长收藏，以生寒暑燥湿风。人有五藏化五气，以生喜怒悲忧恐。故喜怒伤气，寒暑伤形。"《灵枢·寿夭刚柔》也说："黄帝问于伯高曰：余闻形气病之先后，外内之应奈何？伯高答曰：风寒伤形，忧恐忿怒伤气。气伤藏，乃病藏；寒伤形，乃应形；风伤筋脉，筋脉乃应。此形气外内之相应也。"形气相合，合乃成人。形有形疾，气有气病，气病可伤形。中医从气的角度观察形疾之因，故形疾病因之成有内外之别。形疾之外因，乃六淫邪气和劳伤也。风伤筋脉，寒暑伤形，劳亦伤形；形疾之内因，乃七情伤气。忧恐忿怒伤气，气伤及脏，则病脏。此为形疾的一大病因，客观存在于临床中，为西医所不识。西医是研究"形"的医学，从解剖、生物力学和生物化学的角度研究"形"的病因，这种导致"形"疾病形成的病因也广泛地存在于临床中。例如，西医认为肾脏是以肾小球为单位的高度精密的过滤装置，当炎症侵袭致使肾脏过滤功能丧失，出现肾功能衰竭，西医用血液透析的方法代替肾脏过滤功能。因此，现代高科技的发展支持西医的进步，我们也感受到西医这种进步的冲击力。由于气血的供应对形体生命活动有着非常重要的关联，因此，"形"的疾病除从"形"的角度分析并解决外，亦可从"气"的角度来影响、干预、治疗。但当"形"疾过于严重，超出"气"和经络的调节范围，则宜选择西医的治形之法。

4. 中医对形疾的治疗思想

（1）内科疾病的治疗

中医对内科疾病的治疗，防重于治。其方法不外乎针灸和中药。中医反复强调"上工治未病，下工治已病"，是因为中医是研究"气"的医学。《素问·八正神明篇》说："虚邪者，八正之虚邪气也。正邪者，身形若用力汗出，腠理开，逢虚风，其中人也微，故莫知其情，莫见其形。上工救其萌芽，必先见三部九候之气，尽调不败而救之，故曰上工。下工救其已成，救其已败。救其已成者，言不知三部九候之相失，因病而败之也。知其所在者，知诊三部九候之病脉，处而治之，故曰守其门户焉，莫知其情而见邪形也。"病之始，先始于气。病在气，未觉有恙，曰未病。病及形，形病多可觉矣，曰已病。未病未治，可成已病，由气及形。是故圣人不治已病治未病，不治已乱治未乱，此之谓也。病已成而后药之，乱已成而后治之，犹渴而穿井，斗而铸锥，不亦晚乎。

《灵枢·百病始生》说："夫百病之始生也，皆生于风雨寒暑，清湿喜怒。喜怒不节则伤藏，风雨则伤上，清湿则伤下……喜怒不节，则伤藏，藏伤则病起于阴也；清湿袭虚，则病起于下；风雨袭虚，则病起于上，是谓三部。至于其淫泆，不可胜数。"百病之始生，或因喜怒，或因风寒，或因寒湿。风寒伤人，病起于上，始于皮肤，或着孙脉，或着络脉，或着经脉，或着输脉，或着于伏冲之脉，或着于膂筋，或着于肠胃之募原，邪气淫泆，不可胜论，风寒之邪从上而下，从外入内；寒湿伤下，病起于下，始于足胫。寒湿客于下，厥气生，胫寒血脉凝涩，寒气上入于肠胃，日以成积，则百病丛生；喜怒不节伤于内，病起于内。喜怒伤气，气伤及脏，血气不和，升降失调，五脏成疾，可由经隧变化而生百病。

风寒从外入内，寒湿从下而上，喜怒伤于内，终归脏腑，百病由生。当察其所痛，以知其应，有余不足，当补则补，当泻则泻，以治之。病未成时，知诊三部九候之病脉，处而治之，守其门户，调经脉，和阴阳，上工之所为。

病在气，针可调之，药可和之，微针乃治未病之大法也；病在形为"已病"，轻者，针仍可调之，中药可和之；病成已危者，针不可为，药尚可和之，乃中药治病，因其气味，味归形而和阴阳。然，中药的味归形，不如西医治形之术。如急性心肌梗死，属"形"的急危症，此时若贸然用中医方法施救，可能会贻误病情，甚则危及生命。而西医的心内置支架之术，可解其危。

西医是研究"形"的医学，是从解剖、生化等角度来解释"形"的生理病理，治疗"形"的疾病。而中药的"味归形"也能治疗"形"的疾病。由于中西医理论巨大差异性，面对同一内科疾病的病因、发病机制，中西医会得出完全不同的结论。中西医在内科疾病上的交集，是两大医学争辩的缘由。

（2）中医对外科疾病的认识

纵观中医的历史，神医华佗对痈疽等外科疾病有独特的认识。华佗是中医大家，用中医的方法医人无数，也用手术的方法医治病人，例如治疗关公箭伤的刮骨疗毒，千古流传，脍炙人口。手术不属于中医，华佗之所以要用手术方法医治病人，是因为那是个兵荒马乱的战争年代，刀伤箭伤、伤筋动骨比比皆是。这些病痛是"形"的疾病，显然超出"气"的治疗范围，因此，聪明的华佗发明了手术方法治疗这些形疾。华佗是最早应用手术方法治病的中医大师，比西医要早上千年，但我们不能因此就认为手术方法是属于中医范畴。因为中医是一门研究"气"的医学，而手术的理论基础是解剖，是属于西医的范畴。虽然在《灵枢·经水》《灵枢·骨度》《灵枢·脉度》《灵枢·平人绝谷》《难经·四十二难》里均有解剖的内容，但中医解剖的目的仅是视脏腑方位、大小、厚薄、坚脆，丈量经脉长短等，并没有从解剖的思路阐述中医思想，解决临床问题。因此，中医治痈疽肯定不如西医外科，但先人对痈疽的认识，还是有借鉴之处。

1）痈疽的形成

① 内因

《灵枢·玉版》说："黄帝曰：病之生时，有喜怒不测，饮食不节，阴气不足，阳气有余，营气不行，乃发为痈疽。阴阳不通，两热相搏，乃化为脓，小针能取之乎？岐伯曰：圣人不能使化者为之，邪不可留也。故两军相当，旗帜相望，白刃陈于中野者，此非一日之谋也。能使其民，令行禁止，士卒无白刃之难者，非一日之教也，须臾之得也。夫至使身被痈疽之病，脓血之聚者，不亦离道远乎。夫痈疽之生，脓血之成也，不从天下，不从地出，积微之所生也。故圣人自治于未有形也，愚者遭其已成也。"喜怒不测、饮食不节、阴气不足、阳气有余、营气不行是痈疽形成的内因。痈疽已成，圣人不能使天地自然之化，以人力而为之，然而邪之在身，则不可留也。

② 外因

《灵枢·痈疽》说："寒邪客于经络之中则血泣，血泣则不通，不通则卫气归之，不得复反，故痈肿。"寒邪客于经脉，血泣不通，是痈疽形成的外因。

2）痈疽之害

《灵枢·玉版》说："黄帝曰：其已形，不予遭，脓已成，不予见，为之奈何？岐伯曰：脓已成，十死一生，故圣人弗使已成，而明为良方，著之竹帛，使能者踵而传之后世，无有终时者，为其不予遭也。"《灵枢·痈疽》也说："寒气化为热，热胜则腐肉，肉腐则为脓，脓不泻则烂筋，筋烂则伤骨，骨伤则髓消，不当骨空，不得泄泻，血枯空虚，则筋骨肌肉不相荣，经脉败漏，熏于五藏，藏伤故死矣。"此为痈疽之害。

3）治痈疽之法

《灵枢·刺节真邪》说："刺痈者用铍针，刺大者用锋针，刺小者用员利针，刺热者用镵针，刺寒者用毫针也。"《灵枢·玉版》说："以小治小者其功小，以大治大者多害，故其已成脓血者，其唯砭石铍锋之所取也。"中医的治痈之法，理同于西医外科，然术具不同，中医是以砭石、铍针、锋针、员利针、镵针、毫针为器。然中医毕竟是研究"气"的医学，因此，中医认为"以大治大者多害"，术器治痈疽者伤气，不得已而为之。

（3）中医对伤科疾病的认识

针对伤科疾病，中医提出"筋出槽，骨错缝"的观点。虽然此观点相较西医的软组织畸形和骨关节微小移位，显得不够精细，但在几千年前，研究"气"的中医对"形"能有此见解，是迈开了一大步！因筋骨属于"形"，中医的理筋和正骨手法，严格地说，是属于西医范畴，因为这概念涉及解剖理论。

1）骨错缝

骨错缝是骨伤的一种表现形式，是指因暴力或慢性劳损，造成骨关节部分损伤或微小移位，出现以疼痛和功能障碍为主要表现的疾病。多由于外力作用或长期不良体位引起，分为急性骨错缝和慢性骨错缝。

疼痛的症状多和急性骨错缝有直接的因果关系，和慢性骨错缝有间接的因果关系。所谓的直接因果关系是指急性骨错缝直接产生疼痛的症状，矫正骨错缝可以立刻解除疼痛。而间接的因果关系是指因长期保持失衡体位使骨关节发生位移，由于骨关节所受的静力性应力较小，非急性损伤，因此产生的无菌性炎症较轻，机体代偿性适应发生位移的骨关节。长此以往，骨关节两侧的肌肉出现一侧牵拉、一侧短缩的状态。肌肉慢性的无菌性炎症的积累，是产生疼痛的直接病因，而骨错缝就成为疼痛的间接病因。此时矫正骨错缝目的，是使两侧肌肉瞬间恢复等长的平衡关系，为理筋创造良好的条件。

针对脊柱及骨盆错位的治疗，产生了整脊疗法。整脊疗法是针对骨关节错位的治形疗法，涉及解剖内容，应属于西医范畴。因各家整骨手法不尽相同，整脊疗法有各种门派。各门派整脊手法优劣均以复位力量轻、角度小为衡量标准。以定点、定位、定向为施术的正骨手法，其复位成功是以有落巢的"咔嗒"声为依据。

整脊门派，北有以罗有名先生创立的坐位旋转复位法，南有龙层花先生创立的龙氏正骨手法，还有美式整脊手法、澳洲骨关节松动术、日式骨盆按压手法等。颈椎后关节侧摆式错位者，可用美式整脊手法。旋转式错位者，则用龙氏正骨手法。混合式错位者，可先用美式整脊手法矫正侧摆式错位，再用龙氏低头摇正法矫正旋转式错位。颈椎复位的前屈角度因颈曲分上、中、下三段而不同；胸椎后关节错位者，可用仰卧位冲压法、站立位抱提法、坐位旋转复位法等。应注意胸曲上、中、下段角度不同，以平行于胸曲的角度抱提为最佳角度。若是前屈位形成的急性胸椎后关节错位者（岔气），其后关节常向后旋错位，宜用仰卧位冲压法。若是后伸位形成的急性胸椎后关节错位者，其后关节常向前旋错位，宜用抱提法；腰椎后关节错位者，可用罗氏坐位旋转复位法或美式整脊法。骨盆旋移则用美式整脊法为宜。

除了脊椎、骨盆的骨错缝，腕踝关节也是容易发生骨错缝的部位。腕踝关节的急性损伤，除筋伤为主外，常可伴有骨错缝。由于构成腕关节的掌骨或踝关节的足骨发生微小移位，影像分析很难支持这种骨错缝的诊断，但这种骨伤是真实存在的。一般处理好筋伤，疼痛若依然存在的，就要考虑这种骨错缝骨伤的病因了。复位这种骨错缝，首先要问清楚是何种姿势导致的损伤，这样才能判断骨错缝的方向。一般是顺着损伤的姿势反方向牵拉，常可闻及"咔嚓"声，然后再顺势复原。

2）筋出槽

筋出槽是软组织损伤的一种表现形式，是指因暴力或不平衡的外力作用，造成受力单位的软组织发生位移而形成的急性软组织损伤，出现以疼痛和功能障碍为主要表现的疾病。

软组织损伤大致可分为急性软组织损伤和慢性软组织损伤两大类。急性软组织损伤因外力作用的大小和角度不同，可以发生位移，也可以不发生位移。发生位移的软组织就称为筋出槽。正常的软组织都有其生理性的解剖结构，以满足正常的活动、运动需求。当在外力的作用下，受累的软组织发生位移，就使肌肉和肌腱偏离了生理性的解剖位置，使原来的解剖位置上出现"空槽"现象，这样就形成了中医所说的"筋出槽"。

筋出槽的软组织急性位移所产生的急性炎症，会引起剧烈的疼痛，并因位移的软组织不能受力而使肢体出现运动的功能障碍。针对急慢性软组织损伤的治疗，产生了中医推拿类的理筋手法。笔者在临床中应用理筋手法的粗浅体会是：对于慢性软组织损伤除予放松类的手法外，笔者独创"绷皮手法"。具体操作是将患部的皮肤反方向快速拉扯，以舒展皮下的浅筋膜。其机理是因慢性软组织会发生炎症、痉挛和变性的病理改变，而包裹肌肉的筋膜分为浅、中、深三层。肌肉的痉挛和变性会使其筋膜发生皱褶，一般的放松类手法很难对这种皱褶的中、深筋膜产生治疗作用。而将浅层的筋膜快速绷紧，这种外力通过筋膜间相互连系的结构，可以传导至中、深筋膜，最终使其包裹的痉挛肌肉得以快速舒展、放松；对于急性软组织损伤发生肌肉、肌腱位移的筋出槽，如能问清楚是何姿势导致的损伤，就能判断筋出槽的方向。手法治疗一般是顺着损伤的姿势反方向拉伸，就可使筋出槽的肌肉和肌腱快速复位。如不能问清是何姿势导致的损伤，其手法治疗则是以肢体功能位的方向拉伸，就象拉紧橡皮筋一样，使离位的肌肉和肌腱因拉伸而复位。

总之，筋连着骨，骨连着筋，筋骨本相连。骨错缝会导致筋出槽，筋出槽也会引起骨错缝。因此，骨错缝的整脊手法可使出槽的筋瞬间归位，而理筋手法也能因两侧的软组织恢复等长关系，使错位的骨关节自然复位。整脊手法和理筋手法相辅相成，相得益彰，不可偏颇，方能万全于临床。以上是笔者对整脊疗法和理筋手法的粗浅体会，抛砖引玉，未尽之处，尚希诸君不吝赐教。

5. 从西医的角度分析软组织损伤对气的影响

西医从解剖角度研究"形"，随着科技的发展，显微技术的飞跃，从解剖的视角研究"形"伤的机理日趋完善。伤科疾病多以疼痛为主，疼痛有显性和隐性两大类，笔者试着从西医的角度，探讨隐性压痛点对健康的危害。

（1）隐性压痛点的概念

静力性损伤的长期积累和持续作用，会产生代谢产物的堆积，影响细胞内环境的变化，进而引起血液循环障碍，导致软组织慢性无菌性炎症的产生。这种慢性的软组织损伤广泛分布于全身骨面肌群上或肌肉的浅层。由于受累软组织分布浅层或深层，虽有炎症却维持相对的动态生物力学平衡，并未产生显性的疼痛感，只有触压才会产生疼痛，这种压痛点称为隐性压痛点。触压之，多可扪及条索状或硬结的阳性反应物。

阳性反应物的形成多因软组织长期缺血所致。由于未能感知疼痛的隐性压痛点，对其产生的危害未能引起足够的重视。当相对平衡的生物力学失衡，代偿机制失代偿，或无菌性炎症累积到一定的程度，疼痛就会产生。多数人对隐性压痛点危害的认识，仅认为它是产生颈肩背腰臀腿痛的潜在因素，然而，它对人体的危害远不止于此。唐朝孙思邈首创的阿是穴、肌肉起止点应力的研究、宣蛰人先生的软组织外科学、朱汉章先生的小针刀疗法、胡超伟先生的超微针刀疗法、台湾张钊汉先生的原始点疗法、美式的干针疗法等，都在努力地试图揭开隐性压痛点之谜。让我们进一步分析隐性压痛点是如何形成的。

（2）隐性压痛点的形成

当人体维持某一姿势，肌肉则须保持适度紧张，释放一定的张力以维持姿势的力学平衡，此时所有参与的肌肉群处于收缩紧张状态。我们知道经络从肌肉之间穿行，收缩紧张的肌肉对从其穿行的经络会产生束缚挤压的机械力。当这种力达到一定程度时，就对经络经气的运行产生影响。受阻滞的经络对其运行的血气的推动力下降，使局部血液循环障碍，这样就导致肌肉处于缺血缺氧的状态。一旦这种状态持续足够长时间，血液里的致痛物质如 H 离子、前列腺素 E、五羟色胺等堆积到一定程度，就产生尚未感觉的疼痛。这种未觉察的积累性、渐进性疼痛导致肌肉痉挛，痉挛又导致经络血气供应不足，最终形成恶性循环。肌肉长期处于缺血状态，同时又必须释放一定的张力维持姿势的平衡，肌肉就开始代偿性增生，这种增生的积累，最终形成条索状的阳性反应物，而循环不畅的血液又使局部组织内压增高，使软组织慢慢地增厚，直至形成筋结。由于人体处于代偿的相对平衡生物力学状态，这种疼痛未以显性的方式让我们觉察，这样就形成了对人体健康有相当危害的隐性压痛点。

（3）隐性压痛点的分布

软组织所受的应力越大，持续时间越长，就越容易受损，最终形成隐性压痛点。致痛因子刺激神经感觉末梢，通过神经传导到中枢神经，产生疼痛感觉。而在浅筋膜下的肌肉表层及附着骨面的肌肉深层，分布的感觉神经末梢并不丰富。因此，在浅层和深层较易形成这种尚未察觉疼痛的积累性的隐性压痛点，这也是隐性压痛点即筋结或条索状阳性反应物多分布在浅层或深层的原因之一。由于中层软组织的血液循环较丰富，受力较均衡，不易形成积累性损伤，若损伤，由于分布感觉神经末梢非常丰富，多表现为显性疼痛，而能及时地治疗。

（4）隐性压痛点的危害

由于未察觉隐性压痛点的广泛存在，这些压痛点长期与我们共处，它对健康的损害是长期的、渐进性的。因此，有必要认识隐性压痛点对人体造成的伤害有多大。

1）产生疼痛

一是可以产生局部疼痛。隐性压痛点可以产生局部的疼痛，当这些压痛点失代偿，生物力学失衡，无菌性炎症刺激加重，局部疼痛就会产生。二是可以产生他处的疼痛。局部隐性压痛点的炎症刺激或挤压从其穿行的神经，神经将这种疼痛或麻木的感觉传导他处，形成传导痛，就产生了他处疼痛。

2）加速局部组织的衰老

这种局部组织器官的衰退包括皮肤和椎间盘、半月板、关节等骨性结构。《素问·生气通天论篇》说："骨正筋柔，气血以流。"当骨关节处于正常位置，附着骨面的两侧肌群受力均衡，肌肉柔软放松，经气顺行无碍，血流通畅无阻，阴平阳秘，隐性压痛点则不易形成；当因维持不良姿势发生骨关节微小移位，关节两侧的肌群受力失衡，筋肉失柔，经脉不通，血流失畅，日积月累，最终形成隐性压痛点。由于隐性压痛点阻碍经络脉气的运行，局部血液循环不畅，皮肤和骨结构失血气濡养，最终导致皮肤和骨结构的衰退。

皮肤筋肉和骨是需要阳气的温煦和血液的濡养，才能发挥其正常的生理功能。阳气对筋肉的影响是中医的认识，中医因此提出经筋的概念。中医认为经脉有行血气的作用，因此，经筋的温煦濡养皆赖经脉。经脉在经筋间循行，所以经筋是指被同一经脉所濡养的肌肉肌腱筋膜群。经筋的分布和经脉走向大致相同，经筋隶属于经脉，分为十二经筋。《素问·生气通天论篇》说："阳气者，精则养神，柔则养筋。"当经筋失柔，阳气不通，血行不畅，经筋失养，就会导致经筋包括皮肤、关节、椎间盘、半月板等组织处于加速衰老的状态。这种影响对本身血运并不丰富的椎间盘和半月板（成人椎间盘基本上无血管供应而为人体中最早退化的器官，髓核由于含有黏多糖，具有强大的吸水能力，其营养的供给和代谢产物的排出，就是靠这种水分的吸入和排出而实现的；成人半月板仅外侧的 10% — 30% 有血液供应）的危害尤其大。同时筋骨失养，会导致其力量下降，当有不平衡的外力作用于此，即便是很小的外力，就可能造成损伤。《灵枢·卫气失常》说："筋部无阴无阳，无左无右，候病所在。"因此，中医对经筋疾病的治疗提出"以痛为输，燔针劫刺"的方法，也就是现代的火针疗法。

3）加剧五脏六腑的衰老

隐性压痛点通过两方面的机制影响着五脏六腑。

一方面影响经络系统行血气的功能。我们知道五脏六腑的营养来源于血液，经络的脉气运行是血液循环的主要推动力。当这种推动力由于隐性压痛点的存在而减弱，那么五脏六腑就会因失荣而出现早衰，并影响其生理功能。

另一方面影响神经系统支配内脏的功能。由于脊椎旁广泛存在隐性压痛点，这些隐性压痛点对从其穿过的自主神经形成物理性的挤压，使自主神经电位传导的有效率下降，最终导致其所支配的脏腑生理机能下降，并衰退。劳则伤形，所谓积劳成疾者，不唯外伤，亦有内伤。

隐性压痛点影响着五脏六腑的血液供应和神经传导，使五脏六腑机能下降，脏器衰退。衰退的五脏六腑，特别是肝肾，反过来又影响筋骨，加重隐性压痛点，这是因为肝主筋、肾主骨的生理作用。肝藏筋膜之气，其所藏之血濡养全身筋膜肌腱韧带。肾藏骨髓之气，其所藏的元精，化生骨气濡养骨骼。因此，肝肾亏虚加剧了筋骨衰退，使隐性压痛点组织缺血状况加重，形成恶性循环。

打破这种恶性循环的根本方法，就是消除这些隐性压痛点。隐性压痛点的分布极为广泛，董氏奇穴反复强调大腿内侧的穴位是调理脏腑的重要部位，原因就是多数人大腿内侧肌群存在广泛的隐性压痛点。消除这些隐性压痛点，可以恢复三条重要的经脉—肝脾肾经的脉气运行，恢复肝脾肾的血液供应，这是调理五脏六腑的关键。影响五脏六腑功能的隐性压痛点还有很多，例如腰背部的肌群、小腿内外侧肌群、前臂上臂内外侧肌群、手部足部的肌群等等。

颜面部骨性附着点也广泛存在隐性压痛点，这些压痛点直接影响容颜，是养颜美容的治疗点。因此，隐性压痛点的广泛存在是机体处于亚健康状态和形成早衰的重要因素。

（5）造成肥胖

我们都知道引起肥胖的主要原因是摄入量大于消耗量。但是我们常听许多肥胖者说"喝水也胖"，为什么？这是因为"堵"。隐性压痛点形成的"堵"，使经络脉气运行不畅，血液循环推动力减弱，体液代谢循环减缓，造成代谢物堆积附着，最终形成肥胖。这种类型的肥胖可在局部寻找到隐性压痛点，消除这些隐性压痛点可以快速消肿减肥。《灵枢·津液五别》说："阴阳气道不通，四海闭塞，三焦不泻，津液不化，水谷并行肠胃之中，别于回肠，留于下焦，不得渗膀胱，则下焦胀，水溢则为水胀，此津液五别之顺逆也。"因隐性压痛点的存在，使阴阳气道不通，十二经水推注水液循环力量下降，水液无法注入四海致四海闭塞，三焦失气化之职，津液不得气化。水谷由胃经小肠别回肠中，潴留于下焦，无下焦气化而不能渗入膀胱，导致水胀的肥胖，这就是"喝水也胖"的原因。同时，我们不能忽略骨盆前倾也是肥胖形成的病因之一。骨盆前倾造成力轴的失位，同样使纵向循行的经脉气血运行不顺畅，造成堵滞，也会出现肿胀肥胖。消除这种隐性压痛点和矫正骨盆前倾是解决因此而肥胖的临床思路。

（四）中西医结合的思路

1.分清中西医疗法

首先要明确的是：凡是以解剖、生物力学、生物化学等理论为指导的治疗方法，均属于西医疗法；凡是以经络阴阳五行藏象等理论指导的治疗方法，均属于中医疗法。

2.中西医结合分析病因

外界因素产生疾病的原因，称为外因。中西医从不同的角度观察，得出不同结论。

西医认为细菌、病毒、衣原体等微生物感染人体是产生疾病主要外因。西医的这种发现是客观的、科学的，这种致病因素广泛地存在于临床中。治疗的思路是用化学合成的药物杀死这些病原体，从而达到治愈的目的。

中医对疾病形成的原因观察更为全面。中医对西医发现的致病病原体早有认识，对这种由病原体产生的具有传染性的疾病称为疫，有疫疠、时疫、疫旱、疫毒、戾气、疫疾等。除了这些致病体的致病因素外，中医认为导致疾病产生的原因有六淫邪气、七情六欲、饮食劳倦、跌仆金刃、虫兽咬伤等。其中以六淫七情为主要的致病因素，六淫为外因，七情为内因。六淫袭人和七情伤内皆伤人于无形，这种致病因素真实客观地存在，为西医所不识。

由于对病因认识的不一致，中西医的治疗思路大相径庭。因此，分析疾病发生的真实病因尤为重要，是制定治疗方案的关键。如果病因是细菌感染，则用西医方案。如果病因是六淫七情所致，则用中医思路治疗。

中医对六淫七情伤人的认识是深刻的，例如风寒湿三邪之袭人，正如《素问·痹论篇》所说："黄帝问曰：痹之安生？岐伯对曰：风寒湿三气杂至，合而为痹也。"因邪为杂至，感受风寒湿就有程度的不同，风胜者为行痹，寒胜者为痛痹，湿胜者为着痹。

一年四季春夏秋冬，在不同的季节里感风寒湿邪，会形成不同的痹证。"帝曰：其有五者何也？岐伯曰：以冬遇此者为骨痹，以春遇此者筋痹，以夏遇此者为脉痹，以至阴遇此者为肌痹，以秋遇此者为皮痹。"至阴为长夏，此为五痹之由来。风寒湿邪致皮、肌、脉、筋、骨成痹，三邪并未止步于此，若留恋不去，则入客五脏而成痹。"帝曰：内舍五藏六府，何气使然？岐伯曰：五藏皆有合，病久而不去者，内舍于其合也。故骨痹不已，复感于邪，内舍于肾。筋痹不已，复感于邪，内舍于肝。脉痹不已，复感于邪，内舍于心。肌痹不已，复感于邪，内舍于脾。皮痹不已，复感于邪，内舍于肺。所谓痹者，各以其时重感于风寒湿之气也。"

"五藏，阴也，阴气者，静则五神内藏，躁则消亡而不藏。痹在皮肌脉筋骨，久而不去，复感于邪，郁其藏气，则从其所合，而入五藏。而邪之所凑，其气必虚，非内伤五藏，里气虚损，先有受邪之隙，邪不蓬入乎。是以淫气乏竭，筋力疲极，则痹聚在肝。肝痹者，夜卧则惊，多饮，数小便，上为引如怀；是以淫气忧思，神明劳悴，则痹在心。心痹者，脉不通，烦则心下鼓，暴上气而喘，嗌干，善噫，厥气上则恐；是以淫气肌绝，肌肉消减，则痹聚在脾。脾痹者，四肢解坠，发咳呕汁，上为大塞；是以淫气喘息，宗气亏损，则痹聚在肺。肺痹者，烦满喘而呕；是以淫气遗溺，肾精亡泄，则痹聚在肾。肾痹者，善胀，尻以代踵，脊以代头。五藏成痹，淫气客藏，邪气淫泆，不可胜论，此为五藏之痹。"

六腑之痹，奈何？六腑痹者，肠痹、胞痹也。"帝曰：其客于六府者何也？岐伯曰：此亦其饮食居处，为其病本也。饮食自倍，肠胃乃伤。六府亦各有腧，风寒湿气中其腧，而食饮应之，循腧而入，各舍其府也。肠痹者，数饮而出不得，中气喘争，时发飧泄。胞痹者，少腹膀胱按之内痛，若沃以汤，涩于小便，上为清涕。"五脏六腑各有其痹，何以治之？"帝曰：以针治之奈何？岐伯曰：五藏有俞，六府有合，循脉之分，各有所发，各随其过，则病瘳也。"

3. 中西结合明确诊断

由于中西医文化的差异，中西医对疾病的命名各不相同。中医多以症状来命名，相较西医而言，似乎有模糊不清的感觉。例如胁痛，中医的病名就叫胁痛，可由肝气郁结或瘀血阻络或湿热蕴结或肝阴不足所致。而西医不以胁痛为病名，认为胁痛仅是一个症状，可由急慢性肝炎、肝硬化、肝癌、慢性胆囊炎、胆石症、胆蛔病、肋间神经痛、胸肋关节错位等疾病引起，须进一步检查，以明确诊断。在西医这套规范化检查流程面前，中医常常自惭形秽，认为中医的诊断不科学，常采用西医诊断、中医辨证的结合模式，最终将中医引向消亡的境地。身为中医工作者不应妄自菲薄，当坚持中医对疾病的命名。因为中医观察发现不同的证型可以产生相同症状，中医的诊断在于病名下的证型辨别，这就是辨证论治。

中西医对疾病病因的认识和观察角度不同，形成了不同的诊查模式，最终导致对病名认知的差异性。从疾病形成的病因来说，中医所认识病因的发生要远早于西医所认识的病因，也就是说疾病的形成先始于气，再由气及形。因此，西医所认识的病因是在病损的质器里寻找损伤、阻断其工作机制的原因，这种寻找病因的过程就是西医的诊查手段，诊查手段的结果就形成了西医的病名。由于西医是在病损的质器里寻找病因，这种认识的不完整性，最终也导致其对真实病因理解的模糊性。而中医却是在病未成时，从气的角度寻找可能要发生疾病的因素，因此，这种病因是疾病发生的源头，是疾病的端始病因。中医对这种病因的寻找，形成了中医独有的诊查模式，也就形成了中医的病名。对一病症来说，中医发现可以由多种因素造成的，中医对这多种因素的认识和辨别，就是我们现在所说的辨证论治。因此，中医的病名仅是病症的概括，关键在于辨证。在临床中我们知道两大医学研究所得的病因均客观存在，既有病未成之症，也有病已成之症。例如，肝气郁结会引起胁痛，急性肝炎也会引起胁痛。分清是形疾还是气病，是中西结合的关键。结合应用中西医的诊查手段，查清引起症状的真正病因是形疾或气疾或形气并重，是中西医结合的具体应用。若气疾为主引发症状，治疗思路以中医阴阳五行脏腑经络理论为指导，以疏通经络、补虚泻实、调和阴阳、恢复藏象气机的圆运动为目的，选择针灸、中药等方法辨证施治；若形疾为主引发症状，治疗思路当以解剖、生化、生物力学等理论为指导，以阻断引发症状的发病机制为目的，选择西药、手术等方法治疗，达到治愈的目的；若形气并重，则可以同时应用中西医的治疗方案。因此，西医和中医是从不同角度认识人体的生理和病理，不能相混淆，只有明理中西，中西相参，才是对生命奥秘完美的诠释。

须注意的是对某些形疾，中医的辨证没有太大意义。如良性阵发性位置性眩晕，其病因是耳蜗内的结石脱落在半规管内，引发眩晕。治疗只需将耳石复位，眩晕立解，无须辨证。

4. 中西结合验案简析

简要列些个案，可以明晰这种中西结合的思路。

曾治一女，39 岁。左上臂肿胀两个多月，皮肤发红，严重时发紫，夜间加剧。曾于福建省医科大附一住院治疗，出院诊断：（1）风湿病？（2）胸廓出口综合征。

专家会诊建议手术治疗，因惧手术，效不显出院。在我科检查发现左上臂有多处瘀络（红色细的小血管），局部扪及多个筋结，双尺弱无力。此肾气亏虚，局部瘀滞，经气运行本无力，软组织形成的筋结又对经络脉气运行形成物理性压迫，致血气不畅而现肿胀。遂局部行超微针刀切割浅筋膜松解筋结，刺络拔罐放血，针刺下三皇、足三里、右大叉穴，左第二掌骨疗法的上肢点，艾灸神阙、关元穴以补肾元，标本兼治，当晚症状大减，五次告愈。此为形气并重，形气同治。

曾治一男，53 岁。腰背痛两年余，行走困难，步行缓慢，搀扶来诊。两年前腰背痛始作，曾在我院骨科住院治疗，诊断为腰椎间盘突出、骨质疏松，输液治疗，症状加重。转龙岩第一医院住院治疗，诊断同上，治疗后症状加重。转福州省立医院治疗，症状仍然加重。后在民间多方辗转治疗未效，到我处已面色黧黑，步履蹒跚，腰背弯曲无法直立。查双尺脉微，此肾气亏虚。询之，乃患者曾多次受到惊吓，饱受惊恐。恐伤肾，惊恐令肾失封藏之职，肾水无法封藏肾精，精气外泄，精无以生化骨气，无以温煦骨骼，致脊椎、椎间盘急剧退化，而现腰椎间盘突出、骨质疏松之症。此例特殊之处是腰椎间盘突出和骨质疏松非腰背痛之因，前医诊查未觉也。其腰背痛之因乃受惊恐，肾失封藏，肾精泻泄，骨气无以化生，致骨骼失养，故其因是饱受惊恐，腰椎间盘突出和脊椎骨质疏松是恐伤肾之果，治当复肾脏封藏之能，遂针刺双下三皇、左中白、下白、指三重、右大叉穴，艾灸神阙、关元穴。治疗十余次，腰背痛尽除，步履如常。两年后复查腰椎间盘突出消失，骨质疏松尽除。此为因气病而致形疾，须治气方能收效。

曾治一女，45 岁，不明原因出现下颌骨双侧肿胀肥厚 10 个月。曾就诊厦门中山医院五官科，查体均无异常。询之，言发病前曾受数次惊吓。思之，此病因数次惊吓伤及元精，致胃土失根，足阳明经气弱行于下颌骨处，日久，下颌骨部之皮肉筋膜缺血失养，而现角质化之变。治当疏通阳明经气，遂取超微针刀局部疏通，取双侧足三里、上巨虚、下巨虚、陷谷、内关穴，通降足阳明经气，下颌骨肿胀肥厚立减。继治五次而愈。此为气病致形疾，重在调气。

曾治一女，69 岁，右膝关节肿痛 2 个月，无法行走，磁共振检查右膝半月板损伤，欲赴上海行半月板修复术。查局部肿胀，有瘀络，髌骨内侧前缘及内侧副韧带处可扪及多处痛性筋结，遂局部刺络拔罐放血，超微针刀松解筋结，再针刺双太冲、双三阴交、双足三里、阳陵泉穴，健侧内关、曲池穴，艾灸关元、神阙穴，患侧足三里穴，三次痛除，十次告愈。半月板破裂原因有两种，一是外伤所致，这种损伤只要有手术指征，选择手术是比较合适的。另一种则是因气血循环障碍，导致半月板失养，加速退化所致。此例患者属第二种病因，将导致半月板血气供应不足的病因祛除，肿胀立退，疼痛速解，半年后磁共振复查正常。此为形气并重，形气并治。

曾治一男，50 岁，自觉右颜面麻木有"气"窜动感二十余年。缘于二十余年前练气功急于求成，自觉有一股气由腹上窜，经胸至颜面，遂出现右颜面时觉有气窜动游走，运动后可减轻。情绪紧张时症状加重，气可窜至巅顶，致头皮麻胀感，伴有胃痛、腹胀。查脉右关弦实，右尺细。此乃因练功意念走岔，致丹田真气不守，真气岔行，别入足阳明，留于足阳明颜面部，治之当引足阳明顺降，胃气降，真气随，随之归元。遂取左内关穴，右巨髎、颊车、下关、气舍、缺盆、足三里、上下巨虚、内庭、厉兑穴，中脘、气海、天枢穴，术毕，觉神清气爽，继治五次，告愈。此为气病，当以调气。

曾治一男，44 岁，右膝无明显诱因闷痛 1 天伴右足跟痛，脉诊左寸弱，沉取无力，询之，言心脏曾行瓣膜置换术。查右膝外观正常，触之无明显压痛，活动度正常。此膝痛乃心病所致。膝病与心脏关系密切，乃膝部多条络脉与心相通。该患者心气不足，心血不能濡养膝部经筋，治当调心，以治其本。遂取双太冲、左通关、通山、通天、内关、大陵、五虎穴（疗足跟），右鹤顶穴，双膝眼、足三里、上下巨虚穴，症状立减，一次告愈。此为气病而致形病，治当调气。

曾治一女，56 岁，以右侧上下肢麻木僵硬感 5 天为主诉求治，询之，告十三年前曾患脑出血，出现右侧肢体麻木僵硬感，不听使唤，住院治愈后近十余年未再现上症。7 天前在大厅沙发上睡觉后感冒，出现腹胀恶心欲呕，服药后愈，5 天前出现项部及右上斜方肌处酸痛僵硬，遂出现上下肢麻木症状，头颅 MR 未显示有新鲜病灶。脉沉迟。析之：此典型的风寒袭络案例，右侧经脉因脑出血所伤，致右侧经气虚亏不通，今风寒邪气袭里，经足阳明入右侧虚损经脉致右侧肢体麻木僵硬。"治风先治血，血行风自灭。"遂取右侧八关大刺放血后症状立失，针双太冲、足三里、三阴交、合谷、风池穴，调和营卫，补益肝气（肝木可御风）收功。此为邪客脉络，为气病，当从气治。

曾治一女，46 岁，乳腺癌术后，患侧上臂内侧出现一鸡蛋样大的肿块，红肿热痛，因拒再行手术，遂到我处就诊。此乃手术扫荡淋巴结致淋巴液循环障碍，淋巴液瘀积成块所致。经云："诸湿肿满，皆属于脾。"脾主运化，运化水湿。今水液不行，治当健脾为主，疏通经络为辅，标本兼治，遂针双下三皇、足三里穴，患侧下极泉、合谷、中渚、外关、曲池穴。二十余次而愈。此乃形疾，气尚可调之。

曾治一男性，53 岁。右侧睾丸红肿跳痛 10 余天，于龙岩第一医院就诊，诊为急性附睾炎，因不便在龙岩住院治疗，遂来我处就诊。查右侧睾丸发红肿大，触之痛剧，疼痛呈跳痛，作时痛可牵涉至腰，左关弱。此肝经不通，气滞于阴器。治当疏通肝经，遂取双行间、三阴交、足三里、上下巨虚穴，上三黄、马金水、马快水穴，左木穴、内关穴，右合谷穴，针未扎完痛立止，取针时红肿已退近半，三次告愈。方议：疏通肝经是治疗本病的思路，故取行间、三阴交、上三黄穴疏通肝经；冲脉与肝经、肾经、任督二脉主生殖发育，取冲脉下输之穴足三里、上下巨虚，以通阴器；木穴、合谷穴皆属手阳明经，阴病阳求，导手阳明经气以和足厥阴；马金水、马快水穴为足阳明之络穴，乃导足阳明阖降之气入肾、膀胱，有利尿通淋之功，诸穴合用，故效著。此乃气病致形疾，治当调气。

曾治一女，74岁，自觉发烧全身滚烫一天，伴头痛欲裂，胸闷，全身骨关节酸痛不适，畏寒。查体温正常，脉象右寸关弦实，双尺弱。此相火失位于肾，浮于上焦，肺胃失降，肾气无根之故。治当引火归元，遂取左火连、火菊、火散穴以降伏相火；双人皇、地皇、地机、肾关穴，补益脾精、肾阴肾阳，以固气根；双足三里、上下巨虚、驷马、左内关、右灵骨大白穴，以降肺金，以降胃气；左行间、右内庭、双风池、太阳穴，以疏经止头痛。针后半小时，自觉肠鸣辘辘，矢气频频，取针后症状消失，一次告愈。此乃气病，治当从气。

曾治一男性，83岁，以"双手不能握拳，双下肢无力，行走困难两个多月"为主诉，搀扶来诊。查颜面黧黑，脉双寸无力，双尺浮实，右尺为甚。此肾之精血亏虚，相火失根，心肺气虚，脾阳不升。遂取左火连、火敛、火散穴，双三阴交、四肢穴、地皇、地机、肾关穴，降伏相火，引火归位，补肾气益脾阳。三诊后症状大减；再取双太白、三阴交、足三里、上下巨虚穴，左驷马穴深刺，右驷马穴中刺，左内关穴，右中白穴，轮转轴运，以收其功，共五次后面色红润，双手握拳自如，步行矫健，告愈。此乃气病，治当从气。

曾诊一男性，85岁，不思饮食半个月，在我院治疗。入院时，西医各项检查均正常。住院期间，患者由食欲不振，逐步发展至粒米不进，身体日益虚弱，病情逐渐恶化，出现多脏器功能衰竭。遂邀余诊，查体已现目闭、口张、舌颤、遗尿、手撒、双下肢肤色光亮浮肿，脉浮细数。此五脏气绝，阴阳格离之死兆，已无力回天。数日后，气绝身亡。析之：该翁身体素健，发病前2月，曾与小女儿赴海南岛旅游，健步如飞。1个多月前与一五十多岁寡妇同居，吃了春药，同房后出现食欲不振，直至身亡。究其死因，老者年八十有五，天癸早绝，吃春药后同房，激发本已枯竭的肾精，致先天元气不得封藏，真元耗散，脾阳失相火温煦，无以蒸腐水谷，遂不思饮食。脾失运化，后天无以补先天，病情逐渐恶化，最终出现五脏气绝，阴阳格离而亡。从这一案例中我们当诵读《素问·上古天真论篇》所说："今时之人，以酒为浆，以妄为常，醉以入房，以欲竭其精，以耗散其真，不知持满，不时御神，务快其心，逆于生乐，起居无节，故半百而衰也。"

5. 中西医结合的现状

中医在很多时候都是被西医同化，许多中医院和西医一结合，中医就没了，做中医的不再坚持中医，中医走上西化的道路，中医西化是现今中西结合的现状。就拿针灸来说吧，还在坚持经络补泻的针灸大夫已经不多了，许多针灸大夫施针时只有解剖概念，穴位经络早已抛至脑后。如今中医的萎缩让从业者在强大的西医面前无法自信，西医讲你们中医所谓的奇效不过是个案，事实也是如此，正如上述的个案是无法像西医模式一样可以复制，而实际上个案的奇效正是中医的特色。因为中医是研究"气"的医学，十二经脉经气的出入离合是周而不休，气是流动的，五脏脏气升降的五行生克也是动态，因此，中医看到的是动态的整体平衡，即阴阳升降的动态平衡。这种动态的失衡具有很强的个性化特点，因先天禀赋、饮食起居、七情六欲、居所方位、所处年份、所感六淫邪气、所受劳倦等等而大相径庭。因此，很难有固定模式，医理如此，治疗亦如此，这正是中医深奥之处，也是魅力所在。

譬如引起"气"伤的原因有喜怒、风寒、形劳、房劳、饮食、睡眠、环境等。每个个体的真实病因并不完全相同，对不同病因针对性的治疗即个性化的治疗方案应该是最好的方案，而这是很难有统一标准的。标准化的模式是西医的模式，西医模式的成功是因为西医研究的是"形"。因形的相对固态，其治形的模式是可以复制的，所以西医就有诊疗常规标准化的临床指南。但中医和西医不同，中医不能走这样的模式。中医应当坚持中医的思想，做中医的医生要掌握好中医理论，认真分析病因，针对不同的病因，中西结合，制定个性化治疗方案，有的放矢，精准治疗，并发挥中医治未病的优势，在人类的健康事业中方能有所作为。

三、人和动物的区别

（一）人是有灵的动物

人是属灵的动物，这是人类和动物的根本区别。《灵枢·本神》说："肝藏血，血舍魂。脾藏营，营舍意。心藏脉，脉舍神。肺藏气，气舍魄。肾藏精，精舍志。"《灵枢·经水》说："五藏者，合神气魂魄而藏之。"《灵枢·本藏》说："五藏者，所以藏精神血气魂魄者也。"《灵枢·九针论》说："五藏：心藏神，肺藏魄，肝藏魂，脾藏意，肾藏精志也。"《难经·三十四难》也说："藏者，人之神气所舍藏也，故肝藏魂，肺藏魄，心藏神，脾藏意与智，肾藏精与志也。"魂魄意志神是人类独有的灵气，分藏于五脏。从上面的载录中，我们看到《黄帝内经》反复强调五脏之所藏，足见五脏所藏灵气的重要性，这是五脏之所以名曰五脏的原因，也是中医理论以五脏为中心的根本原因。魂魄意志神分藏五脏中，神贵为君王，藏于心脉中。人因形与神俱，合乃成人。对形而言，神是外来的，形是神的客居之所。在未有形时，神就存在。神为安居形中，同精共筑经络系统。经络系统强大的行血气功能，助力心血管系统的血液循环，使人类成为万物之灵长。

（二）经络系统是人类独有的

神客居于形，当生命终结时，神乃离去，归于上苍。当生命繁衍最初，神就出现了。《灵枢·本神》说："故生之来谓之精，两精相搏谓之神。"当精子和卵子相结合成受精卵时，神就出现在受精卵内。在胎儿孕育过程中，神和精气共同构筑极其复杂的经络系统。经络系统的行血气功能极大地减轻了心脏的负荷，神便可安居心脉中。由于人类独有经络系统，经络系统强大的推动血液运行的能量，使人类得以直立行走，并有了血运必须十分丰富才能运动的手和足。而动物因没有经络系统，只能是爬行和血运不需十分丰富的爪子或蹄。

第二章　气

第一节 《黄帝内经》

一、来源

中医是一门研究“气”的医学，其理论根于《黄帝内经》，学习中医必须寻根于《黄帝内经》，只有寻根于源头，心存敬畏，字字嚼刍，用心去感悟，才能学好中医。因此，关于《黄帝内经》的来源就显得尤为重要。《黄帝内经》是一部大智慧的医学巨著，开创中医之先河，是中医的起源和基石，以《易经》《神农本草经》《黄帝内经》为三坟。《黄帝内经》记载黄帝和岐伯等众医学先知们的对话，以问答的形式，明医理于后人，分《素问》和《灵枢》两部。

素问之义，《乾凿度》说：“夫有形者生于无形，故有太易，有太初，有太始，有太素。太易者，未见气也。太初者，气之始也。太始者，形之始也。太素者，质之始也。气形质具，而疴瘵由是萌生，故黄帝问此太素，质之始也。”《素问》书名之由，乃黄帝问此“太素”，质之初始，气的奥秘。

灵枢之义，张介宾谓：“神灵之枢要。”乃治神之法也。灵者灵验也，枢者户枢也，户所以转动开闭之枢机也。灵枢之意，是指灵验的调气之法，乃以微针枢机之法调经脉，营出入逆顺之会，和阴阳，调虚实，祛邪扶正，为调气调神之道纪，此为《灵枢》书名之由。

从《黄帝内经》的两部书名《素问》和《灵枢》中，我们知道中医是一门研究“气”的医学。因此，对“什么是中医”这样的问题，我们可以回答：中医是一门以气为研究对象，以五脏为中心，观察气机升降出入的变化对人体生理病理产生影响的源于东方智慧的大格局医学。

关于《黄帝内经》的由来，众说纷纭，莫衷一是。广为认同的观点是：《黄帝内经》实非出自一时一人之手，为古代医家托黄帝之名所作，具体作者已不可考，盖因“世俗之人多尊古而贱今，故为道者，必托神农、黄帝而后能入说。”并认为大约成书于春秋战国时期。此说，值得商榷。

（一）先分析《黄帝内经》非黄帝和岐伯等众圣人所作之说能否成立

1. 《黄帝内经》是一部经典的医学巨著，所谓经典者，所言皆真理也。作者绝非"世俗之人"，不必托名。

2. 能书《黄帝内经》者，其智慧、医学成就当在扁鹊、华佗、张仲景之上。因三者皆习《黄帝内经》而成医圣，千古流传。智慧在三医圣之上的作者，不可能沦为"具体作者已不可考"之地。

3. 春秋战国时期百家争鸣，学术思想最为活跃，道家、儒家在这个年代产生，影响中华民族的文明，以至我们认为这个时期就是中华民族文明的起源。在这个年代，许许多多的思想家、政治家、哲学家、军事家、医圣皆千古流传。此时所著的《黄帝内经》，其作者沦为名不可考之地，是无法想象的。

综上几点，这种广为认同的观点似乎并不成立。

（二）《黄帝内经》实为黄帝、岐伯、伯高、少师、雷公、鬼臾区、六臣等众多圣人们的智慧结晶

1. 众圣人们在历史上真实存在

岐伯、雷公等为医学先知，众先知的智慧以岐伯最高，黄帝问之最多。《黄帝内经》里多处出现："……上帝之所秘，先师之所授也……"《素问·玉版论要篇》说："上古使僦贷季理色脉而通神明，合之金木水火土、四时、八风、六合，不离其常……"僦贷季乃岐伯之师，"上帝"所指何人，不得而知。从这里我们可以得出在黄帝那个年代以前，就存在着更高智慧文明的结论。而我们认为人类是由猿人进化来的，猿人是我们的始祖，怎么会比我们更聪明？因此，我们就不愿相信我们祖先的智慧道德远高于我们，不愿相信岐伯还有更厉害的师傅，这样我们就无法理解《素问·上古天真论篇》说："黄帝曰：余闻上古有真人者……中古之时，有至人者……其次有圣人者……其次有贤人者……"所包含的信息。从黄帝和岐伯的这段对话中，可以感受到黄帝对上古真人的膜拜，对人类道德渐失，世风日下的忧虑，以至从上古的真人到中古的至人、圣人、贤人，道德智慧修为养生是一代不如一代，而这和我们认知的进化论恰恰是相反。

2. 黄帝是位有极高智慧和仁爱之心的王

《素问·上古天真论篇》说："昔在黄帝，生而神灵，弱而能言，幼而徇齐，长而

敦敏，成而登天。"黄帝是位通神灵、高智慧的君王，其立针经《灵枢》之意正如《灵枢·九针十二原》所说："黄帝问于岐伯曰：余子万民，养百姓，而收其租税。余哀其不给，而属有疾病。余欲勿使被毒药，无用砭石，欲以微针通其经脉，调其气血，营其逆顺出入之会。令可传于后世，必明为之法，令终而不灭，久而不绝，易用难忘，为之经纪。异其章，别其表里，为之终始，令各有形，先立针经，愿闻其情。"因此，以黄帝和岐伯等众圣人们的智慧和他们的厚德仁心，是能够完成这部医学巨著的。

3.《黄帝内经》是一部记实的医学巨著

《黄帝内经》是一部记实的医学巨著，史记官以写实的风格，记录下黄帝和岐伯的问答，因此，书中有多处的实景记录。如《素问·灵兰秘典论篇》说："黄帝曰：善哉！余闻精光之道，大圣之业，而宣明大道，非斋戒择吉日，不敢受也。黄帝乃择日良兆，而藏灵兰之室，以传保焉。"《素问·玉机真藏论篇》说："帝瞿然而起，再拜而稽首曰：善。吾得脉之大要，天下至数。五色脉变，揆度奇恒，道在于一。神转不回，回则不转，乃失其机。至数之要，迫近以微，著之玉版，藏之于府，每旦读之，名曰玉机。"《灵枢·口问》说："黄帝闲居，辟左右而问于岐伯曰：余已闻九针之经，论阴阳逆顺，六经已毕，愿得口问。岐伯避席再拜曰：善乎哉问也，此先师之所口传也。"等等。在那个民风淳朴，崇尚道德的年代，这些实况记录不可能凭空编造，杜撰出这些写实的内容。黄帝与岐伯坐于明堂，旁立文书官，一问一答中，《黄帝内经》就这么成了。

4.《黄帝内经》的至奥医理非黄帝岐伯所独创

《黄帝内经》的至奥医理非黄帝岐伯所独创，岐伯是受先师僦贷季指点，上帝秘传。而《内经》引用大量书籍，有《针经》《热论》《刺法》《上经》《下经》《脉经》《阴阳要》《奇恒之势》《本病》《奇恒阴阳》《奇恒》《揆度》《阴阳十二官相使》《九针》《本藏》《兵法》《大要》《针论》等。这些医籍成书于黄帝年代前，是上古、中古文明智慧的结晶。因此，《黄帝内经》是黄帝和岐伯在先辈基础上的总结和发挥，进一步证明《黄帝内经》确为他们所著。

5.《易经》《神农本草经》《黄帝内经》，是中华民族文明的起源

孔安国序《尚书》曰："伏羲、神农、黄帝之书，谓之三坟，言大道也。"《易·系辞传》曰："古者包牺氏王天下也，仰者观象于天，俯者观法于地，观鸟曾

之文，与地之宜，近取诸身，远取诸物，于是始作八卦，以通神明之德，以类万物之情。"因此，《易经》为伏羲氏所作，没有异议。同为王者，伏羲氏能著《易经》，神农和黄帝同样能完成他们的巨著。

二、中医是一门非经验性医学

（一）中医是先论医理后才实践的医学

中医理论的形成是根基于《黄帝内经》，而《黄帝内经》是一部专述医理的巨著，是黄帝和岐伯等众先知对上古真人、中古圣人医理的顿悟和总结，通篇医理，浑然天成，经书中看不出有从临床经验总结而来的痕迹。能言为"经书"者，乃经典也，有颠扑不破之理。几千年前的中医理论——《黄帝内经》，其严谨性、科学性是我们无法想象的，我们只能学习、顿悟和继承，根本无法超越。细思中医理论的严谨性，譬如十二经脉之名、穴名均不是凭空想象而来，皆有其内在含义。因此，中医是先有理论，后有实践。

（二）中医被误认为是经验性医学的原因

中医的疗法主要是针灸和中药两大类，在《黄帝内经》中，大部分的篇幅在讲阴阳、五行、脏腑、经络和针刺之道，中药鲜有提及。盖因黄帝认为中药是毒药，"余欲勿使被毒药……"因此，在黄帝时代，中医的主要治疗方法是针灸。针灸代表中医的主要治疗手段，习者若心灵手巧，能顿悟《黄帝内经》所言阴阳五行脏腑经络之理，理论指导临床，无须过多的临床经验积累，就能用针术疗疾。然因远古时代制针工艺粗糙，王族贵胄恐针畏痛，致针术日渐式微。至商代伊尹著《汤液经法》，汉代张仲景著《伤寒论》后，使药有方，中药逐渐取代针灸，成为中医的主要治疗方法。而中医中药的临证，必须有多年的临床经验，才能开出对证的方药，这样的临证过程就让人产生中医是一门经验性医学的认识。我们从《黄帝内经》中知道中药并不是中医的主要疗法，代表中医方法的针灸，无须太多经验性的积累，仅需针刺手法熟练，更重要的是须明阴阳五行脏腑经络理论，理论指导实践，就能别病因，审虚实，以意行针，以达通经络行血气和阴阳之效，就能临证有余。因此，中医是一门非经验性的医学，是先有浑然天成的医理，后有医学实践的医学。

第二节 气

一、概念

气是无形的具有很强能量的维持人体生命活动的气态物质，是人类特有的构成生命的不可或缺的重要组成部分。《难经·八难》说："故气者，人之根本也，根绝则茎叶枯矣。"气和形相合构成生命，因此，气在生命活动中具有十分重要的作用，生长壮病死均与气的盛衰息息相关。

二、人类"气"的独特性

凡有生命都有"气"，气绝意味着生命的结束。《管子·枢言》说："有气则生，无气则死，生者以其气。"植物、动物、人类等生命体都有气。植物是通过叶绿素的光合作用和根系从土壤中摄取能量而维持生命，是直接从天地获得气，这种气显然和人类不同。动物的气和人类的气相比较，是低级的气，仅是维持生命活动，远不如人类的气复杂。维持形体基本生命活动的"气"，如精气、宗气、营气，人类和动物大致是相同的，这是维持生命繁衍、生长所必备的基本元素和能量。虽然精气、宗气、营气是动物和人类共有的气，但人类的这些气又比动物的复杂许多。人类的气除维持生命活动的基本需求外，还赋予更繁杂的情感思想等心理活动的功能。这些气就是人类独有的"灵气"和"经气"，这是动物所没有的。人类的"形"和动物大致是一样的，只不过人类"形"的结构更复杂精密。

三、气的分类

气分为广义之气和狭义之气。广义之气是指人体内所有的气，包括精、气、神。《灵枢·决气》说："黄帝曰：余闻人有精、气、津、液、血、脉，余意以为一气耳。"此气为广义之气。

狭义之气是指除"精"、"神"之外的气。由于神和精是指具有独特灵性的气，故与气分开。狭义之气包括脏气、腑气、卫气、营气、宗气、经气、络气等。

四、气的运动

（一）气的运动

气的运动又称为气机。人体的气处于不停的运动中，它流行于全身各部，无处不在。由于气运动所释放的能量激发和推动脏腑的生理活动，维持新陈代谢，故吐故纳新，生生不息。正如《灵枢·脉度》所说："气之不得无行也，如水之流，如日月之行不休，故阴脉荣其藏，阳脉荣其府，如环之无端，莫知其纪，终而复始。其流溢之气，内溉藏府，外濡腠理。"《难经·三十七难》也说："然。气之所行也，如水之流不得息也。故阴脉营于五藏，阳脉营于六府，如环之无端，莫知其纪，终而复始，其不覆溢。人气内温于藏府，外濡于腠理。"

（二）阴阳

1. 阴阳的起源

太易，空虚混沌，寂寥虚无，曰太易，曰无极。太易末，太初之始，太初者，气之始也。无极生太极，气之始成。无极为空，太极为圆。太极气绵绵不绝地旋转，用之不竭，是以太极生两仪，两仪为阴阳，有生于无。太极生两仪，两仪立，阴阳成也，此为阴阳之源。阴阳气，生之祖气，是谓天地根。太极旋转于中，阴阳升降于内。积清阳为天，积浊阴为地。天地立，阴阳气阴升阳降，绵绵不绝，生生不息，万千世界，化生无穷。天地万物皆出于阴阳，有生于无，是以先有气，后有质，质由气化，万物生长壮病已，均是气阴阳变化的结果，因此阴阳之道是天地万物变化的规律。

2. 概念

阴阳是太初气之始时，因气生而立，因气运动变化而成，阴阳的阴升阳降是气运动变化的规律。质因气而具，质之生长壮老已的生化皆源阴阳气的变化。阴阳包罗万象，是古人认识自然、解释自然朴素的哲学思想。故《素问·阴阳应象大论篇》说："阴阳者，天地之道也，万物之纲纪，变化之父母，生杀之本始，神明之府也，治病必求于本。"道藉阴阳而生天地，积阳为天，积阴为地，故曰阴阳者，天地之道也；万物生长收藏，繁杂无穷，总由于阴阳，故曰阴阳者，万物之纲纪；阴阳之升降而生变化，变化因于阴阳，故曰阴阳者，变化之父母；生始于阴阳，阴生阳长，杀以阴阳为本，阳杀阴藏，故曰阴阳者，生杀之本始；神者阴阳莫测，神乃生之灵气，有生必有神，失神者曰死。阴阳为生之始，神居阴阳中，阴阳气为生之机，故曰阴阳者，神明之府也；病之始生，皆因于阴阳，阴阳失衡为病之根本，故曰治病必求于本，本在阴阳。

3. 阴阳是气运动的形式

气机的变化是升降出入，升降出入者，不外乎阴阳。

升降，是气的上下运动，《素问·阴阳离合论篇》说："阴者，藏精而起亟也；阳者，卫外而为固也。"阴性本降，三阴之升，阴中有阳也，由静而动，藏精而起亟也；阳性本升，三阳之降，阳中有阴也，由动而静。阳在外，卫外而为固也。

出入，是气的内外运动。气的升降出入，既相互制约又相互促进，保持协调平衡的状态，维持生命的活动。故《素问·六微旨大论篇》说："岐伯曰：出入废则神机化灭，升降息则气立孤危。故非出入，则无以生长壮老已；非升降，则无以生长化收藏。是以升降出入，无器不有。故器者生化之宇，器散则分之，生化息矣。故无不出入，无不升降，化有大小，期有近远，四者之有，而贵常守，反常则灾害至矣。故曰：无形无患，此之谓也。帝曰：善。有不生不化乎？岐伯曰：悉乎哉问也。与道合同，惟真人也。"不生不化者，上古真人也，与道合同，阴阳莫测，谓之神也。常人和万物之气机变化，不外乎阴阳，气升降出入的变化均是阴升阳降的结果，此为自然之律，此乃谓阴阳者，天地之道也。

4. 阴阳的属性

（1）凡是运动的、外向的、上升的、温热的、明亮的，都属于阳；凡是相对静止的、内守的、下降的、寒冷的、晦暗的，都属于阴，这是孤阴独阳的属性。阴阳相合，则阴升阳降。故《素问·阴阳应象大论篇》说："故积阳为天，积阴为地。阴静阳躁，阳生阴长，阳杀阴藏。阳化气，阴成形。寒极生热，热极生寒……故曰：天地者，万物之上下也；阴阳者，血气之男女也；左右者，阴阳之道路也；水火者，阴阳之征兆也；阴阳者，万物之能始也。故曰：阴在内，阳之守也；阳在外，阴之使也。"

天是阳气积聚而成，地是阴气积聚而成，乃"阳化气，阴成形也。"阴升则阳生阴退，能生能长也。阳降则阳退阴生，能杀能藏也。天以阳生阴长，地以阳杀阴藏。万物之上下皆可分天地而成阴阳。男为阳，阳中有阴阳。女为阴，阴中有阴阳，血气之别也。左右是阴阳升降的通道，左为阳，右为阴，左升右降，左阳为升道，阴升阳长也，右阴为降道，阳降阴生也，故曰：左右者，阴阳之道路也。水火者有名有形，可阅也，乃阴阳变化之征兆。万物变化之由，皆为阴阳，阴阳者，变化之父母，万物生长收藏皆赖阴阳，故曰：阴阳者，万物之能使也。阴在内，阳在外，卫外而为固。卫阳在外而不散解，乃阴精之使也。故曰：阴在内，阳之守也。阳在外，阴之使也。

（2）阴阳的无限可分性

《素问·阴阳离合论篇》说："阴阳者，有名而无形，数之可十，推之可百，数之可千，推之可万，万之大，不可胜数，然其要一也。"阴中有阴阳，阳中有阴阳，阴阳具有无限的可分割性。阴阳若无限分割，则毫无意义。阴阳之最初，乃生于太极，此阴阳不可数也，然其要一也。太极生两仪，两仪即阴阳。两仪立，阴阳成，为生之祖气。此生之祖气为精神之所舍。精分元阴元阳，在太极阴阳图中，元阴藏于阳气中，元阳藏于阴气中。神以太极阴阳气为府，似居非居，此乃生之最初。

（3）阴阳的互根性

气生，阴阳立成两仪，质之始也。由气成质，从无到有，万物之最初皆如此。阴非孤阴，阳非独阳，阴阳本不可分离，方有生机。阴根于阳，阳根于阴，阴升阳长，阳杀阴藏。孤阴不生，独阳不长，阴阳离决，生息立断，乃阴中有阳，阳中有阴，阴阳不能分离，阴阳分离则精气绝竭，神去生灭。

第三节　脏气

一、概念

（一）定义

五脏本身所藏的精气充沛于脏体，我们把这种充沛在脏体内的气称为脏气。如肾脏藏精，精气充沛于肾脏，此气称为肾气。脏气外在的表象，称为藏象，正如张景岳在《类经》中说："象，形象也。藏居于内，形见于外，故曰藏象。"

（二）构成

五脏是由形和气相合而成。形是指脏器质体本身，气分脏气、精气和灵气。因此，五脏的工作机制分为形和气两方面。一是质体脏器"形"的工作机制，一是脏气、精气、灵气"气"的工作机制。质体脏器"形"的工作机制是西医研究的范畴，西医通过解剖和生物化学等角度研究五脏质体的生理病理，得出完整的、客观的、具体的、科学性的结论。中医则从阴阳变化的角度观察脏气的变化，得出藏象五行理论和天人合一的思想。在这两种截然不同的理论面前，许多学医者无所适从，而西医理论的客观性、可认证性更容易让人接受。相反，由于中医所研究的气是看不见摸不着的，就容易被认为是玄而又玄的玄学。然，因气的真实存在，中医观察所得出的结论亦是客观的、科学的。

我们已经知道五脏是由形和气相合而成，形有形的功能，气亦有气的功能。脏器的形和气皆归属同一脏器，无论是形的功能还是气的功能，皆是同一脏器在不同方面的发挥。因此，中医藏象学说中的心肝脾肺肾的生理功能，就是解剖学的实体脏器在气方面的功能体现。譬如肾脏，中医从气的角度观察认为肾脏具有藏精的功能，因精气的作用，肾主骨生髓、主生长发育、主生殖、主伎巧。这种多功能的表现是因为肾藏精的结果，精藏在肾脏，精气的生理功能归属于肾脏质体本身；西医从解剖的角度研究，发现肾脏的实体是由肾小球构成的，因此得出肾脏是一个以肾小球为单位的高精度的过滤器官，这是肾脏质体本身的基本功能作用。从不同的角度观察肾而得出不同的结论，都是客观真实的，只有中西医两种医学理论相并相用，才能对五脏生理病理做出完整的诠释。由于形和气工作途径和方式的不同，五脏"形"的工作机制和"气"的工作机制各自为序，互不干涉又相互影响。

（三）特点

五脏的脏气包括所藏的精气、灵气，亦包括津液营血。五脏脏气的特点是藏精而不泻，正如《素问·五藏别论篇》所说："所谓五藏者，藏精气而不泻也，故满而不能实。"五脏所藏之先天精气者，皆源于肾脏所藏之元精。五脏所藏之灵气者，魂魄意志神也。精气须后天水谷精微化生而补充，灵气亦须后天水谷精微之濡养，方能客舍其内。故《素问·六节藏象论篇》说："五味入口，藏于肠胃，味有所藏，以养五气，气和而生，津液相成，神乃自生。"此水谷之气化生津液营血，以资精气，以养神灵，精神乃以自生。后天水谷精微者，津液营血也，亦为五脏所藏。故《灵枢·本神》说："肝藏血，血舍魂……脾藏营，营舍意……心藏脉，脉舍神……肺藏气，气舍魄……肾藏精，精舍志。"心藏脉者，血也，脉为血之府。肺藏气者，宗气也，宗气为天之精气和水谷营气相合之精气。肾藏精者，为五脏先天精气之根本。

五脏之所以名曰五脏，乃藏之要，五脏当守其藏。闻其声，可知其所藏。故《素问·脉要精微论篇》说："五藏者，中之守也。中盛藏满，气胜伤恐者，声如从室中言，是中气之湿也。言而微，终日乃复言者，此夺气也。衣被不敛，言语善恶不避亲疏者，此神明之乱也。仓廪不藏者，是门户不要也。水泉不止者，是膀胱不藏也。得守者生，失守者死。"

（四）阴阳

1. 阴阳的无限可分性

由于阴阳具有无限可分性，因此，五脏脏气的阴阳是一个相对的概念。《素问·金匮真言论篇》说："夫言人之阴阳，则外为阳，内为阴。言人身之阴阳，则背为阳，腹为阴。言人身之藏府中阴阳，则藏者为阴，府者为阳。肝、心、脾、肺、肾五藏皆为阴，胆、胃、大肠、小肠、膀胱、三焦六府皆为阳。所以欲知阴中之阴、阳中之阳者，何也？为冬病在阴，夏病在阳，春病在阴，秋病在阳，皆视其所在，为施针石也。故背为阳，阳中之阳，心也；背为阳，阳中之阴，肺也；腹为阴，阴中之阴，肾也；腹为阴，阴中之阳，肝也；腹为阴，阴中之至阴，脾也。此皆阴阳、表里、内外、雌雄相输应也，故以应天之阴阳也。"

2. 体阴而用阳

五脏之阴阳，有五脏脏气为一气的阴阳，有各脏脏气的阴阳。各脏脏气的阴阳，称为体阴而用阳，有脏器与气、质与气分阴阳的两方面：一方面是五脏脏器为体阴，脏气为用阳。五脏脏器的工作机制不在中医研究的范畴，西医从解剖生化的角度研究五脏脏器体阴的工作机制，中医从阴阳变化的角度观察五脏脏气用阳的工作机制，这是一对很大的阴阳关系。在这对阴阳关系里，体阴和用阳各行其道，各司其职，又互根互用，体阴是阳用的依附，阳用是体阴的保证。

另一方面是以五脏所藏之质为体阴，脏气为阳用。在这对阴阳关系里，南北朝陶弘景认为："五藏之所'欲'为其用，五藏之所'藏'为其体。如肝之所欲为'散'，此'散'者，肝之疏散、条达、宣畅也，曰为'用'。肝之所藏为血，此血者，曰为'体'。故肝以所藏之血为其体阴，以其藏气之所欲——'散'为其阳用。五藏所藏之'体阴'是其'阳用'发挥功能的物质基础，'体阴'的状态决定着'阳用'的情况，对'阳用'有制约、调节的作用。而藏气'阳用'的发挥，必然损耗其'体阴'，五藏'阳用'的情况也影响着'体阴'的状态，对'体阴'有调节和制约作用。"

五脏所藏之质的"体阴"是由两部分构成的：一部分的"体阴"是与"阳用"互根的"体阴"，如肝所藏之血，脾所藏之营。另一部的"体阴"是指五脏所藏先天精气，这部分的"体阴"是另一部分"体阴"的根基，其盛衰亦决定着五脏脏器的盛衰，是五脏脏器的根本。

《辅行决五脏用药法要》认为："五藏的体和用的相互调节和制约，维持着藏气的正常活动，这种正常活动就是藏的气化。五藏气化的过程即是体用互相作用的过程，体是气化活动的物质基础，用是气化活动的功用。陶氏认为，疾病的发生，是由藏气不平所致，所谓'藏气和平'即五藏的体用相对平衡。由于体和用的相互制约关系，用虚则体耗减少，而所藏物质积蓄，此积蓄过剩的物质亦可致病而为邪；

体虚则用无制而虚张，这种虚张的现象也是'邪'的表现。'用'是顺藏'欲'的方面，是藏府气化活动的表现。'体'是与'用'对立的方面，是藏府气化活动的物质基础。体和用任何一方有余和不足，都是失其常度而淫害，如同天之六气一样，太过与不及，均为致病因素而为淫害，不过彼由外感而得，此由内乱而成。外感病以正邪交争现象着眼，故以邪正盛衰消长辨虚实；内伤病从体用偏颇着眼，以气血之余缺论虚实。陶氏以正虚着眼，以用虚为虚，体虚为实，为其辨证特点。"①

《灵枢·本神》说："肝藏血，血舍魂，肝气虚则恐，实则怒。脾藏营，营舍意，脾气虚则四肢不用，五藏不安；实则腹胀，经溲不利。心藏脉，脉舍神，心气虚则悲；实则笑不休。肺藏气，气舍魄，肺气虚则鼻塞不利少气；实则喘喝，胸盈仰息。肾藏精，精舍志，肾气虚则厥；实则胀，五藏不安。必审五藏之病形，以知其气之虚实，谨而调之也。"张大昌先生用陶氏的体用辨证观即体虚为实、用虚为虚，释义上段经文。

"肝虚则恐，实则怒。"张大昌先生讲疏："肝属木，木曰曲直，曲以其柔，直以其刚。柔属阴，刚属阳，肝属藏，为阴，性柔而为乙木。胆属府，为阳，性刚而为甲木。肝者将军之官，谋虑出焉。胆者，中正之官，决断出焉。肝之阴柔应木之曲，胆之阳刚应木之直。肝藏血，血乃液状，属阴质，故为肝之体，肝血不足则阳气暴张，果敢刚毅过度则发而为怒，体病为实，故曰：实则怒；肝主谋虑，谋虑乃肝之功用，若此谋虑功用不足而过柔，则表现为恐（或忧），因用不足为虚证，故曰：肝虚则恐。"

"脾气虚则四肢不用，五藏不安，实则腹胀，经溲不利。"张大昌先生讲疏："脾胃属土，土爱稼穑，土者生万物，脾胃居中焦而治中央，以四时而长四藏，为气机升降出入之枢杻。脾胃者，仓廪之官，五味出焉。脾藏营，营为脾之体，体不足为实，脾实证为营不足之证。脾所藏之营不足，则运转无力，中焦之升降出入受阻。出降受阻则中满，升入受阻则精微不收完谷不化，故曰：实则腹胀飧泄，经溲不利；脾以运化水谷精微，营养五藏、四肢、肌肉为用，胃以收纳水谷，腐熟清磨使之易于吸收为用。用不足为虚，若脾胃功用不足，则五藏不得营之养而逆乱不安，四肢肌肉失其营之所养，则失去正常作用，不能活动，故曰：脾气虚则四肢不用，五藏不安。"

"心气虚则悲不已，实则笑不休。"张大昌先生讲疏："心之所藏为脉，脉之用

---

① 注：摘录《辅行决五脏用药法要》，作者衣之镖、赵怀舟、衣玉品，学苑出版社。

在于容纳流动着的血液，故心以脉为体，以血流为用。心属火，为君主之官。火曰炎上，火之形有跃跃而动、炎炎而上、熠熠而明的特征，为欢腾振奋，愉悦轻松，朗朗不拘之象。笑为喜之外在表现，有火之象。但心为君主之官，乃至尊之位，其志由其臣使来实施。膻中者，臣使之官，喜乐出焉。膻中为气海，宗气聚集之地，不但能将心之情志表达于外，还能调节心肺之间的关系。心之体为脉，实证由脉不足而成。脉体不足则难以容纳其中流动之血液，因而热壅为火，发为笑而不止之象，故曰：实则笑不休；若其血液流动力不足，则为虚证，动力不足则心火弱不足以制约于肺金，肺金反克于心火，由于肺之志为悲，故通过膻中的调节之用，而表现为郁郁不乐，情绪低落，悲痛不止的症状，故曰：心气虚则悲不已。"

"肺气虚则鼻塞不利少气；实则喘喝，胸盈仰息。"张大昌先生讲疏："肺属金，金曰从革，故肺主肃降。肺藏气，以肺所藏之精气为体，体不足为实证。肺所藏之精气不足，乃由吸入呼吸之气中的非精华部分不能排出所致，故肺中清浊之气混杂而处，表现为纳入困难的咳逆喘促症状，故曰：实则喘喝，胸盈仰息；呼吸为肺之用，肺开窍于鼻，因鼻息不利所致的呼吸之用不足为虚证，故曰：肺气虚则鼻塞不利少气。"

"肾气虚则厥；实则胀，五藏不安。"张大昌先生讲疏："肾属水，水曰润下，受五藏六府之精而藏之。肾以所藏五藏六府之精和所藏元精为体，体不足为实。五藏精气不足则不安，升降无力，受阻而胀。又先天卫气出于下焦，源于肾精，体不足，则卫不入阴，逆而为胀（营气行，有脉道束约，有维脉维系，有任督冲海脉之溢蓄，有心神主宰，肺魄治节。而卫气昼于阳，有阳维脉维系。卫气行阳入阴，有跷脉出气。卫外为固而不散解，有肾精收摄封藏。故肾体精不足，其不能主蛰，卫不入阴，逆而为胀），故曰：肾气实则胀，五藏不安；肾精为元阳，其用在于温煦四肢肌肤及五藏六府。若此气之用不足，则为肾气虚证而见四肢不温之厥逆证，故曰：肾气虚则厥。"

总之，陶氏以体虚为实、用虚为虚的体用辨证观是建立在五脏单个脏器体阴用阳的这一对阴阳关系变化的基础上。在这对阴阳关系中，体阴和阳用的互根互用、阴阳升降，形成了藏的气化，而五脏所藏的先天精气是这对阴阳的根本。因此，五脏所藏先天精气为一，一生二，为体阴用阳，二生三，三而成天，三而成地，三而成人，是为三气。天地人三气，三而三之，三三者九，三生万物，是为藏的气化，五脏因此自为生生不息的小宇宙，故曰"其气三"。然，五脏脏气作为一个整体，其阴阳变化是以五行升降而产生脏气的圆运动来完成，故曰"其生五"。五脏脏气的阴阳升降是一对更大更复杂的阴阳关系，是以左右为道路完成脏气阴阳升降的圆运动，五脏脏气因此成为一个整体，相生相克，构成五脏脏气阴阳升降平衡的生理，关于五脏脏气阴阳升降五行的圆运动，详见下文。

二、藏象

欲明藏象，请言四时。

（一）四时

四时者，天地之气也，冬夏春秋也。

1. 节和四时

节者，节气也，天气寒温阴阳之变化也，天气以节为度。《素问·六节藏象论篇》说："黄帝问曰：余闻天以六六之节以成一岁，地以九九制会，计人亦有三百六十五节以为天地久矣，不知其所谓也？岐伯对曰：昭乎哉问也！请遂言之。夫六六之节，九九制会者，所以正天之度，气之数也。天度者，所以制日月之行也；气数者，所以纪化生之用也。天为阳，地为阴，日为阳，月为阴，行有分纪，周有道理，日行一度，月行十三度而有奇焉。故大小月三百六十日而成岁，积气余而盈闰矣。立端于始，表正于中，推余于终，而天度毕矣。帝曰：余已闻天度矣，愿闻气数何以合之？岐伯曰：天以六六为节，地以九九制会。天有十日，日六竟而周甲，甲六复而终岁，三百六十日法也……帝曰：余已闻六六之节九九之会也，夫子言积气盈闰，愿闻何谓气？请夫子发蒙解惑焉。岐伯曰：此上帝所秘，先师传之也。帝曰：请遂闻之。岐伯曰：五日谓之候，三候谓之气，六气谓之时，四时谓之岁，而各从其主治焉。"周天三百六十五度，一岁六六三百六十，是为六六之节。九九制会之法源于黄钟之管，黄钟之管九寸，一寸九分，九九八十一分，律度衡量，莫不由之，是为九九制会。以九九之教，推六六之节，所以正周天之数也。三百六十日为一岁，积五日之气，盈而为闰。一年节序，五日而候变，故五日谓之候。三候而气改，故三候谓之气，此气为节气，乃天地寒温之变更也。六气而时更，故六气谓之时，四时而岁成，故四时谓之岁。四时者，所以分春秋冬夏之气所在，以时调之也。

2. 五行配四季

五行者，水火木金土也，乃为因升降浮沉而类别的五种阴阳属性不同之气。水气者，阴中之少阴也。火气者，阳中之太阳也。木气者，阴中之少阳也。金气者，阳中之太阴也。土气者，阴中之至阴也。《素问·六节藏象论篇》说："五运相袭，而皆治之，终朞之日，周而复始，时立气布，如环无端，候亦同法。故曰：不知年之所加，气之盛衰，虚实之所起，不可以为工矣。"五运者五行也，水火木金土也。五行主四时者，春木夏火长夏土秋金冬水也。故五运迭相承袭，而皆治其主令之时，终其期岁之日，周而复始。四时既立，则二十四气流布于中，如环无端，而七十二候亦旋运于内，同此法度。

（二）藏象

唐代王冰注曰："象，谓所见于外，可阅者也。"象者气象也，藏象者五脏脏气之象也。脏气者阴阳也，五脏脏气虽隐而不见，然其气象性用，尤可以物类推之。肾者阴中之少阴，其象水，水曰润下。心者阳中之太阳，其象火，火曰炎上。肝者阴中之少阳，其象木，木曰曲直。肺者阳中之太阴，其象金，金曰从革。脾者阴中之至阴，其象土，土曰稼穑。

五脏各以其象通天气，应四时，故《素问·生气通天论篇》说："黄帝曰：夫自古通天者，生之本，本于阴阳。天地之间，六合之内，其气九州、九窍、五藏、十二节，皆通于天气。其生五，其气三，数犯此者，则邪气伤人，此寿命之本也。"《素问·六节藏象论篇》也说："夫自古通天者，生之本，本于阴阳。其气九洲九窍，皆通乎天气，故其生五，其气三。三而成天、三而成地，三而成人。三而三之，合则为九，九分为九野，九野为九藏。故形藏四，神藏五，合为九藏以应之也。"自古人物之生，悉通于天，以其生之本，本于阴阳，天人一气，共此阴阳。阴阳以升降而化五行，以太少而化三气。三气者三阳三阴也，三阳者太阳阳明少阳也，三阴者太阴厥阴少阴也。是其生以五，其气为三。以此三气而成天，三气而成地，三气而成人，三而三之，合乃成形。天地人虽殊，不过此三阴三阳而已。三三为九，地以此分而为九野，九野者，九州也。人以此分为九脏，九脏者形脏四神脏五也。形脏四者脑髓骨脉也，神脏五者肝心脾肺肾也。肝藏魂，心藏神，脾藏意，肺藏魄，肾藏志，皆为灵气，是谓五神。九窍者，眼鼻口耳前后阴也。十二节者十二经脉也，非四肢关节。

故人之生者，天地人三气也。天地人三气，三而三之，合乃成人，是以曰：其气三。人之五脏通五运而能应四时，五脏脏气得以升降而成圆运动，人物得以生长壮老已，是以曰：其生五。

（三）五脏应四时五运

太易后，始有太初，太初者气之始，气始阴阳立，阴阳升降化五行。天地气，因节为序，因时而立四季，四季应五行，春应木，夏应火，长夏应土，秋应金，冬应水。天地人虽殊，皆生于气而本于阴阳，五脏通天气，故应于四时五运也。五脏应四时五运者，奈何？

1. 脏腑之气和天地之气相通

《素问·阴阳应象大论篇》说："故天有精，地有形，天有八纪，地有五里，故能为万物之父母。清阳上天，浊阴归地，是故天地之动静，神明为之纲纪，故能以生长收藏，终而复始。惟贤人上配天以养头，下象地以养足，中傍人事以养五藏。天气通于肺，地气通于嗌，风气通于肝，雷气通于心，谷气通于脾，雨气通于肾。六经为川，肠胃为海，九窍为水注之气。"

2. 五脏藏象应四时五行

五脏藏象通天气而应四时，四时之气通于五脏而养之。故《素问·金匮真言论篇》说："帝曰：五藏应四时，各有收受乎？岐伯曰：有。东方青色，入通于肝，开窍于目，藏精于肝，其病发惊骇，其味酸，其类草木，其畜鸡，其谷麦，其应四时，上为岁星，是以春气在头也，其音角，其数八，是以知病之在筋也，其臭臊（其数八者，乃天三生木，地八成之，肝木以地位阴阳之数八而成也）。

南方赤色，入通于心，开窍于舌，藏精于心，故病在五藏，其味苦，其类火，其畜羊，其谷黍，其应四时，上为荧惑星，是以知病之在脉也，其音徵，其数七，其臭焦（其数七者，乃地二生火，天七成之，心火以天时阴阳之数七而成也）。

中央黄色，入通于脾，开窍于口，藏精于脾，故病在舌本，其味甘，其类土，其畜牛，其谷稷，其应四时，上为镇星，是以知病之在肉也，其音宫，其数五，其臭香（其数五者，乃天五生土，地十成之，脾土以天时阴阳之数五而生也）。

西方白色，入通于肺，开窍于鼻，藏精于肺，故病在背，其味辛，其类金，其畜马，其谷稻，其应四时，上为太白星，是以知病之在皮毛也，其音商，其数九，其臭腥（其数九者，乃地四生金，天九成之，肺金以天时阴阳之数九而成也）。

北方黑色，入通于肾，开窍于耳，藏精于肾，故病在谿，其味咸，其类水，其畜彘，其谷豆，其应四时，上为辰星，是以知病之在骨也，其音羽，其数六，其臭腐（其数六者，乃天一生水，地六成之，肾水以地位阴阳之数六而成也）。"

3. 五行生克

生克者，五行变化之纲纪也。因生得以相生，因克得以制衡。万物从纪，治以权衡。故《素问·六节藏象论篇》说："帝曰：五运之始，如环之无端，其太过不及何如？岐伯曰：五气更立，各有所胜，盛虚之变，此其常也。帝曰：平气何如？岐伯曰：无过者也。帝曰：太过不及奈何？岐伯曰：在经有也。帝曰：何谓所胜？岐伯曰：春胜长夏，长夏胜冬，冬胜夏，夏胜秋，秋胜春，所谓得五行时之胜，各以气命其藏。帝曰：何以知其胜？岐伯曰：求其至也，皆归始春。未至而至，此谓太过，则薄所不胜，而乘所胜也是，命曰气淫。至而不至于，此谓不及，则所胜妄行，而所生受病，所不胜薄之也，命曰气迫。所谓求其至者，气至之时也。谨候其时，气可与期。失时反候，五治不分，邪僻内生，工不能禁也。"故《素问·宝命全形论篇》说："帝曰：人生有形，不离阴阳，天地合气，别为九野，分为四时，月有小大，日有短长，万物并至，不可胜量，虚实呿吟，敢问其方？岐伯曰：木得金而伐，火得水而灭，土得木而达，金得火而缺，水得土而绝，万物尽然，不可胜竭。故针有悬布天下者五，黔首共余食，莫知之也。一曰治神，二曰知养身，三曰知毒药为真，四曰制砭石小大，五曰知府藏血气之诊。五法俱立，各有所先。"

三、藏象学说

（一）五脏藏象

我们已经知道脏气隐而不见，五脏以其气象阅之于外。五脏之藏象者，应五行，通四时。故《素问·六节藏象论篇》说："帝曰：藏象何如？岐伯曰：心者，生之本，神之变也，其华在面，其充在血脉，为阳中之太阳，通于夏气。肺者，气之本，魄之处也，其华在毛，其充在皮，为阳中之太阴，通于秋气。肾者，主蛰，封藏之本，精之处也，其华在发，其充在骨，为阴中之少阴，通于冬气。肝者，罢极之本，魂之居也，其华在爪，其充在筋，以生血气，其味酸，其色苍，此为阴中之少阳，通于春气。脾胃大肠小肠三焦膀胱者，仓廪之本，营之居也是，名曰器，能化糟粕，转味而入出者也，其华在唇四白，其充在肌，其味甘，其色黄，此至阴之类通于土气。凡十一藏取决于胆也。"

五脏因藏神灵而分贵贱，此贵贱尊卑之位为脏腑神灵之象，故《素问·灵兰秘典论篇》说："黄帝问曰：愿闻十二藏之相使，贵贱如何？岐伯对曰：悉乎哉问也！请遂言之。心者，君主之官也，神明出焉。肺者，相傅之官，治节出焉。肝者，将军之官，谋虑出焉。胆者，中正之官，决断出焉。膻中者，臣使之官，喜乐出焉。脾胃者，仓廪之官，五味出焉。大肠者，传道之官，变化出焉。小肠者，受盛之官，化物出焉。肾者，作强之官，伎巧出焉。三焦者，决渎之官，水道出焉。膀胱者，州都之官，津液藏焉，气化则能出矣。凡此十二官，不得相失也。故主明则下安，以此养生则寿，殁世不殆，以为天下则大昌。主不明则十二官危，使道闭塞而不通，形乃大伤，以此养生则殃，以为天下者，其宗大危机，戒之戒之！"

（二）五脏藏象之生理

1. 肝

（1）主升　肝属木，木曰曲直，通春气，其色青，其脏气阴阳者，阴中之少阳也，其气主升。肝脏体在右，藏象在左。其藏象在左者，乃左右者阴阳之道路也，左为阳，为升之道。右为阴，为降之道。肝木主升，故肝脏脏气之象在左，有名而无形，主升发、疏泄、条达。一年的大气圆运动，冬时为终，春时为始，终即始之根也。上年夏时，太阳射到地面之热，经秋时金气收降于土下，又经冬时藏于土下之水中。火经水藏，由动而静。水火化合，水气温暖。大寒立春，冬尽春生。交春之时，水寒合火，静极而动，万物陈具，升泄发生，谓之发陈。肝木应春，为罢极之本者，静极以动，木气升泄也。罢者停歇也，此为夏日火热在冬时水中封藏停歇。罢极者停歇至极，冬尽也，春气应之，静极以动，交春发生，此乃肝为罢极之本之意也。肝属木，制风者木也。折木者风也，肝恶风也。故曰：诸风掉眩，皆属于肝。

（2）肝藏血　"肝藏血，血舍魂。"魂居肝血，为肝血之用。肝藏血，心行之，人动则血运于诸经，人静则血归于肝脏。卧，血归于肝，肝受血而能视。卧而转目，养目也。

（3）主谋虑　"肝者，将军之官，谋虑出焉。"主谋虑者，魂之使也。魂者，随神往来也，往来于心肝之间，请于君命而出谋虑也。

（4）主筋 《素问·平人气象论篇》说："肝藏筋膜之气。"肝所藏之血，濡养全身之筋膜，故肝主筋。人动，肝所藏之血，运于诸经，以其气其血，由乎经脉，达于诸筋，温之濡之，此为肝血动之用。筋病者，形疾也。《灵枢·卫气失常》说："筋部无阴无阳，无左无右。候病所在，目色青黄赤白黑者，病在筋。"

（5）开窍于目 《灵枢·脉度》说："肝气通于目。"故曰肝开窍于目。肝在于目者，肝所藏之血以濡之，故肝和，则目能辨五色。故五十岁，肝气始衰，肝叶始薄，胆汁始减，目始不明。而视觉之产生则由乎于"形"，为脑、视神经、眼球等光反射结构之使然。

（6）其色青 肝气属木，通于春，故其色青。

（7）其华在爪 爪为筋之余者，肝之合，筋也。肝藏血，筋受之，其荣在爪，故曰其华在爪，故肝藏血者，足受血而能步，掌受血而能握，指受血而能摄。

（8）其味酸 酸性收敛，肝气主升。肝欲酸，以制其升，防升发太过；肝藏血，血性和顺从容，肝欲酸，以制肝气升发太过，血菀于上，故曰其味酸。

（9）在志为忧怒 志者，主喜怒忧思悲恐惊之灵也。志始藏于肾，志分为五，分藏五脏，司其喜怒。肝气主升，肝气升发太过则怒。怒则气逆，甚则呕。经曰：大怒则形气绝，而血菀于上，使人薄厥；肝气升发不及，精气并于肝，虚而相并，气郁不得疏泄则忧，故曰肝在志为怒、为忧。

（10）在液为泪 肝开窍于目，泪自目出，肝血气化液为泪，故曰在液为泪。

2. 心

（1）主神明 心属火，火曰炎上，通夏气，其色赤，其脏气阴阳者，阳中之太阳也。"心藏脉，脉舍神。"心藏脉者血管也，奇恒之腑也。神客居脉中，脉在心脏内，脉为血之府。火者，炎炎而上，熠熠而明，有名有形。因火之明，神安舍脉中。神乃至尊之位，贵为君王，心因藏神，而为君主之官，神明出焉，为五脏六腑之主。神之象为火，君火也，君火以明为用，故曰：主明则下安；心脏脏气属火，曰为心火。心火炎上，热则气散，故心恶热，故曰：诸热瞀瘛，皆属于火。诸痛痒疮，皆属于心。

（2）生之本 神者，生之祖气，生之灵气也，失神则无以生，神气舍心，乃成为人，故曰：心者，生之本；形与神俱，合乃成人，神离则亡，神舍心脉，心者，生之本。

（3）主血脉　心藏脉者，藏血脉之气也。脉者，血管也。心脏与血管组成心血管系统，为血液循环的流通管道。血液依赖心脏质器的搏动，经心血管系统输布于全身，使形得养。心脏的正常搏动赖于心脏血脉之气，血管的滑利通畅亦赖于心脏血脉之气，故曰："诸血者皆属于心，心主身之血脉也。"故《灵枢·卫气失常》说："血气之输，输于诸络，气血留居，则盛而起。营气濡然者，病在气。"

（4）开窍于舌　《灵枢·脉度》说："心气通于舌。"舌知五味，乃嗅觉神经与脑相通。舌之血供，皆由于心，心血通于舌，故曰心开窍于舌，故心和，则舌能知五味矣。

（5）其华在面　色者，血之外华。面者，血之充也。诸血者，皆属于心，故曰其华在面。

（6）其味苦　心属火，火势炎上。苦性寒凉，折火势上炎，故心欲苦，以制火势。心脏质体坚固，苦味性坚，能入心而强心脏质体。

（7）其色赤　心气通于夏，夏日炎炎，故其色赤。

（8）在液为汗　《灵枢·营卫生会》说："故夺血者无汗，夺汗者无血，故人生有两死而无两生。"汗者，心血气化也，心血为汗之源，故汗为心之液。

（9）在志为喜　火者，有欢腾振奋，愉悦轻松，朗朗不拘之象。心属火，故其在志为喜。"喜则气和志达，荣卫通利，故气缓矣。"心为君主之官，乃至尊之位，喜不形于色，其喜出于臣使膻中。六十岁，心气始衰，苦忧悲，血气懈惰，故好卧。

附：心包

心包是指心脏之外围，由包膜膏脂组成，有保护心脏质体的作用。《灵枢·邪客》说："心者，五藏六府之大主也，精神之所舍也，其藏坚固，邪弗能容也。容之则心伤，心伤则神去，神去则死矣。故诸邪之在于心者，皆在于心之包络，包络者，心主之脉也，故独无腧焉（手少阴之脉独无五输穴）。"心包者，心之城墙也，代心受过，使心弗受邪之害。心包之膏脂者，藏原气也，因其原，心包能御邪受邪。心包之原，犹如御林军。

附：膻中

膻中者，宗气抟聚之气海也。有名而无形，非脏非腑。"膻中者，为臣使之官，喜乐出焉。"君主喜不形于色，膻中代君主行喜乐之志。《灵枢·胀论》说："膻中者，心主之宫城也。"心主者，心包络也。膻中者，心包络之宫城也。心包络代心受邪，膻中之气护卫心包络，为心包络之援，犹如御林军之后备部队。膻中为气海，为宗气抟聚之所，能为心肺输转气血，燮理阴阳，调节情志。

3. 脾

（1）仓廪之本　脾属土，土爱稼穑，爱者为也，稼者种植也，穑者收获也。土气有名而无形，土爱稼穑者，土生万物于无形。脾脏通于土气，其色黄，其脏气阴阳者，阴中之至阴也。"脾胃者，仓廪之官，五味出焉。"乃"天食人以五气（风热湿燥寒），地食人以五味（酸苦甘辛咸）。五气入鼻，藏于心肺，上使五色修明，音色能彰。五味入口，藏于肠胃，味有所藏，以养五气，气和而生，津液相成，神乃自生。"脾者，阴中之至阴，通土气，以受纳化生为用，受纳五味而化生。言脾通土气者，非仲夏之气，脾不主时不应四时也。《素问·太阴阳明论篇》说："帝曰：脾不主时何也？岐伯曰：脾者土也，治中央，常以四时长四藏，各十八日寄治，不得独主于时也。脾藏者常著胃土之精也，土者生万物而法天地，故上下至头足，不得主时也。"《素问·玉机真藏论篇》也说："帝曰：四时之序，逆从之变异也，然脾脉独何主？岐伯曰：脾脉者土也，孤藏以灌四傍者也。帝曰：夫子言脾为孤藏，中央土以灌四傍，其太过与不及，其病皆何如？岐伯曰：太过则令人四支不举；其不及则令人九窍不通，名曰重强。"

（2）脾藏营，营舍意，主运化

意者，心有所忆之气也。此灵气能记心所忆之事，藏于营气中，故曰：脾藏营，营舍意。人受气于谷，谷入于胃，其清者为营，浊者为卫。脾为胃行津液者，运也。津液经脾脏气化生为营者，化也，故曰脾主运化。营气出于脾，脾行之藏之，脾藏营也。故《素问·太阴阳明论篇》说："帝曰：脾与胃以膜相连耳，而能为之行其津液何也？岐伯曰：足太阴者三阴也，其脉贯胃属脾络嗌，故太阴为之行气于三阴。阳明者表也，五藏六府之海也，亦为之行气于三阳。藏府各因其经而受气于阳明，故为胃行其津液。四支不得禀水谷气，日以益衰，阴道不利，筋骨肌肉无气以生，故不用焉。"脾属土，土受湿困，运化不能，故脾恶湿。故曰：诸湿肿满，皆属于脾。

（3）脾主升　脾为阴中之至阴，脾藏营。"阴者，藏精而起亟也。"脾藏精为营，故脾气主升。升清者，脾气升其所藏之营，以灌四傍也。

（4）脾主肉，主四肢　《素问·五藏生成篇》说："脾之合肉也，其荣唇也。"《素问·平人气象论篇》说："脾藏肌肉之气也。"肉生于脾脏之精气，故曰脾主身之肌肉。《灵枢·卫气失常》说："肉有柱，在臂胫诸阳分肉之间，与足少阴分间。唇色青黄赤白黑者，病在肌肉。"四肢皆禀气于脾，故《素问·太阴阳明论篇》说：

"帝曰：脾病而四支不用何也？岐伯曰：四支皆禀气于胃，而不得至经，必因于脾，乃得禀也。今脾病不能为胃行其津液，四支不得禀水谷气，气日以衰，脉道不利，筋骨肌肉，皆无气以生，故不用焉。"故曰脾主四肢。七十岁，脾气虚，皮肤枯。

（5）开窍于口　《灵枢·脉度》说："脾气通于口，脾和则口能知五谷矣。"故曰脾开窍于口。

（6）其华在唇　唇为肉之余，脾主肉，故其华在唇。

（7）其味甘　脾藏营，营之性柔顺静谦，可化赤为血而具血性，故营之性为缓，甘缓和之；脾通土气，土性静缓，滋生运化万物。故脾欲甘之缓性，故其味甘。

（8）其色黄　脾脏通土气，土者色黄也，故其色黄。

（9）在液为涎　《灵枢·口问》说："黄帝曰：人之涎下者，何气使然？岐伯曰：饮食者皆入于胃，胃中有热则虫动，虫动则胃缓，胃缓则廉泉开，故涎下。"涎下者，脾胃使然也，故脾在液为涎。

（10）在志为思　《灵枢·本神》说："心有所忆谓之意，意之所存谓之志，因志存变谓之思。"心所忆之事因存而变者，谓之思。心之所忆谓之意，脾藏意，故其志在思。故《素问·举痛论篇》说："思则心有所存，神有所归，正气留而不行，故气结矣。"

4. 肺

（1）气之本　肺属金，金曰从革，通于秋气，其色白，其脏气阴阳者，阳中之太阴也。"肺藏气，气舍魄。"魄客居于气，气由肺所藏，故曰：肺为气之本。《素问·五藏生成篇》说："诸气者，皆属于肺。"肺主气者，司呼吸之用。"五气入鼻，藏于心肺，上使五色修明，音声能彰。"五气者，天气也，风热湿燥寒者也，故曰：诸气膹郁，皆属于肺。

（2）主肃降　肺通于秋气，秋气者，阳杀阴藏也，故肺气为阳中之太阴，阳降阴生也；肺属金，金曰从革，收杀肃降，肺气沉降；五脏中肺位最高，曰为华盖，华盖者，帝王车之伞盖也，为君王遮阳避热。肺金以其位高，以其阳中太阴之气，化如伞盖，阳降阴生，滋生凉意，肃杀心火之炎热，以制炎上太过。肺藏气因主肃降，阳降阴生，故肺喜凉恶寒热也。凉太过为寒，寒性收引凝坚，宣降不能，故肺恶寒；太热，肺失肃降，则失金性，金不生水；太热，华盖失荫阴之用，五脏六腑无华盖之荫遮，肝火心火，火势炎上，则上实下虚。故肺恶寒热，娇藏也。吸烟对人的危害除众所周知的焦油、尼古丁等有害物质外，更大的危害是将火热吸入肺中，损其凉性，坏其华盖，尤以火形之人为甚。

（3）主治节 《灵枢·九针十二原》说："所言节者，神气之所游行出入也，非皮肉筋骨也……节之交，三百六十五会。"节者，经气游行出入之交也。故节之交者，经脉腧穴也。《素问·灵兰秘典》说："肺者，相傅之官，治节出焉。"肺者，位尊宰相，代君王主一身之气。肺主气，司呼吸，肺魄通过一呼一吸，管理十二经脉三百六十五节的变化，管理十二经脉经气的出入离合，故曰：肺主治节。八十岁，肺气衰，魄离，故言善误。

（4）主宣发 《灵枢·决气》说："上焦开发，宣五谷味，熏肤、充身、泽毛，若雾露之溉，是谓气。"五谷味经上焦气化开发，成如雾之卫气，由肺气宣发，泽毛熏肤充身。

（5）开窍于鼻 《灵枢·脉度》说："肺气通于鼻，肺和则鼻能够知臭香矣。"肺主气，司呼吸，鼻为呼吸之门户，肺气通于鼻，故曰肺开窍于鼻。肺气和，呼吸利，则鼻之嗅敏。嗅觉乃鼻之嗅神经与脑相通而产生的感觉，此为嗅觉之由。肺气不和，则鼻塞、流涕、喷嚏，致嗅觉不敏，此为肺之因。

（6）主皮肤，其华在毛 《素问·五藏生成篇》说："肺之合皮也，其荣毛也。"肺与上焦气化，宣发卫气，泽毛熏肤，故其华在毛。《灵枢·卫气失常》说："皮有部，皮之部，输在四末。色起两眉薄泽者，病在皮。"

（7）其味辛 肺主肃降，属金，金生水，肺为水之上源。肺气右降，右降则金水生，故肺气之降，无太过之虑。肺脏体欲辛，乃因宣发之用。辛味为开，以助宣发，非制其肃降。

（8）其色白 肺气宣发五谷味，若雾露之溉。雾露者，色白也，故肺色白；肺金属西，西方者，雪域高原也，为水之上源，肺色白如雪，以为水之上源，故肺色白。肺属金者，有名而无形。金气肃降，金生水，以资肾根，为肾水之上源。烟草焦油的吸附性令肺叶变黑，水源枯竭，伤其宣发肃降之用。

（9）在液为涕 肺开窍于鼻，涕为鼻出，肺气化液为涕，故肺在液为涕。故《灵枢·口问》说："黄帝曰：人之哀而泣涕出者，何气使然？岐伯曰：心者，五藏六府之主也；目者，宗脉之所聚也，上液之道也；口鼻者，气之门户也。故悲哀愁忧则心动，心动则五藏六府皆摇，摇则宗脉感，宗脉感则液道开，液道开故泣涕出焉。"

（10）在志为悲 "悲则心系急，肺布叶举，而上焦不通，荣卫不散，热气在中，故气消矣。"悲令肺宣不能，伤其所主之气，故肺在志为悲。

5. 肾

（1）主藏精　肾属水，水曰润下，通于冬气，其色黑，其脏气阴阳者，阴中之少阴也。"肾藏精，精舍志。"志客舍于肾中。肾脏藏精者，其因有三：一为肾脏主蛰，封藏之本。肾脏通于冬气，冬三月，水冰地坼，无扰乎阳，故肾脏主蛰，为封藏之本；二为肾属水。元气和五脏六腑之精气，皆为纯阳，水性寒凉润下，制纯阳之燥热，故非水无以藏焉；三为其色黑，黑为藏物之色。元精和五脏六腑之精为至阳，具有极强的能量，主动，属火，此精非水非黑无以封藏，故肾色黑，为水火之藏。

（2）左肾右命门　《难经·三十九难》说："五藏亦有六藏者，谓肾有两藏也，其左为肾，右为命门。命门者，谓精神之所舍也，男子以藏精，女子以系胞，其气与肾通，故言藏有六也。"肾脏有二，左右各一，其用不尽相同。左肾曰肾，藏元精。右肾曰命门，受五脏六腑之精而藏之。左右两肾精气相通，互为资生。左右者，阴阳之道路也。左为阳道，主升，阴升阳生，阳生阴长也。右为阴道，主降，阳降阴生，阳杀阴藏也。故左阳肾，籍阴中少阴之脏气，枢转升发。右阴命门，籍阴中少阴之脏气，枢降纳藏。

左肾所藏元精升发，向两肾之间输注原气，而为肾间动气。肾间动气者，生命之根也，五脏六腑先天之精皆源于斯，故为五脏六腑之本；十二经脉的先天荣气皆由此而发，十二经脉经气皆系此，故为十二经脉之根；肾间动气之原气别使，而成三焦气腑，故为三焦之原；肾主纳气，为气之根。命门对肾间动气的纳降固摄之力，是肾纳气之门，故肾间动气曰为呼吸之门；肾间动气的生之原气，为人之本，人身抵邪之正气皆源于斯，故肾间动气曰为守邪之神。

右命门主纳气主降藏，右命门主纳气者，曰为呼吸之门。肾间动气亦曰为呼吸之门者，乃命门对肾间动气摄纳之力。故《难经·十一难》曰："经言脉不满五十动而一止，一藏无气者，何藏也？然。人吸者随阴入，呼者因阳出。今吸不能至肾，至肝而还。故知一藏无气者，肾气先尽也。"

右命门主降藏者，乃受五脏六腑之精以藏之，谓之精神所舍。其所舍之精神，先天之祖气，先身而生，为生之最初。此先天祖气者，男子以藏精，女子以系胞，故肾为牝藏也。右命门纳藏五脏六腑之精，充沛脏体，为肾气，其象为相火。右命门肾气盛，经两肾相通之道，输注左肾，以资元精，后天补先天；右命门肾气盛，天时至，癸水足，任脉通，冲脉盛，则男子二八，精气溢泻，故能有子。女子二七，月事以时下，故有子。相火生于命门，根藏于肾水，伏而不发，温于两肾间，游行于三焦，藏于心包，寄憩于肝胆，以其位温煦脏腑，为内生温度之源。

左肾以水藏元精，右命门以水藏纳五脏六腑之精，故水是两肾藏精的关键。肾藏至阴之脏气生水，为肾水先天之源，曰天一生水；肺气金性肃降生水，为肾水后天之源，其金生水者，曰水之上源。水恶燥，故肾恶燥。肾水充沛，精气蛰藏，精气才能发挥其为生之本、命之根的功能，才能生机盎然。

（3）主骨　肾藏骨髓之气，肾精化生骨气，骨气以精，骨气温煦濡养骨骼，故曰肾主骨。骨骼的退化、骨质疏松等皆由肾精亏虚，无以化生骨气，骨失温养所致。《灵枢·卫气失常》说："骨有属，骨之属者，骨空之所以受益而益脑髓者也。耳焦枯受尘垢，病在骨。"

（4）生髓　精生髓者，肾脏所藏之精也。脑为髓海，脑和脊髓皆由元精所生。脑髓由元精所生，亦由元精所养。肾藏骨髓之气，精化髓气，温煦濡养髓海。脑为形之首，故精为身之本。《灵枢·海论》说："髓海有余，则轻劲多力，自过其度；髓海不足，则脑转耳鸣，胫痠眩冒，目无所见，懈怠安卧。"脑为形之首，髓海有余则筋骨强健，轻劲有力，灵活敏捷。髓海赖于肾气之充，肾气充，则髓海有余，形健也。

（5）主生殖　肾为牝藏，主生殖。"肾为作强之官，伎巧出焉。"强者虫名也，一名蚚，好自摩捋者，盖蝇类也，乃弘虫为强，力及至远。故强者，男子媾精也，此为作强之官之义也。"造化形容，故云伎巧。"伎巧者，造化也，生殖。右命门受五脏六腑之精而藏之，化为肾气。至男子二八，女子二七，天癸至。女子任脉通，太冲脉盛，月事以时下，故有子；男子精气溢泻，阴阳和，故能有子；至男子八八，女子七七，天癸竭，女子任脉虚，太冲脉少，地道不通，形坏而无子；男子五脏皆衰，筋骨解堕，发鬓白，身体重，行步不正，故无子也。故曰：肾为作强之官，伎巧出焉。

天癸之天者天时也，癸者水也，癸水也。天癸是指因天时而盛衰的癸水，藏于右命门中。受五脏六腑之精而藏之，为癸水之功。右命门所藏的先天元精和后天五脏六腑之精，化为肾气，交融于癸水，待天时至，化生精神二气。此精神二气常先身生，为先天祖气，生之最初。

（6）主水液　肾属水，此水为肾脏脏气之象。肾脏脏气为阴中之少阴，其少阴者在左肾为枢升，在右肾为枢降。其阴者至阴也，至阴生水，有名有形。此水有润下之功，以藏元精，为水精。肾主之水液者，非此水精也，津液也。故《素问·经脉别论篇》说："饮入于胃，游溢精气，上输于脾，脾气散精，上归于肺，通调水道，下输膀胱。水精四布，五经并行，合于四时五藏阴阳揆度，以为常也。"此"水精四布"者水液也。水饮经脾气运化升清，化为津液，上归于肺，水精四布，通调水道，归于肾，肾脏气化，输布水液，下输膀胱。故《素问·水热穴论篇》说："黄帝问曰：少阴何以主肾？肾何以主水？岐伯对曰：肾者，至阴也，至阴者，盛水也；肺者，太阴也，少阴者，冬脉也，故其本在肾，其末在肺，皆积水也。帝曰：肾何以能聚水而生病？岐伯曰：肾者，胃之关也，关门不利，故聚水而从其类也。上下溢于皮肤，故为胕肿，胕肿者，聚水而生病也。帝曰：诸水皆生于肾乎？岐伯曰：肾者，牝藏也，地气上者属于肾，而生水液也，故曰至阴。勇而劳甚则肾汗出，肾汗出逢于风，内不得入于藏府，外不得越于皮肤，客于玄府，行于皮里，传为胕肿，本之于肾，名曰风水。所谓玄府者，汗空也。"肾为水藏，主水液气化。仅就水液代谢而言，中医对肾为水藏的认识，应是对西医将肾理解为一个复杂的过滤装置的有益补充。

《素问·逆调论篇》说："夫不得卧，卧则喘者，是水气之客也，夫水者循津液而流也，肾者水藏，主津液，主卧与喘也。"水液四布失于常者，肾病风也，病曰风水。故《素问·评热病论篇》说："帝曰：有病肾风者，面胕痝然，壅害于言，可刺不？岐伯曰：虚不当刺，不当刺而刺，后五日其气必至。帝曰：其至何如？岐伯曰：至必少气时热，时热从胸背上至头，汗出手热，口干苦渴，目下肿，小便黄，腹中鸣，身重难以行，月事不来，烦而不能食，不能正偃，正偃则咳，病名曰风水。论在《刺法》中。帝曰：愿闻其说。岐伯曰：邪之所凑，其气必虚，阴虚者，阳必凑之，故少气时热而汗出也。小便黄者，少腹中有热也。诸有水者，微肿先见于目下也。帝曰：何以言之？岐伯曰：水者，阴也，目下者，亦阴也，腹者，至阴之所居，故水在腹者，必使目下肿也。真气上逆，故口苦舌干，卧不得正偃，正偃则咳出清水。不能正偃者，胃中不和，正偃则咳甚，上迫肺也。诸水病者，故不得卧，卧则惊，惊则咳甚也。腹中鸣者，病本于胃也。薄脾，则烦不能食。食不下者，胃脘隔也。身重难以行者，胃脉在足也。月事不来者，胞脉闭也。胞脉者，属心而络于胞中。今气上迫肺，心气不得下通，故月事不来也。"此病肾风者，乃勇而劳甚，肾汗出，逢于风。肾汗出则肾阴虚，肾阴虚而阳邪凑。风邪迫肾，气化不能。水液不下膀胱，浸淫泛滥，流溢四方。津液上承，先承目下。水肿先见于目下者，乃风为阳邪，必先客于上，目下为津液上承之部，故风挟水先迫于目下。

肾藏精，不能冻栗。肾病寒者，病曰骨痹。故《素问·逆调论篇》说："帝曰：

人有身寒，汤火不能热，厚衣不能温，然不冻栗，是为何病？岐伯曰：是人者，素肾气盛，以水为事，太阳气衰，肾脂枯不长，一水不能胜两火，肾者水也，而生于骨，肾不生则髓不能满，故寒甚至骨也。所以不能冻栗者，肝一阳也，心二阳也，肾孤藏也，一水不能胜二火，故不能冻栗，病名曰骨痹，是人当挛节也。"故《金匮要略》说："肾着之病，其人身体重，腰中冷，如坐水中，形如水状，反不渴，小便自利，饮食如故，病属下焦，身劳汗出，衣里冷湿，久久得之，腰以下冷痛，腹重如带五千钱，姜甘苓术汤主之。"此亦为肾着寒痹之证。肾属水者，有名有形，至阴生也，水精也。水精藏精，精有二。精有二者，元精、脏腑之精也。元精有火，命门有相火，曰为两火。太阳气衰，肾脏不能以水为事，水不能胜任藏两火之职，逢寒冻栗，则发为骨痹。故曰：诸寒收引皆属于肾。

（7）开窍于耳 《灵枢·脉度》说："肾气通于耳，肾和则耳能闻五音矣。"故曰肾开窍于耳。听觉乃听神经与脑相通，肾主骨生髓，髓者，神经也。肾气充，髓海盈得养，"形"健，则听觉敏；肾气虚衰，髓海失养而退，则听觉不敏，甚则耳聋。

（8）其华在发 "发为血之余。"发之润泽荣密、干枯稀疏皆赖先天血气。肾藏精，精生血者，先天之血也，故其华在发。

（9）其味为咸 "水曰润下，润下作咸。"肾为水藏，肾藏精，咸性润软寒凉，以制精阳之燥热，故肾体欲咸，其味为咸。

（10）在液为唾 胃气化津液为唾，归于肾，故肾在液为唾。

（11）在志为恐 "恐则精却，却则上焦闭，闭则气还，还则下焦胀，故气不行矣。"恐令气下，伤肾所藏之精，元阳损，精微升发无力，下焦为肾所主，气不上，还则胀，故肾在志为恐。

（三）五脏藏象之病理

1. 五脏藏象之病理

《素问·调经论篇》说："帝曰：人有精气津液、四支、九窍、五藏、十六部，三百六十五节，乃生百病，百病之生，皆有虚实。今夫子乃言有余有五，不足亦有五，何以生之乎？岐伯曰：皆生于五藏也。夫心藏神，肺藏气，肝藏血，脾藏肉，肾藏志，而此成形。志意通，内连骨髓，而成身形五藏。五藏之道，皆出于经隧，以行血气，血气不和，百病乃变化而生，是故守经隧焉。"因五脏脏气之象和四肢、九窍、血气津液等息息相关，故百病虽多，皆生于五脏。五脏之道，皆出于经隧，其治在守经隧也。五脏脏气升降失常则病，或因六淫外邪，或因七情内伤，或因饮食劳倦，其病之形，正如《素问·藏气法时论篇》所说："肝病者，两胁下痛引少腹，令人善怒；虚则目䀮䀮无所见，耳无所闻，善恐，如人将捕之。取其经，厥阴与少阳。气逆，则头痛、耳聋不聪、颊肿。取血者。

心病者，胸中痛，胁支满，胁下痛，膺背肩甲间痛，两臂内痛；虚则胸腹大，胁下与腰相引而痛。取其经，少阴太阳，舌下血者。其变病，刺郄中血者。

脾病者，身重，善饥，肉痿，足不收，行善瘈，脚下痛；虚则腹满肠鸣，飧泄，食不化。取其经，太阴阳明，少阴血也。

肺病者，喘咳逆气，肩背痛，汗出，尻阴股膝髀腨胻足皆痛；虚则少气不能报息，耳聋嗌干。取其经，太阴足太阳之外，厥阴内血者。

肾病者，腹大胫肿，喘咳身重，寝汗出憎风；虚则胸中痛，大腹小腹痛，清厥，意不乐。取其经，少阴太阳血也。"

2. 五脏病相传

因五脏脏气阴阳升降的五行圆运动，使五脏成为一个有机的整体。因五行的相生相制，使五脏的疾病依五行的生制而相传。

《素问·玉机真藏论篇》说："黄帝曰：五藏相通，移皆有次，五藏有病，则各传其所胜，不治。若三月若六月，若三日若六日，传五藏而当死，是顺传所胜之次。

五藏受气于其所生，传之于其所胜，气舍于其所生，死于其所不胜。病之且死，必先传行至其所不胜，病乃死。此言气之逆行也，故死。肝受气于心，传之于脾，气舍于肾，至肺而死。心受气于脾，传之于肺，气舍于肝，至肾而死。脾受气于肺，传之于肾，气舍于心，至肝而死。肺受气于肾，传之于肝，气舍于脾，至心而死。肾受气于肝，传之于心，气舍于肺，至脾而死，此皆逆死也。一日一夜五分之，此所以占死生之早暮也。故曰别于阳者，知病从来；别于阴者，知死生之期，言知至其所困而一死。

是故风者，百病之长也，今风寒客于人，使人毫毛毕直，皮肤闭而为热，当是之时，可汗而发也。或痹不仁肿痛，当是之时，可汤熨及火灸刺而去之。弗治，病入舍于肺，名曰肺痹，发咳上气。弗治，肺即传而行之肝，病名曰肝痹，一名曰厥，胁痛出食，当是之时，可按若刺耳。弗治，肝传之脾，病名曰脾风，发瘅，腹中热，烦心出黄，当此之时，可按可药可浴。弗治，脾传之肾，病名曰疝瘕，少腹冤热而痛，出白，一名曰蛊，当此之时，可按可药。弗治，肾传于心，病筋脉相引而急，病名曰瘕，当此之时，可灸可药。弗治，满十日，法当死。肾因传之心，心即复反传而行之肺，发寒热，法当三日死。此病之次也。

故病久则传化，上下不并，良医弗为。然其卒发者，不必治于传，或其传化有不依次。不依次入者，忧恐悲喜怒，令不得以其次，故令人有大病矣。因而喜，大虚则肾气乘矣，怒则肺气乘矣，恐则脾气乘矣，悲则心气乘矣，忧则肝气乘矣，此其道也。故病有五，五五二十五变，及其传化，传、乘之名也。故地之湿气，感则害皮肉筋脉，水谷之寒热，感则害于六府，天之邪气，感则害人五藏。邪风之至，疾如风雨，善治者治皮毛，其次治肌肤，其次治筋脉，其次治六府，其次治五藏，治五藏者，半死半生也。"

四、中医诊断

察五脏疾病之法者，望闻问切，四诊合参也。故《难经·六十一难》说："经言望而知之，谓之神；闻而知之，谓之圣；问而知之，谓之工；切脉而知之，谓之巧。何谓也？然。望而知之者，望见其五色，以知其病；闻而知之者，闻其五音，以别其病；问而知之者，问其所欲五味，以知其病所在；切脉而知之者，诊其寸口，视其虚实，以知其病，病在何藏府也。经言：以外知之，曰圣；以内知之，曰神。此之谓也。"

望闻问切四诊中，以色脉为要。故《素问·移精变气论篇》说："帝曰：善。余欲临病人，观死生，决嫌疑，欲知其要，如日月光，可得闻乎？岐伯曰：色脉者，上帝之所贵也，先师之所传也。上古使僦贷季，理色脉而通神明，合之金木水火土四时八风六合，不离其常，变化相移，以观其妙，以知其要。欲知其要，则色脉是矣。色以应日，脉以应月，常求其要，则其要也。夫色之变化，以应四时之脉，此上帝之所贵，以合于神明也。"故《素问·阴阳应象大论篇》也说："善诊者，察色按脉，先别阴阳。审计清浊，而知部分；视喘息，听音声，而知所苦；观权衡规矩，而知病所主；按尺寸，观浮沉滑涩，而知病所生。以治无过，以诊则不失矣。"

（一）色

1. 色者有五，何以观之

色者，气之华也。色者有五，何以观之？《素问·脉要精微论篇》说："夫精明五色者，气之华也。赤欲如白裹朱，不欲如赭；白欲如鹅羽，不欲如盐；青欲如苍璧之泽，不欲如蓝；黄欲如罗裹雄黄，不欲如黄土；黑欲如重漆色，不欲如地苍。五色精微象见矣，其寿不久也。夫精明者，所以视万物，别白黑，审短长。以长为短，以白为黑，如是则精衰矣。"

2. 色脉何以相参

色脉者，四诊之要也，色脉何以相参？《难经·十三难》说："经言见其色而不得其脉，反得相胜之脉者，即死。得相生之脉者，病即自已。色之与脉，当参相应，为之奈何？然。五藏有五色，皆见于面，亦当与寸口尺内相应。假令色青，其脉当弦而急；色赤，其脉浮大而散；色黄，其脉中缓而大；色白，其脉浮涩而短；色黑，其脉沉濡而滑。此所谓五色之与脉，当参相应也。脉数，尺之皮肤亦数；脉急，尺之皮肤亦急；脉缓，尺之皮肤亦缓；脉涩，尺之皮肤亦涩；脉滑，尺之皮肤亦滑。五藏各有声色臭味，当与寸口尺内相应，其不相应者病也。假令色青，其脉浮涩而短，若大而缓为相胜；浮大而散，若小而滑为相生也。"《素问·五藏生成篇》也说："夫脉之小、大、滑、涩、浮、沉，可以指别；五藏之象，可以类推；五藏相音，可以意识；五色微诊，可以目察。能合脉色，可以万全。赤，脉之至也，喘而坚，诊曰有积气在中，时害于食，名曰心痹，得之外疾，思虑而心虚，故邪从之。白，脉之至也，喘而浮，上虚下实，惊，有积气在胸中，喘而虚，名曰肺痹，寒热，得之醉而使内也。青，脉之至也，长而左右弹，有积气在心下支肤，名曰肝痹，得之寒湿，与疝同法，腰痛足清头痛。黄，脉之至也，大而虚，有积气在腹中，有厥气，名曰厥疝，女子同法，得之疾使四支汗出当风。黑，脉之至也，上坚而大，有积气在小腹与阴，名曰肾痹，得之沐浴清水而卧。

凡相五色，面黄目青，面黄目赤、面黄目白、面黄目黑者，皆不死也。面青目赤，面赤目白，面青目黑，面黑目白，面赤目青，皆死也。

五藏之气，故色见青如草兹者死，黄如枳实者死，黑如炲者死，赤如衃血者死，白如枯骨者死，此五色之见死也。青如翠羽者生，赤如鸡冠者生，黄如蟹腹者生，白如豕膏者生，黑如乌羽者生，此五色之见生也。生于心，如以缟裹朱；生于肺，如以缟裹红；生于肝，如以缟裹绀；生于脾，如以缟裹栝楼实；生于肾，如以缟裹紫。此五藏所生之外荣也。"

（二）寸口脉

1. 何为寸口脉

《素问·脉要精微论篇》说："夫脉者，血之府也，长则气治，短则气病，数则烦心，大则病进，上盛则气高，下盛则气胀，代则气衰，细则气少，涩则心痛，浑浑革至如涌泉，病进而色弊，绵绵其去如弦绝死。"脉为府，血之府，奇恒之腑也，藏精而不泻。此脉者血管也，寸口脉者，脉也。故寸口脉者，腕上桡动脉也。脉行脉中，手太阴脉行于桡动脉。桡动脉之动，手太阴脉之动也。手太阴脉之动，动而不止，何也？《灵枢·动输》说："黄帝曰：经脉十二，而手太阴、足少阴、阳明独动不休，何也？岐伯曰：足阳明胃脉也。胃为五藏六府之海，其清气上注于肺，肺气从太阴而行之，其行也，以息往来，故人一呼脉再动，一吸脉亦再动，呼吸不止，故动而不休。"腕上寸口脉，脉之动者，血中之气也。寸口脉分寸、关、尺三部，正对腕后高骨为关脉，关上为寸脉，关下为尺脉，寸关尺三部曰为寸口脉。

2. 寸口脉诊法

别脏腑虚实，必先诊寸口脉，正如《素问·五藏生成篇》说："诊病之始，五决为纪，欲知其始，先建其母，所谓五决者，五脉也。"

如何诊寸口？《素问·脉要精微论篇》说："黄帝曰：诊法何如？岐伯对曰：诊法常以平旦，阴气未动，阳气未散，饮食未进，经脉未盛，络脉调匀，气血未乱，故乃可诊有过之脉。切脉动静而视精明，察五色，观五藏有余不足，六府强弱，形之盛衰，以此参伍，决死生之分。"

3. 寸口脉象

《素问·玉机真藏论篇》说："黄帝问曰：春脉如弦，何如而弦？岐伯对曰：春脉者肝也，东方木也，万物之所以始生也，故其气来，耎弱轻虚而滑，端直以长，故曰弦，反此者病。帝曰：何如而反？岐伯曰：其气来实而强，此谓太过，病在外；其气来不实而微，此谓不及，病在中。帝曰：春脉太过与不及，其病皆何如？岐伯曰：太过则令人善忘，忽忽眩冒而巅疾；其不及则令人胸痛引背，下则两胁胠满。

帝曰：善。夏脉如钩，何如而钩？岐伯曰：夏脉者心也，南方火也，万物之所以盛长也，故其气来盛去衰，故曰钩，反此者病。帝曰：何以而反？岐伯曰：其气来盛去亦盛，此谓太过，病在外；其气来不盛去反盛，此谓不及，病在中。帝曰：夏脉太过与不及，其病皆何如？岐伯曰：太过则令人身热而肤痛，为浸淫；其不及则令人烦心，上见咳唾，下为气泄。

帝曰：善。秋脉如浮，何如而浮？岐伯曰：秋脉者肺也，西方金也，万物之所以收成也，故其气来，轻虚心浮，来急去散，故曰浮，反此者病。帝曰：何如而反？岐伯曰：其气来，毛而中央坚，两傍虚，此谓太过，病在外；其气来，毛而微，此谓不及，病在中。帝曰：秋脉太过与不及，其病皆何如？岐伯曰：太过则令人逆气而背痛，愠愠然；其不及则令人喘，呼吸少气而咳，上气见血，下闻病音。

帝曰：善。冬脉如营，何如而营？岐伯曰：冬脉者肾也，北方水也，万物之所以合藏也，故其气来沉以搏，故曰营，反此者病。帝曰：何如而反？岐伯曰：其气来如弹石者，此谓太过，病在外；其去如数者，此谓不及，病在中。帝曰：冬脉太过与不及，其病皆何如？岐伯曰：太过则令人解㑊，脊脉痛而少气不欲言；其不及则令人心悬如病饥，䏚中清，脊中痛，少腹满，小便变。帝曰：善。"

4 寸口脉所候之脏腑

《素问·脉要精微论篇》说："尺内而傍，则季胁也，尺外以候肾，尺里以候腹。中附上，左外以候肝，内以候鬲；右外以候胃，内以候脾。上附上，右外以候肺，内以候胸中；左外以候心，内以候膻中；前以候前，后以候后。上竟上者，胸喉中事也。下竟下者，少腹腰股膝胫足中事也。"尺之外侧以候肾，尺之内侧以候腹；左关之外侧以候肝，左关之内侧以候膈，右关之外侧以候胃，右关之内侧以候脾；左寸外侧以候心，左寸内侧以候膻中；右寸外侧以候肺，右寸内侧以候胸中。此为寸口脉所候之脏腑。

5. 寸口脉诊之机理

《脉法》曰："天地之变，无以脉诊，此之谓也。"无论天地变化，岁月变迁，脉诊恒常，可察虚实。脉察虚实，其理何如？十二经脉皆有动脉，何以独取寸口脉？

（1）脏腑精气现于气口脉

五脏六腑皆禀气于胃，五脏六腑之精气皆出于胃，变见于气口，故寸口脉可别脏腑虚实。正如《素问·玉机真藏论篇》所说："五藏者，皆禀气于胃。胃者五藏之本也。藏气者，不能自至于手太阴，必因于胃气，乃至于手太阴也。故五藏各以其时，自为而至于手太阴也。故邪气胜者，精气衰也。故病甚者，胃气不能与之俱至于手太阴，故真藏之气独见，独见者病胜藏也，故曰死。"《素问·五藏别论篇》也说："帝曰：气口何以独为五藏主？岐伯曰：胃者，水谷之海，六府之大源也。五味入口，藏于胃，以养五藏气。气口亦太阴也，是以五藏六府之气味，皆出于胃，变见于气口。故五气入鼻，藏于心肺，心肺有病，而鼻为之不利也。凡治病必察其下，适其脉候，观其志意与其病也。拘于鬼神者，不可与言至德，恶于针石者，不可与言至巧。病不许治者，病必不治，治之无功矣。"

（2）寸口为脉之大会

寸口脉为脉之大会，五脏六腑之所终始，故寸口脉可别脏腑虚实。正如《难经·一难》所说："寸口者，脉之大会，手太阴之脉动也。人一呼脉行三寸，一吸脉行三寸，呼吸定息，脉行六寸。人一日一夜，凡一万三千五百息，脉行五十度，周于身。漏水下百刻，荣卫行阳二十五度，行阴亦二十五度，为一周也，故五十度，复会于手太阴。寸口者，五藏六府之所终始，故法取于寸口也。"

（3）气口成寸

五脏六腑皆禀气于胃，五脏六腑之精气皆出于胃，变见于气口，气口何以成寸？《素问·经脉别论篇》说："食气入胃，散精于肝，淫气于筋。食气入胃，浊气归心，淫精于脉。脉气流经，经气归于肺，肺朝百脉，输精于毛皮。毛脉合精，行气于府。府精神明，留于四藏，气归于权衡。权衡以平，气口成寸，以决死生。饮入于胃，游溢精气，上输于脾，脾气散精，上归于肺，通调水道，下输膀胱。水精四布，五经并行，合于四时五藏阴阳，揆度以为常也。"食谷入胃，中焦气化，蒸腾津液，化其精微者，营气也。营藏脾中，脾土消磨，营气化赤为血。脾气散精，血归肝中，血气余，曰淫气，淫气于筋。脾气散精，上归于肺，化赤为血，合和宗气，命曰浊气，浊气贯心。心主血脉，淫精于脉，经脉循行，血行脉中。血管内壁之精气，曰"脉气"。脉气并经，流于经脉，总归于肺。肺朝百脉，百脉者十二经脉、七百多条络脉也。百脉之血气汇聚于肺，肺主皮毛，输精于皮毛。皮毛血气余，入阳经，与阳经经气相合，毛脉合精，行气于府。此行府之精，乃皮毛之精与经脉之精相合，通乎神明，曰府精神明。此府精经肠腑，留于肺肝心肾四脏中，若传输均匀，则五脏六腑之精气可归于气口，气口成寸，如权衡状，以寸权衡。权衡者，锤杆也，以寸权衡也。权衡以平，四脏无偏，寸口权衡，以决死生，此为气口成寸、寸口脉诊之机理。

若行府之精不能留于四脏，则如《素问·汤液醪醴论篇》所说："帝曰：其有不从毫毛而生，五藏阳以竭也，津液充郭，其魄独居，孤精于内，气耗于外，形不可与衣相保，此四极急而动中，是气拒于内，而形施于外，治之奈何？岐伯曰：平治于权衡，去宛陈莝，微动四极，温衣，缪刺其处，以复其形。开鬼门，洁净府，精以时服，五阳已布，疏涤五藏，故精自生，形自盛，骨肉相保，巨气乃平。"因此，有非因风雨寒暑而生的疾病，乃腑精不能输精于四脏，四脏金木水火，东西南北，四极也。精独留腑中，五脏阳精无以补养，阳精耗竭，津液不行留于外，权衡不平，肺魄独居，肺失治节之用，腑精留于腑内，精气耗损于外，形体羸弱，不胜衣也，此四脏皆急，伤及脾土中气，是精气在内不能传输而致津液充郭，水胀于外。

毛脉合精，行气于腑，腑精神明，精输平衡，留于四脏，气归于权衡，气口成寸，权衡以平，此为生理。今权衡已失，治当复此权衡，从外及里，加厚衣保暖，用缪刺针法，缪引其气，令发汗，溲溺下泄，放血通便，洁净腑，疏涤五脏之垢污，则四极生机微微萌动，气复归气口，气口以寸权衡，腑精得以留于四脏，五脏阳精得以补益，津液得行，则精自生，形自盛，骨肉相保，邪之巨气得以平复。

（三）原穴和背俞穴

五脏有疾，应出原俞。察原俞，以知五脏有疾。

1. 原穴

原穴是脏腑的原气在经脉上输注的部位。原穴可以反映脏腑自身所藏原气的状况，因此，原穴可以诊断治疗脏腑的疾病。正如《灵枢·九针十二原》所说："五藏有六府，六府有十二原，十二原出于四关，四关主治五藏。五藏有疾，当取之十二原，十二原者，五藏之所禀三百六十五节气味也。五藏有疾也，应出十二原，而原各有所出，明知其原，睹其应，而知五藏之害矣。阳中之太阴，肺也，其原出于太渊，太渊二。阳中之太阳，心也，其原出于大陵，大陵二。阴中之少阳，肝也，其原出于太冲，太冲二。阴中之至阴，脾也，其原出于太白，太白二。阴中之少阴，肾也，其原出于太溪，太溪二。膏之原，出于鸠尾，鸠尾一。肓之原，出于脖胦（气海），脖胦一。凡此十二原者，主治五藏六府之有疾者也。"五脏有十原，合膏肓之原，称为十二原。此十二原穴与十二经脉的十二原穴不尽相同，其临床意义有何不同？详见下文。

2. 背俞穴

背俞穴是脏腑原气输注在足太阳膀胱经上的穴位，背俞穴和原穴有相同的功用，同样可以诊疗脏腑的疾病。因此，《难经·六十六难》说："十二经皆以俞为原者，何也？然。五藏俞者，三焦之所行，气之所留止也。三焦所行之俞为原者，何也？然。脐下肾间动气者，人之生命也，十二经之根本也，故名曰原。三焦者，原气之别使也，主通行三气，经历于五藏六府。原者，三焦之尊号也。故所止辄为原，五藏六府之有病者，取其原也。"背俞穴是如何形成的？其穴名之意又为何？详见下文。

五、中医治疗的思想

（一）和情志，起居有常

中医是研究气的医学，中医认为百病之始先始于气，因此，治疗疾病最好方法是在病未起时扼之于萌芽，扼之于萌芽最好的方法是养气。正气存内，邪不可干，邪弗能害矣。养气最重要的是养五脏脏气，五脏藏象应四时，故当因四时之序，起居有常，和情志，以养五脏。

顺四时之序，和情志，起居有常是调神之大法，故《素问·四气调神大论篇》说："春三月，此谓发陈，天地俱生，万物以荣，夜卧早起，广步于庭，被发缓形，以使志生，生而勿杀，予而勿夺，赏而勿罚，此春气之应，养生之道也。逆之则伤肝，夏为寒变，奉长者少。

夏三月，此谓蕃秀，天地气交，万物华实，夜卧早起，无厌于日，使志无怒，使华英成秀，使气得泄，若所爱在外，此夏气之应，养长之道也。逆之则伤心，秋为痎疟，奉收者少，冬至重病。

秋三月，此谓容平，天气以急，地气以明，早卧早起，与鸡俱兴，使志安宁，以缓秋刑，收敛神气，使秋气平，无外其志，使肺气清，此秋气之应，养收之道也。逆之则伤肺，冬为飧泄，奉藏者少。

冬三月，此谓闭藏，水冰地坼，无扰乎阳，早卧晚起，必待日光，使志若伏若匿，若有私意，若已有得，去寒就温，无泄皮肤，使气亟夺，此冬气之应，养藏之道也。逆之则伤肾，春为痿厥，奉生者少。

脾者土也，治中央，常以四时长四藏，各十八日寄治，不得独主于时也。

逆春气，则少阳不生，肝气内变。逆夏气，则太阳不长，心气内洞。逆秋气，则太阴不收，肺气焦满。逆冬气，则少阴不藏，肾气独沉。

夫四时阴阳者，万物之根本也，所以圣人春夏养阳，秋冬养阴，以从其根，故与万物沉浮于生长之门。逆其根，则伐其本，坏其真矣。故阴阳四时者，万物之终始也，死生之本也。逆之则灾害生，从之则苛疾不起，是谓得道。道者，圣人行之，愚者佩之。"

（二）食饮有节

饮食是摄取营养，维持生命活动不可或缺的物质，是生命活动能量的来源。所谓"病从口入"，饮食在养生中占有重要的位置，合理安排饮食对预防和治疗疾病显得尤为重要。所以《素问·六节藏象论篇》说："五味入口，藏于肠胃，味有所藏，以养五气，气和而生，津液相成，神乃自生。"

1. 饥饱失常

饮食应以适量为宜，饥饱失常均可导致疾病的产生。过饥则摄食不足，气血生化匮乏，气血得不到足够的补充，久之则气血衰少，正气虚弱，抵抗力下降；暴食暴饮，则饮食摄入过量，超出脾胃消化、吸收和运化的能力，导致食物积滞，脾胃损伤。因此，《素问·痹论篇》说："饮食自倍，肠胃乃伤。"过食肥甘厚味，易于化生内热，寒湿内客，流连肠腑，积而痈疽疮毒。《素问·生气通天论篇》也说："因而饱食，筋脉横解，肠澼为痔。因而大饮，则气逆。"

2. 饮食偏嗜

西医对饮食的研究，多着眼于食材的成分。如蛋白质、脂肪、糖、维生素、钙、锌、镁等及食材所含的热卡，来决定饮食的舍取和摄入量。但中医却着眼于食材的食气，以五脏之所欲，研究不同疾病所适宜不同味的食材。因于五行，味分为五，正如《素问·六节藏象论篇》所说："在天成象，在地成形。天有五气，化生五味，五味之变，不可胜数……草生五味，五味之美，不可胜极。嗜欲不同，各有所通。"五脏各欲五味。五味有五谷、五果、五畜、五菜、五色之别。五味有五走、五宜、五禁。五谷入胃，先有所入，各归五脏之所欲。《素问·至真要大论篇》说："夫五味入胃，各归所喜，故酸先入肝，苦先入心，甘先入脾，辛先入肺，咸先入肾。久而增气，物化之常也，气增而久，夭之由也。"五味所走，伤人奈何？《灵枢·五味论》说："黄帝问于少俞曰：五味入于口也，各有所走，各有所病。酸走筋，多食之，令人癃；咸走血，多食之，令人渴；辛走气，多食之，令人洞心；苦走骨，多食之，令人变呕；甘走肉，多食之，令人悗心。余知其然也，不知其何由，愿闻其故。少俞答曰：酸入于胃，其气涩以收，上之两焦，弗能出入也，不出即留于胃中，胃中和温，则下注膀胱，膀胱之胞薄以懦，得酸则缩绻，约而不通，水道不行，故癃。阴者，积筋之所终也，故酸入而走筋矣。黄帝曰：咸走血，多食之，令人渴，何也？少俞曰：咸入于胃，其气上走中焦，注于脉，则血气走之，血与咸相得则凝，凝则胃中汁注之，注之则胃中竭，竭则咽路焦，故舌本干而善渴。血脉者，中焦之道也，故咸入而走血矣。黄帝曰：辛走气，多食之，令人洞心，何也？少俞曰：辛入于胃，其气走于上焦，上焦者，受气而营诸阳者也，姜韭之气熏之，营卫之气不时受之，久留心下，故洞心。辛与气俱行，故辛入而与汗俱出。黄帝曰：苦走骨，多食之，令人变呕，何也？少俞曰：苦入于胃，五谷之气，皆不能胜苦，苦入下脘，三焦之道皆闭而不通，故变呕。齿者，骨之所终也，故苦入而走骨，故入而复出，知其走骨也。黄帝曰：甘走肉，多食之，令人悗心，何也？少俞曰：甘入于胃，其气弱小，不能上至于上焦，而与谷留于胃中者，令人柔润者也，胃柔则缓，缓则虫动，虫动则令人悗心。其气外通于肉，故甘走肉。"

五味归五行，五味偏嗜，因于五行相克而伤五脏。正如《素问·五藏生成篇》所说："是故多食咸，则脉凝泣而变色；多食苦，则皮槁而毛拔；多食辛，则筋急而爪枯；多食酸，则肉胝䐢而唇揭；多食甘，则骨痛而发落，此五味之所伤也。故心欲苦，肺欲辛，肝欲酸，脾欲甘，肾欲咸，此五味之所合也。"《素问·生气通天论篇》也说："阴之所生，本在五味，阴之五宫，伤在五味。是故味过于酸，肝气以津，脾气乃绝。味过于咸，大骨气劳，短肌，心气抑。味过于甘，心气喘满，色黑，肾气不衡。味过于苦，脾气不濡，胃气乃厚。味过于辛，筋脉沮弛，精神乃央。是故谨和五味，骨正筋柔，气血以流，腠理以密，如是则骨气以精，谨道如法，长有天命。"

3. 五味之用

无论食材，抑或中药，皆以其味和阴阳，调虚实，扶正祛邪，复五脏脏气升降平衡，此为中医用药、食材的思想。因此，五味之用，乃因味之阴阳，故《素问·至真要大论篇》说："帝曰：五味阴阳之用何如？岐伯曰：辛甘发散为阳，酸苦涌泄为阴，咸味涌泄为阴，淡味渗泄为阳。六者，或收或散，或缓或急，或燥或润，或耎或坚，以所利而行之，调其气使其平也。"

（1）中药五味的应用

中药五味的应用，如《素问·藏气法时论篇》所说："岐伯曰：肝主春，足厥阴少阳主治，其日甲乙，肝苦急，急食甘以缓之。心主夏，手少阴太阳主治，其日丙丁，心苦缓，急食酸以收之。脾主长夏，足太阴阳明主治，其日戊己，脾苦湿，急食苦以燥之。肺主秋，手太阴阳明主治，其日庚辛，肺苦气上逆，急食苦以泄之。肾主冬，足少阴太阳主治，其日壬癸，肾苦燥，急食辛以润之。"

南北朝的陶弘景从五脏体用观辨证，在《辅行决五脏用药法要》中论五脏五味用药，在现代的临床中，仍具有重要的指导意义。陶氏以五脏之所欲，以五味和之，调各脏腑气的阴阳，调其体用，其用药之理，本在"其气三"。

①陶氏云：肝德在散。经云："肝苦急，急食甘以缓之，酸泻之，辛补之。"张大昌先生讲疏："五藏之德皆法于四时旺气，肝之气发于春，春之气温而柔，乃阳气宣发之时，故肝有喜疏散条达之性而称其德在散，肝病则温柔之用太过而情志屈曲不伸，失去其疏散之性，故应用辛味药以助其疏散之德。若肝之府病，则甲木之阳暴张而为肝实证，宜用酸味之药以敛收胆中相火，减消其刚躁之性，故云泻肝用酸。由于肝不喜欢刚躁急迫，故又可以用顺应其缓性的甘味，以制约其刚躁迫急之势。故酸为肝之体味，辛为肝之用味，甘为肝之化味。"

陶氏云：心德在软。经云："心苦缓，急食酸以收之，苦泻之，咸补之。"张大昌先生讲疏："心在五行属火，其气化于四时之夏。在四时中，夏季为植物生长繁茂秀丽的时期，是植物生命过程中的全盛阶段，是夏天之气对植物的恩德。一切生物的坚枯刚燥，是生机衰败甚至死亡的标志，而荣彩柔润则是生机旺盛生生不息的标志。夏之气对自然界的恩泽在于柔和软，因此心之气也应为柔而软，心软之气乃是对生命的恩泽，故曰：心德在软。而至柔至软而能润者莫如水，'水曰润下，润下作咸。'水性趋下，聚而成海，海水味咸，咸者能润能软。心德在软，故补咸味之品以维持其柔润之气，故曰：'心欲软，急食咸以补之。'然夏之气热，为火之性。心气法于夏而属火，火之体烈而燥，势急而炎上，故用以协调柔润滋泽之德。夏火以刚燥为体，在人则以所藏之脉为体，脉坚韧有力则血液内藏而不横溢旁出，软弱无力则血流滞迟而不能润泽四肢百骸以显其用，故应以能坚之苦味强其脉以助心体，助心体即是泻，故曰：苦泻之。若心火之气过亢，则所舍之神不能安宁

---

① 注：摘录《辅行决五脏用药法要》，作者衣之镖、赵怀舟、衣玉品，学苑出版社。

于内，血液之流汹涌而横溢上逆，当用能收能敛之酸味药收降过亢之势，故曰：急食酸以收之。故苦为心之体味，咸为心之用味，酸为心化味。"

陶氏云：脾德在缓。经云："脾苦湿，急食苦以燥之。以辛泻之，以甘补之。"张大昌先生讲疏："脾胃属土，法于四时长夏之气。长夏附于夏末，为一年中湿热俱盛之期，乃是得以禀承春夏之气，此湿热俱盛称为暑。暑气得春夏气之最而为缓，故曰：脾德在缓。脾具缓德，体现在其所藏营的特性和功用。营之性柔顺静谦属阴，以化赤为血为用，营之输布和缓从容，故营之性为缓。由于脾的恩泽在于营之性用为缓，故脾之用不足即'缓'不足之虚证，以甘味药补其缓之不足；脾以营为体，营不足为实证，治当以泻。而营之不足，责在脾之不运，脾失健运则水湿内困而壅滞，故脾病之实者，以辛味可散可开以泻之；脾主运化津液，湿气过盛则脾之用过而易伤，故曰：脾苦湿，故宜用苦味之燥湿，减脾受湿之所苦，增其气化之功。故辛为脾之体味，甘为脾之用味，苦为脾之化味。"

陶氏云：肺德在收。经云："肺苦气上逆，急食辛以散之，开腠理以通气也。以咸泻之，以酸补之。"张大昌先生讲疏："肺之气法于秋，秋之气上承长夏之湿热，秋至则气转凉燥而湿热内收，故云：肺德在收。肺藏气而司呼吸，布散由脾上输之水谷精微，呼吸之气中精华被肺藏之于内，所收藏者乃天阳之气，所接受脾输转之精气为五谷之营津，故肺之恩泽在其气收，肺之阳气或营津不足者，宜用酸味助其收气不足；若秋收之气有余，则凉燥之气转为寒而坚，因热过于被收则寒而凝，湿过于被收则燥而坚，故宜用能软坚克刚之咸味以泻其气之有余，否则其气寒凝而不宣，其津液凝而为饮为痰；四时之气，春夏属阳，其气升，秋冬属阴，其气降，故肺之气以降为顺。若气机上逆，则呼吸之气不能降纳于下，而有肺气壅塞不通于上之症，治宜辛散之药开其腠理，使肺气得宣而通降。故咸为肺之体味，酸为肺之用味，辛为肺为化味。"

陶氏云：肾德在坚。经云："肾苦燥，急食咸以润之，致津液也。以甘泻之，以苦补之。"张大昌先生讲疏："肾气法于四时冬之气。冬之气阳气潜藏于内，因而天寒地冻，阴水因寒凝而坚冰，因水凝而地燥裂。肾德泽于坚，因是冬之气，令水凝而坚；因是冬之气，令阳气坚闭潜藏，所闭藏者精也，元阳也。所闭藏者，五藏六府之精也。所主寒水之气，可制精阳之火燥，故肾德在坚。五味中，苦味唯坚，以苦味助益肾水闭藏寒化；然寒性收引，水之凝、阳之潜，均有收引之象。收之则紧，寒之则缩，肾之气寒收而紧缩。五味中之甘味，能缓，以减收缩之势，故曰：甘泻之；肾气之燥，因于水之凝，而咸味之物可使水不凝，可润燥也。如盐水虽寒而不结冰，致津液生，润燥之果也。燥，乃寒收太过，肾苦之，五味宜用咸味生津液润之以助益。故肾之体味为甘，用味为苦，咸味为化。"

（2）食材五味的应用

食材五味之所入、所走、所宜、所禁，正如《素问·宣明五气篇》所说："五味所入：酸入肝，辛入肺，苦入心，咸入肾，甘入脾，是谓五入。五味所禁：辛走气，气病无多食辛；咸走血，血病无多食咸；苦走骨，骨病无多食苦；甘走肉，肉病无多食甘；酸走筋，筋病无多食酸，是谓五禁。无令多食。"

具体食材在五脏疾病中的宜忌，正如《灵枢·五味》所说："黄帝曰：愿闻谷气有五味，其入五藏，分别奈何？伯高曰：胃者，五藏六府之海也，水谷皆入于胃，五藏六府皆禀气于胃。五味各走其所喜，谷味酸，先走肝，谷味苦，先走心，谷味甘，先走脾，谷味辛，先走肺，谷味咸，先走肾。谷气津液已行，营卫大通，乃化糟粕，依次传下……黄帝曰：谷之五味，可得闻乎？伯高曰：请尽言之。五谷：秔米甘，麻酸。大豆咸，麦苦，黄黍辛。五果：枣甘，李酸，栗咸，杏苦，桃辛。五畜：牛甘，犬酸，猪咸，羊苦，鸡辛。五菜：葵甘，韭酸，藿咸，薤苦，葱辛。五色：黄色宜甘，青色宜酸，黑色宜咸，赤色宜苦，白色宜辛。凡此五者，各有所宜。五宜：所言五色者，脾病者，宜食秔米饭牛肉枣葵；心病者，宜食麦羊肉杏薤；肾病者，宜食大豆黄卷猪肉栗藿；肝病者，宜食麻犬肉李韭；肺病者，宜食黄黍鸡肉桃葱。五禁：肝病禁辛，心病禁咸，脾病禁酸，肾病禁甘，肺病禁苦。肝色青，宜食甘，秔米饭牛肉枣葵皆甘。心色赤，宜食酸，犬肉麻李韭皆酸。脾色黄，宜食咸，大豆豕肉栗藿皆咸。肺色白，宜食苦，麦羊肉杏薤皆苦。肾色黑，宜食辛，黄黍鸡肉桃葱皆辛。辛散，酸收，甘缓，苦坚，咸耎。毒药攻邪，五谷为养，五果为助，五畜为益，五菜为充，气味合而服之，以补精益气。此五者，有辛酸甘苦咸，各有所利，或散或收，或缓或急，或坚或耎，四时五藏，病随五味所宜也。"

六、五脏脏气的圆运动

五脏脏气为一气的阴阳，是一对很大的阴阳关系。在这对阴阳关系里，五脏脏气为一气的阴阳升降浮沉，呈一气的圆运动，曰为五脏脏气的圆运动。五脏脏气的圆运动是以各脏气的五行属性而施为。五脏脏气本身的阴阳属性和各居其位之高下决定着五脏的五行属性：心居高位，为阳中之太阳，通于夏气，故心脏脏气属火性，火性炎上；肺为华盖，其位高，为阳极转阴，为阳中之太阴，阳中生阴也，阳气降也，通于秋气，故肺脏脏气属金性，金性肃降；肾居下位，为阴中之少阴，通于冬气，肾属水性，乃因水为润下，且有封藏之能，故肾脏脏气属水性。其"阴中之少阴"的脏气阴阳，其"阴"者乃为至阴，至阴生水，以藏元精。"少阴"者，左肾之少阴，阴中有阳，居于左阳升道，以利枢升，枢升元精。右命门之少阴，阴中有阴，居于右阴降道，以利枢降，纳藏脏腑之精；肝脏居右，其象在左，为阴中之少阳，阴中生阳，阴气升也，通于春气，故肝脏脏气属木性，木曰曲直，主升发；脾脏居中位，为阴中之至阴，至阴生阳，主升而化生万物，故脾脏脏气属土性，主运化。五脏五行的相生相克，乃是五脏脏气之间相互作用影响的结果。五脏脏气的阴阳五行升降的变化，使五脏脏气阴阳升降成一气的圆运动而为一整体，如同春夏秋冬周而复始的交替变更。

　　五脏脏气阴阳升降的圆运动理论，高度概括了中医的藏象学说和四时五行理论，使习者能清晰简明地掌握中医理论，在临床中具有重要的指导意义。因此，彭子益先生在 [①]《圆运动的古中医学》中说："一年的大气，夏天属火。太阳射到地面的热，夏时为多。太阳的光热，火也。热则上浮，故夏时大气热浮而属火气。夏时太阳旺于南方，故南方属火气。一日之午时，亦属火气。午时太阳的光热，射到地面的多也。

　　秋气属金，秋时太阳往西，地面的压力渐大，天空之间，金气弥漫，空气的压力，即金气下降也。天空的金气，至秋始显，故秋时大气凉降而属金气。造化之气，东升西降，降气旺于西方，故西方属金气。一日之酉时，亦属金气。酉时金气凉降之力独大也。天空之间，即是地面之上。

　　冬气属水。生物的生命，全是太阳射到地面的火气所产生。今夏太阳射到地面的火气，即为来年生物生命之根。然此火气，必须经过秋时，降入地下，经过冬时，藏于地下的水中，方能滋生生物的生命。冬时火气，沉而能藏。沉而能藏者，水也。大气热则上浮，寒则下沉，故冬时大气，寒沉而属水气。南方在地面之上，北方在地面之下，故北方属水气。一日之子时，亦属水气，子时大气沉极之时也。

　　春气属木。一年的大气圆运动，冬时为终，春时为始，终即始之根也，上年夏时太阳射到地面的火气，经秋时金气，收而降于地中，又经冬时水气，藏而沉于地下。火藏水中，水气温暖，此温暖之气，交春升泄出土，草木发生，故春时大气温升而属木气。升气旺于东方，故东方属木气。一日之卯时，亦属木气。木者，水中

---

① 注：摘录《圆运动的古中医学》，作者彭子益，中国中医药出版社。

火气，由封藏而升泄之气也。

中气属土。一年的大气，春升夏浮，秋降冬沉，故春气属木，夏气属火，秋气属金，冬气属水。升浮降沉，运动一周，而成一岁。夏秋之间，为运动的中气，地面的土气，居升降之中，为大气升降之交会，故中气属土气。

一年大气的圆运动，以升浮降沉，乃成春夏秋冬。立春为升之起点，立夏为浮之起点，立秋为降之起点，立冬为沉之起点。冬至者，由立秋降入土下的热，多至极也。夏至者，由立春升出地上的热，多至极也。降极则升，升极则降，升降不已，则生中气。热性本来升浮，不能降沉，秋气收敛之力降沉之也。热降，为生物有生之始，热不降，为生物致死之因。

春气由冬气而来，故曰水生木。夏气由春气而来，故曰木生火。长夏之气，由夏气而来，故曰火生土。夏秋之交为长夏。秋气由长夏之气而来，故曰土生金。冬气由秋气而来，故曰金生水。

春气疏泄，秋气收敛，冬气封藏，夏气宣通，中气运化。收敛之气，制疏泄之气，故曰金克木。宣通之气，制收敛之气，故曰火克金。封藏之气，制宣通之气，故曰水克火。运化之气，制封藏之气，故曰土克水。疏泄之气，制运化之气，故曰木克土。

相生者，大气圆运动次序之先后。相克者，大气圆运动相对的平衡。相生者，补其不及。相克者，制其太过。相生相克，皆圆运动自身维持自身运动之圆而已。天人之气，和平则无病。运动圆则和平，亦和平则运动圆。相生则和，相克则平。相生相克者，中医学的生理、病理、医理之事也。

说大气圆运动，便是说人身。肝通春气，心通夏气，脾通土气，肺通秋气，肾通冬气。肝木、心火、肺金、肾水，是名四象，四象即阴阳之升降。脾胃中气如轴，中气土者，阴阳升降之枢轴，脾土左旋，生发之令畅，胃土右转，收敛之政行，此为轴运。肝木左旋，升而不已，积温成热，化为心火，火势炎上。肺金右转，降而不已，积凉寒化为寒水，此为轮转。中枢轴运，四象轮旋，轴运轮行，轮行轴灵。轴则旋转于内，轮则升降于外。中医的生理、医理，只是运动轴的旋转去运动轮的升降，与运动轮的升降来运动轴的旋转而已。

腕上动脉，能诊全身，此古来所传简易的诊法。脉之动者，血中之气也。脉分寸、关、尺三部，正对腕后高骨为关脉，关上为寸脉，关下为尺脉。寸脉以诊胸上，尺脉以诊脐下，关脉以诊胸脐之间，左以诊左，右以诊右。尺主沉，寸主浮，关主中。关者，升降浮沉的关门，运动的中枢之意。

造化秋金之气居上，而降于右。人身右寸属肺脉，肺与大肠相表里，右寸亦候大肠之气。造化春木之气居下，而升于左。人身左关属肝脉，肝与胆相表里，左关亦候胆经之气。造化夏火之气居上，而来自春木。人身左寸属心脉，心与小肠相表里，左寸亦候小肠经之气。造化冬水之气来自秋金。人身左尺属肾脉，肾膀胱相表里，左尺亦候膀胱经之气。造化相火之气降于秋金，藏于冬水。人身右尺属相火脉，三焦相火与心包相火相表里，右尺亦候心包之气。造化中土之气居中，而在相火之上。人身右关属脾脉，脾与胃相表里，右关亦候胃经之气。此诊整个圆运动分析之法也。

造化之气，三阳右降，三阴左升。右关寸偏大，气郁于上，病属不降，则现头胀、胸闷、耳声、目眩诸病。左关尺偏大，气郁于下，病属不升，则现少腹满痛、泻利、足软诸病。左关寸偏小，升力不足。升力不足者，下部阴水升不上来，则现心虚、惊骇、胆怯诸病。阴水升不上来，水中火少也。右关尺偏小，降力不足。降力不足者，上部阳火降不下去，则现下寒、阳虚、完谷不化诸病。阳火降不下去，火中水少也。此诊整个圆运动升降之法也（笔者以为右关外以候胃，内以候脾。左尺外以候左肾，以诊肾阳，内以候膀胱。右尺外以候右肾命门，以诊肾阴，内以候三焦。至于心包，和心共为一体，代心受邪，当候以左寸外）。

至于脉数属虚，中气不能调和四维也。脉数属热，热为火动之气，水少则火多也。脉迟属寒，火衰则动迟也。脉沉为病在里，病在里，故脉向里也。脉浮为病在表，病在身表，故脉向表也。湿气多则脉濡，津液少则脉细；津液多则脉滑，津液少则脉涩；收敛胜则脉紧，疏泄胜则脉缓。木气病则脉弦，金气病则脉短，火气病则脉洪，水气病则脉沉，土气病则脉代。气虚则脉虚，气实则脉实；脉大则病进，脉小则病退；脉有力则病盛，脉有神则不死。皆人身整个自然之现象也。

至于心死脉为钩，如上挂之钩，有上无下之象，只有浮而不能沉也。肾死脉为石，如石直往下之象，只有沉而不能浮也。肺死脉为毛，如鸟羽之毛，簿涩之象，将散而不能收也。肝死脉为弦，如新张之弓弦，劲急如循刀刃，毫无生气之象，疏泄尽净无余气也。此皆中气无存，不能运动调和，故四象各现本气之象。脾死脉为缓，缓者有如屋漏，时而一落，不能连续，中气不能自存也。故皆称为真藏。真者，五行之真，五行之运动圆则不见五行之真，不运动则真见，见则亡矣。即无五行，何能成人，故死也。无病之脉，清润匀和，名曰胃气。胃气者，谷气也，谷气足，则胃气旺，胃气旺，则运动圆，故病脉不见也。胃气即中气。

诊脉之要，如调琴弦，欲调阳必证之以阴，欲调阴必证之以阳。整个的阴阳调和，然后成声。诊脉之法，诊右必证之以左，诊左必证之以右，诊尺必证之以寸，诊寸必证之以尺，诊尺寸必证之以关，诊浮部必证之以沉，诊沉部必证之以浮，诊浮沉必证之以中。整个的运动勘明，然后能见病脉，又必气平如水，心明如镜，指下诊察，如见脏腑，神而明之，在乎各人也。"

在五脏脏气的圆运动中，彭子益先生认为五脏脏气的圆运动是由轮转轴运组成的，肝木左旋、肺金右降是轮转之力，脾土左升、胃土右降是轴运之机。是以彭氏以五味升降，调五脏脏气为一气的阴阳，即调五脏脏气圆运动的失衡，以和阴阳，其用药之理，本在"其生五"。

然，就五脏脏气圆运动而言，笔者认为无论是轮转还是轴运，其根均在两肾，两肾是五脏脏气圆运动的根本。左肾之元精是脏气圆运动左旋之源，左肾元精在肾水中升生，而生木气，春始于冬也。无左肾水中元精之升生，便无肝木气之所成，故左肾为脏气圆运动左旋之源；右命门之精是脏气圆运动右降之根，命门坎水纳藏之力，令肺金右降，秋降根于冬也。无右肾坎水之纳藏，便无肺金之肃降，故右肾为脏气圆运动右转之源；两肾亦是脾胃之根，中气土生，在于四象轮转。木升金降，水火交融，中土乃生。水火是中土生化之源，心火降，脾阳生，坎水纳藏，胃气降。脾升胃降，以傍四藏，后天得以济养先天，生命得以生生不息。又胃家腐熟、脾脏运化皆赖于中焦气化，中焦气化之力源于命门之相火，脾胃无此，则无能蒸腐水谷，而五味不出矣，故两肾为脾胃之根。故调五脏脏气圆运动失衡，重在调两肾。

第四节 腑气

一、腑气的特点

六腑是胆、胃、大肠、小肠、膀胱、三焦的总称。腑气是指六腑本身的气。

六腑乃传化之腑，其特点是传化物而不藏。正如《素问·五藏别论篇》所说："夫胃、大肠、小肠、三焦、膀胱，此五者，天气之所生也，其气象天，故泻而不藏，此受五藏浊气，名曰传化之府，此不能久留输泻者也。魄门亦为五藏使，水谷不得久藏。所谓五藏者，藏精气而不泻也，故满而不能实。六府者，传化物而不藏，故实而不能满也。所以然者，水谷入口，则胃实而肠虚；食下，则肠实而胃虚。故曰实而不满，满而不实也。"六腑虽不藏精，然各有腑气，六腑以其腑气传化物。

《灵枢·平人绝谷》说："平人则不然，胃满则肠虚，肠满则胃虚，更虚更满，故气得上下，五藏安定，血脉和利，精神乃居，故神者，水谷之精气也。故平人不食饮七日而死者，水谷精气津液皆尽故也。"水谷经六腑的传化，而生能滋养五脏、和利血脉、资精养神的水谷之精。此水谷之精是生命活动所必需的营养物质，为生命提供生之气，故曰为神，此神有别于心脏所藏之神。

（一）气口成寸

《素问·六节藏象论篇》说："脾胃大肠小肠三焦膀胱者，仓廪之本，营之居也，名曰器，能化糟粕，转味而入出者也，其华在唇四白，其充在肌，其味甘，其色黄，此至阴之类，通于土气。凡十一藏取决于胆也。"六腑同脾脏，皆通土气，有化之用。六腑因天气所生，其气又通天气。因此六腑因通天气而生，因通土气而有化之用。六腑同于脾，皆为仓廪之本，营气所居。营气居于六腑内，六腑化之，同毛脉精气相合，曰腑精。腑精养神而通神明，留于四脏，四脏得养，蕴精以藏。

四脏精气，升清由脾，上归于肺，脏腑精气，变现于气口。气口成寸，以寸权衡，以决死生。

（二）传化物——糟粕

《灵枢·本神》说："六府者，所以化水谷而行津液者也。"五谷入于胃，经胃腐熟，中焦气化而分为糟粕、津液、宗气三隧。其中糟粕是水谷中对人体无益的渣汁，经小肠、大肠、膀胱依次传下，由下焦气化渗泌为粪和尿。《难经·三十一难》说："下焦位于膀胱上口，主分别清浊，主出而不内，以传导也。"《灵枢·营卫生会》更明确指出大小肠在下焦这一有名而无形之腑内，"下焦者，别回肠，注于膀胱而渗入焉。故水谷者，常并居于胃中，成糟粕，而俱下于大肠，而成下焦，渗而俱下，济泌别汁，循下焦，而渗入膀胱焉。"《灵枢·平人绝谷》也说："下焦下溉诸肠。"当水谷并居胃中，腐熟气化成糟粕，依次传下，经小肠至大肠，下焦之气，别回肠，经下焦焦气气化，济泌别汁，注于膀胱为尿，留于大肠为粪。而下焦为肾所主，肾为水藏，水饮循津液之道，归于肾脏，肾脏脏气对水液蒸腾气化，分别清浊，生成尿液，注于膀胱。

水和谷常并居胃中，水饮入胃，其代谢除依次传下之径外，尚有一径，即水饮经由胃之熏蒸，化为精气，游溢升腾，上输于脾，脾气散此水精，上归于肺，肺脏气为阳中之太阴，其气主肃降，肺气降洒水精，化为雨露，水精周流宣布，并行于五经之中，合于四时五脏之气。肺气肃降，通调水道，并归于肾，肾脏气化，下输膀胱，以成尿液，此水淬之下传者。正如《素问·经脉别论》所说："饮入于胃，游溢精气，上输于脾，脾气散精，上归于肺，通调水道，下输膀胱，水精四布，五经并行，合于四时五脏阴阳，揆度以为常。"揆度者，度病之浅深也。

二、六腑各论

（一）胆

1. 胆为奇恒之腑

胆为六腑之一，当传化物而不藏，然胆腑有脏性，藏精而不泻，异于它腑。故《灵枢·本输》说："肝合胆，胆者，中精之府也。"胆为腑，却有脏性，藏精而不泻，曰奇，故为奇恒之腑。胆藏精，居躯体之中，又为中精之腑。

2. 决断出焉

胆有脏性，元精本藏于肾中，分藏于胆，而为中精。志由精生，根于肾，志气化五，分属五脏。五脏藏五灵，五灵者，魂魄意志神也，五灵主五志，以司喜怒悲恐惊。胆腑藏精，精由肾生，中精生志，决断出焉。故《素问·灵兰秘典论篇》说："胆者，中正之官，决断出焉。"

肝为将军之官，将军者，勇而多谋也，故肝主谋虑。胆为中正之官，中正者，正直刚毅，不偏不倚也，故胆主决断。《素问·奇病论》说："夫肝者中之将也，取决于胆，咽为之使。"故肝胆者，尊位同阶，肝胆相照也。

胆足少阳之脉与心相通，胆藏之中精与心神相应，故胆之决断出于君主之令。心经午时，阳气最隆，胆经子夜，阴气最盛，两极相应相冲和，故胆战，心应之，惊也，胆战心惊也。故胆病者，心下澹澹，恐人将捕之。

3. 肝合胆

胆经因与肝经的络属关系而为表里，肝为脏，胆为腑，故肝合胆者，肝胆表里也。和余脏腑表里皆为从属关系不同，肝胆位尊同阶，胆不隶属于肝，肝胆是一对特殊的表里关系。谋虑出于中将之肝，决断出于中正之胆。胆之决断，出于君主之令，决断之贵，则政通令行。政令通行则志意和，志意和则精神专直，魂魄不散，悔怒不起，五脏不受邪矣，故曰："凡十一藏取决于胆也。"故《素问·奇病论篇》又说："帝曰：有病口苦，取阳陵泉。口苦者病名为何？何以得之？岐伯曰：病名胆瘅。夫肝者中之将也，取决于胆，咽为之使。此人者，数谋虑不决，故胆虚，气上溢而口为之苦。治之以胆募俞，治在阴阳十二官相使。"

（二）胃

1. 胃为水谷之海

食饮入口，藏于胃，故胃为水谷之海。胃气腐熟，中焦沤化，五味出焉，五脏六腑皆禀气于胃，故胃又为五脏六腑之海。是以《素问·五藏别论篇》说："胃者，水谷之海，六府之大源也。五味入口，藏于胃，以养五藏气。是以五藏六府之气味，皆出于胃。"《灵枢·玉版》也说："人之所受气者，谷也。谷之所注者，胃也。胃者，水谷气血之海也。海之所行云气者，天下也。胃之所出气血者，经隧也。经隧者，五藏六府之大络也，迎而夺之而已矣。"

2. 寸口脉以胃气为根

五脏者皆禀气于胃，胃者五脏之本也。脏气者，不能至于手太阴，必因于胃气，乃至于手太阴而成气口，气口成寸，曰寸口脉，故胃气为寸口脉之根。若病甚者，胃气不能与五脏之气俱至于手太阴，真藏之气独见，独见者病胜藏也，故曰死。因此，《素问·平人气象论篇》说："平人之常气禀于胃，胃者平人之常气也，人无胃气曰逆，逆者死。春胃微弦曰平，弦多胃少曰肝病，但弦无胃曰死，弦而有毛曰秋病，毛甚曰今病，藏真散于肝，肝藏筋膜之气也。夏胃微钩曰平，钩多胃少曰心病，但钩无胃曰死，钩而有石曰冬病，石甚曰今病，藏真通于心，心藏血脉之气也。长夏胃微耎弱曰平，弱多胃少曰脾病，但代无胃曰死，耎弱有石曰冬病，石甚曰今病，藏真濡于脾，脾藏肌肉之气也。秋胃微毛曰平，毛多胃少曰肺病，但毛无胃曰死，毛而有弦曰春病，弦甚曰今病，藏真高于肺，以行荣卫阴阳也。冬胃微石曰平，石多胃少曰肾病，但石无胃曰死，石而有钩曰夏病，钩甚曰今病。藏真下于肾，肾藏骨髓之气也……人以水谷为本，故人绝水谷则死，脉无胃气亦死。所谓无胃气者，但得真藏脉，不得胃气也，所谓脉不得胃气者，肝不弦肾不石也。"

3. 其气主降

胃者，其气主降，以降为和，通降为顺。故《素问·逆调论篇》说："阳明者胃脉也，胃者六府之海，其气亦下行。"

4. 脾合胃

经云："脾胃者，仓廪之官，五味出焉。""脾合胃，胃者五谷之府。"脾为脏，胃为腑，脾为阴，胃为阳，胃经因与脾经的络属关系而为表里。脾与胃以膜相连，脾为胃行其津液。脾气主升，胃气主降，脾升胃降乃成中气，曰轴运。脾喜燥恶湿，胃喜润恶燥，故曰："脾宜升则健，胃宜降则和；太阴湿土得阳始运，阳明燥土得阴自安。"脾气升，则水谷精微得以输布。胃气降，则水谷及其糟粕得以下行。脾合胃，共为仓廪之官，为后天之本。

（三）三焦

1. 概念

三焦在五脏六腑中最为特殊，三焦有名而无形，它不是实质性的脏器，而是一个由气组成的气腑。膻中和三焦一样，皆有名而无形。膻中为气海，传聚而不行，不为脏腑，为臣使之官。三焦因有传化之能，与胃、大小肠、膀胱共同完成传化物之功，故为六腑之一。三焦因功能和分布的不同而分为上中下三部，故曰三焦。

2. 形成

脐下肾间动气者，以其原，别行所注，乃成三焦，故三焦之气腑是由肾间动气所注而成，故《难经·六十六难》说："脐下肾间动气者，人之生命也，十二经之根本也，故名曰原。三焦者，原气之别使也，主通行三气，经历于五藏六府。原者，三焦之尊号也。故所止辄为原，五藏六府之有病者，取其原也。"

五脏各有一腑，五腑有六者，谓三焦也。三焦为孤腑，心包与之表里。故《难经·三十八难》说："所以府有六者，谓三焦也，有原气之别焉，主持诸气，有名而无形，其经属手少阳，此外府也，故言府有六焉。"

3. 部位

《难经·三十一难》说："三焦者，水谷之道路，气之所终始也。上焦者，在心下，下膈，在胃上口，主内而不出，其治在膻中，玉堂下一寸六分，直两乳间陷者是；中焦者，在胃中脘，不上不下，主腐熟水谷，其治在脐傍（天枢）；下焦者，当膀胱上口，主分别清浊，主出而不内，以传导也，其治在脐下一寸（阴交），故名三焦。其府在气街。"三焦因原气所分布的部位，分为上、中、下焦，统称为三焦。三焦之腑，腑在气街。府者，官吏办公之所。三焦腑在气街，乃三焦在气街发挥其生理功能。

4. 气街

（1）概念

气街是气的径路，为气运行的矢向通道，是经络循行路径的补充。故《灵枢·动输》说："黄帝曰：营卫之行也，上下相贯，如环之无端，今有其卒然遇邪气，及逢大寒，手足懈惰，其脉阴阳之道，相输之会，行相失也，气何由还？岐伯曰：夫四末阴阳之会者，此气之大络也。四街者，气之径路也。故络绝则径通，四末解则气从合，相输如环。黄帝曰：善。此所谓如环无端，莫知其纪，终而复始，此之谓也。"肢末手足是三阳三阴经脉交会之所，当遇极寒，经气不能在肢末完成阴阳经脉的交会，故设气街，使经脉之气可由此而返。

（2）气街有四

《灵枢·卫气》说："请言气街：胸气有街，腹气有街，头气有街，胫气有街。故气在头者，止之于脑。气在胸者，止之膺与背腧。气在腹者，止之背腧与冲脉于脐左右之动脉者。气在胫者，止之于气街与承山踝上以下。取此者用毫针，必先按而在久应于手，乃刺而予之。所治者，头痛眩仆，腹痛中满暴胀，及有新积。痛可移者，易已也；积不痛，难已也。"气街有四：胫之气街，为经脉返还之矢向通道。当卒逢大寒，寒邪袭下，厥生胫寒，络脉闭绝，经气由此而返；头之气街，为脑髓元神所居之所；胸腹二街为三焦腑之所。三焦之腑，腑在气街，乃为胸腹二街。三焦焦气居于胸腹二街，发挥其生理功能。

因此，三焦是肾间动气别注而成的有名无形之气腑。三焦由原气组成，故原者，三焦之尊号也。三焦之腑，腑在气街。焦气之行，留止于胸腹和后背。焦气之终始，恒定而不移，故为水谷之道路。三焦气腑，经历于五脏六腑。三焦三部，上焦历心肺，中焦历肝胆脾胃，下焦历肾膀胱大小肠。三焦因气街这一特殊的矢向通道，使脏腑原气可经此通道输注于足太阳经，形成背俞穴的穴气。

5. 作用

（1）水液运行的道路

《素问·灵兰秘典论篇》说："三焦者，决渎之官，水道出焉。"决者疏通也，渎者沟渠也，决渎者，疏通水道之意。故三焦有疏通水道，运行水液之用，是水液升降出入的通道。全身水液的代谢，是由肺、脾、胃、肾、膀胱、大小肠等多脏腑协同作用而完成。由于三焦涵盖了五脏六腑，三焦焦气亦入脏腑内，因此三焦不仅是水液运行的通道，更因三焦气化之功，协同脏腑，输布水液。

（2）主持诸气

1）主通行原气

原气源于元精，是左肾所藏之元精向两肾间输注而成。此原气构成了肾间动气，系于两肾之间。肾间动气向十二经脉输注原气，为经脉先天荣气之源；肾间动气之原气别使，三焦乃成。三焦历五脏六腑，以其原温煦护卫脏腑，脏腑之精又经三焦纳藏于命门，因此，三焦为左右肾原气升发和纳藏的通道，故曰：主通行原气。

2）主通行三气

三气者，宗气营气卫气也。三焦气腑既是三气升降出入的通道，又是三气生成之所。三气最终经由三焦输布五脏六腑、十二经脉，布于全身，故曰：三焦者，原气之别使也，主通行三气。

（3）三焦的不同作用

三焦分为上中下三部。因部位不同，其所涵盖的脏腑亦不同，三部三焦的功能大不相同。故《灵枢·营卫生会》说："上焦如雾，中焦如沤，下焦如渎。"

1）上焦如雾

《灵枢·决气》说："上焦开发，宣五谷味，熏肤充身泽毛，若雾露之溉，是谓气。"此气为卫气，经上焦升发宣散，升已而降，若雾露之溉，故曰上焦如雾。其用，熏肤充身泽毛，温分肉，通腠理，养骨节矣。正如《灵枢·痈疽》所说："上焦出气，以温分肉，而养骨节，通腠理。"

卫行脉外，上焦宣发卫气之道正如《灵枢·营卫生会》所说："上焦出于胃上口，并咽以上贯膈而布胸中，走腋，循太阴之分而行（手太阴也，卫行脉外），还至阳明，上至舌，下足阳明，常与营俱行于阳二十五度（营者营气也），行于阴亦二十五度一周也。故五十度而复大会于手太阴矣。"此为卫气经由上焦的升宣之道。

2）中焦如沤

沤者水泡也，久浸之意。"中焦者，在胃中脘，不上不下，主腐熟水谷。"其腐熟水谷如沤，其气之状如沤，故曰中焦如沤，其出气如露。故《灵枢·痈疽》说："中焦出气如露，上注谿谷（肉之大会为谷，肉之小会为谿），而渗孙脉，津液和调，变化而赤为血，血和则孙脉先满，溢乃注于络脉，皆盈，乃注于经脉。"

中焦如沤状腐熟水谷，其出气如露状。此如露状之气，曰为营气。中焦是化生营气血气之所，故《灵枢·营卫生会》说："中焦亦并胃中，出上焦之后，此所受气者，泌糟粕，蒸津液，化其精微，上注于肺脉，乃化而为血，以奉生身，莫贵于此，故独得行于经隧，命曰营气。"上焦出于胃上口，中焦并于胃中。上焦出卫气，中焦出营气。卫气为水谷之悍气，水谷入胃，卫气先出于营气，乃卫气为水谷之悍气。营气则须中焦泌蒸津液，化其精微而得，故中焦之气化为后天血气生化之源。

3）下焦如渎

"下焦者，当膀胱上口，主分别清浊，主出而不内，以传导也。"下焦所出者，水液渣汁也。其所出之道，有如沟渠，其气之状如渎。渎者沟渠大川也，故曰下焦如渎。故《灵枢·营卫生会》说："下焦者，别回肠，注于膀胱而渗入焉。故水谷者，常并居胃中，成糟粕，而俱下于大肠，而成下焦，渗而俱下，济泌别汁，循下焦而渗入膀胱焉。"

人饮酒为何先小便出？"黄帝曰：人饮酒，酒亦入胃，谷未熟而小便独先下何也？岐伯答曰：酒者熟谷之液也，其气悍以清，故后谷而入，先谷而液出焉。"

下焦除分别清浊、泌渗别汁外，下焦还是卫气生成之所，所谓"卫出下焦"也。

6. 背俞穴

（1）形成

《难经·六十六难》说："五藏俞者，三焦之所行，气之所留止。"三焦者，原气之别使也，脐下肾间动气也。五脏六腑之原气，亦源于肾间动气，三焦与脏腑之原皆同源也。三焦历五脏六腑，脏腑之原可随焦气之所行。三焦之所行，携脏腑之原，在阳，止于背俞；在阴，止于膺与冲脉于脐左右之动脉者。其所止辄于背俞者，为背俞穴之穴气，为原，故俞原同气，故五脏六腑有疾，皆可取其俞，以俞为原也。

（2）部位

《灵枢·背腧》说："黄帝问于岐伯曰：愿闻五藏之腧，出于背者。岐伯曰：胸中大腧在杼骨之端，肺腧在三焦之间，心腧在五焦之间，膈腧在七焦之间，肝腧在九焦之间，脾腧在十一焦之间，肾腧在十四焦之间，皆挟脊相去三寸所，则欲得而验之，按其处，应在中而痛解，乃其腧也。灸之则可，刺之则不可。气盛则泻之，虚则补之。以火补者，毋吹其火，须自灭也；以火泻者，疾吹其火，传其艾，须其火灭也。"

背俞穴是三焦腑之焦气将五脏六腑的原气经由气街，输注在足太阳膀胱经上的穴位。所言"几焦"者，乃明示背俞穴是由三焦腑之焦气历五脏六腑所注而来。如"肝腧在九焦之间"，乃指肝俞穴之穴气是肝脏所藏之原气，经位于第九胸椎的三焦焦气，行止辄于足太阳膀胱经上，而曰为九焦之间。

背俞穴之穴气是脏腑原气由三焦焦气经气街之径，输注于足太阳经上而成。以俞代原，背俞穴和原穴一样能诊察并治疗相应的脏腑。不同脏腑其背俞穴的分布与支配它的自主神经在脊柱的部位上极其相近，许多人将其混淆。这是两种完全不同的系统（神经系统和经络系统）在部位上的高度重合，它们有完全不同的工作机制：一个是各脏腑原气输注形成的穴位，一个是"形"的中枢——脑通过脊神经分出自主神经，从脊神经的不同节段穿出，入不同的脏腑，管理脏腑质器运行的生理功能。各脏腑的背俞穴与其所属的自主神经在脊柱节段上是如此接近，甚至完全重合，是因为其背俞穴所形成的矢向通道和自主神经穿行的路径几乎一致。形和气在此高度契合，却有完全不同的工作机制，这是造化之奇。这两种不同的机理，决定着不同的治疗思路。仅就针灸而言，当以针灸背俞穴为目的，手法上须言补泻。当以针刺神经为目的，则可言刺激。因此，我们不能将背俞穴与其相应的自主神经混淆了。

（3）穴名

背俞穴虽位于足太阳经上，但非足太阳经之经穴。因其穴气非足太阳经气出入离合所形成的节之交，而是三焦焦气在气街的径道上，携脏腑原气，行止辄之所。所以理解背俞穴不能按经脉循行方向的纵向联系，而应循气街之径的横向联系。

焦一：陶道穴、大杼穴

陶道穴，陶者金玉之属，道者通行之气，故陶道穴之穴气属天部肺金之气，输注于督脉，主肃降，清金也。

大杼穴，杼者机梭也。《灵枢·海论》说："冲脉者，为十二经之海，其输上在于大杼，下出于巨虚之上下廉。"大杼穴的穴气是冲脉脉气上输，输在足太阳上。冲脉为血海，脉行如冲，故其上输之穴如梭，杼柚其空，故名大杼穴。冲脉又为十二经之海，其上输之穴大杼，乃为骨会穴。

焦二：风门穴、附分穴

风门穴，风门者，风邪出入之门户也。风邪之中人，始于皮肤。风为阳邪，其中人也高。肺主皮毛，肺上部之气经三焦腑气街之径，行止辄于足太阳经上而成风门穴穴气，以御风邪。

附分穴，附者附带也，分者分出也。风邪喜于风门穴而入，乃风门穴是肺上部之气输注而成，其气也虚，风邪喜凑也。风者善行而数变，其袭人非唯一处，故肺上部之气分而输注于足太阳经分支上，而成附分穴穴气，以御风邪，足太阳经脉于此处分而下行。

焦三：身柱穴、肺俞穴、魄户穴

身柱穴，身者身体之中部也，柱者支柱也。身体之中部为肺脏原气之所，肺之原气，由三焦，经气街，行止辄于督脉，以肺治节之力，通督行阳，故身柱穴穴气阳气盛，能益骨气而为身之柱。

肺俞穴，肺脏之原气，由三焦，经气街，行止辄于足太阳经，寄于足太阳而为肺俞穴。

魄户穴，肺藏气，气舍魄。魄，由三焦，经气街，行止辄于足太阳经，寄于足太阳，为魄之门户，故名魄户穴。

焦四：巨阙俞穴、厥阴俞穴、膏肓俞穴

巨阙俞穴，为经外奇穴，乃心包之原气由三焦焦气，经气街，行止辄于督脉，而为巨阙俞穴之穴气。

厥阴俞穴，两阴交尽谓厥阴，厥阴经隶属于心包，故心包之脏气亦有厥阴之象，为阖。此阖降之心包膜原气，由三焦，经气街，行止辄于足太阳经，寄于足太阳，乃成厥阴俞穴。心包阖降之原气护卫心脏，代心受邪。

膏肓俞穴，膏者膏脂也，肓者心脏与膈膜之间也。膏肓者，心脏与膈膜间的膏脂，膏脂亦藏原气。此心包膜中脂类物质的原气，由三焦，经气街，行止辄于足太阳经，寄于足太阳，乃成膏肓俞穴。

焦五：神道穴、心俞穴、神堂穴

神道穴，神者灵气也，道者神之为也。心藏脉，脉舍神，神为君主之官。神为之气，由三焦，经气街，行止辄于督脉，寄于督脉，乃成神道穴。

心俞穴，心脏之原气，由三焦，经气街，行止辄于足太阳经，寄于足太阳，乃成心俞穴。

神堂穴，神者心所藏也，堂者宫室的前部。前为堂，后为室。堂为阳，室为阴。神者，阴阳不测，居舍于阴阳之堂。此阴阳堂舍之气，由三焦，经气街，行止辄于足太阳经，寄于足太阳，乃成神堂穴。

焦六：灵台穴、督俞穴、譩譆穴

灵台穴，志生于肾，志气化五，分藏五脏。心脏之志气，由三焦，经气街，行止辄于督脉，此灵寄于督脉，曰灵台穴。

督俞穴，焦六为督脉在脊柱的中间处，督脉为阳脉之海，统领阳脉，其原气，由三焦，经气街，行止辄于足太阳经，寄于足太阳，曰督俞穴。

譩譆穴，心脏之志气，司喜悦，督脉阳气条达，身心顺畅，故心脏之志气和督脉之原气同属于焦六。心脏之灵，其志气，由三焦，经气街，行止辄于足太阳经，寄于足太阳，司喜，故名譩譆穴。

焦七：至阳穴、膈俞穴、膈关穴

至阳穴，胸腔与腹腔以膈膜为界，膈膜之上为阳，上焦之所，心肺居其内。心为阳中之太阳，肺为阳中之太阴；膈膜之下为阴，中下二焦之所，肝胆脾胃肾膀胱大小肠居之。肝为阴中之少阳，脾为阴中之至阴，肾为阴中之少阴。故膈膜之原为阳极生阴之所，曰至阳。膈膜之原气，由三焦，经气街，行止辄于督脉，寄于督脉，乃成至阳穴。

膈俞穴，膈者心之下脾之上也，膈膜也，为膈膜之原气，由三焦，经气街，行止辄于足太阳经。曰膈俞穴。心之下脾之上之膈膜，位于中焦，乃血液化生之处，故膈俞穴为血会。

膈关穴，关者关卡也，膈关是阴阳交膈之关卡，膈膜阴阳交关之原气，由三焦，经气街，行止辄于足太阳经，寄于足太阳，乃成膈关穴。

焦八：胰俞穴

胰俞穴，中医解剖中没有胰脏，盖胰脾一体，胰脾同用，故古人将胰脾统归于一脏，曰为脾脏。然，从西医的解剖中我们知道胰脾消化功能不尽相同，故设此经外奇穴胰俞穴，更能全面反应中医脾脏的理论。胰脏之原气，由三焦，经气街，行止辄于足太阳经，寄于足太阳，乃成胰俞穴。

焦九：筋缩穴、肝俞穴、魂门穴

筋缩穴，缩者收缩也，肝主筋，全身筋膜之血气濡养，皆由于肝。全身筋膜广而大，其原气缩聚，由三焦，经气街，行止辄于督脉，寄于督脉，故名筋缩穴。

肝俞穴，肝脏之原气，由三焦，经气街，行止辄于足太阳经，寄于足太阳，曰肝俞穴。

魂门穴，肝藏血，血舍魂。魂，由三焦，经气街，行止辄于足太阳经，寄于足太阳，曰为魂门穴。

焦十：中枢穴、胆俞穴、阳纲穴

中枢穴，胆为中精之腑，胆虽为腑，却有脏性，藏而不泻。所藏之精，源于肾精。少阳为枢，为枢降，乃将后天精气转枢，枢降入先天之精。胆腑枢降之原气，由三焦，经气街，行止辄于督脉，寄于督脉，胆腑居中，故名中枢穴。

胆俞穴，胆腑之原气，由三焦，经气街，行止辄于足太阳经，寄于足太阳，曰胆俞穴。

阳纲穴，纲者网上之总绳也。胆腑枢降之精气，补益先天血气，精又称元阳，元阳为一身阳之纲，故曰阳纲。胆腑其用之原气，由三焦，经气街，行止辄于足太阳，寄于足太阳，曰阳纲穴。

焦十一：脊中穴、脾俞穴、意舍穴

脊中穴，脾为中土，此中土之原气，由三焦，经气街，行止辄于督脉，寄于督脉，故名脊中穴。

脾俞穴，脾脏之原气，由三焦，经气街，行止辄于足太阳经，寄于足太阳，曰脾俞穴。

意舍穴，脾藏营，营舍意，意，由三焦，经气街，行止轵于足太阳经，寄于足太阳，为意之舍，故名意舍穴。

焦十二：胃俞穴、胃仓穴

胃俞穴，三焦历胃腑，其于胃腑之焦气，由三焦，经气街，行止轵于足太阳经，寄于足太阳，曰胃俞穴。

胃仓穴，胃为食饮之仓，水谷之海，其用腐熟水谷。其用之气，由三焦，经气街，行止轵于足太阳经，寄于足太阳，曰胃仓穴。

焦十三：悬枢穴、三焦俞穴、肓门穴、痞根穴

悬枢穴，三焦历五脏六腑，三焦经为手少阳，少阳为枢。手少阳之枢为升降之枢，有升有降，乃为后天血气和先天血气相互转化之所。手少阳较于足少阳，为阳，其位上，足少阳为中枢，手少阳则为悬枢，此转枢用之原气，由三焦，经气街，行止轵于督脉，寄于督脉，名曰悬枢穴。

三焦俞穴，三焦腑之原气，由三焦，经气街，行止轵于足太阳经，寄于足太阳，曰三焦俞穴。

肓门穴，肓者，膜之原。三焦历五脏六腑须经肓膜之门，此肓膜属三焦，其原气，由三焦，经气街，行止轵于足太阳经，寄于足太阳，曰肓门穴。

痞根穴，经外奇穴，其穴名之义详见下文。

焦十四：命门穴、肾俞穴、志室穴

命门穴，命门者右肾也，纳五脏六腑之精以藏之，为精神之所舍。命门生气之原，由三焦，经气街，行止轵于督脉，寄于督脉，曰命门穴。

肾俞穴，肾脏之原气，由三焦，经气街，行止轵于足太阳经，寄于足太阳，曰肾俞穴。

志室穴，肾藏精，精舍志。志，由三焦，经气街，行止轵于足太阳经，寄于足太阳，曰志室穴。

焦十五：气海俞穴

气海俞穴，肾间动气系于两肾之间，为原。以原气组成的肾间动气，称为气海。气海如田，结气成丹，又称为肾间动气。此如田之气海，其原，由三焦，经气街，行止轵于足太阳经，寄于足太阳，曰气海俞穴。

焦十六：大肠俞穴

大肠俞穴，三焦腑之焦气历大肠，其于大肠腑之焦气，由三焦，经气街，行止轵于足太阳经，曰大肠俞穴。

焦十七：关元俞穴

关元俞穴，关元亦称下丹田，为肾间动气即真气抟聚之处，此部之原，由三焦，经气街，行止辄于足太阳经，曰关元俞穴。

焦十八：小肠俞穴

小肠俞穴，三焦腑之焦气历小肠，其于小肠腑之焦气，由三焦，经气街，行止辄于足太阳，寄于足太阳，曰小肠俞穴。

焦十九：膀胱俞穴

膀胱俞穴，三焦腑之焦气历膀胱，其于膀胱腑之焦气，由三焦，经气街，行止辄于足太阳，寄于足太阳，曰膀胱俞穴。

六腑传化物而不藏，不藏原气也，故六腑除胆外，余皆无原气，而为通降之腑气。三焦焦气历六腑，其于六腑内之焦气，经由气街，行止辄于足太阳经上，乃成六腑背俞穴之穴气，故六腑的背俞穴与五脏的背俞穴不同，不具原穴之性，其诊疗之效较为不显。

（4）气街灸

针和灸是两种不同的调气方法，其作用机理不尽相同。《灵枢·官能》言："针所不为，灸之所宜。"说明了针和灸确有不同的作用机理，那么，针和灸的作用机理又是什么？我们知道经气是在经脉中运行，经脉之循行，或纵或横，犹如三维的XY轴。除经脉外，经气尚有在气街中运行。气街是气之径路，如同Z轴。设立气街，乃为气的应急通道，是经脉运行经气通道的补充。经脉纵横而行，气街矢向而立，卒遇大寒，络脉厥绝，经气则于胫之气街，矢向而行，折合而返。

微针可以通经脉，调血气，营其逆顺出入之会。这是因为微针可刺中经脉，以迎随、徐疾、捻转、提插、开阖、呼吸等补泻针刺手法，对纵横而行的经气补虚泻实。"五藏之道，皆出于经隧。"微针对经气虚实的调节，可以起到对脏腑虚实的直接调节，以达调和阴阳、扶正祛邪之功。

灸法不同于针法，是因艾灸的热力始终垂直于体表。艾灸热力渗透的多少决定艾灸温通经脉的疗效，这就需要有个矢向通道，能让艾灸的热力直接渗透进去。气街矢向而立，气街的矢向通道为艾灸提供了施灸部位。背俞穴正如《灵枢·背腧》所说："灸之则可，刺之则不可。"与经气出入离合所形成的腧穴不同，背俞穴是五脏六腑的原气由三焦腑，经气街之径，输注于足太阳经上而形成的。艾灸背俞穴，其垂直的热力极易通过气街这一矢向通道渗入深层，温煦五脏六腑，温补原气，故言灸之则可。因背俞穴是脏腑之原气寄于足太阳经上，非属足太阳经的腧穴，故言针之不可。五脏六腑有疾，其本皆为原气不足，治病必求于本。艾灸背俞穴可直接温补五脏六腑原气，其力峻洪，为养生保健抗衰老首选灸穴，其作用非其他灸位所能比拟的，此灸法姑且命曰气街灸。

养生保健艾灸的穴位应在有气街的部位上选用，如背俞穴、足三里穴、神阙穴、关元穴、中脘穴、膻中穴、百会穴、印堂穴等。足三里穴和背俞穴不同，它属足阳明经的合穴，位于胫之气街，可针可灸，可针灸合用。关元穴、神阙穴为任脉之穴，关元穴又为小肠募穴，神阙穴为胎儿先天和后天的交接部，蕴藏许多未解生命信息之谜，皆位于腹之气街，可针可灸，可针灸并用。四街之部皆宜灸，此为灸之理。

《灵枢·背腧》说："以火补者，毋吹其火，须自灭也；以火泻者，疾吹其火，传其艾，须其火灭也。"灸法有补有泻，武火为泻，文火为补。用布盖住燃着艾炷的温灸盒，使艾炷缓缓而燃，热力温和缓缓渗透，此为艾灸之补法。究其理，如同农家烧肥，用土将燃烧的肥料盖住，不完全燃烧而得的肥料为上等好肥。艾灸亦是如此，文火缓燃的热力渗透更强。因此，布盖灸盒，以助缓燃是个简易实用的方法。在提高艾灸疗效方面，雷火灸和热敏灸均做了有益的探索。雷火灸改变艾条的材料及粗细，加强了艾灸的热力。热敏灸则从灸感判断灸力的渗透，以确认灸位，显然是个不错的思路，但操作终归烦琐。经脉的腧穴多宜针不宜灸，因灸经脉，易"灸而过此者得恶火，则骨枯脉涩。"这是临床中应用热敏灸需要注意的。

针法和灸法的作用机理既然不同，又当如何联用呢？过去的针灸联用，常是针柄上加艾炷或针上加大灸盒，虽有锦上添花之功，却无画龙点睛之效。由于针刺和艾灸作用的不同机理，决定了针灸联用不能在同一施术部位上同时行针刺和艾灸。"针所不为，灸之所宜。"针灸联用应是针刺和艾灸的施术部位不能相同，须依两种施术不同的取效机制，选取最适宜的施术部位，以达最大的功效。如脏腑疾患，可先于背俞穴或中脘、神阙、气海、关元、足三里等诸穴行气街灸，温补原气、培本固元，再针刺经穴，补虚泻实、调和阴阳，方可达针灸合用之奇功。

（四）小肠

1. 主受盛和化物

《素问·灵兰秘典论篇》说："小肠者，受盛之官，化物出焉。"小肠者，天气之所生也，其气象天，名曰传化之腑。小肠同脾胃，皆为仓廪之本，通于土气。小肠居胃之下，下焦下溉小肠，故小肠受盛胃中水谷而分清浊，水液由此而渗入前，糟粕由此而归于后，此受五谷浊气不能久留，输泻者也。脾气化而上升，小肠化而下降，故曰化物出焉。故水谷入口，则胃实而肠虚，食下，则肠实而胃虚，更虚更满，气得上下，则五脏安定，血脉和利，精神乃居。

2. 腑精神明

腑精神明之腑者，小肠也。肺朝百脉，输精于毛皮，毛皮藏精。食气入胃，浊气归心，淫精于脉，脉者藏精。毛脉合精，行气于腑，腑为小肠。小肠通土气而化物，受盛胃中水谷，泌分清浊，化为谷精。谷精与毛脉合精，濡养心神，君火得明。谷精与毛脉合精，留于四脏，四脏得养，淫精于气口，气口成寸，权衡生死。

3. 心合小肠

心之腑者小肠也，小肠经因与心经的隶属关系而为表里。心有实火，可移热于小肠。小肠有热，可上炎于心。《难经·三十五难》说："五藏各有所府，皆相近，而心肺独去大肠小肠远者，何谓也？经言：心荣肺卫，通行阳气，故居在上。大肠小肠，传阴气而下，故居在下，所以相去而远也。"

（五）大肠

1. 主传导

《素问·灵兰秘典论篇》说："大肠者，传导之官，变化出焉。"大肠者，天气之所生也，其气象天。大肠者，传泻行道之腑也。大肠受小肠泌别后之水谷，所余糟粕，依次传下，不能久留。大肠之所以能传导者，以其为肺之腑。肺气下达，故能传导。

2. 腑精神明

在"水谷传化，府精神明，留于四藏"这一生理中，大肠虽非占主要地位，然，大肠受盛小肠泌别后之水谷，所余精微在大肠得化，而留于四脏。所得糟粕，依次传下。大肠之所以能化物，乃大肠腑通土气，下焦溉大肠之故。

水谷入胃，胃气腐熟，中焦蒸沤。下焦别回肠，以溉诸肠。小肠受盛胃中水谷，下焦和小肠泌别清浊。济泌别汁，渣汁循下焦如渎之道而渗膀胱，下焦和膀胱气化，而成小便。大肠受小肠泌别后之水谷，所得糟粕，依次传下，而成粪便。若小肠泌别失常，水液不能渗于前，则大便溏薄，小便短少。利小便而实大便，治之可也。

3. 肺合大肠

大肠者，肺之腑。大肠经因与肺经的隶属关系而互为表里。大肠之所以能传导，以其为肺之腑，肺气下达，故能传导。故肺气肃降则大肠通畅，大肠通畅，则益肺气肃降。若腑气不通，则胸满喘咳。若肺虚失降，则大便不行。

（六）膀胱

1. 藏津液

"膀胱者，州都之官，津液藏焉，气化则能出矣。"膀胱者，藏津液之腑也。津液经膀胱的气化，化为小便而排出，水渣是也。肾主水液，饮入于胃，游溢精气，上输于脾，脾气散精，上归于肺，肺气肃降，通调水道，水液归肾，下输膀胱，化为小便；饮入于胃，依次传下，小肠受之，饮循下焦津液之道，归入于肾，肾脏气化，下渗膀胱，复化为溲。此为中医对尿液生成机理的认识。

2. 肾合膀胱

膀胱者，肾之腑也。膀胱经因与肾经隶属关系而为表里关系。膀胱的贮尿和排尿功能，全赖于肾的气化。肾气充盛，固摄有权，则膀胱开合有度。肾气虚衰，固摄失常，则膀胱开合失度。

第五节　奇恒之腑

一、概念

《素问·五藏别论篇》说："脑、髓、骨、脉、胆、女子胞，此六者，地气之所生也，皆藏于阴而象于地，故藏而不泻，名曰奇恒之府。"所谓奇恒之腑，有五脏藏之用，藏而不泻。腑因有脏性而有藏之能，故曰奇。恒者恒久也，此六者，皆恒久不变也，脑髓骨脉更是如此，故曰为奇恒之腑。

二、奇恒之腑

《素问·六节藏象论篇》说："……三而三之，合则为九，九分为九野，九野为九藏。故形藏四，神藏五，合为九藏以应之也。"中医是研究"气"的医学，"形"虽不在中医的研究范畴内，但中医对"形"有正确的认识，认为形脏有四，脑髓骨脉也。此"形"之四脏，总管"形"的生理活动。从脏器质体角度来说，脑髓骨脉和五脏六腑是不同的。五脏六腑的质体脏器各有所属的脏气和腑气，五脏还分藏各自的灵气，曰神脏五。而脑髓骨脉则是由精而生，由精而养，故脑髓骨脉藏精，曰形脏四。元精推动受精卵不断分裂而成脑髓骨脉，生成以后，元精化生骨髓之气，濡养髓骨。形之四脏者，藏精气也，其生长壮老已皆由于元精之盛衰。脑髓骨脉为形之首、形之干，其工作机制就非如五脏脏气阴阳升降的圆运动，而为"形"似机器样的工作机制。脑和髓构成神经系统，为形的最高指挥中枢；骨组成骨骼系统，为躯干的支架；脉和心脏组成心血管系统，为"形"提供能量和营养。这是"形"成为生命的基本要素，也是人类和动物的共同之处，只不过人类的"形"更加复杂更加高级。

（一）脑

1. 地位

形脏四者，脑髓骨脉也，脑为形之首。脑为"形"的指挥中枢，脑通过髓，即神经系统，指挥支配"形"的生理活动，因"形"是西医的研究范畴，西医从解剖、生物电等角度，已将脑的工作机制阐明清楚。清代王清任也从西医的研究思路，对脑有大概的认识，认为"灵机记性在脑者，因饮食生气血，长肌肉，精汁之清者，化而为髓，由脊髓上行入脑，名曰脑髓。两耳通脑，所听之声归脑；两目系如线长于脑，所见之物归脑；鼻通于脑，所闻香臭归于脑海；小儿周岁脑渐生，舌能言一二字。"视听嗅言忆等生理功能皆归于脑，智力和思维能力，亦归于脑，故曰："头者，精明之府。"脑死则形亡！由于脑为"形"之中枢，非中医研究的范畴，因此中医对脑的工作机制、脑的生理病理、疾病等知之甚少，远不如西医，这一点作为中医工作者，一定要心知肚明。中医认为百病之所生，皆由乎五脏虚实。五脏为人体的中心，藏象是中医研究的核心，而脑和五脏的关联是中医治疗脑病的切入点。

由于脑是"形"的最高中枢，其结构极其复杂，如同高度集成精密的芯片。脑并非孤立的存在，需要髓气濡之，血气养之。《灵枢·海论》说："髓海有余，则轻劲多力，自过其度；髓海不足，则脑转耳鸣，胫痠眩冒，目无所见，懈怠安卧。"肾藏骨髓之气，以髓气养脑。脑失所养，则机能衰退，脑鸣眼花，甚则脑萎缩；脑的营养均来于血液，脑的血液供应是被动的，脑只是被供养，并未参与血液供应。血气供应不畅，易致脑血栓；气血上逆太过，易致脑出血。而气血循环皆由脏腑的经脉所主，因此，从五脏藏象圆运动失圆辨证入手，以五味和阴阳，以针灸调经脉是中医治疗脑病的机理。外伤可致脑伤、脑死，这是西医颅脑外科研究的问题。

中医从气血的角度，认为眼和脑的关系如《灵枢·大惑论》所说："五藏六府之精气，皆上注于目而为之精。精之窠为眼，骨之精为瞳子，筋之精为黑眼，血之精为络，其窠气之精为白眼，肌肉之精为约束，裹撷筋骨血气之精而与脉并为系，上属于脑，后出于项中。"

2. 形成

《灵枢·经脉》说："人始生，先成精，精成而脑髓生，骨为干，脉为营，筋为纲，肉为墙，皮肤坚而毛发长，谷入于胃，脉道以通，血气乃行。"形质之生，始于气。胎儿孕育，乃生之端始。媾精交合，两精相搏，以母为基，以父为楯，精化生髓，髓聚成海，髓海成脑，故形质之成，先始于脑。

3. 脑为髓海

《灵枢·海论》说："脑为髓海。"《素问·五藏生成篇》也说："诸髓者，皆属于脑。"髓者，神经也。脑由髓聚而成，诸髓皆由脑所主。

4. 脑为元神之腑

元神者，元精所化，脑髓所生。元神舍于脑腑，乃为具有智力思维的灵气，大脑的智商与元神密不可分。生之最初，元精源于父母媾精的生之祖气，元精化生元神，元神决定了智商，因此，智商具有遗传的随机性。元神和神不同，神是指心所藏之神，神藏于心，舍于脉。对"形"而言，神是外来客居之灵气；而元神为元精所化生，以脑为腑。元神与元精同盛衰，是上丹田之丹。形亡则元神灭，神离则气绝。石学敏先生创立的"醒脑开窍针刺法"，提出"窍闭神匿"这一概念的"神"，指的当是元神。

（二）髓

髓者，神经也。精生髓，髓聚成海为脑，髓聚成束而为神经系统。脑和脊神经构成中枢神经，为"形"的中枢。和脑一样，髓禀地气而生，为奇恒之腑，因此髓和脑寿命恒久。髓亦不做五脏藏象的圆运动，髓由脑所主。髓的生长壮已决定于元精的盛衰，肾藏髓气濡养着髓。

（三）骨

骨者，骨骼也。骨由肾所主，骨之所养，皆赖于肾气。肾所藏之精化骨气，温煦濡养骨骼。骨之生长，皆因元精充盛。骨之退化，皆因肾气衰竭。骨和脑髓皆赖肾气所化所养，骨和脑髓因此而密切相关，正如《灵枢·卫气失常》所说："骨之属者，骨空之所以受益而益脑髓者也。"骨劲则脑健，脑健则骨强，肾气盛也。骨枯则脑衰，脑退则骨弱，肾气衰矣。

（四）脉

脉者，地气之所生，奇恒之腑也，藏于阴而象于地。脉者血管也，脉为血之府。

心主脉，心和血管构成心血管系统，是血液循环的运行管道。因有心血管系统，才能提供血液和营养，维持生命活动。心主脉，宗气贯心，其淫精濡养血管内壁，脉得以滑利通行。

（五）胆

胆虽为六腑之首，亦属奇恒之腑。乃因胆为中精之腑，藏精而不泻，虽为腑却有脏性。胆者地气之所生，藏于阴而象于地。

（六）女子胞

又称胞宫，子宫也，为女子产出月经和孕育胎儿的器官。女子胞者，地气之所生，藏于阴而象于地。女子任冲二脉，皆起于胞中。命门所纳藏五脏六腑之精气，化生生之祖气，系于胞中。天时至，癸水足，肾气盛，任脉通，冲脉盈，系于胞中的生之祖气，生化精神二气，先身而生，为生之最初，故女子二七，月事以时下，故有子。

第六节　卫气

一、概念

卫气，顾名思义，保卫人体，抵御外邪侵袭的气称为卫气。卫气是循行于经脉之外，并分布全身内外的一种阳气。卫气在外，如同屏障，保护人体，抵御外邪入侵，是人体最外的一层阳气；卫气在内，则温熏肓膜，温养五脏六腑，是体内温度重要来源之一。

人体之气，皆通乎天气，人有卫气，地球有大气层，卫气对人体的意义如同大气层对地球的意义。"天人合一"的内涵不仅是天与人其气相通，更重要的是人当顺天地四时之序，以此养其气。因此，《素问·生气通天论篇》说："苍天之气，清静而志意治，顺之则阳气固，虽有贼邪弗能害也，此因时之序。故圣人传精神，服天气，而通神明。失之则内闭九窍，外壅肌肉，卫气散解，此谓自伤，气之削也。阳气者，若天与日，失其所，则折寿而不彰。故天运当以日光明，是故阳因而上卫外者也……故风者，百病之始也，清静则肉腠闭拒，虽有大风苛毒，弗之能害，此因时之序……故阳气者，一日而主外，平旦人气生，日中而阳气隆，日西而阳气已虚，气门乃闭。是故暮而收拒，无扰筋骨，无见雾露。反此三时，形乃困薄。"阳者，卫阳也，卫外而为固也。圣人之养生，乃顺四时之序，昼夜交替，起居有常，内心清静，恬憺虚无，志闲少欲，心安不惧，无恚嗔之心，无思虑之患，则志意和。志意和，则精神内守，魂魄不散，悔怒不起，五脏不受邪矣。精神不失，则卫气不散，腠理固密闭拒，外邪弗能害也。此养卫气养寿之法。若不顺四时之序，与天悖逆，嗜欲无穷，忧患不止，则"精坏神去，内窍九窍，外壅肌肉，卫气散解，气自削也。"

二、形成

卫气是由先天卫气和后天卫气组成。

（一）卫出下焦

《灵枢·营卫生会》说："黄帝曰：愿闻营卫之所行，皆何道从来？岐伯答曰：营出于中焦，卫出于下焦。"卫出于下焦是指先天卫气出于下焦，在下焦生成。

1. 从生命初始来看，先天卫气出于下焦

《灵枢·天年》说："黄帝曰：何者为神？岐伯曰：血气已和，荣卫已通，五藏已成，神气舍心，魂魄毕具，乃成为人。"黄帝所问"何者为神"之神为广义之神，是指生命之气。"神气舍心"之神为狭义之神，是心所藏之神，灵气也。生命的先决条件是"血气已和，荣卫已通。"当受精卵在精气的推动下，不断分裂生长，脑髓骨脉脏腑质器已具，神设经脉，精气筑之，乃成血气已和，荣卫已通。此时的荣气为经脉先天之气，卫气为先天之卫，荣卫皆由元精化生，元精藏于肾，下焦为肾之主，故先天卫气出于下焦。

2. 从胎儿出生后来看，先天卫气出于下焦

胎儿出生后，历生长壮老已。在这生命过程中，先天卫气随元精而盛衰。元精充盛，于下焦化生先天卫气。元精虚衰，下焦无化先天卫气之源，先天卫气亦虚衰。先天卫气虚少而失其根，则会出现如《灵枢·营卫生会》所说："老者之气血衰，其肌肉枯，气道涩，五藏之气相搏，其营气衰少而卫气内伐，故昼不精，夜不瞑。"因此，先天卫气出于下焦。

3. 从卫气的功能来看，先天卫气出于下焦

卫气相对于营气，卫为阳，营为阴，营行脉中，卫行脉外。与营伴行的卫气因有营阴和经脉的固摄之力，卫气乃行于脉外，与营不相干。卫气除与营伴行外，还是广布在外的最外层以御外邪的阳气。构成人体最外屏障的卫阳不能散解，失之，则谓自伤，气之削也。然，卫阳为孤阳，无阴与其相合。独阳直上，之所以卫阳不会因阳性直上而散解，全赖元精对其收摄之力，而能卫外为固。卫气出于下焦，元精所化，乃能御邪。因此，分布在最外层的具有抵御外邪之力的卫气，为先天卫

气。先天卫气由元精所化，精卫相通，精卫同气，精为卫之基，故先天卫气出于下焦，故《素问·汤液醪醴论篇》说："今精坏神去，荣卫不可复收。何者？嗜欲无穷，而忧患不止，精气弛坏，荣泣卫除，故神去之而病不愈也。"

4.从卫气的循行来看，先天卫气出于下焦

卫气循行脉外，平旦阴尽，阳气出于目，始于足太阳而行于阳分。日西阳尽，则始于足少阴而行于阴分。其气自膀胱而肾，由下而出，故先天卫气出于下焦。

（二）卫出中焦

卫出中焦是指后天卫气出于中焦，在中焦生成。《灵枢·营卫生会》言："人受气于谷，谷入于胃，以传与肺，五藏六府，皆以受气，其清者为营，浊者为卫，营在脉中，卫在脉外。"后天卫气得于水谷精微在中焦的气化。胃腐熟水谷，中焦在胃中气化水谷精微，其浊者为后天卫气，以补益先天卫气。因此，由先天卫气和后天卫气相合而成的卫气，其源皆须赖于元精不断充盛的下焦和胃腐熟五谷与中焦的气化。

（三）卫出上焦

卫出上焦是指后天卫气升宣出于上焦。《灵枢·营卫生会》说："黄帝曰：愿闻营卫之所行，皆何道从来？岐伯答曰：营出于中焦，卫出于下焦。黄帝曰：愿闻三焦之所出（营卫如何从三焦生成而出）。岐伯答曰：上焦出于胃上口，并咽以上贯膈而布胸中，走腋，循太阴之分而行，还至阳明，上至舌，下足阳明，常与营俱行于阳二十五度，行于阴亦二十五度一周也，故五十度而复大会于手太阴矣。"胃腐熟水谷，中焦气化水谷精微，其浊者为后天卫气，其出胃上口，入上焦，并咽以上贯膈而布胸中，由上焦和肺升宣，后天卫气如雾露之溉，熏肤充身泽毛，温分肉，养骨节，通腠理。余后天卫气之精走腋，循手太阴脉而行，还至手阳明，下足阳明，常与营俱行，五十度而复大会手太阴，此为后天卫气出中焦后由上焦升宣的循行路径。故《灵枢·五味》说："黄帝曰：营卫之行奈何？伯高曰：谷始入于胃，其精微者，先出于胃之两焦（上焦中焦也），以溉五藏，别出两行（营卫各行其道也），营卫之道。"

三、卫气行

先天卫气出于下焦，后天卫气出于中焦，因此先天卫气和后天卫气的循行路径并不相同。

（一）先天卫气之行

《灵枢·卫气行》说："故卫气之行，一日一夜五十周于身，昼日行于阳二十五周，夜行于阴二十五周，周于五藏。是故平旦阴尽，阳气出于目，目张则气上行于头，循项下足太阳，循背下至小指之端；其散者，别于目锐眦，下手太阳，下至手小指之间外侧；其散者，别于目锐眦，下足少阳，注小指次指之间；以上循手少阳之分，侧下至小指之间；别者以上至耳前，合于颔脉，注足阳阴，以下行至跗上，入五指之间；其散者，从耳下下手阳明，入大指之间，入掌中；其至于足也，入足心，出内踝下，行阴分，复合于目，故为一周……阳尽于阴，阴受气矣。其始入于阴，常从足少阴注于肾，肾注于心，心注于肺，肺注于肝，肝注于脾，脾复注于肾为周。是故夜行一舍，人气行于阴藏一周与十分藏之八，亦如阳行之二十五周，而复合于目。"此为先天卫气之行，在阳，始于足太阳；在阴，始于足少阴。先天卫气出于下焦，源于元精，故其行，在阴始于肾经，在阳始于膀胱经。

（二）后天卫气之行

后天卫气出于胃和中焦，出胃上口，入上焦，经上焦与肺升宣，司后天卫气泽毛温分肉之用，余后天卫气之精，与营气俱行，循手太阴脉外而行，经手阳明、足阳明，与营俱行于阳二十立度，行于阴亦二十立度，五十度而复会手太阴。后天卫气之行，曰为"太阴主内，太阳主外"，在此循环中，后天卫气不断气化，化为先天卫气，并入先天卫气循环路径中，即"其始入于阴，足少阴也；其始入于阳，足太阳也。"后天卫气于中焦生成，经上焦和肺升宣，其在阴二十五度，由手太阴主。因此，后天卫气并入先天卫气的循行路经，是在足太阳经上与先天卫气相合。

（三）卫气行的控制

由于卫气行于脉外，无脉壅遏，其气散，其行慓疾滑利，是什么力量控制卫气的出阳入阴？一日一夜五十周于身？

1. 元精

由于后天卫气终并入先天卫气，故卫气行以先天卫气的循行路径为主，即"卫气行于阴二十五度，行于阳二十五度，分为昼夜，故气至阳而起，至阴而止。"一方面，元精的收摄力，令卫阳卫外为固，不会因孤阳直上而散解。另一方面，元精的升发，在下焦化为先天卫气，为先天卫气不竭之源，推动卫气之行（先天卫气需要后天卫气的补充。左右两肾，肾气相通，左肾之元精得于右肾所藏五脏六腑之精的后天补充）。

2. 昼与夜

夜半为阴陇，夜半后为阴衰，平旦阴尽而阳受气矣。日中为阳陇，日西而阳衰，日入阳尽而阴受气矣。夜半而大会，万民皆卧，命曰合阴，平旦阴尽而阳受气，命曰合阳。合阴则目瞑，合阳则寤矣。故《灵枢·口问》说："黄帝曰：人之欠者，何气使然？岐伯答曰：卫气昼旦行于阳，夜半则行于阴，阴者主夜，夜者卧；阳者主上，阴者主下。故阴气积于下，阳气未尽，阳引而上，阴引而下，阴阳相引，故数欠。阳气尽，阴气盛，则目瞑；阴气尽而阳气盛，则寤矣。"在昼与夜，天地阴阳转换中，卫气出阳入阴。因此，天地昼夜阴阳变化之力令卫气出阳入阴，而有目瞑和寤矣。万民皆当顺应昼夜阴阳变化，与天地同纪，日出而作，日落而息，暮而收拒，无扰筋骨，无见雾露，昼寤夜瞑，如是无已，阳密乃固，精神乃治。逆之，则卫阳散解，此谓自伤，气之削也。久之，肾气不衡，精神乃央。

3. 经脉行卫气

卫气伴行脉外，经脉脉道的先天荣气对卫气有收摄之力。卫气行于阳，足太阳主；行于阴，足少阴主；跷脉引卫气出阳入阴：阳跷脉为足太阳之别脉，起于跟中，出外踝下，上行至目内眦，与手足太阳、足阳明、阴跷、任督冲脉交会于睛明；阴跷脉为足少阴之别脉，起于跟中然骨之后，出内踝下，上行至目内眦，与手足太阳、阳跷、任督冲交会于睛明。

卫气之"阳气出于目""复合于目"，须阴阳跷脉相引。在正常生理状态下，睡眠和清醒之间的转换，要求是迅捷的。跷脉者，其气迅捷疾行，能引卫气迅捷出阳，以阳受气矣。当平旦阴尽，卫气出于目时，阳跷脉以其迅捷之气，引卫气上行于头，循项下足太阳，依次行于诸阳经二十五度；当日入阳尽，阴受气时，卫气行至于足，入足心，入足少阴注于肾，肾注于心，心注于肺，肺注于肝，肝注于脾，脾复注于肾，亦二十五度。此时，平旦阴尽，阴跷脉引卫气上行，复合于目，阳气出于目，目张，再由阳跷脉相引，上行于头，迅下足太阳，行诸阳经，睡眠与清醒快速转换，如是，周而不休。

故《灵枢·大惑论》说："黄帝曰：病而不得卧者，何气使然？岐伯曰：卫气不得入于阴，常留于阳。留下阳则阳气满，阳气满则阳跷盛，不得入于阴则阴气虚，故目不瞑也。黄帝曰：病目而不得视者，何气使然？岐伯曰：卫气留于阴，不得行于阳。留于阴则阴气盛，阴气盛则阴跷满，不得入于阳则阳气虚，故目闭也。"《灵枢·邪客》也说："卫气者，出其悍气之慓疾，而先行于四末分肉皮肤之间而不休者也，昼日行于阳，夜行于阴，常从足少阴分间（行脉外），行于五藏六府。今厥气客于五藏六府，则卫气独卫其外，行于阳，不得入于阴。行于阳则阳气盛，阳气盛则阳跷满，不得入于阴，阴虚，故目不瞑。"

四、卫气的特点

（一）循行

1. 卫行脉外

因后天卫气得于水谷精微之浊气，出于胃之两焦，上中焦也。其气慓疾滑利，不能入脉，卫行脉外也。故《素问·痹论篇》说："荣者，水谷之精气，和调于五藏，洒陈于六府，乃能入于脉也，故循脉上下，贯五藏，络六府也。卫者，水谷之悍气也，其气慓疾滑利，不能入脉也，故循皮肤之中，分肉之间，熏于肓膜，散于胸腹。"而先天之卫得于肾脏之元精，在外，卫外而为固，在内，周于五脏，其气散，行脉外。故《灵枢·卫气》说："其浮气之不循经者，为卫气。"

2. 先后天卫气之行，各有所主

后天卫气在内手太阴主，在外足太阳主。后天卫气出中焦，入上焦，经上焦同肺升宣，如雾露之溉后，余水谷悍气循手太阴之分而行，常与营俱行，五十度而复会于手太阴。

先天卫气在内足少阴主，在外足太阳主。平旦阴尽，阳受气矣，卫气出于目，目张，由阳跷脉相引上行于头，下足太阳，行诸阳经，复会足太阳，行于阳二十五

度；日入阳尽，阴受气矣，卫气始入于阴，常从足少阴注肾，周于五脏，复注于肾，行于阴二十五度。

（二）形成

1. 后天卫气出于水谷之悍气

后天卫气，慓悍疾行也，缘后天卫气出于水谷之浊气悍气也。因此，《灵枢·营卫生会》说："黄帝曰：人有热，饮食下胃，其气未定，汗则出，或出于面，或出于背，或出于身半，其不循卫气之道而出何也？岐伯曰：此外伤于风，内开腠理，毛蒸理泄，卫气走之，固不得循其道，此气慓悍滑疾，见开而出，故不得从其道，故命曰漏泄……黄帝曰：人饮酒，酒亦入胃，谷未熟而小便独先下何也？岐伯答曰：酒者，熟谷之液也，其气悍以清，故后谷而入，先谷而液出焉。"酒与后天卫气同性也，故《灵枢·经脉》也说："饮酒者，卫气先行皮肤，先充络脉，络脉先盛，故卫气已平，营气乃满，而经脉大盛。"

2. 后天卫气化为先天卫气

后天卫气循手太阴之分而行，常与营俱行于阳二十五度，行于阴亦二十五度，五十度而复大会于手太阴，行温分肉、养骨节、通腠理之功，解慓悍疾行之性，而化为先天卫气。

3. 先天卫气出于下焦

先天卫气，出于下焦，源自元精，随精而盛衰，先天禀赋足者，则卫气盛，外邪不易侵也。

（三）卫气行如环无端

卫气昼行于阳二十五度，夜行于阴二十五度，周而不休，与天地同纪。其出阳入阴，周而不休，乃天地昼夜阴阳变化也，故《难经·三十难》说："经言：人受气于谷，谷入于胃，乃传与五藏六府，五藏六府皆受于气。其清者为荣，浊者为卫。荣行脉中，卫行脉外，荣周不息，五十而复大会，阴阳相贯，如环之无端，故知荣卫相随也。"

五、卫气的作用

（一）先天卫气的作用

1. 卫外

卫气是保护人体，抵御外邪的阳气。卫气由先天卫气和后天卫气组成，先天卫气司卫外之用。先天卫气源于元精，而能"卫外为固，则肉腠闭拒，邪弗能害。"精卫同气，元精对先天卫气的固摄之力，不会因卫气为孤阳，直上而散解。"苍天之气，清静则志意治，顺之则阳气固，虽有贼邪弗能害也。"阳气固者，先天卫阳也。

2. 温里

先天卫气昼行于阳二十五度，夜行于阴二十五度，其始入于阴，常从足少阴注于肾，肾注于心，心注于肺，肺注于肝，肝注于脾，脾复注于肾而周于五脏。先天卫气入肾，补益元精，温煦五脏。因此，当邪客于内，寒邪与卫气相搏，则如《灵枢·刺节真邪》所说："虚邪之中人也，洒淅动形，起毫毛而发腠理……搏于肉，与卫气相搏，阳胜者则为热，阴胜者则为寒，寒则真气去，去则虚，虚则寒；搏于皮肤之间，其气外发，腠理开，毫毛摇，气往来行，则为痒；留而不去，则痹；卫气不行，则为不仁。虚邪偏客于身半，其入深，内居荣卫，荣卫稍衰，则真气去，邪气独留，发为偏枯。"

（二）后天卫气的作用

1. 由上焦与肺升宣的后天卫气

后天卫气源于中焦，得于胃腐熟水谷精微之悍气，其上传与肺，经上焦与肺开发升宣，后天卫气若雾露之溉，布于全身，起充皮肤、通腠理、温分肉之用，故《灵枢·本藏》说："卫气和则分肉解利，皮肤调柔，腠理致密矣。"《灵枢·决气》又说："上焦开发，宣五谷味，熏肤充身泽毛，若雾露之溉，是谓气。"此为后天卫气。

2. 未由上焦与肺升宣的后天卫气

后天卫气上传于肺，经上焦和肺升宣，剩余后天卫气则"循手太阴之分而行，走腋，还至阳明，上至舌，下足阳明，常与营俱行于阳二十五度，行于阴亦二十五度一周也，故五十度而复大会于手太阴矣。"此后天卫气之行由手太阴主。

在阳，和上焦升宣的后天卫气，司充皮肤，温分肉之用；在阴，则温熏肓膜。故《素问·痹论篇》说："卫者，水谷之悍气也，其气慓疾滑利，不能入于脉也，故循皮肤之中，分肉之间，熏于肓膜，散于胸腹。"当寒邪入里，与后天卫气相搏，则如《灵枢·刺节真邪》所说："虚邪之入于身也深，寒与势相搏，久留而内著，寒胜其势……有所结，气归之，卫气留之，不得反，津液久留，合而为肠溜，久者数岁乃成，以手按之柔。"《灵枢·痈疽》也说："寒邪客于经络中则血泣，血泣则不通，不通则卫气归之，不得复反，故痈肿。"《灵枢·水胀》也说："肠覃何如？岐伯曰：寒气客于肠外，与卫气相搏，气不得荣，因有所系，癖而内著，恶气乃起，息肉乃生。其始生也，大如鸡卵，稍以益大，至其成如怀子之状，久者离岁，按之则坚，推之则移，月事以时下，此其候也。"

细分先天卫气和后天卫气的不同作用，除先天卫气在外卫外固表，后天卫气在外温分肉充皮肤外，尚因二者循行路径不同，其在里温熏部位亦不同，作用也不一。先天卫气在里温煦五脏，与寒邪相搏，可发为不仁、偏枯；后天卫气在里温熏肓膜肠腑，寒邪客之，发为肠覃。然，后天卫气经手太阴主之循行后，解其悍气之性，入先天卫气循行路径，化为一气耳，亦为先天卫气之源，此为入里之后天卫气与先天卫气的关系。

（三）卫气和睡眠

卫气昼行于阳，夜行于阴。日入阳尽而阴受气，夜半大会，万民皆卧；平旦阴尽而阳受气，与天地同纪，日作夜卧，如是无已。卫气和，顺天地昼夜变化，出阳入阴，则寐好；卫气不和，卫阳不得入阴，则寐差。

六、卫气失常

（一）卫气虚，卫外不固

卫气最重要的作用是如同城墙抵御外邪入侵，保护人体。当肾气充盛，清静志意治，顺四时之序，则卫外为固，肉腠闭拒，邪弗能害；当卫气虚，腠理疏松，虚邪贼风长驱直入，百病乃生。故邪之中人者，虚邪贼风也。

1. 虚邪之中人

（1）何谓虚邪

虚邪者，八正之虚邪也。八正者，所以候八风之虚邪以时至者也。八正之虚邪，而避之勿犯也。以身之虚，而逢天之虚，两虚相感，其气至骨，入则伤五脏，工候救之，弗能伤也。

（2）虚邪中人之条件

邪不能独伤人，必因于虚邪。乘年之衰，逢月之空，风以时至，乃成虚邪。虚邪必以其时而中人。其中人者也虚，卫虚不固，腠理洞开，不避风寒，两虚相感，虚邪乃中人也。故《灵枢·百病始生》说："夫百病之始生也，皆生于风雨寒暑，清湿喜怒。喜怒不节则伤藏，风雨则伤上，清湿则伤下……喜怒不节则伤藏，藏伤则病起于阴也；清湿袭虚，则病起于下；风雨袭虚，则病起于上，是谓三部。至于其淫泆，不可胜数……风雨寒热，不得虚，邪不能独伤人。卒然逢疾风暴雨而不病者，盖无虚，故邪不能独伤人，此必因虚邪之风，与其身形，两虚相得，乃客其形，两实相逢，众人肉坚。其中于虚邪也，因于天时，与其身形，参以虚实，大病乃成，气有定舍，因处为名，上下中外，分为三员。"

（3）虚邪中人之径

虚邪之中人，乃始于皮肤，由浅入深，由孙络、络脉、经脉循经相传，逐层入里，客于腑脏，风寒袭上，寒湿客下。故《灵枢·百病始生》说："是故虚邪之中人也，始于皮肤，皮肤缓则腠理开，开则邪从毛发入，入则抵深，深则毛发立，毛发立则淅然，故皮肤痛。留而不去，则传舍于络脉，在络之时，痛于肌肉，其痛之时息，大经乃代。留而不去，传舍于经，在经之时，洒淅喜惊。留而不去，传舍于输，在输之时，六经不通四肢，则肢节痛，腰脊乃强。留而不去，传舍于伏冲之脉，在伏冲之时，体重身痛。留而不去，传舍于肠胃，在肠胃之时，贲响腹胀，多寒则肠鸣飧泄，食不化，多热则溏出麋。留而不去，传舍于肠胃之外，募原之间，留著于脉，稽留而不去，息而成积。或著孙脉，或著络脉，或著经脉，或著输脉，或著于伏冲之脉，或著于膂筋，或著于肠胃之募原，上连于缓筋，邪气淫泆，不可胜论。黄帝曰：愿尽闻其所由然。岐伯曰：其著孙络之脉而成积者，其积往来上下，臂手孙络之居也，浮而缓，不能句积而止之，故往来移行肠胃之间，水凑渗注灌，濯濯有音，有寒则腹膜满雷引，故时切痛。其著于阳明之经，则挟脐而居，饱食则益大，饥则益小。其著于缓筋也，似阳明之积，饱食则痛，饥则安。其著于肠胃之募原也，痛而外连于缓筋，饱食则安，饥则痛。其著于伏冲之脉者，揣之应手而动，发手则热气下于两股，如汤沃之状。其著于膂筋在肠后者，饥则积见，饱则积不见，按之不得。其著于输之脉者，闭塞不通，津液不下，孔窍干壅。此邪气之从外入内，从上下也。"

（4）虚邪中人之果

虚邪之中人，若卫气固，邪入也浅，病留不深。若卫气虚，虚邪因时而至，邪入也深，则发为极病。因此，虚邪害之浅深，与卫气虚盛、天时是否为和有极大的关系。故《灵枢·岁露论》说："贼风邪气之中人也，不得以时。然必因其开也，其入深，其内极病，其病人也卒暴；因其闭也，其入浅以留，其病也徐以迟……人与天地相参也，与日月相应也。故月满则海水而盛，人血气积，肌肉充，皮肤致，毛发坚，腠理郄，烟垢著。当是之时，虽遇贼风，其入浅不深。至其月郭空，则海水东盛，人气血虚，其卫气去，形独居，肌肉减，皮肤纵，腠理开，毛发残，膲理薄，烟垢落。当是之时，遇贼风则其入深，其病人也卒暴……三虚者，其死暴疾也；得三实者，邪不能伤人也……乘年之衰，逢月之空，失时之和，因为贼风所伤，是谓三虚……逢年之盛，遇月之满，得时之和，虽有贼风邪气，不能危之也。"

虚邪之中人，不能独去，其入也深。故《灵枢·刺节真邪》说："虚邪之中人也，洒淅动形，起毫毛而发腠理。其入深，则为骨痹；搏于筋，则为筋挛；搏于脉，则为血闭不通，则为痈；搏于肉，与卫气相搏，阳胜者则为热，阴胜者则为寒，寒则真气去，去则虚，虚则寒；搏于皮肤之间，其气外发，腠理开，毫毛摇，气往来行，则为痒；留而不去，则痹；卫气不行，则为不仁。虚邪偏客于身半，其入深，内居荣卫，荣卫稍衰，则真气去，邪气独留，发为偏枯。其邪气浅者，脉偏痛。虚邪之入于身也深，寒与势相搏，久留而内著，寒胜其势，则骨疼肉枯，热胜其寒，则烂肉腐肌为脓，内伤骨，内伤骨为骨蚀。有所疾前筋，筋屈不得伸，邪气居其间而不反，发于筋溜。有所结，气归之，卫气留之，不得反，津液久留，合而为肠溜，久者数岁乃成，以手按之柔。已有所结，气归之，津液留之，邪气中之，凝结日以易甚，连以聚居，为昔瘤，以手按之坚。有所结，深中骨，气因于骨，骨与气并，日以益大，则为骨疽。有所结，中于肉，宗气归之，邪留而不去，有热则化而为脓，无热则为肉疽。凡此数气者，其发无常处，而有常名也。"虚邪贼风突破先天卫气的屏障，入里分别与温煦五脏的先天卫气和温熏肓膜肠腑的后天卫气相搏，诸证变化由此而出。

《灵枢·痈疽》进一步说明后天卫气在里因寒所客，后天卫气不行，与邪相搏，卫气留之，邪不得复反，久留于津液，而出现质体骨肉腑脏的病理变化，故曰：
"寒邪客于经络之中则血泣，血泣则不通，不通则卫气归之，不得复反，故痈肿。
寒气化为热，热胜则肉腐，肉腐则为脓，脓不泻则烂筋，筋烂则伤骨，骨伤则髓
消，不当骨空，不得泄泻，血枯空虚，则筋骨肌肉不相荣，经脉败漏，熏于五藏，
藏伤故死矣。"

（5）治虚邪之法

1）汤药治之

风寒虚邪之害大矣，人当避之。故《灵枢·九宫八风》说："谨候虚风而避之，
故圣人曰避虚邪之道，如避矢石然，邪弗能害，此之谓也。"汉代医圣张仲景著《伤
寒论》，立汤方，逐虚邪，此为贵也，医当习之，以悬壶济世。

2）刺虚邪之法

微针逐邪，《内经》多有论述，当察其所痛，以知其应，有余不足，当补则补，
当泻则泻，毋逆天时，是谓至治。故《灵枢·官能》说："邪气之中人也，洒淅动
形。正邪之中人也微，先见于色，不知于其身，若有若无，若亡若存，有形无形，
莫知其情。是故上工之取气，乃救其萌芽；下工守其已成，因败其形。是故工之用
针也，知气之所在，而守其门户，明于调气，补泻所在，徐疾之意，所取之处。泻
必用员，切而转之，其气乃行，疾而徐出，邪气乃出，伸而迎之，摇大其穴，气出
乃疾。补必用方，外引其皮，令当其门，左引其枢，右推其肤，微旋而徐推之，必
端以正，安以静，坚心无解，欲微以留，气下而疾出之，推其皮，盖其外门，真气
乃存。用针之要，无忘其神。"

虚邪中人，留连腑脏，乃成五邪，治之奈何？《灵枢·刺节真邪》说："黄帝
曰：余闻刺有五邪，何谓五邪？岐伯曰：病有持痈者，有容大者，有狭小者，有热
者，有寒者，是谓五邪。黄帝曰：刺五邪奈何？岐伯曰：凡刺五邪之方，不过五
章，痈热消灭，肿聚散亡，寒痹益温，小者益阳，大者必去，请道其方。凡刺痈
邪，无迎陇，易俗移性，不得脓，诡道更行，去其乡，不安处所，乃散亡，诸阴阳
过痈者，取之其输泻之。凡刺大邪，日以小，泄夺其有余，乃益虚，剽其通，针其
邪，肌肉亲视之，毋有反其真，刺诸阳分肉间。凡刺小邪，日以大，补其不足，乃
无害，视其所在，迎之界，远近尽至，其不得外，侵而行之，乃自费，刺分肉间。
凡刺热邪，越而苍，出游不归，乃无病，为开通，辟门户，使邪得出，病乃已。凡
刺寒邪，日以温，徐往徐来，致其神，门户已闭，气不分，虚实得调，其气存也。

黄帝曰：官针奈何？岐伯曰：刺痈者，用铍针。刺大者，用锋针。刺小者，用

圆利针。刺热者，用镵针。刺寒者，用毫针也。请言解论，与天地相应，与四时相副，人参天地，故可为解。下有渐洳，上生苇蒲，此所以知形气之多少也。阴阳者，寒暑也，热则滋濡而在上，根荄少汁，人气在外，皮肤致，腠理闭，汗不出，血气强，肉坚涩；人气在中，皮肤缓，腠理开，血气减，汗大泄，皮淖泽，寒则地冻水冰。当是之时，善行水者，不能往冰，善穿地者，不能凿冻，善用针者，亦不能取四厥，血脉凝结，坚搏不往来者，亦未可即柔。故行水者，必待天温，冰释冻解，而水可行，地可穿也。人脉犹是也，治厥者，必先熨，调和其经，掌与腋，肘与脚，项与脊，以调之，火气已通，血脉乃行。然后视其病，脉淖泽者，刺而平之，坚紧者，破而散之，气下乃止。此所谓所结也。

用针之类，在于调气。气积于胃，以通营卫，各行其道。宗气留于海，其下者注于气街，其上者走于息道。故厥在于足，宗气不下，脉中之血，凝而留止，弗之火调，不能取之。用针者，必先察其经络之虚实，切而循之，按而弹之，视其应动者，乃后取而下之。六经调者，谓之不病，虽病，谓之自已也。一经上实下虚而不通者，此必有横络盛，加于大经，令之不通，视而泻之，此所谓解结也。

上寒下热，先刺其项太阳，久留之，已刺则熨项及肩胛，令热下合乃止，此所谓推而上之者也。上热下寒，视其虚脉而陷之于经络者取之，气下乃止，此所谓引而下之者也。大热遍身，狂而妄见妄闻妄言，视足阳明及大络取之，虚者补之，血而实者泻之，因其偃卧，居其头前，以两手四指挟按颈动脉，久持之，卷而切推，下至缺盆中，而复还如前，热去乃止，此所谓推而散之者也。"

2. 风之伤人

（1）风邪独中于人，奈何？

风寒湿三邪，其中人也，多三气杂至，然，风邪独中于人，奈何？《素问·风论篇》说："黄帝问曰：风之伤人也，或为寒热，或为热中，或为寒中，或为疠风，或为偏枯，或为风也，其病各异，其名不同，或内至五藏六府，不知其解，愿闻其说。岐伯对曰：风气藏于皮肤之间，内不得通，外不得泄，风者善行而数变，腠理开则洒然寒，闭则热而闷，其寒也则衰食饮，其热也则消肌肉，故使人怢栗而不能食，名曰寒热。

风气与阳明入胃，循脉而上至目内眦，其人肥则风气不得外泄，则为热中而目黄；人瘦则外泄而寒，则为寒中而泣出。风气与太阳俱入，行诸脉俞，散于分肉之间，与卫气相干，其道不利，故使肌肉愤膜而有疡，卫气有所凝而不行，故其肉有不仁也。疠者，有荣气热胕，其气不清，故使其鼻柱坏而色败，皮肤疡溃，风寒客于脉而不去，名曰疠风，或名曰寒热。

风中五藏六府之俞，亦为藏府之风，各入其门户所中，则为偏风。风气循风府而上，则为脑风。风入头系，则为目风眼寒。饮酒中风，则为漏风。入房汗出中风，则为内风。新沐中风，则为首风。久风入中，则为肠风飧泄。外在腠理，则为泄风。故风者百病之长也，至其变化，乃为他病也，无常方，然致有风气也。

帝曰：五藏风之形状不同者何？愿闻其诊及其病能。岐伯曰：肺风之状，多汗恶风，色骄然白，时咳短气，昼日则差，暮则甚，诊在眉上，其色白。心风之状，多汗恶风，焦绝，善怒吓，赤色，病甚则言不可快，诊在口，其色赤。肝风之状，多汗恶风，善悲，色微苍，嗌干善怒。时憎女子，诊在目下，其色青。脾风之状，多汗恶风，身体怠堕，四支不欲动，色薄微黄，不嗜食，诊在鼻上，其色黄。肾风之状，多汗恶风，面痝然浮肿，腰脊痛不能正立，其色炲，隐曲不利，诊在颐上，其色黑。胃风之状，颈多汗恶风，食饮不下，鬲塞不通，腹善满，失衣则䐜胀，食寒则泄，诊形瘦则腹大。首风之状，头面多汗恶风，当先风一日则病甚，头痛不可以出内，至其风日则病少愈。漏风之状，或多汗，常不可单衣，食则汗出，甚则身汗，喘息恶风，衣常濡，口干善渴，不能劳事。泄风之状，多汗，汗出泄衣上，口中干，上渍其风，不能劳事，身体尽痛则寒。帝曰：善。"

（2）疟生于风

疟疾，皆得之夏伤于暑，生于风，作于秋。《素问·疟论篇》说："黄帝问曰：夫痎疟皆生于风，其畜作有时者何也？岐伯对曰：疟之始发也，先起于毫毛，伸欠乃作，寒栗鼓颔，腰脊俱痛；寒去则内外皆热，头痛如破，渴欲冷饮。帝曰：何气使然？愿闻其道。岐伯曰：阴阳上下交争，虚实更作，阴阳相移也。阳并于阴，则阴实而阳虚，阳明虚则寒栗鼓颔也；巨阳虚则腰背头项痛；三阳俱虚则阴气胜，阴气胜则骨寒而痛；寒生于内，故中外皆寒；阳盛则外热，阴虚则内热，外内皆热，则喘而渴，故欲冷饮也。此皆得之夏伤于暑，热气盛，藏于皮肤之内，肠胃之外，此荣气之所舍也。此令人汗空疏，腠理开，因得秋气，汗出遇风，及得之以浴，水气舍于皮肤之内，与卫气并居。卫气者，昼日行于阳，夜行于阴，此气得阳而外出，得阴而内搏，内外相薄，是以日作。帝曰：其间日而作者何也？岐伯曰：其气之舍深，内薄于阴，阳气独发，阴邪内著，阴与阳争不得出，是以间日而作也。帝曰：善。其作日晏与其日早者，何气使然？岐伯曰：邪气客于风府，循膂而下，卫气一日一夜大会于风府，其明日日下一节，故其作也晏，此先客于脊背也，每至于风府则腠理开，腠理开则邪气入，邪气入则病作，以此日作稍益晏也。其出于风府，日下一节，二十五日下至骶骨，二十六日入于脊内，注于伏膂之脉，其气上行，九日出于缺盆之中，其气日高，故作日益早也。其间日发者，由邪气内薄于五藏，横连募原也，其道远，其气深，其行迟，不能与卫气俱行，不得皆出，故间日乃作也。帝曰：夫子言卫气每至于风府，腠理乃发，发则邪气入，入则病作。今卫气日下一节，其气之发也不当风府，其日作者奈何？岐伯曰：此邪气客于头项循膂而下者也，故虚实不同，邪中异所，则不得当其风府也。故邪中于头项者，气至头项而病；中于背者，气至背而病；中于腰脊者，气至腰脊而病；中于手足者，气至手足而病。卫气之所在，与邪气相合，则病作。故风无常府，卫气之所发，必开其腠理，邪气之所合，则其府也。帝曰：善。夫风之与疟也，相似同类，而风独常在，疟得有时而休者何也？岐伯曰：风气留其处，故常在；疟气随经络沉以内薄，故卫气应乃作。"

（二）卫气逆行

后天卫气循手太阴之分而行，常与营俱行于阳二十五度，行于阴亦二十五度，五十度复会手太阴；先天卫气由足太阳主，循足太阳之分而行，行于诸阳经二十五度，行于阴，先入足少阴注于肾，肾注心，心注肺，肺注肝，肝注脾，脾复注肾，亦二十五度，五十度复合于目，如是无已，与天地同纪。此卫气之行，若卫气逆行，奈何？

1. 胀

卫气或因于寒，或因四时不分，或逆乱或不行而为胀也。

（1）概念

《灵枢·胀论》说："夫胀者，皆在于藏府之外，排藏府而郭胸胁，胀皮肤，故命曰胀……营气循脉，卫气逆为脉胀，卫气并脉，循分为肤胀。"

（2）原因

"黄帝曰：胀者焉生？何因而有？岐伯曰：卫气之在身也，常然并脉循分肉，行有逆顺，阴阳相随，乃得天和，五藏更始，四时循序，五谷乃化。然后厥气在下，营卫留止，寒气逆上，正邪相攻，两气相搏，乃合为胀也。"

（3）症状

"黄帝曰：愿闻胀形。岐伯曰：夫心胀者，烦心短气，卧不安。肺胀者，虚满而喘咳。肝胀者，胁下满而痛引小腹。脾胀者，善哕，四肢烦悗，体重不能胜衣，卧不安。肾胀者，腹满引背央央然，腰髀痛。六府胀：胃胀者，腹满，胃脘痛，鼻闻焦臭，妨于食，大便难。大肠胀者，肠鸣而痛濯濯，冬日重感于寒，则飧泄不化。小肠胀者，少腹䐜胀，引腰而痛。膀胱胀者，少腹满而气癃。三焦胀者，气满于皮肤中，轻轻然而不坚。胆胀者，胁下痛胀，口中苦，善太息。凡此诸胀者，其道在一，明知逆顺，针数不失。泻虚补实，神去其室，致邪失正，真不可定，粗之所败，谓之夭命。补虚泻实，神归其室，久塞其空，谓之良工。"

（4）治疗

"三里而泻，近者一下，远者三下，无问虚实，工在疾泻。"凡胀，皆可取足三里而泻，乃胃为五脏六腑之海，足阳明为诸经之长，行气于三阳，其气阖降下行，能引逆行卫气顺降。后天卫气出于胃腐熟之水谷悍气，足三里为胃经合穴，合治内腑也。《灵枢·卫气失常》也说："黄帝曰：卫气之留于腹中，搐积不行，苑蕴不得常所，使人支胁胃中满，喘呼逆息者，何以去之？伯高曰：其气积于胸中者，上取之；积于腹中者，下取之；上下皆满者，傍取之。黄帝曰：取之奈何？伯高曰：积于上，泻人迎、天突、喉中；积于下者，泻三里与气街；上下皆满者，上下取之，与季胁之下一寸；重者，鸡足取之。诊视其脉大而弦急，及绝不至者，及腹皮急甚者，不可刺也。黄帝曰：善。"

2. 清浊相干

（1）概念

清者，天之气。浊者，谷之气。谷入于胃，谷气又别清浊，其清者为营，浊者为卫。《灵枢·阴阳清浊》说："黄帝曰：愿闻人气之清浊。岐伯曰：受谷者浊，受气者清。清者注阴，浊者注阳。浊而清者，上出于咽；清而浊者，则下行。清浊相干，命曰乱气。"

（2）循行

"黄帝曰：夫阴清而阳浊，浊者有清，清者有浊，清浊别之奈何？岐伯曰：气之大别，清者上注于肺，浊者下走于胃。胃之清气，上出于口；肺之浊气，下注于经，内积于海。黄帝曰：诸阳皆浊，何阳浊甚乎？岐伯曰：手太阳独受阳之浊，手太阴独受阴之清，其清者上走空窍，其浊者下行诸经。诸阴皆清，足太阴独受其浊。"

（3）症状

《灵枢·五乱》说："岐伯曰：五行有序，四时有分，相顺则治，相逆则乱。黄帝曰：何谓相顺？岐伯曰：经脉十二者，以应十二月。十二月者，分为四时，四时者，春秋冬夏，其气各异，营卫相随，阴阳已和，清浊不相干，如是则顺之而治。黄帝曰：何谓逆而乱？岐伯曰：清气在阴，浊气在阳，营气顺脉，卫气逆行，清浊相干，乱于胸中，是谓大悗。故气乱于心，则烦心密嘿，俯首静默；乱于肺，则俯仰喘喝，接手以呼；乱于肠胃，则为霍乱；乱于臂胫，则为四厥；乱于头，则为厥逆，头重眩仆。"

（4）治疗

《灵枢·阴阳清浊》说："清者其气滑，浊者其气涩，此气之常也。故刺阴者，深而留之；刺阳者，浅而疾之；清浊相干者，以数调之也。"《灵枢·五乱》也说："气在于心者，取之手少阴、心主之输。气在于肺者，取之手太阴荥、足少阴输。气在于肠胃者，取之足太阴、阳明；不下者，取之三里。气在于头者，取之天柱、大杼；不知，取足太阳荥输。气在于臂足，取之先去血脉，后取其阳明、少阳之荥输。"

七、刺卫

（一）概念

《灵枢·寿夭刚柔》说："黄帝曰：余闻刺有三变，何谓三变？伯高答曰：有刺营者，有刺卫者，有刺寒痹之留经者。黄帝曰：刺三变者奈何？伯高答曰：刺营者出血，刺卫者出气，刺寒痹者内热。"由于卫气慓疾滑利，不能入脉，循皮肤之中，分肉之间，因此，刺卫与刺营、刺寒痹不同，是独立的特殊刺法。

（二）目的

1. 逢时以刺虚实

此刺卫，乃"卫之生病也，气痛时来时去，怫忾贲响，风寒客于肠胃之中。"卫气逆乱而不行。《灵枢·卫气行》说："黄帝曰：卫气之在于身也，上下往来不以期，候气而刺之奈何？伯高答曰：分有多少，日有长短，春秋冬夏，各有分理，然后常以平旦为纪，以夜尽为始。是故一日一夜，水下百刻，二十五刻者，半日之度也，常如是毋已，日入而止，随日之长短，各以为纪而刺之。谨候其时，病可与期，失时反候者，百病不治。故曰：刺实者，刺其来也；刺虚者，刺其去也。此言气存亡之时，以候虚实而刺之。是故谨候气之所在而刺之，是谓逢时。在于三阳，必候其气在于阳而刺之；病在于三阴，必候其气在阴分而刺之。"

2. 补泻以调荣卫

《难经·七十六难》曰："何谓补泻，当补之时，何所取气，当泻之时，何所置气？然。当补之时，从卫取气。当泻之时，从荣置气。其阳气不足，阴气有余，当先补其阳，而后泻其阴。阴气不足，阳气有余，当先补其阴，而后泻其阳。荣卫通行，此其要也。"卫气循于皮肤之中、分肉之间，为人体最外一层阳气，卫阳以固密阖降为顺，卫气源于元精，精卫同源。其阳气不足，从卫取气，毛脉合精，行气于腑，腑精神明，留于四脏，气归于权衡，可补精益髓，精盛则根壮，气则升降有序，阴平阳秘也。故《素问·调经论篇》说："病在气，调之卫。"此刺卫之要也。

（三）治法

凡以浅刺之法，皆可视为刺卫之法。刺卫之法在现代多有发挥，有腹针、腕踝针、眼针等。

1. 腹针

（1）来历

腹针是薄智云先生一次临床偶得，触发灵感，经多年摸索总结而成的一套针法。腹针疗效，有目共睹，薄氏腹针理论说："薄氏在腹部原有经络的基础上，发现新的经络系统。"并以此为指导，行腹针治疗。此说值得商榷。经络系统在《黄帝内经》中早已完备，黄帝、岐伯诸圣人的智慧是后人无法企及的，不可能存在新的经络系统。基于腹针的临床疗效及针刺特点，其理乃为刺卫之法，腹针从卫取气，导阳入阴，而培本固元，补精益髓。

（2）目的

腹针的目的是从卫取气，导阳入阴而达培本固元，补精益髓之功。其取腹部而非背部，乃因：一方面，从阴阳来看，卫阳均衡地布于全身体表，背为阳，腹为阴。背之卫阳为阳中之阳，腹之卫阳为阳中之阴，卫阳为孤阳，性本直上，其卫外固密，不得散解，乃因元精固摄之功。今元精亏虚，卫阳不得入阴，从腹部取卫阳之气，乃腹本属阴，腹之卫阳为阳中之阴，本有阖降之势，又有多条阴经分布于此，刺腹之卫，易引阳入阴；而背之卫阳失元精固摄之根，本有散解之势，背又为足太阳主，太阳为开，故刺背之卫难达导阳入阴，以培补元精之功；另一方面，先天卫气出于下焦，后天卫气出于中焦。三焦之腑在气街，腹气有街，其气止于脐左右之动脉者，故刺腹之卫气，亦可经气街入阴。

（3）深浅度

《灵枢·官针》说："分刺，刺分肉之间也，毛刺，刺浮痹皮肤也。"分刺和毛刺均为刺卫之法，刺卫的关键在于针刺的深浅度。卫气循于皮肤之中，分肉之间。皮肤之中的卫气为先天卫气，因先天卫气源于元精，此卫能卫外固表；分肉之间的卫气为后天卫气，得于水谷悍气，此卫能熏肤充身泽毛。刺卫虽为浅刺，宜从皮肤之中刺到分肉之间，这样能导先天卫气入阴，与后天卫气相合，得其慓疾悍行之势，迅经气街入里，后天卫气经三焦气化，解其悍性，化为先天卫气，并入先天卫气循行路径，从足少阴注于肾，而补益肾精，培本固元。因此，腹针不能深刺，深刺则直中经脉，直中经脉的针刺是经刺，非刺卫之腹针。

（4）针刺手法

《灵枢·五乱》说："黄帝曰：补泻奈何？岐伯曰：徐入徐出，谓之导气，补泻无形，谓之同精，是非有余不足也，乱气之相逆也。"腹针乃导阳入阴刺卫之法，其针刺手法异于经脉补泻的针刺手法，不需行针，缓缓刺入，达分肉之间即可，为导气之法。缪刺亦属导气之法，和腹针的导气法相较，深浅度不同，所导之气亦不同（缪刺乃引经脉之气）。

（5）针感

和腧穴针刺的感觉不同，腹针不要求有酸麻重胀疼的针感，乃因腹针为刺卫，卫气得于水谷悍气，其气慓疾滑利，针入卫气，其气难布于针下，不会产生针刺腧穴的感觉。腹针的针感就是没有感觉的感觉。

（6）适应证

腹针的适应证多为慢性病、疑难病、老年病、骨关节病、失眠、耳鸣、阴虚、多汗等。此类疾病共同的病因是肾精亏虚，因此从腹针的适应证也能反证腹针的刺卫之法，乃导阳入阴，当补之时，从卫取气，精卫同气，从卫置气，补精迅捷。精为生之本，命之根，生长壮老已与元精盛衰息息相关，元精虚耗，肾失封藏，则或卫气散解、或虚邪中人、或骨失濡养、或经筋失柔、或上实下虚、或阳不入阴等百病丛生。例如：当卫阳表虚，腠理疏松，虚邪贼风乘虚而入，由表及里。在表可有类似筋膜炎疼痛，在里侵筋骨，可有类似腰突症的腰腿痛（无阳性体征），此皆因于风寒。阳气为风寒所束缚，治当先排寒，排寒首选放血，乃宗"治风先治血，血行风自灭"义，于委中穴、尺泽穴、手指末端、掌指关节间掌面的八关穴及局部或远端瘀络放血，然后针刺腹针、指三重穴、中白穴、下白穴固本。

（7）处方

腹针的穴位有：中脘穴、关元穴、气海穴、滑肉门穴、外陵穴、上风湿点、上风湿外点、下风湿点、下风湿内点、下风湿外点。按薄氏生物全息论，即如乌龟趴在肚脐中心，对应全身各部。除此，当卫气失和，皮肤失养，分肉失温，肤色当有所应，故肤色异常点亦可为刺卫之点。

生命是起源于受精卵，受精卵的分裂是在元精的推动下完成的，元精就包含着生命全息的密码，因此生物全息是指在躯干的某一部位均有全身各部相应的反应点。如"精生髓，脑为髓海。"由精而生的脑就包含着对应全身各部的信息，在此基础上产生了头皮针。在胚胎形成的过程中，凡聚集元精的部位，均包含着生命的全息。因此就有足部全息（足少阴经根于此）、耳穴全息（肾开窍于耳）、眼部全息（五脏六腑之精气皆会聚于眼）、第二掌骨全息（寸口脉聚五脏六腑之精气，其别者，从列缺出，交于手阳明，手阳明从手走头，从列缺别出之手太阴与手阳明脉逆行而止于第二掌骨端，故第二掌骨聚集从寸口脉而来的五脏六腑之精气）、头皮部全息（脑为精生，大脑为形之中枢，对应全身各部）、腹部全息（脐带为母体与胎儿联系的纽带，为先后天精气交聚之所）。因此，腹针的治疗机理不仅是在刺卫，还有全息的理念。脐针也是齐永先生基于全息理论而创造的新针法，脐针疗法是以肚脐神厥穴为中心，以八卦之象为其取穴思路，治疗多种疾病的方法，临床疗效显著。

2. 腕踝针

腕踝针是沿手足三阴三阳经沿皮刺的一种针法。由于腕踝针的沿皮针，不要求针感，其理同于腹针，皆为刺卫。腕踝针刺卫目的是调卫气之行，补肾益精。卫气循六阳经、六阴经之分而行，卫气的出阳入阴与睡眠关系密切，故心经区的腕踝针治疗失眠疗效确切；卫气始入于阴，常先从足少阴注肾，肾经区的腕踝针能促卫阳入阴，补肾益精。

3. 刺卫之穴

刺卫除上述两种刺法外，尚有些和卫气相关的穴位：足三里穴，治卫气逆行之主穴；睛明穴，卫阳所出之处；风府穴，卫气之大会；申脉穴，阳跷脉之起穴，阳跷携卫气疾行；照海穴，阴跷脉之起穴，阴跷携卫气上行，复合于目也；风门穴和风池穴，此为虚风易袭之所，亦为卫气不密之处；三焦俞穴和阳池穴，阳池穴为三焦腑之原穴，以俞为原，三焦俞穴有原穴之性，卫气无论先天后天，皆出于三焦腑；委阳穴，三焦之合穴，合治内腑。以上诸穴，睛明穴、风池穴、风府穴、风门穴、申脉穴、照海穴皆宜浅刺，卫气之行也。足三里穴、阳池穴、三焦俞穴、委阳穴可深刺，调其腑达治卫之目的。

第七节　宗气

一、概念

　　积于胸中之气，曰宗气、曰气海、曰膻中，为一气耳。积于胸中之气，从其组成来看，是由肺吸入天之清气和水谷之精气相综合而成，故曰宗气；从其气之行来看，其大气抟而不行，积于胸中，若海之状，大而缓，故曰气海；从其位置来看，其气居于胸中，膻者，胸中也，故又曰膻中。

二、生成

（一）天之清气

　　天之清气由鼻吸入于肺，积于胸中，此为宗气的一部分。"天食人以五气，地食人以五味。五气入鼻，藏于心肺，上使五色修明，音色能彰。"《灵枢·邪气藏府病形》也说："其宗气上出于鼻而为臭。"

（二）水谷之精气

　　水谷入胃，经胃腐熟蒸腾后，其水谷之精气化为宗气，构成宗气的另一部分。因此，《灵枢·邪客》说："五谷入于胃也，其糟粕、津液、宗气分为三隧。"居于胃中之宗气，入胃之大络，此大络脉名曰虚里脉，贯鬲，络肺，为宗气专行之脉。宗气经虚里脉入胸中，与天之清气相合成海状，积于胸中，抟而不行，聚成气海。故《素问·平人气象论篇》说："胃之大络，名曰虚里，贯鬲络肺，出于左乳下，其动应衣，脉宗气也。"

宗气聚天地精气而成，吸天之精气，须赖地之精，水谷精气也。因此，《灵枢·五味》说："谷始入于胃，其精微者，先出于胃之两焦，以溉五藏，别出两行，营卫之道。其大气之抟而不行者，积于胸中，命曰气海，出于肺，循喉咽，故呼而出，吸则入。天地之精气，其大数常出三入一，故谷不入，半日则气衰，一日而气少矣。"服天之精气，常出多入少，须地之精给予，此天之精与地之精相合为宗气之由，常人也。上古真人则不然，能"提挈天地，把握阴阳，呼吸精气，独立守神"，能"服天气，而通神明"，其宗气无须地之精补给，谷不入，气亦不衰矣。

三、作用

（一）喜乐出焉

《素问·灵兰秘典论篇》说："膻中者，臣使之官，喜乐出焉。"积于胸中之气海，有名而无形，不为脏或腑，如肾间动气。膻中代心神君主行喜乐之志，为臣使之官。

（二）护卫心包

《灵枢·胀论》说："膻中者，心主之宫城也。"心主者，心包也。积于胸中之气海如同宫城，护卫心包，为心包之后备援气。心包代心受邪，以其原层层御卫心神至尊之位。因此，宗气是心脏的外围之气，如同卫气，保卫心脏之神不受邪。

（三）行呼吸

宗气聚天地之精，抟聚胸中，其上走息道，助肺行呼吸之职。

（四）贯心脉

《灵枢·邪客》说："故宗气积于胸中，出于喉咙，以贯心脉，而行呼吸焉。""脉"在《内经》里有两种含义，一为经脉，一为血管。"心藏脉，脉舍神""心主身之血脉""心者，其充在血脉"之"脉"为血管之义。"贯心脉"之脉，亦为血管。水谷之精气，循虚里脉，上行入胸中，与天之精气相合成宗气，抟而不行，其行者，循虚里脉，贯鬲络肺，贯心脉，入心血管系统，为血液循环提供氧气和谷物的能量。若虚里脉积结，则"盛喘数绝者，则病在中；结而横，有积矣；绝不至曰死。乳之下其动应衣，宗气泄也。"

（五）下注气街

《灵枢·刺节真邪》说："宗气留于海，其下者注于气街，其上者走于息道。故厥在于足，宗气不下，脉中之血，凝而留止，弗之火调，弗能取之。"宗气抟而不行者，乃指大部分宗气积聚胸中，以贯心脉。余宗气上走息道，下注气街，皆缓行也。宗气下注于气街，三焦腑在气街，宗气注胸腹气街，推陈出新，助三焦气历五脏六腑，行三焦之职；宗气注于胫之气街，维持气之径路的通畅，通血脉也。

四、宗气之患

（一）与邪相搏

《灵枢·刺节真邪》说："虚邪之入于身也深……有所结，中于肉，宗气归之，邪留而不去，有热则化而为脓，无热则为肉疽。"此宗气于气街里，邪中于肉，宗气经气街之径入肉，与邪相搏也。

（二）有余和不足

《灵枢·海论》说："气海有余者，气满胸中，悗息面赤；气海不足，则气少不足以言。"

五、治宗气

（一）天柱穴、人迎穴

"膻中者，为气之海，其输上在柱骨之上下，前在于人迎……调之奈何？审守其输而调其虚实，无犯其害，顺者得复，逆者必败。"

（二）足三里穴

宗气之水谷精气源于胃，又经胃之大络上行，故治宗气取胃之合穴。

（三）灸气街

宗气下注于气街，病在上取之下，宗气抟聚于上，治之，下取气街。"故厥在于足，宗气不下，脉中之血，凝而留止，弗之火调，弗能取之。"

第八节　营气

一、概念

　　营气，顾名思义，能为人体提供营养的气，称为营气。营气为后天之气，源于水谷之精气，得于中焦之气化。营气循行于经脉之中，为人体提供营养和能量，并维持生命活动。《灵枢·营卫生会》说："人受气于谷，谷入于胃，以传与肺，五藏六府，皆以受气，其清者为营，浊者为卫，营在脉中，卫在脉外，营周不休，五十而复大会，阴阳相贯，如环无端……黄帝曰：愿闻营卫之所行，皆何道从来？岐伯答曰：营出于中焦，卫出于下焦。"

二、生成

　　《灵枢·邪客》说："五谷入于胃也，其糟粕、津液、宗气分为三隧……营气者，泌其津液，注之于脉，化以为血，以荣四末，内注五藏六府，以应刻数焉。"谷入于胃，经胃腐熟，生成津液、宗气、糟粕，卫气得于水谷之悍气。四者各行其道，糟粕经三焦气化，依次传下，宗气入虚里脉上注胸中，卫气上传于肺，津液经中焦蒸泌，化为营气。故欲明营气之生成，须先明津液。

（一）津液

1. 津液之生成

水谷入胃，经胃腐熟熏蒸，化为津液。

2. 津液之化

（1）化为营气

初生成的津液，居于胃中，经中焦（三焦为气腑，气者无形也，可入有形之脏腑）如沤之状，气化蒸泌，部分津液化为营气，故《灵枢·营卫生会》说："中焦亦并胃中，出上焦之后，此所受气者，泌糟粕，蒸津液，化其精微，上注于肺脉，乃化而为血，以奉生身，莫贵于此，故独得行于经隧，命曰营气。"

（2）别为津和液

未化为营气的津液，经脾的运化，游溢升腾，别为津和液。

1）脾为胃行津液

《素问·太阴阳明论篇》说："帝曰：脾与胃以膜相连耳，而能为之行其津液何也？岐伯曰：足太阴者三阴也，其脉贯胃属脾络嗌，故太阴为之行气于三阴。阳明者表也，五藏六府之海也，亦为之行气于三阳。藏府各因其经而受气于阳明，故为胃行其津液。"津液出胃，脾为胃行其津液，别为津和液。故《灵枢·五癃津液别》说："水谷皆入于口，其味有五，各注其海，津液各走其道。故三焦出气，以温肌肉，充皮肤，为其津；其流而不行者为液。"

2）津

津液经脾气运化，别为津和液。流而疾行者为津，流而不行者为液。津流而疾行，脾气腾溢，散此水精，和卫气并，上输于肺与上焦，经上焦气化和肺气升宣，以温肌肉、充皮肤、通腠理。故《灵枢·决气》说："腠理发泄，汗出溱溱，是谓津……津脱者，腠理开，汗大泄。"

3）液

液流而不行，不能行于皮肤分肉之间，而流注于骨空窍也。故《灵枢·决气》说："谷入气满，淖泽注于骨，骨属屈伸，洩泽，补益脑髓，皮肤润泽，是谓液……液脱者，骨属屈伸不利，色夭，脑髓消，胫痠，耳数鸣。"液如烂泥者，曰为淖泽，淖泽注于骨。液如瀑布状，曰为洩泽，洩泽补益脑髓。故液者，灌精濡空窍而养骨节益脑髓也，为脑脊液、骨关节滑囊液之源，故《灵枢·五癃津液别》说："五谷之津液，和合而为膏者，内渗入于骨空，补益脑髓，而下流于阴股。阴阳不和，则使液溢而下流于阴，髓液皆减而下，下过度则虚，虚故腰背痛而胫痠。"膏者液也。

（3）化为血

《灵枢·痈疽》说："中焦出气如露，上注谿谷，而渗孙脉，津液和调，变化而赤为血，血和则孙脉先满，溢乃注于络脉，皆盈，乃注于经脉。阴阳已张，因息乃行，行有经纪，周有道理，与天合同，不得休止。"未化为营气的津液，经中焦气化蒸藤，出气如露（中焦出气如露，上焦出气如雾），脾气游溢升腾，运化散精，行此津液，上注于谿谷。谷者肉之大会也，谿者肉之小会也。脾气行津液注于谿谷，脾主肉也。津和液上注于肉之大小会，而渗入孙脉。当津液和调，部分津液在孙脉可化赤为血。孙脉满，溢注络脉；络脉满，溢注经脉。此为血液在外周生化之源，并经经络系统由外向里逐层溢传。

脾为胃而行津液，津液经脾运化，别为津和液。一方面，津液由脾土散精，濡润四傍；一方面，脾气散精，津和液游溢升腾，上归于肺。津者流而疾行，合卫气经肺和上焦气化升宣，充皮肤、肥腠理、温分肉；液者流而不行，不行于皮肤分肉之间也，由肺宣发肃降，通调水道，水精四布，五经并行，流注于骨节，灌精而濡空窍也。津和液司其营养濡润之用，余者渣汁须排出体外，此为津液之别走。

3.津液之别走

津液别走有五。《灵枢·五癃津液别》说："黄帝问于岐伯曰：水谷入于口，输于肠胃，其液别为五。天寒衣薄则为溺与气，天热衣厚则为汗，悲哀气并则为泣，中热胃缓则为唾。邪气内逆，则气为之闭塞而不行，不行则为水胀，余知其然，不知其何由生，愿闻其道。"

（1）为汗出

天暑衣厚则腠理开，津者，充皮肤，通腠理。腠理开，则汗出。此为津之泄，汗大泄者，津脱也。汗为津之别走，津液和调可化赤为血，外周之血和汗皆源于津液，心主血，故汗为心之液。

（2）为溺与气

津液化为溺与气是一个较复杂的过程，主要通过以下几个途径转化。

1）经皮肤下行之道

津行于皮肤分肉之间，当"天寒衣薄则腠理闭，气湿不利，水下留于膀胱，则为溺与气。"若卫表固，天寒腠理闭，津不能化为汗而下留于膀胱，为溺与气；若卫表虚，寒邪入袭，留于分肉之间，则迫津为沫，沫聚为痛。因此，《灵枢·周痹》说："风寒湿气，客于外分肉之间，迫切而为沫，沫得寒则聚，聚则排分肉而分裂也，分裂则痛，痛则神归之，神归之则热，热则痛解，痛解则厥，厥则他痹发，发则如是。"

2）经脾气升清之道

津液经脾气散精，上归于肺，肺气肃降，通调水道，下输肾和膀胱，化为溺以出。

3）经胃小肠依次传下之道

津液与谷，依次传下，津液经小肠大肠，由下焦气化，济泌别汁，注于肾和膀胱，化为溺而出。因此，肾和下焦对经多条途径下输而来的津液，蒸腾气化，济泌别汁，化为尿液而贮于膀胱。故曰："夫水者循津液而流也，肾者水藏，主津液。""三焦者，决渎之官，水道出焉。膀胱者，州都之官，津液藏焉，气化则能出矣。"贮于膀胱之溺，属对人体无益之尿液，须排出体外，故《灵枢·刺节真邪》说："茎垂者，身中之机，阴精之候，津液之道也。"

（3）为泣涕出

泣出于目，涕出于鼻，目和鼻为空窍，液濡空窍，故泣和涕出于液。

1）泣出于液

《灵枢·五癃津液别》说："五藏六府，心为之主（心为君主之官，主神明），耳为之听，目为之候（五脏六腑之精皆注于目，察目可诊虚实），肺为之相（肺为相傅之官，主治节），肝为之将（肝为将军之官，主谋虑），脾为之卫（脾为后天之本，脾主运化升清，后天水谷精微方能营养五脏六腑，使之有正气，以御外邪），肾为之主外（主卫气，卫外为固）。故五藏六府之津液，尽上渗于目，心悲气并则心系急，心系急则肺举，肺举则液上溢。夫心系与肺，不能常举，乍上乍下，故咳而泣出矣。"故泣出于液。

2）泣涕因悲而化

《灵枢·口问》说："黄帝曰：人之哀而泣涕出者，何气使然？岐伯曰：心者，五藏六府之主也；目者，宗脉之所聚也，上液之道也；口鼻者，气之门户也。故悲哀愁忧则心动，心动则五藏六府皆摇，摇则宗脉感，宗脉感则液道开，液道开故泣涕出焉。液者，所以灌精濡空窍者也，故上液之道开则泣，泣不止则液竭，液竭则精不灌，精不灌则目无所见矣，故命曰夺精。补天柱经侠颈。"悲者，泣涕俱出矣，泣出于目，涕出于鼻。泣涕皆由液而出，液因悲而化。

（4）为唾和涎

唾和涎为初生成在胃中的津液所化。

1）唾出

《灵枢·五癃津液别》说："中热则胃中消谷，消谷则虫上下作，肠胃充郭故胃缓，胃缓则气逆，故唾出。"中焦气并胃中，焦热则胃中热。胃中有热则虫动，虫者胃腑腐食之质也。虫动上下则腐食始也，胃气逆不下也，故胃缓。胃缓气逆则唾出。

2）涎下

《灵枢·口问》说："黄帝曰：人之涎下者，何气使然？岐伯曰：饮食者皆入于胃，胃中有热则虫动，虫动则胃缓，胃缓则廉泉开，故涎下。补足少阴。"唾和涎者，皆出于液，出于同道。胃中有中焦气之热，虫动消谷，腐食津液化，化为唾涎。胃虫消谷，胃气逆而不下，唾涎循胃气逆上之道，出于廉泉玉英。廉泉玉英者津液之道也。唾涎于此别走，涎归于脾，故曰脾在液为涎。唾归于肾，故曰肾在液为唾。

综上，津液所出之道，外有腠理，下有茎垂，上有廉泉玉英。津液皆上熏于面，津以其流行之性充皮肤，温肌肉，通腠理。液以淖泽不行之性，灌精而濡空窍。液灌精于目而能所见，悲则液化泣涕出于目鼻，泣不止则液竭，液竭则精不灌，精不灌则目无所见。廉泉玉英为上液之道，唾涎上行亦由此道归于脾肾。

（5）为水胀

津液不别走，滞而为水胀。《灵枢·五癃津液别》说："邪气内逆，阴阳气道不通，四海闭塞，三焦不泻，津液不化，水谷并行肠胃之中，别于回肠，留于下焦，不得渗膀胱则下焦胀，水溢则为水胀。"

4. 津液之用

津者，起充皮肤、通腠理、温肌肉之用；液者，起养骨节而灌精濡空窍益脑髓之功；津和液，经脾气散精，濡润五脏六腑；津液和调，可变赤化血，为外周血液生化之源。

（二）营气的生成

营气为后天之气，皆源于水谷。水谷入胃，经胃腐熟蒸腾，先得津液。津液经中焦气化蒸泌，化其精微，津液化为清者，为营气，故曰："营出中焦，其清者为营。"

津液和营气共居胃中，为胃土之精。而脾脏常着胃土之精，为胃行其津液，故营气常着于脾脏中，脾藏营，营舍意。

三、营气之用

（一）营养

营气是指由水谷精微所化生的具有营养作用的后天之气。

《素问·经脉别论篇》说："食气入胃，散精于肝，淫气于筋。食气入胃，浊气归心，淫精于脉。脉气流经，经气归于肺，肺朝百脉，输精于毛皮。"营气经脾气散精，营养四脏；营气化赤为血，和宗气合成浊气，贯入于心，经心血管系统营养全身；归肝，营养全身经筋、筋膜；归肺，注手太阴，入十二经脉，营养五脏六腑，四肢百骸，故《素问·痹论篇》说："营者，水谷之精气也，和调于五藏，洒陈于六府，乃能入于脉也，故循脉上下，贯五藏，络六府也。"

当营气运行不畅，则五脏不受其气，则如《灵枢·根结》所说："一日一夜五十营，以营五藏之精，不应数者，名曰狂生。所谓五十营者，五藏皆受气。持其脉口，数其至也，五十动而不一代者，五藏皆受气；四十动一代者，一藏无气；三十动一代者，二藏无气；二十动一代者，三藏无气；十动一代者，四藏无气；不满十动一代者，五藏无气。予之短期，要在终始。所谓五十动而不一代者，以为常也，以知五藏之期。予之短期者，乍数乍疏也。"

（二）化赤为血

1. 血的概念

血是有形的红色的液态样物质，是构成人体和维持生命活动的基本物质，具有很高的营养和滋润作用。血为有形之质，中西医对血均有深入研究，西医从血的构成分析其作用，并从血的成分分析诊断疾病。中医从气的角度得出血之用，并认为血液的运行是经脉经气推动的结果，血之疾多因血行不畅所致等等，因此须中西相参，才是对血的完整的诠释。

2. 血的组成

血是由先天之血和后天之血相合而成。

（1）先天之血

先天之血由元精所化。《灵枢·天年》说："血气已和，荣卫已通，五藏已成，神气舍心，魂魄毕具，乃成为人。"胎儿在母腹形成的过程中，元精化血，为胎儿血液生化之源，此元精所化之血为先天之血；胎儿出生后，先天之血由骨髓所造。形之四脏脑髓骨脉者，皆由元精所化生。肾主骨，骨由精生，骨之骨髓化生血液，骨髓所生之血为先天之血，骨髓造血之力皆赖于先天元精的盛衰。

（2）后天之血

后天之血由津液和营气所化，津液在外周化赤为血，营气在肺中化赤为血，两者皆为后天之血生化之源，以营气为贵。故《灵枢·决气》说："中焦受气取汁，变化为赤，是谓血。"脾气散精，将营气上注肺脉，化赤为血，由肺脉注心，入心血管循环系统，营养五脏六腑；未化赤为血之营气，则由肺注手太阴经，入十二经脉，为经脉之脉气，营五脏六腑。故《灵枢·营卫生会》说："中焦亦并胃中，出上焦之后，此所受气者，泌糟粕，蒸津液，化其精微，上注于肺脉，乃化而为血，以奉生身，莫贵于此，故独得行于经隧，命曰营气。"《灵枢·邪客》也说："营气者，泌其津液，注之于脉，化以为血，以荣四末，内注五藏六府，以应刻数焉。"

（3）精血同源

在胚胎阶段，元精一方面可直接生成血液，一方面元精推动着受精卵不断分裂，生成骨干；在出生后，因元精而生的骨之骨髓造而生血，此为先天之血，源于精。

后天营气和在外周的津液皆可化赤为血，此为后天之血生化之源。营卫二气，经十二经脉循环，入肾，亦可化为元精，为元精的后天生化之源。精和血皆同源于营气，故曰精血同源，故《灵枢·营卫生会》说："营卫者精气也，血者神气也，故血之与气，异名同类焉。"

3. 血的运行

血液在心血管系统中运行不息，流布于全身，环周不休，为五脏六腑、四肢百骸提供丰富的营养。血管为脉，脉为血之府，此脉为运行血液的有形管道，为奇恒之腑，血在脉中行，藏而不泻也。"诸血者皆属于心，心主身之血脉。"血液的流动赖于心脏的搏动。血液的流动除赖于心脏的泵动力外，尚有经脉经气的循行，亦是血液流动的主要推动力，这是人类和动物不同之处。

4. 血之病

在心血管内流动的血液为有形之质，属于"形"，西医从血液的成分分析血液的生理病理。中医则从"气"的角度，即经气推动血液运行的角度分析血之病。经络系统里的经气是推动血液循环的主要动力，经气运行异常是血病产生之因。经脉运行血液异常所导致的疾病，可分为是动病和所生病。是动病是经气受邪，运行血液失常而产生的疾病。所生病则是邪气在血，导致血液壅滞，不得濡养而产生的疾病。邪先客于气，后入于血，故先为是动病，后为所生病。故《难经·二十二难》曰："经言脉有是动，有所生病，一脉辄变为二病者，何也？然。经言是动者，气也；所生病者，血也。邪在气，气为是动；邪在血，血为所生病。气主呴之，血主濡之。气留而不行者，为气先病也；血壅而不濡者，为血后病也。故先为是动，后所生病也。"

人之所有者，血与气耳。血之与气，皆营五脏六腑、四肢九窍。血气已和者，曰血气未并。血气未并，乃脉行脉中，经脉循行于血管内，邪未客经脉和血液，经气未与血液相混，各行各道，各司其用，经脉完成在血管内推动血液的作用；若邪客于经脉或血液，经气与血液相混，曰血气以并。血气以并，则血气不和，五脏不宁，百病由生。故《素问·调经论篇》说："帝曰：人有四肢九窍，五藏十六部，三百六十五节，乃生百病。百病之生，精气津液，皆有虚实，今夫子乃言有余有五，不足亦有五，何以生之乎？岐伯曰：皆生于五藏也。夫心藏神，肺藏气，肝藏血，脾藏肉，肾藏志。志意通，内连骨髓，而成身形。五藏之道，皆出于经隧，以行血气，血气不和，百病乃变化而生，是故守经隧焉。"

血之与气，血气不和而生百病是极为复杂的机理。病则当守经隧，有余泻之，不足补之。或补或泻，当察虚实。察虚实者，当断五脏虚实。故《素问·调经论篇》"黄帝问曰：余闻刺法言，有余泻之，不足补之，何谓有余？何谓不足？岐伯对曰：有余有五，不足亦有五（五者五脏也），帝欲何问？帝曰：愿尽闻之。岐伯曰：神有余有不足，气有余有不足，血有余有不足，形有余有不足，志有余有不足。凡此十者，其气不等也。"

五脏虚实，有余有五，不足亦有五，凡此十者，或血气未并，或血气已并，其病形如何？其补泻奈何？《灵枢·本神》说："心藏神，心气虚则悲，实则笑不休。肺藏气，肺气虚则鼻塞不利少气，实则喘喝，胸盈仰息。肝藏血，肝气虚则恐，实则怒。脾主肉，脾气虚则四肢不用，五藏不安，实则腹胀，泾溲不利。肾藏志，肾气虚则厥，实则胀，五藏不安。"

《素问·调经论篇》又说："帝曰：神（心气）有余不足何如？岐伯曰：神有余则笑不休，神不足则悲。血气未并，五藏安定，邪客于形，洒淅起于毫毛，未入于经络也，故命曰神之微病。帝曰：补泻奈何？岐伯曰：神有余则泻其小络出血，勿之深斥（斥者推也），无中其大经，神气乃平。（血气以并）神不足者，视其虚络，按而致之，刺而利之，无出其血，无泻其气，以通其经，神气乃平。帝曰：刺微（神之微病）奈何？岐伯曰：按摩勿释，著针勿斥，移气于不足，神气乃得复。

帝曰：善。气（肺气）有余不足奈何？岐伯曰：气有余则喘咳上气，不足则短息少气。血气未并，五藏安定，皮肤微病，故命曰白气微泄。帝曰：补泻奈何？岐伯曰：气有余则泻其经隧，无出其血，无泻其气。（气血以并）不足则补其经隧，无伤其经，无出其气。帝曰：刺微奈何？岐伯曰：按摩勿释，出针视之，曰我将深入，适人必革（革者，肺气肃降之意），精气自伏，邪气散乱，无所休息，气泄腠理，真气乃相得。

帝曰：善。血（肝血）有余不足奈何？岐伯曰：血有余则怒，不足则恐。血气未并，五藏安定，孙络水溢，故命曰经有留血。帝曰：补泻奈何？岐伯曰：血有余，则泻其盛经出其血；（血气以并）不足，则视其虚经，内针其脉中，久留而视，脉大，疾出其针，无令血泄。帝曰：刺留血奈何？岐伯曰：视其血络，刺出其血，无令恶血得入于经，以成其疾。

帝曰：善。形（脾主肉，形者乃指脾气也）有余不足奈何？岐伯曰：形有余则腹胀泾溲不利，不足则四肢不用。血气未并，五藏安定，肌肉蠕动，故命曰微风。帝曰：补泻奈何？岐伯曰：形有余则泻其阳经，（血气以并）不足则补其阳络。帝曰：刺微奈何？岐伯曰：取分肉间，无中其经，无伤其络，卫气得复，邪气乃索。

帝曰：善。志（肾气）有余不足奈何？岐伯曰：志有余则腹胀飧泄，不足则厥。血气未并，五藏安定，骨节有动，故命曰未并。帝曰：补泻奈何？岐伯曰：志有余则泻然谷血者，（血气以并）不足则补其复溜。帝曰：刺未并奈何？岐伯曰：即取之，无中其经，邪所乃能立虚。"

凡五脏有余而为实者，乃因血气未并所致。凡五脏不足而为虚者，则由血气以并所致。那么，血气以并因何机理而致五脏不足？

血液流行于血管内，营气行于经脉之无形脉道。脉行脉中，经脉行血也，乃经脉行于血管内。经脉者，壅遏营气也。脉行血中，营气行血也。故在血管内，营气推动血液运行，营气行在经脉内，不与血相混，各行其道，此为血气未并，血气未并则五脏安定，若受邪，其病也微。

若脉气不受脉道约束，与血相混，则为气血以并。气血以并，气淫脉外，则阴阳相倾：卫行脉外，卫气与经脉相伴随行，赖于脉道本身的固摄力。今气淫脉外，脉道失约，故气乱于卫；气淫脉外，气行失常，则血逆于经；经气本行于血中，今气淫脉外，气行失约，则血气离居，血管壁内，外实内虚，曰一实一虚。血管内壁为外，曰阳。血管中央为内，曰阴。故气血以并，血气离居则会出现四种情况：第一、气行于血管内壁，气失血推，气并于阳，经气狂行，则为狂。血留于血管中央，血失气运，血并于阴，神者不安，故为惊。第二、经气独行于血管中央，气并于阴。血液独流于血管内壁，血并于阳。经气本为阳，阳性燥热，血郁热发，发于血管中央，故曰炅中。第三、血行于上而不下，气行于下而不上，血结于心肺，气郁于肝肾，则心烦惋善怒。第四、血行于下而不上，气行于上而不下，血结于肝肾，气郁于心肺，则乱而喜忘。故《素问·调经论篇》说："帝曰：善。余已闻虚实之形，不知其何以生！岐伯曰：气血以并，阴阳相倾，气乱于卫，血逆于经，血气离居，一实一虚。血并于阴，气并于阳，故为惊狂；血并于阳，气并于阴，乃为炅中；血并于上，气并于下，心烦惋善怒；血并于下，气并于上，乱而喜忘。"

血气离居者，气并于阳，血并于阴者为多。气并于阳，血无气温，则为血虚。血并于阴，经气涣散，则为气虚，故《素问·调经论篇》说："帝曰：血并于阴，气并于阳，如是血气离居，何者为实？何者为虚？岐伯曰：血气者，喜温而恶寒，寒则泣不能流，温则消而去之，是故气之所并为血虚，血之所并为气虚。帝曰：人之所有者，血与气耳。今夫子乃言血并为虚，气并为虚，是无实乎？岐伯曰：有者为实，无者为虚，故气并则无血，血并则无气，今血与气相失，故为虚焉。络之与孙脉俱输于经，血与气并，则为实焉。血之与气并走于上，则为大厥，厥则暴死，气复反则生，不反则死。"

血气以并，何因所致？夫邪之所生，或生于阴，或生于阳。其生于阴者，邪得之于饮食居处，阴阳喜怒。其生于阳者，邪得之于风雨寒暑。故《素问·调经论篇》说："帝曰：实者何道从来？虚者何道从去？虚实之要，愿闻其故。岐伯曰：夫阴与阳，皆有俞会，阳注于阴，阴满之外，阴阳匀平，以充其形，九候若一，命曰平人。夫邪之生也，或生于阴，或生于阳，其生于阳者，得之风雨寒暑，其生于阴者，得之饮食居处，阴阳喜怒。"

血气以并，其生于阳者，得之于风雨寒暑。风雨伤人则实，寒湿伤人则虚。然，风雨寒暑者，其伤人奈何？故《素问·调经论篇》说："帝曰：风雨之伤人奈何？岐伯曰：风雨之伤人也，先客于皮肤，传入于孙脉，孙脉满则传入于络脉，络脉满则输于大经脉，血气与邪并客于分腠之间，其脉坚大，故曰实。实者外坚充满，不可按之，按之则痛。帝曰：寒湿之伤人奈何？岐伯曰：寒湿之中人也，皮肤不收，肌肉坚紧，营血泣，卫气去，故曰虚。虚者聂辟不足，按之则气足以温之，故快然而不痛。"

血气以并，其生于阴者，得之于喜怒，其虚实奈何？故《素问·调经论篇》说："帝曰：善。阴之生实奈何？岐伯曰：喜怒不节，则阴气上逆，上逆则下虚，下虚则阳气走之，故曰实矣。帝曰：阴之生虚奈何？岐伯曰：喜则气下，悲则气消，消则脉虚空，因寒饮食，寒气熏满，则血泣气去，故曰虚矣。"

血气以并，得于风雨喜怒，或起于阳，或生于阴，或虚或实，皆有所由。然阴阳虚实与内外寒热奈何？故《素问·调经论篇》说："帝曰：经言阳虚则外寒，阴虚则内热，阳盛则外热，阴盛则内寒，余已闻之矣，不知其所由然也？岐伯曰：阳虚则外寒者，阳受气于上焦，以温皮肤分肉之间，今寒气在外则上焦不通，上焦不通则寒气独留于外，故寒栗。帝曰：阴虚生内热奈何？岐伯曰：阴虚生内热者，因有所劳倦，形气衰少，谷气不盛，上焦不行，下脘不通，胃气热，热气熏胸中，故内热。帝曰：阳盛生外热奈何？岐伯曰：阳盛生外热者，因寒气在表，上焦不通利则皮肤致密，腠理闭塞，玄府（汗孔）不通，卫气不得泄越，故外热。帝曰：阴盛生内寒奈何？岐伯曰：阴盛生内寒者，因下焦厥气上逆，寒气积于胸中而不泻，不泻则温气去寒独留，则血凝泣，凝则脉不通，其脉盛大以涩，故中寒。"

血气以并，阴与阳并，病形以成，刺以何位？补泻奈何？先行泻法，以祛外邪，再行补法，以存其真。故《素问·调经论篇》说："帝曰：阴与阳并，血气以并，病形以成，刺之奈何？岐伯曰：刺此者，取之经隧，取血于营，取气于卫，用形哉，因四时多少高下。帝曰：血气以并，病形以成，阴阳相倾，补泻奈何？岐伯曰：泻实者，气盛乃内针，针与气俱内，以开其门，如利其户，摇大其道，如利其路，针与气俱出，精气不伤，邪气乃下，外门不闭，以出其疾，必切而出，大气乃屈，是谓大泻。帝曰：补虚奈何？岐伯曰：持针勿置，以定其意，候呼内针，气出针入，针空四塞，精无从去，方实而疾出针，气入针出，热不得还，闭塞其门，邪气布散，精气乃得存，动气候时，近气不失，远气乃来，是谓追之。"

血病之理，血气以并也，或因于风雨寒暑，或因于喜怒，或因于饮食。其因于饮食伤血者，乃因其味，味咸则伤血，故《素问·五运行大论篇》说："寒伤血，燥胜寒；咸伤血，甘胜咸。"咸味入胃，其伤血之理正如《灵枢·五味论》所说："黄帝曰：咸走血，多食之，令人渴，何也？少俞曰：咸入于胃，其气上走中焦，注于脉，则血气走之，血与咸相得则凝，凝则胃中汁注之，注之则胃中竭，竭则咽路焦，故舌本干而善渴。血脉者，中焦之道也，故咸入而走血矣。"

（三）组成经气

经脉是由无形的气道约束经气而形成，经气是经脉的主体，由先天经气和后天经气两部分构成。其后天经气者，营气也。经脉因有后天营气源源不断地输入，经脉才能发挥其运行血液之功能，生命才能生生不息。

（四）维持生命

营气为生命活动提供营养和能量，是维持生命活动的先决条件。故《灵枢·平人绝谷》说："平人则不然，胃满则肠虚，肠满则胃虚，更虚更满，故气得上下，五藏安定，血脉和利，精神乃居，故神者，水谷之精气也。故肠胃之中，当留谷二斗，水一斗五升。故平人日再后，后二升半，一日中五升，七日五七三斗五升，而留水谷尽矣。故平人不食饮七日而死者，水谷精气津液皆尽故也。"精可生血，营可化赤为血，精神二气皆因营气而养，得血而安，故由水谷而得之营气为生命活动的重要物质，称为水谷精气，曰为神。故《灵枢·五味》也说："天地之精气，其大数常出三入一，故谷不入，半日则气衰，一日则气少矣。"水谷不入，营气无以生化，数日无营气之营，则命危矣。

四、营气之行

（一）营行脉中

1. 何谓脉

脉，在《黄帝内经》里有两个含义，一为血管，一为经脉。奇恒六腑之脉，此脉为血管，如《素问·脉要精微论篇》所说："夫脉者，血之府也。"血府之脉，乃为血管；营行脉中，此脉为经脉。经脉为行经气的无形脉道，经脉的主体是经气，经气是由先天荣气和后天营气组成，营气行于脉中，故《灵枢·决气》说："壅遏营气，令无所避，是谓脉。"

《灵枢·天年》说："血气已和，荣卫已通，五藏已成，神气舍心，魂魄毕具，乃成为人。"经脉是胎儿在母腹的不断生长中形成的，乃心神命定经脉之径，精以筑之。元精向两肾之间输注原气为肾间动气，尊心神所设，肾间动气输注先天荣气构成经脉的先天脉道，并向先天脉道输注先天荣气，此为经脉已成之最初。同时元精化生，而得先天卫气，荣卫同生，曰"荣卫已通"。由于元精本身具有内敛固摄之力，由元精所化的先天荣气亦有此特性，因此，由先天荣气构成的无形脉道，对后天营气具有内敛固摄之力，可壅遏营气，令无所避，行于脉中。

2. 经脉和血管

在讨论经脉实质是什么的时候，曾有学者提出经脉就是血管，这观点很快就被否定了。因为，第一、从循行路径来看，经脉和血管并不完全一致。经脉的循行有其特定的路线，从十二经脉的循行路径上，我们可以得出经脉的循行，部分和血管重合，部分不重合。第二、从构成上分析，血管是有形的血管壁构成的管腔脉道，而经脉则是由经气组成的无形脉道，因此，经脉是血管的观点是错误的。

那么，血管和经脉之间有什么联系呢？相同的是两者都为行血之道，不同的是：血管是容纳血液在内循环的有形空腔管道，血管和心脏空腔体的连接，组成密闭的心血管空腔管道，血液在其内循环运行。血管本身不具有推动血液运行的能力，二尖瓣、三尖瓣、静脉瓣等瓣膜只是防止血液倒流的装置，心脏本体的收缩和舒张产生的泵动力，推动血液在心血管空腔管道内运行；经脉则是由先天荣气构成的无形脉道，后天营气行于其中。由先天荣气和后天营气组成的经气本身，具有极强能量的流动特性，经气的这种特性就具备了推动血液运行的能力。血液在血管中流动，经脉欲行其行血液之用，经脉则须行于血管中，此为脉（经脉）行脉（血管）中也。故《灵枢·本藏》说："经脉者，所以行血气，而营阴阳，濡筋骨，利关节者也。"由于经脉的循行路径和血管走势并不完全一致，经脉常循行于血管外，此为脉行脉外。经脉行于血管外，经气就推动血管外的组织液、淋巴液等体液的循环。从上述的推断中我们知道血管和经脉是脉行脉中、脉行脉外的关系，由于经脉是具有极强能量的无形气道，经脉可以自由无阻地出入血管，或脉行脉中，或脉行脉外，以完成体内血液和体液的循环。

3. 心血管系统与经络系统

形与神俱，乃成为人，人是形和气相合而成。形的中枢是脑，形是由神经系统、心血管系统、运动骨骼肌肉系统、五脏六腑、四肢九窍、皮肤毛发等质形组织构成的。虚无之气宇则由心神主宰，神为属灵之气，客居于心中，人因有神，和动物就区分开来，便成为有智慧有情感有思想的万灵之长。神设脉道，精筑之，乃成经络系统。神位尊君主，魄行君命，主经气之行，经络系统得以辅助心血管系统，助心脏以行血液。因经络行血之能，神得安居心中，形神和睦。

心脏自主的收缩和舒张，为血液的运行提供了泵动力。静脉瓣等瓣膜的装置防止血液的倒流，减轻了心脏的负荷，构成"心主血脉"的一方面。魄尊君命，肺主治节，管理着极为复杂的经络系统有序运行。经气强大的推动能量，协助心脏血液的运行，大大减轻心脏的负荷，此为"心主血脉"的另一方面。接下来，我们分析"气"在心血管系统循环中的作用。

（1）宗气贯心脉

由天之清气和水谷之精相合而成的宗气，其大气聚于胸中，抟而不行。宗气之所行者，上走于息道，下注于气街。抟聚之宗气经虚里脉，贯膈络肺，肺朝百脉，由肺注心，为血液的循环提供氧气和谷物的能量。

（2）营气化赤为血

由中焦气化，泌渗津液，变化而得之营气，经脾气升腾游溢，上注肺脉。部分营气入肺脉后化赤为血，由肺注心，入心血管系统，为血液循环源源不断地提供新鲜的血液。来自水谷之精的血液，其本身具有流动性的能量。

（3）津液化赤为血

在外周血管，即孙脉、络脉处，当津液和调，津液可化赤为血，注入外周血管，为外周血液循环提供来自谷物的能量，并使血液本身具有流动性的能量。

（4）经脉行血气

经络系统有特定的循行路线，或脉行脉中，或脉行脉外。经脉的先天荣气和后天营气具有强大的能量和推动力，脉行脉中，为全身的心血管血液循环提供元阳（真气）的推动力和来自谷物的能量。

1）手太阴入桡动脉。

《灵枢·动输》说："黄帝曰：经脉十二，而手太阴、足少阴、阳明独动不休，何也？岐伯曰：足阳明胃脉也。胃为五藏六府之海，其清气上注于肺，肺气从太阴而行之，其行也，以息往来，故人一呼脉再动，一吸脉亦再动，呼吸不已，故动而不止。"脉行脉中，手太阴脉入桡动脉，一呼一吸，脉行不休，动而不止，助推血液循环。

2）足阳明入颈动脉和颈静脉

《灵枢·动输》说："黄帝曰：足之阳明何因而动？岐伯曰：胃气上注于肺，其悍气上冲头者，循咽，上走空窍，循眼系，入络脑，出顑，下客主人，循牙车，合阳明，并下人迎，此胃气别走于阳明者也。故阴阳上下，其动也若一。故阳病而阳脉小者为逆，阴病而阴脉大者为逆。故阴阳俱静俱动，若引绳相倾者病。"脉行脉中，胃阳明经脉阴阳上下者，乃足阳明经脉分入颈动脉和颈静脉，故其动若一，动而不止，以助推血液循环。

十二经脉皆有动脉，皆有入动脉血管。桡动脉为寸口脉，颈动脉为人迎脉，皆为中医脉诊察病之部。寸口脉和人迎脉是营气始入血管之经脉，胃为五脏六腑之海，五脏六腑之精气禀胃气而注于寸口人迎，寸口脉又为十二经脉之终始，故从其动脉搏动力量的强弱，可别五脏六腑之虚实。

3）足少阴脉、冲脉入腹主动脉、股动脉、胫后动脉

《灵枢·动输》说："黄帝曰：足少阴何因而动？岐伯曰：冲脉者，十二经之海也，与少阴之大络，起于肾下，出于气街，循阴股内廉，邪入腘中，循胫骨内廉，并少阴之经，下入内踝之后，入足下；其别者，邪入踝，出属跗上，入大指之间，注诸络，以温足胫，此脉之常动者也。"脉行脉中，足少阴经和冲脉分入腹主动脉、股动脉、胫后动脉，以温足胫，故其脉动不休。

因此，心血管系统的血液循环，其动力除来自心脏自主的搏动外，又源于化赤为血的津液、营气和注入心的宗气，为血液的循环源源不断地提供动力和能量，使血液本身具有流动性的能量；更源于经脉，经脉的无形脉道，可自由进出血管壁。当脉行脉中，经气所具备充沛的动力，推动着血液在血管腔里流动，为血液的循环提供了二次动力，大大降低了心脏的负荷。当脉行脉外，经气则推动体液的循环。

（二）营气之行

1. 脾气散精

《素问·经脉别论篇》说："食气入胃，散精于肝，淫气于筋。食气入胃，浊气归心，淫精于脉。脉气流经，经气归于肺，肺朝百脉输精于毛皮。"食谷入胃，中焦气化，化生精气，胃土之精，常着于脾脏中，营藏脾中，脾土消磨，营气化赤为血，脾气散精，血藏于肝中而濡养筋膜；脾气散精，营气上归于肺，化赤为血，与宗气合为浊气，归于心中。

2. 营入经隧

经隧者，经脉也，伏行深而不见。经脉之主体是经气，经气是由先天荣气和后天营气组成。其后天营气源于水谷，由水谷入胃，中焦气化蒸泌津液而得。脾土运化消磨，脾气散精，将营气上传于肺。未化赤为血之营气在肺中注手太阴肺经，入十二经脉循环中。因此，《灵枢·营气》说："黄帝曰：营气之道，内谷为宝，谷入于胃，乃传之肺，流溢于中，布散于外，精专者行于经隧，常营无已，终而复始，是谓天地之纪。故气从太阴出，注手阳明，上行注足阳明，下行至跗上，注大指间，与太阴合，上行抵髀，从脾注心中；循手少阴，出腋下臂，注小指，合手太阳，上行乘腋出頔内，注目内眦，上巅下项，合足太阳，循脊下尻，下行注小指之端，循足心注足少阴，上行注肾，从肾注心，外散于胸中；循心主脉出腋下臂，出两筋之间，入掌中，出中指之端，还注小指次指之端，合手少阳，上行注膻中，散于三焦，从三焦注胆，出胁注足少阳，下行至跗上，复从跗注大指间，合足厥阴，上行至肝，从肝上注肺，上循喉咙，入颃颡之窍，究于畜门；其支别者，上额循巅下项中，循脊入骶，是督脉也，络阴器，上过毛中，入脐中，上循腹里，入缺盆，下注肺中，复出太阴。此营气之所行也，逆顺之常也。"营行脉中，营气之行，如江之流，如日月之行，营周不休，五十而复大会于手太阴，阴阳相贯，如环无端。营行五十而复大会，又曰五十营，故《灵枢·五十营》说："黄帝曰：余愿闻五十营奈何？岐伯答曰：天周二十八宿，宿三十六分，人气行一周，千八分。日行二十八宿，人经脉上下、左右、前后二十八脉，周身十六丈二尺，以应二十八宿。"二十八脉者，十二经脉左右二十四，合任督二跷脉也，以应二十八宿。其中经脉十二，络脉十五，曰二十七气。此二十七气上下相随，如环无端，周而复始，为十二经脉大循环系统。奇经八脉中，任督二脉别出尾翳大络、长强大络，并入十二经脉大循环系统，构成二十七气。十二经脉经气始动者，乃由于阴阳二跷脉也，故任督二络、二跷脉合十二经脉，曰二十八脉。

第九节　经脉 - 经气

一、概念

经脉是经气运行的无形脉道。"经"，"纵丝"之义也，为直行主干之意。"脉"，在《黄帝内经》里有两种含义：一种是指血管，此脉为奇恒之腑，有藏精而不泻之脏性，为血之府，能容血液于其内循环；另一种是指经脉，此脉是无形之气脉，是能约束营气，令营气纵向循行的无形脉道，故《灵枢·决气》说："壅遏营气，令无所避，是谓脉。"经脉和血管的不同，古人对此早有明确的认识，《汉书·艺文志》说："医者，原人血脉，经络，骨髓，阴阳，表里，以起百病之本。"就明确了经络和血脉是两种不同的概念。血脉和经络属不同的系统，前文已述，此不复述赘。由于经脉常伏行分肉之间，深而不见，故又称"经隧"。经脉的神奇在于其相对固定的循行脉道，那么是什么力量控制、掌管经脉的出入离合、春浮冬沉呢？这就要先看经脉是如何形成的。

二、形成

《灵枢·经脉》说："黄帝曰：人始生，先成精，精成而脑髓生，骨为干，脉为营，筋为纲，肉为墙，皮肤坚而毛发长，谷入于胃，脉道以通，血气乃行。"当受精卵在元精的推动下不断分裂，胚胎在母腹中孕育；当脑神经系统和肌肉骨骼系统已初成"形"时，神设脉道，精以筑之，精神同工，就形成了十二经脉系统，为胎儿出生做好了准备；当胎儿"哇哇"落地，肺气立通，魄尊君命，相傅肺一呼一吸间，司主治节之职，十二经脉经气之行得以出入离合、周而不休；当"谷入于胃"，后天营气源源不断注入经脉中，"脉为营"，经脉就发挥其行血气之功，营养五脏六腑、四肢百骸，生命得以延续。因此，《灵枢·天年》也说："血气已和，荣卫已通，五藏已成，神气舍心，魂魄毕具，乃成为人。"这是胎儿成为完整生命的先决条件，其中"荣卫已通"是这先决条件之一。"荣卫已通"之"荣卫"是指先天荣气和先天卫气，先天荣气和先天卫气皆由肾精所化生，先天荣气是经脉形成的最初状态。

当五脏已成时，神设脉道，精以筑之。两肾所藏之元精向两肾之间输注原气，此原气系于两肾之间，动而不休，曰为肾间动气。肾间动气向神设的脉道注入原气，形成经脉的无形脉道，又向这脉道注入原气，为经脉最初之经气。由原气构筑而成的脉道和经气，皆称为先天荣气。因此，肾间动气为十二经脉之根本，十二经脉系于肾间动气。故《难经·八难》曰："诸十二经脉者，皆系于生气之原。所谓生气之原者，谓十二经之根本也，谓肾间动气也。"《难经·六十六难》也说："脐下肾间动气者，人之生命也，十二经之根本也，故名曰原。"肾主蛰，藏精，为封藏之本。精为元精，为生之本、命之根，故元精不能直接消耗。若元精不能固藏于肾，元气外泄，则根绝茎叶枯，命危矣。因此，两肾之元精向两肾之间输注原气成肾间动气的目的有二：一是在胚胎孕育阶段，十二经脉的先天荣气由肾间动气输注而成，避免了两肾元精因直接输注而消耗过大；二是为胎儿出生，后天与先天相续接而准备。当胎儿出生，十二经脉经气已通，食气入胃，十二经脉行血气，以营脏腑，五脏脏气得以升降而成圆运动时，两肾因左右阴阳不同，升降不一。左肾主升枢，命门主纳藏。左肾所藏之元精转枢升发，源源不断地向肾间动气输注先天原气，命门纳藏五脏六腑后天精气，化为肾气。当肾气充盛，精气淫溢，经两肾相通之道输注于左肾，后天补先天。这样左肾之精、命门之精、肾间动气和十二经脉，就构成原气阴阳升降的生生不息的圆运动，使真气布于全身。真气者，所受于天，与谷气并而充身也。

曰原的脐下肾间动气，为十二经脉之根，十二经脉皆系于肾间动气，不得散逸，这是原气本身具有固摄之力所致，也是经脉之无形脉道能壅遏营气、营行脉中之因。由于十二经脉的先天经气由肾间动气输注而得，曰为荣气，和后天营气相区分开来。

五脏脏气通乎四时，春三月，地阳涌动，春木升泄，五脏应之，左肾元精应春气而输原，其枢升之原入十二经脉而令脉浮。冬三月，水冰地坼，无扰乎阳，五脏应之，命门应冬气而纳藏，其枢降之原以原气固摄之力而令脉沉，此为十二经脉冬沉春浮之因。

经脉系统是人类独有的，人类因有神而别于动物。神藏心脉中，客居于"形"，故心神命定经脉的循行路径，命定元精筑成经脉的先天脉道，命定肺魄主经脉经气的运行，以达经脉运行血液之用，以减心脏运血之负荷，为神客居"形"中，创造安逸之境。这是生命初成时，精神协作，心肾相交，水火既济之最初。

三、组成

（一）经脉的组成

经脉是由无形的脉道和经气构成的，脉道里的主体是经气，经气又分为先天荣气和后天营气。先天荣气源于肾间动气，后天营气则源自水谷精微。因源不同，虽合为一，名异而别也。

1. 实质

经脉的实质是经气，由于气的不可见性和流动性，别于有质的"形"，通常的实验很难捕捉到这种无形之气。这也是从解剖、电生理等研究角度找不到经脉实体，导致经脉实质至今是个谜的原因。由经气组成的经脉是一个无形的流动的气循环系统，沿特定路径循行。经脉是束能量流，在血液和体液中运行，这种蕴藏在血液和体液中的无形之气，很难用实验手段探察，在尸体上解剖是找不到经脉的。因为人死，经脉气绝，经脉也消失了。在动物体内试图找到经脉的试验是个伪命题，因为动物是没有经脉的。所以对经脉的理解只能从观察的角度来研究，可以用反证法来证明经络的存在。经脉最主要的作用是运行血气，协助心脏完成血液循环。可以设计一个心血管循环系统的模型，注入与人体相当的血液，按心脏正常搏动的泵力挤压，观察模型内的血液是否能正常循环，如若不能，则可反证还有另一种力量在推动血液的循环，这种力量就是经脉经气运行推动的力量，而这种设计还不包括其他体液的循环。由于经气属阳气，是束极强的能量流，若要借助高科技手段，可用高度精细的红外线成像技术，来观察经脉是否真实存在，这样可能会有一个客观的依据。尽管大量临床神奇的疗效已经证明经脉的存在，但我们可以再分析经脉行于血管内的情况：心脏的缩张形成的泵动力是血液循环的原动力，而经脉在血管内循行，其对血液的推动力是血液循环的二次动力。因有经气所形成二次动力的存在，使心脏大大地减轻负荷，帮助心脏完成血液循环，人类因此有别于动物而站立起来。水从高往低流，势能使然，人类的血液也是如此，但人类却能在直立状态下，静脉血从下向上流，从动力学角度思考，仅凭心脏的泵作用力是远远不够的，而静脉瓣的作用仅是防止血液倒流的装置。动脉的逐层分级至末端管壁已缩小为微血管，即微动静脉的微循环，心脏的泵力在此衰减几近于零，仅存血液涌动的惯性能量，此时经络阴阳脉气在肢末交接，产生了脉气能量的推动力，成就了人类独有手足的存在，而非动物的爪或蹄。如果没有经脉的存在，结构极其繁杂的微循环能在肢末完成动静血的交替，是无法想象的。经脉不是血管，但脉行脉中，发挥其最重要行血气的作用。人类的经络系统和神经系统一样，真实而客观地存在着，只不过经络系统是以无形的气的脉道形式而存在着。

2. 组成

由元精化气形成的先天脉道，其主体是由先天荣气和后天营气组成。在胎儿阶段，肾间动气不断向经脉注入原气，成为经脉的先天荣气。当胎儿落地，十二经脉开始运行，食气入胃（包括母乳），经胃腐熟，中焦气化，泌蒸津液，其清者为营。营常着于脾土，脾气游溢升腾，运化散精，上输于肺，未化赤为血之营气，由肺注手太阴，源源不断注入十二经脉的大循环中，后天与先天得以相接，生命得以延续。在经脉的大循环中，营气营五脏六腑、四肢百骸的同时，可化为精，藏于五脏六腑。五脏六腑精盛，为右肾命门所收纳固藏。左右两肾，其气相通，右肾精盛，化为肾气，输注左肾化为元精。左肾元精盛，则输注元气为肾间动气，肾间动气再向经脉输注原气为先天荣气，此为后天营气变化生成先天荣气的过程。

（二）经络系统的组成

经脉和络脉组成了经络系统，人体的经络系统极其复杂，研究它们的难度在于经脉的不可见性，上古圣人以超高的智慧为我们揭开经络的奥秘。人体的经络系统可分为十二经脉系统、络脉系统和奇经八脉。在十二经脉的大循环系统中，除十二经脉外，尚有十五大络，任督跷脉参与其中。十五络脉是由十二经脉的络脉、任督二脉的络脉和脾之大络组成，是连接表里经的脉络通道，是组成十二经脉系统大循环的一部分，故十五络脉当属十二经脉系统。十二经脉，十五大络，曰为二十七气，凡此二十七气上下相随，如环无端。十五络脉共计十五络穴，其功用与十二经脉腧穴相似，均属十二经脉经脉运行变化的节之交，故《难经·二十三难》曰："别络十五，皆因其原，如环无端，转相溉灌，朝于寸口、人迎，以处百病，而决死生也。"而最复杂的络脉系统，则由七百四十五条络脉组成。由于经脉、络脉、奇经八脉不尽相同，故分而述之，本节专述十二经脉系统。

四、作用

人体"气"的运动形式主要有两种：一种是五脏脏气的五行升降圆运动；一种是三阴三阳经脉脉道的升降出入。然，无论是脏气还是经气，其升降出入的变化皆不离阴阳。《灵枢·海论》说："夫十二经脉者，内属于藏府，外络于肢节。"经脉在内连属于脏腑，在外连属于筋肉、皮肤，是运行全身气血，联络脏腑肢节，沟通上下内外的脉道。由于经脉是人类独有的存在，经脉不仅发挥其行血气之能，而且能决死生，处百病，调虚实，不可不通。

（一）行血气，营阴阳

1. 脉行脉中

部分经脉的循行路径与血管相叠，脉行脉中，经脉循行于血管内。在血管内，由先天荣气和后天营气组成的经气具有极强的能量，当经脉循行在血管内，具有极强能量的经气产生了巨大的动力，推动着血液在心血管管腔系统里循环，使极富营养的血液遍及全身各部，以营养全身各部组织、器官、筋骨、关节等，故《灵枢·经水》说："经脉者，受血而营之。"经脉除助力血液循环外，源于水谷精微的后天营气，由肺注入手太阴经，进入十二经脉系统的大循环，输布周身，使五脏六腑、四肢百骸得营而养。这种来自后天水谷的营养物质是生命活动所必需的能量和养分。因此，《灵枢·营气》说："营气之道，内谷为宝，谷入于胃，乃传之肺，流溢于中，布散于外，精专者行于经隧，常营无已，终而复始，是谓天地之纪。"其中"终而复始，是谓天地之纪"是指十二经脉系统之循行，如环无端终而复始的圆运动与天地同纪，此亦为经脉冬沉夏浮之因。在这个圆运动中，十二条经脉形成了十二"大节"，每条经脉循行的出入离合又形成了三百六十五个"小节"。三百六十五个小节应三百六十五日，十二大节应十二个月，此为经脉之"气节"应天地之"气节"。所以十二条经脉的循行各应时辰，以应昼夜天地之气阴阳的变化，故曰"是谓天地之纪"。

2. 脉行脉外

经脉是经气运行的无形脉道，是束具有极强能量的气流，可以自由地出入血管，犹风寒可遽入皮肤。当经脉在血管内，脉行脉中，就推动着血液的循环；当经脉穿出血管，循行在血管外，脉行脉外，则推动着包括组织液、淋巴液等各种水液的循环，使水液发生代谢和循环。经脉在血管外循行形成的推动力，是各种水液产生复杂流动变化的源泉。

3. 虚里脉

和十二经脉不同，虚里脉是宗气颐养心神的专行脉道。神位尊君王，因虚里脉的存在，使源于水谷精微的宗气，能循虚里脉直贯心中，神得濡养，安居心内。五谷入胃，分津液、宗气、卫气、糟粕四隧。宗气于胃中经胃之大络虚里脉，贯膈入肺，与天之清气于膻中相合成气海，其大气抟而不行，以司呼吸。积于肺中之宗气，又由虚里脉贯入心脉，使血液富含天之精气和水谷精气，再由心脏泵出，营养周身。

4. 营阴阳

人身各部，无外乎阴阳，五脏六腑、四肢百骸、筋骨皮毛皆归阴阳。经络系统包括经脉、络脉、孙脉，遍及全身阴阳内外，营行脉中，营于周身，故曰营阴阳。故《灵枢·本藏》说："经脉者，所以行血气而营阴阳，濡筋骨，利关节者也。"《难经·二十三难》也说："经脉者，行血气，通阴阳，以荣于身者也。"

（二）抵御外邪

1. 卫行脉外

卫气是人体抵御外邪的最外一层阳气，是人体的屏障。具有抵御外邪功能的卫气，是由肾精化生而成的先天卫气。先天卫气布于周身皮肤，其之所行，昼行于阳二十五度，为足太阳主，夜行于阴二十五度，为足少阴主。经脉脉道固摄收敛之性，令营行脉中，卫行脉外，不得散解，使卫气行卫外为固之职。

2. 溢奇邪

人体除卫气是抵御外邪的屏障外，经络亦有抵御外邪之力。《素问·皮部论篇》和《灵枢·百病始生》皆言："是故百病之始生也，必先于皮毛，邪中则腠理开，开则入客于络脉，留而不去，传入于经，留而不去，传入于府，廪于肠胃。"当卫气虚，卫表不固，邪气经由皮毛，袭入人体，先客于孙络，逐层深入。若络脉气盛，能御外邪以溢之，使邪不得入。故《素问·气穴论篇》说："孙络三百六十五穴会，亦以应一岁，以溢奇邪，以通营卫。"

（三）调虚实、和阴阳

上古圣人论理人形，列别脏腑，端络经脉，乃成医理，此至圣医理是中华文明智慧的结晶，人类因有经脉的存在，多了一条战胜疾病的治疗途径。《素问·调经论篇》说："五藏之道，皆出于经隧，以行血气，血气不和，百病乃变化而生，是故守经隧焉。"五脏脏气阴阳升降五行圆运动的失圆，是百病虚实之因。十二经脉分别隶属于各脏腑，阴阳经脉的升降出入是五脏圆运动之基，是五脏阴阳升降五行圆运动的外动力；又经脉行血气，五脏得营而藏精。五脏精气盛且和，则各显藏象，行五行升降，呈浑为一气之象。故五脏六腑盛衰虚实，与十二经脉升降之畅通、阴阳之平和密不可分。

《灵枢·口问》说："夫百病之始生也，皆生于风雨寒暑，阴阳喜怒，饮食居处，大惊卒恐。则血气分离，阴阳破败，经络厥绝，脉道不通，阴阳相逆，卫气稽留，经脉虚空，血气不次，乃失其常。"或因风雨寒暑、或因喜怒悲恐、或因饮食不节、或因起居失常，伤及经络，致经络厥绝，脉道不通，血气分离，阴阳破败，血气不能按序循环，经脉虚空，卫气不行，百病始生。在前文中我们已经知道血气及对五脏虚实的影响，而十二经脉皆可生其病，十二经脉络于四肢诸节，经脉肢节，各生虚实，虚实虽多，总属五脏，故曰："五藏之道，皆出于经隧。"

五脏百病，当守经隧，审其病所居，随而调之。如心主脉，病在脉则调之血。肝主血，病在血则调之络。肺主气，病在气则调之卫。脾主肉，病在肉则调之分肉。肾主骨，病在骨则调之骨。病在筋，燔针劫刺其下及于急缩不伸者。病在骨，燔针药熨温其内寒。病不知所痛，针其阴阳两跷脉，申脉照海穴是也。身形有痛，寸口脉平，则左取右，右取左，刺其络脉，缪刺之。若痛在左，而右脉病者，亦左取右，右取左，刺其经脉，巨刺之。故《素问·调经论篇》说："帝曰：夫子言虚实者有十，生于五藏。夫十二经脉皆生其病，今夫子独言五藏，五藏五脉耳。夫十二经脉者，皆络三百六十五节，节有病必被经脉，经脉之病皆有虚实，何以合之？岐伯曰：五藏者，固得六腑与为表里，经络肢节，各生虚实，其病所居，随而调之。

病在脉，调之血。病在血，调之络。病在气，调之卫。病在肉，调之分肉。病在筋，调之筋，燔针劫刺其下及于急者。病在骨，调之骨，淬针药熨。病不知所痛，两跷为上。身形有痛，九候莫病，则缪刺之。痛在于左而右脉病者，巨刺之。必谨察其九候，针道备矣。帝曰：其有不从毫毛而生，五藏阳以竭也，津液充郭，其魄独居，孤精于内，气耗于外，形不可与衣相保，此四极急而动中，是气拒于内，而形施于外，治之奈何？岐伯曰：平治于权衡，去宛陈莝，微动四极，温衣，缪刺其处，以复其形。开鬼门，洁净府，精以时服，五阳已布，疏涤五藏，故精自生，形自盛，骨肉相保，巨气乃平。"故针刺之道，必先谨察寸口，审五脏虚实，乃可调虚实、和阴阳、祛邪扶正。

十二经脉与五脏六腑相连属，五脏之精气输注于本经之原穴，睹其应，而知五脏之害矣。故《灵枢·经脉》说："经脉者，所以决死生，处百病，调虚实，不可不通。"《灵枢·经别》也说："夫十二经脉者，人之所以生，病之所以成，人之所以治，病之所以起，学之所始，工之所止也，粗之所易，上之所难也。"

五、十二经脉系统

经脉内连脏腑、外络肢节的属性，使由其组成的十二经脉系统的循行极其复杂。十二经脉系统是由十二经脉和十五大络脉组成，五脏六腑、四肢百骸因有十二经脉系统的相系而成为一个整体。

（一）命名

1. 三阴三阳

三阴者，太阴厥阴少阴也。三阳者，太阳阳明少阳也。十二经脉分三阴三阳者，乃应天地阴阳之变也。《素问·阴阳离合论篇》说："天覆地载，万物方生，未出地者，命曰阴处，名曰阴中之阴；则出地者，命曰阴中之阳。阳予之正，阴为之主，故生因春，长因夏，收因秋，藏因冬，失常则天地四塞。阴阳之变，其在人者，亦数之可数。"天地春夏秋冬之变化，皆由阴阳，人当应之。故"黄帝问曰：余闻天为阳，地为阴，日为阳，月为阴，大小月三百六十日成一岁，人亦应之。今三阴三阳，不应阴阳，其故何也？"三阴三阳者，手三阴、足三阴、手三阳、足三阳，经脉也。三阴三阳不应阴阳者，乃三阴三阳经脉之循行路径，未皆从前阴后阳之律，乃神设定也。心藏之神，阴阳莫测，故心神命定阴阳经脉之先天脉道，亦不皆从阴阳之道，如在腹部，足少阴循于足太阴之前。

2. 何谓三阴三阳

《素问·至真要大论篇》说："帝曰：善。愿闻阴阳之三也何谓？岐伯曰：气有多少，异用也。帝曰：阳明何谓也？岐伯曰：两阳合明也。帝曰：厥阴何也？岐伯曰：两阴交尽也。"太阳者，阳之将衰也，太阳常多血少气。阳明者，阳之盛极也，阳明常多气多血。少阳者，阳之未盛亦未衰也，少阳常少血多气。太阴者，阴之将衰也，太阴常多气少血。厥阴者，阴之盛极也，厥阴常多血少气。少阴者，阴之未盛亦未衰也，少阴常少血多气，此天之常数。

3. 三阴三阳之离合

三阴三阳经脉应阴阳者，有隶属脏腑之表里，有阴阳经脉之离合。其隶属脏腑之表里者，足太阳与少阴为表里，少阳与厥阴为表里，阳明与太阴为表里，是为足之阴阳也。手太阳与少阴为表里，少阳与心主为表里，阳明与太阴为表里，是为手之阴阳也；其阴阳经脉之离合者，正如《素问·阴阳离合论篇》所说："帝曰：愿闻三阴三阳之离合也。岐伯曰：圣人南面而立，前曰广明，后曰太冲，太冲之地，名曰少阴，少阴之上，名曰太阳，太阳根起于至阴，结于命门，名曰阴中之阳。中身而上，名曰广明，广明之下，名曰太阴，太阴之前，名曰阳明，阳明根起于厉兑，名曰阴中之阳。厥阴之表，名曰少阳，少阳根起于窍阴，名曰阴中之少阳。是故三阳之离合也，太阳为开，阳明为阖，少阳为枢。三经者，不得相失也，搏而勿浮，命曰一阳。帝曰：愿闻三阴。岐伯曰：外者为阳，内者为阴。然则中为阴，其冲在下，名曰太阴。太阴根起于隐白，名曰阴中之阴。太阴之后，名曰少阴。少阴根起于涌泉，名曰阴中之少阴。少阴之前，名曰厥阴。厥阴根起于大敦，阴之绝阳，名曰阴之绝阴。是故三阴之离合也，太阴为开，厥阴为阖，少阴为枢。三经者，不得相失也，搏而勿沉，名曰一阴。阴阳曡曡，积传为一周，气里形表而为相成也。"开、阖、枢，乃三阴三阳经脉离合之性也。开者，经气升启之意；阖者，经气阖降之意；枢者，转枢也，先天与后天相续之枢纽。阴经的经气属阴，阳经的经气属阳。经气的离合出入需有所主，才能有序运行。因此，在阳经里，太阳主经气的开启，阳明主经气的阖降，少阳主经气的转枢；在阴经中，太阴主经气的开启，厥阴主经气的阖降，少阴主经气的转枢。

（二）十二经脉与五脏六腑

1. 营养

十二经脉推动血液运行，使富含营养的血液充沛五脏六腑。出于水谷之营气，由肺注手太阴，入十二经脉大循环，以营五脏六腑。

2. 表里

十二经脉分别隶属于五脏六腑，脏与腑因经脉相连成表里，此经脉之三阴三阳应阴阳也。十二经脉的大循环是一里一表，一阴一阳，将脏与腑联系成有机的整体。脏与腑因经脉的联系而为表里，因此，《灵枢·本输》说："肺合大肠，大肠者，传道之府。心合小肠，小肠者，受盛之府。肝合胆，胆者，中精之府。脾合胃，胃者，五谷之府。肾合膀胱，膀胱者，津液之府也。少阴属肾，肾上连肺，故将两藏。三焦者，中渎之府也，水道出焉，是孤之府也。是六府之所与合者。"其中，"少阴属肾，肾上连肺，故将两藏"意为：足少阴之支脉，从肾上贯肝膈入肺中，足少阴之支脉将肾与肺相连；肾藏精，"并精出入谓之魄"，魄由元精所化，藏于肺，故曰"肾上连肺，故将两藏"。

3. 十二经脉与脏气圆运动

人体气的运动形式有两种：一种是五脏脏气阴阳升降五行的圆运动，另一种是经脉相对固定脉道的经气离合出入。中医治病方法主要是针灸和中药两大类。中药治病机理，是以中药的气味归经归藏、气味升降、药性凉热等，调和五脏五行升降失圆，以和阴阳。而针刺则是直接作用在经脉上，补虚泻实，调和阴阳，调和脏气的圆运动。如喜怒忧恐惊之五志太过，伤五脏之气，脏气伤，则升降失圆，"五藏之道，皆出于经隧。"经脉隶属于脏腑，经脉的升降出入是脏气圆运动的外动力，调经脉之顺逆，复其升降，以营脏腑，补虚泻实，使藏象复圆，此为针刺调和阴阳之理。"左右者，阴阳之道路也。"须明左右阴升阳降之理，方能施针，以和阴阳矣。如脾土至阴之类，其气主升，为阴升，故其阴升在左阳升道，脾经以左脉为优势经脉。胃土为阳腑，其气主降，为阳降，故其降在右阴降道，胃经以右脉为优势经脉。以左右升降之道路，取其优势经络，调其升降，以和阴阳，此为针刺调和阴阳之道纪。因此，中药和针刺是两种不同的治气调神、调和阴阳的治疗方法。而艾灸的作用机理在于艾灸的热力能直接温补五脏六腑的原气，与针刺机理不同，前文已述，不复述赘。

（三）十二经脉循行

十二经脉的主干如环无端，周而不休地循行。十二经脉除主干外，有其支者、其旁者、其别者、其直者、其正者、其络者等分支，像无形的网络一样将脏腑、四肢百骸有机联系在一起。其中十二经别，即"其正者、其支者、其直者"均属于十二经脉的主干。五脏之道皆出于经隧，五脏藏象的五行生克，生理上的相互资生、相互制约，病理上的疾病相传，除五脏自身脏气的阴阳五行属性相互作用外，其五行生克也可在十二经脉完成的。我们可以从十二经脉循行中，寻找到中医五行生克理论的经络基础。

1. 手太阴肺经

（1）手太阴与肺

肺脏脏气为阳中之太阴，阳中有阴，阳杀阴生也，肺通秋气属金，其藏象之气主肃降。手太阴从胸走手，属肺。其离合之性为开，太阴属肺，因肺司呼吸，宣发五谷味，肺气须一宣一降，故太阴为开，以开机之脉气增肺气宣发而能肃降。

（2）经气始出于太阴

胎儿出生，哇哇一哭，肺气立通，一呼一吸间，气从太阴出，太阴为开，肺行主治节之职，手太阴肺经以开机之气，启动经气运行，十二经脉开始运行；谷入于胃，后天营气源源不断上输于肺，由肺注手太阴，太阴为开，故曰气从太阴出。

（3）手太阴与足厥阴

肝足厥阴之脉，其支者，复从肝别贯膈，上注肺。十二经脉循环始于手太阴，终于足厥阴，首尾相接，如环无端，周而不休，流而不止，如日月之行，如江河之流；肝木左旋，升而不已，肺金右转，降而不止，此为脏气圆运动之轮转，肝肺为轮转升降之两极。足厥阴脉上注肺，两极相系，两极相应也。

（4）循行

"肺手太阴之脉，起于中焦，下络大肠，还循胃口，上膈属肺，从肺系横出腋下，下循臑内，行少阴心主之前，下肘中，循臂内上骨下廉，入寸口，上鱼，循鱼际，出大指之端；其支者，从腕后直出次指内廉，出其端。

手太阴之别，名曰列缺，起于腕上分间，并太阴之经直入掌中，散入于鱼际。

手太阴之正，别入渊腋少阴之前，入走肺，散之太阳，上出缺盆，循喉咙，复合阳明。此六合也。"

1）肺朝百脉

"心手少阴之脉，其直者，复从心系，却上肺……手少阴之别，别而上行，循经入于心中……手少阴之正，别入于渊腋，两筋之间。""心主手厥阴心包络之脉，起于胸中……其支者，循胸出胁……手心主之别，循以上系于心……手心主之正，入胸中。""肝足厥阴之脉，挟胃属肝络胆，上贯膈……其支者，复从肝别贯膈，上注肺。""胆足少阳之脉，入缺盆，其支者，下颈合缺盆以下胸中，贯膈，络肝属胆，其直者，从缺盆下腋，循胸过季肋……足少阳之正，别者，入季胁之间，循胸里，属胆。""小肠手太阳之脉，入缺盆，络心……手太阳之正，别于肩解，入腋走心。""肾足少阴之脉，其直者，从肾上贯肝膈，入肺中，其支者，从肺出络心，注胸中……足少阴之别，其别者，并经上走于心包。""足太阳之正，循膂当心入散……足太阳之正，与别俱行，上结于咽。""脾足太阴之脉，上膈，挟咽……其支者，复从胃，别上膈。""胃足阳明之脉，其支者，入缺盆，下膈……足阳明之别，其别者，循胫骨外廉，上络头项……足阳明之正，散之脾，上通于心。""大肠手阳明之脉，下入缺盆，络肺下膈……手阳明之正，走大肠，属于肺。""肺手太阴之脉，上膈属肺……手太阴之正，入走肺。"几乎所有经脉都经胸入肺，故肺朝百脉有其百条经络相系于肺之基础，肺因此向五脏六腑输布精气。

2）脏腑别通

脏腑别通不同于脏腑间的表里关系，离合之性相同的经脉，阴阳两极相应，其所隶属的脏腑因此而别通。如手太阴和足太阳同为开机，阴阳两极相应，则肺与膀胱相别通，其脏腑别通亦有经络基础："手太阴之正，散之太阳。"

3）土生金

藏象的五行生克亦有经络基础：脾土生肺金，"脾足太阴之脉，入腹属脾络胃，上膈……其支者，复从胃，别上膈。"

4）金生水

肺金生肾水，"肾足少阴之脉，其直者，入肺中……其支者，从肺出络心。"

5）火克金

心火克肺金，"心手少阴之脉，其直者，复从心系，却上肺。"

6）金克木

肺金克肝木，"肝足厥阴之脉，其支者，复从肝别贯膈，上注肺。"

7）肺开窍于鼻

"手太阴之正，上出缺盆，循喉咙，复合阳明。""大肠手阳明之脉，其支者，上挟鼻孔。"

2. 手阳明大肠经

（1）手阳明与大肠

"大肠者，传道之官，变化出焉。"大肠阳腑以通降为顺，阳明为阖降，手阳明属大肠，乃手阳明从手走头，其别者，下入缺盆，以阖降之气下膈，属大肠，以助大肠腑气之通降。

（2）手太阴与手阳明

手太阴与手阳明为表里，手太阴脉气与手阳明相接。肺手太阴之脉，其支者，从腕后直出次指内廉，出其端。手阳明之脉，起于大指次指之端。手太阴列缺络脉，注手阳明。手阳明之偏历别脉，别入太阴。太阴为开，阳明为阖，一开一阖，手阳明以阖降之势，防手太阴开启太过而失肃降之用。

（3）循行

"大肠手阳明之脉，起于大指次指之端，循指上廉，出合谷两骨之间，上入两筋之中，循臂上廉，入肘外廉，上臑外前廉，上肩，出髃骨之前廉，上出于柱骨之会上，下入缺盆，络肺，下膈，属大肠；其支者，从缺盆上颈，贯颊，入下齿中，还出挟口，交人中，左之右，右之左，上挟鼻孔。

手阳明之别，名曰偏历，去腕三寸，别入太阴；其别者，上循臂，乘肩髃，上曲颊偏齿；其别者，入耳，合于宗脉。

手阳明之正，从手循膺乳，别于肩髃，入柱骨下，走大肠，属于肺，上循喉咙，出缺盆，合于阳明也。"

手阳明与足厥阴同为阖，阴阳相应，大肠和肝相别通，其脏腑别通之经络基础是"大肠手阳明之脉，络肺，下膈，属大肠。"

3. 足阳明胃经

（1）足阳明与胃

胃者，仓廪之官，水谷之海，五脏六腑之气味，皆出于胃。胃为阳腑，传化物而不藏，其气以通降为顺，阳明阖降，令胃土阳气阖降其内，而有腐熟水谷之用；阳明阖降，令胃气右旋，而为轴运。《灵枢·根结》说："阖折则气无止息，而痿疾起矣，故痿疾者，取之阳明，视有余不足，无所止息者，真气稽留，邪气居之也。"阖折者，阖降失权，胃阳上逆，水谷不得腐熟，营卫无从出，故痿疾起。足阳明从头走足，属胃。

（2）手阳明与足阳明

手阳明脉气注足阳明脉，大肠手阳明之脉，其支者，上挟鼻孔，手阳明偏历之别脉，上曲颊偏齿。胃足阳明之脉，起于鼻之交頞中，入上齿中，足阳明脉和手阳明脉相接于此。手阳明从手走头，足阳明从头走足，同为阖降之气，手为阳，足为阴，阳降阴升，故足阳明阖降之力更强。

（3）循行

"胃足阳明之脉，起于鼻之交頞中，旁纳太阳之脉，下循鼻外，入上齿中，还出挟口还唇，下交承浆，却循颐后下廉，出大迎，循颊车，上耳前，过客主人，循发际，至额颅；其支者，从大迎前下人迎，循喉咙，入缺盆，下膈，属胃，络脾；其直者，从缺盆下乳内廉，下挟脐，入气街中；其支者，起于胃口，下循腹里，下至气街中而合，以下髀关，抵伏兔，下膝膑中，下循胫外廉，下足跗，入中指内间；其支者，下廉三寸而别，下入中指外间；其支者，别跗上，入大指间，出其端。

足阳明之别，名曰丰隆，去踝八寸，别走太阴；其别者，循胫骨外廉，上络头项，合诸经之气，下络喉嗌。

足阳明之正，上至髀，入于腹里，属胃，散之脾，上通于心，上循咽出于口，上頞䪼，还系目系，合于阳明也。"

1）胃和肺

胃和肺关系紧密，其经络基础正如《素问·平人气象论篇》所说："胃之大络，名曰虚里，贯膈络肺，出于左乳下，其动应衣，脉宗气也。"胃和肺关系密切。水谷入胃，泌分清浊，清者为营，浊者为卫，清之营气上注于肺，浊之卫气亦上注于肺。营气上注于肺，致手太阴脉独动不休。卫气上注于肺，致足阳明动而不休。故《灵枢·动输》说："黄帝曰：经脉十二，而手太阴、足少阴、阳明独动不休，何也？岐伯曰：足阳明胃脉也。胃为五藏六府之海，其清气上注于肺，肺气从太阴而行之，其行也，以息往来，故人一呼脉再动，一吸脉亦再动，呼吸不已，故动而不止（营气上注于肺，经肺气入手太阴，肺一呼一吸，令手太阴脉动，以令营气从太阴而行）。黄帝曰：气之过于寸口也，上十焉息？下八焉伏？何道从还？不知其极。岐伯曰：气之离藏也，卒然如弓弩之发，如水之下岸，上于鱼以反衰，其余气衰散以逆上，故其行微。黄帝曰：足之阳明何因而动？岐伯曰：胃气上注于肺，其悍气上冲头者，循咽，上走空窍，循眼系，入络脑，出顑，下客主人，循牙车，合阳明，并下人迎，此胃气别走于阳明者也。故阴阳上下，其动也若一。故阳病而阳脉小者而为逆，阴病而阴脉大者为逆。故阴阳俱静俱动，若引绳相倾者病。"足阳明之动，乃卫之悍气循足阳明别络，上注于肺，疾冲上头，走空窍，入络脑，出顑，下入足阳明，逆行于面颊，一上一下，故其动若一。

2）胃为五脏六腑之海

"足阳明之别，其别者，合诸经之气，下络喉嗌。"水谷入胃，腐熟水谷，其精气流溢诸经。

3）脏腑别通

足阳明与手厥阴同为阖，胃和心包别通，其脏腑别通经络基础是"胃足阳明之脉，其支者，入缺盆，下膈。其直者，从缺盆下乳内廉。"

4. 足太阴脾经

（1）足太阴与脾

脾脏脏气为阴中之至阴，通土气，其藏象之气主升。脾藏营，为胃行其津液，太阴以开机之气，助脾土左旋。脾气运化、升清，脾土左旋，胃土右转，而为轴运，轴运则轮转，此后天土气之贵，五脏六腑皆禀于此。太阴为开，足太阴从足走腹，属脾。故《灵枢·根结》说："开折则仓廪无所输膈洞，膈洞者取之太阴，视有余不足，故开折者气不足而生病也。"无太阴脉开启升清，仓廪无所输送，则气不足而生病也。

（2）足阳明与足太阴

足阳明与足太阴为表里，胃足阳明之脉，其支者，别跗上，入大指间，出其端。脾足太阴之脉，起于大指之端，足阳明丰隆之别脉，别走太阴。足太阴公孙之别脉，别走阳明。足阳明以阖降之气下行至跗上，注大指间，与太阴合。脾为阴中之至阴，藏精而起亟也，其气本升。太阴为开，阳明阖降之气入足太阴，乃阖极须开之意。

（3）循行

"脾足太阴之脉，起于大指之端，循指内侧白肉际，过核骨后，上内踝前廉，上腨内，循胫骨后，交出厥阴之前，上膝股内前廉，入腹，属脾，络胃，上膈，挟咽，连舌本，散舌下；其支者，复从胃，别上膈，注心中。

足太阴之别，名曰公孙，去本节之后一寸，别走阳明；其别者，入络肠胃。

足太阴之正，上至于髀，合于阳明，与别俱行，上结于咽，贯舌中。此为三合也。"

1）食气入胃，浊气归心

"脾足太阴之脉，其支者，复从胃，别上膈，注心中。"脾为胃行其津液，脾藏营，脾气升蒸游溢，营气循足太阴支脉，合胃之宗气，合为浊气，上输于肺，化赤为血，注心中，入心主之血脉，营于周身。

2）饮入于胃，脾气散精，上归于肺

"脾足太阴之脉，入腹，属脾，络胃，上膈，挟咽。"饮入于胃，脾气散精，循足太阴之脉上膈，上归于肺。

3）火生土

"脾足太脉之脉，其支者，复从胃，别上膈，注心中。"此为心火生脾土之经络基础。

4）土生金

"脾足太阴之脉，入腹，属脾，络胃，上膈。其支者，复从胃，别上膈。"此为脾土生肺金之经络基础。

5）木克土

"肝足厥阴之脉，挟胃，属肝络胆。"此为肝木克脾土之经络基础。

6）土克水

"脾足太阴之脉，上膈，挟咽，连舌本，散舌下。""足太阴之正，上结于咽，贯舌中。""肾足少阴之脉，其直者，循喉咙，挟舌本。""足少阴之正，直者，系舌本。"脾土和肾水均系舌本，此为脾土克肾水之经络基础。

7）脏腑别通

"足太阴之别，其别者，入络肠胃。"足太阴与手太阳，其离合之脉性皆为开，阴阳相应，脾和小肠脏腑别通，此为脾与肠胃相通之经络基础。

8）脾开窍于口

"足太阴之正，上至于髀，合于阳明，与别俱行，上结于咽，贯舌中。""足阳明之正，上循咽出于口。"此为脾开窍于口之经络基础。

5. 手少阴心经

（1）手少阴与心

心脏脏气为阳中之太阳，心通夏气，属火，火性炎上，肺为华盖，肺金肃降，蔽阴制之。心藏神，神先身生，为先天灵气。手少阴从胸走手，属心，少阴为枢，心神藉少阴枢机，主宰、督察经脉经气之运行。心神贵为至尊，不能受邪，故手少阴不主心疾。

（2）足太阴脾经与心

"脾足太阴之脉，其支者，别上膈，注心中。"此支脉将脾与心相连，足太阴以开机之气，二次开启（手太阴为一次开启）。因心藏神之贵，其与足太阴脾经相连，异于其他经脉的相接，乃由脾足太阴之脉注心中而相系。脾脏经其脉，将后天营血注心，颐养心神。

（3）循行

"心手少阴之脉，起于心中，出属心系，下膈络小肠；其支者，从心系上挟咽，系目系；其直者，复从心系却上肺，下出腋下，下循臑内后廉，行太阴心主之后，下肘内，循臂内后廉，抵掌后锐骨之端，入掌内后廉，循小指之内出其端。手少阴之别，名曰通里，去腕一寸半，别而上行（与手少阴逆向而行，足见经脉循行方向不是单一，经脉为行血气、水液，其循行之径有上有下），循经入于心中，系舌本，属目系。

手少阴之正，别入于渊腋两筋之间，属于心，上走喉咙，出于面，合于目内眦。此为四合也。"

1）五脏六腑之大主

《灵枢·邪客》说："心者，五藏六府之大主。"滑伯仁说："五藏系皆通于心，而心通五藏系也。"张景岳也说："心当五椎之下，其系有五，上系联肺，下系心，心下三系，联于脾、肝、肾，故心通五藏之气而为之主也。"心之所系者，心脏联系余脏之血管，包括主动脉、肺动脉、肺静脉、上下腔静脉。手少阴脉起于心中，出属心系，手少阴从心脏诸血管出。十二经脉中，独手少阴起于其属之脏，余脉皆起于他处，入于其所属之脏。

2）木生火

肝木易患实热证，或郁或怒，皆伤肝，肝木化火，易传于心。心本不受邪，故足厥阴肝经不贯心，护心也。然肝之火热上炎，胆腑不降，可经足少阳或冲脉犯心，心包代心受之，其经络基础是"足少阳之正，循胸里，属胆，散之上肝，贯心。"心主血、肝藏血、冲脉为血海，三者因血而密切相关。"冲脉者……至胸中而散。"冲脉其气上冲，冲脉不与足厥阴肝经相连，防肝火随冲脉直犯心君，其气散于胸中，心包代之。足厥阴肝经与手厥阴心包经于胸中相连，肝木之火上冲，心包受之，其经络基础是"心主手厥阴心包络之脉，起于胸中……""肝足厥阴之脉，挟胃，属肝，络胆，上贯膈，布胁肋。其支者，复从肝，别贯膈，上注肺。"

3）火生土

"脾足太阴之脉，其支者，复从胃，别上膈，注心中。"此为心火生脾土之经络基础。

4）水克火

"肾足少阴之脉，其支者，从肺出，络心，注胸中。"此为肾水克心火之经络基础。

5）火克金

"心手少阴之脉，其直者，复从心系，却上肺。"此为心火克肺金之经络基础。

6）心开窍于舌

"手少阴之别……系舌本。"此为心开窍于舌之经络基础。

7）脏腑别通

手少阴与足少阳，其离合之性同为枢，心和胆脏腑别通，其经络基础是"足少阳之正……散之上肝贯心。"

6. 手太阳小肠经

（1）手太阳与小肠

"小肠者，受盛之官，化物出焉。"小肠为阳腑，受盛胃中水谷分清浊，化而通降，其精微由太阳开机之气以扬之。手太阳从手走头，属小肠。

（2）手少阴与手太阳

"心手少阴之脉，循小指之内出其端。小肠手太阳之脉，起于小指之端。"手太阳之支正别脉，内注少阴。心与小肠因手少阴脉气注手太阳而相表里。手少阴以枢机之气，将心神君命之气转枢入手太阳，太阳为开，将君主之命经手太阳脉气开启，此为经脉循行的三次开启。

（3）循行

"小肠手太阳之脉，起于小指之端，循手外侧上腕，出踝中，直上循臂骨下廉，出肘内侧两筋之间，上循臑外后廉，出肩解，绕肩胛，交肩上，入缺盆，络心，循咽下膈，抵胃属小肠；其支者，从缺盆循颈上颊，至目锐眦，却入耳中；其支者，别颊上䪼抵鼻，至目内眦，斜络于颧。

手太阳之别，名曰支正，上腕五寸，内注少阴；其别者，上走肘，络肩髃。

手太阳之正，指地，别于肩解，入腋走心，系小肠也。"

手太阳与足太阴，其离合之性同为开，阴阳相应，脾和小肠别通，其脏腑别通的经络基础是"小肠手太阳之脉……抵胃，属小肠。"脾与胃以膜相连，抵胃即达脾，故此为其经络基础。

7. 足太阳膀胱经

（1）足太阳与膀胱

"膀胱者，州都之官，津液藏焉，气化则能出矣。"膀胱为阳腑，太阳以开机之气，以行津液。故《灵枢·根结》说："开折则肉节渎而暴病起矣，故暴病者取之太阳，视有余不足，渎者皮肉宛膲而弱也。"足太阳从头走足，属膀胱。

（2）足太阳与卫气

卫气昼行于阳，其气，目张则气上行于头，循项下足太阳。足太阳以开机之气将经气四次开启，携卫气行于阳。

（3）手太阳与足太阳

手太阳之支脉上行，至目内眦，足太阳之脉起于目内眦，手太阳之脉气于目内眦注足太阳脉。足太阳从手走头，足太阳从头走足，同为开机之气，手为阳，足为阴，足太阳开气之力弱于手太阳，乃手太阳开启手少阴枢转之君主之命。

（4）循行

"膀胱足太阳之脉，起于目内眦，上额交巅；其支者，从巅至耳上角；其直者，从巅入络脑，还出别下项，循肩髆内，挟脊抵腰中，入循膂，络肾属膀胱；其支者，从腰中下挟脊，贯臀，入腘中；其支者，从髆内左右，别下贯胛，挟脊内，过髀枢，循髀外从后廉下合腘中，以下贯踹内，出外踝之后，循京骨，至小指外侧。足太阳之别，名曰飞阳，去踝七寸，别走少阴。

足太阳之正，别入于腘中，其一道下尻五寸，别入于肛，属于膀胱，散之肾，循膂，当心入散；直者从膂上出于项，复属于太阳，此为一经也。"

足太阳与手太阴，其离合之性同为开，阴阳相应，肺和膀胱脏腑别通，其经络基础是"足太阳之正……循膂当心入散。"

8. 足少阴肾经

（1）足少阴与肾

肾脏脏气为阴中之少阴，属水，通于冬气，主蛰，为封藏之本。肾为水藏，藏精，精为元阳，火性之元精，蛰藏水中，故肾为水火之藏，为生之本。然，"阴者，藏精而起亟也。"少阴为枢，肾脏阴中之少阴之脏气，经少阴经枢转，为后天缓枢转入先天元气。故《灵枢·根结》说："枢折则脉有所结而不通，不通者取之少阴，视有余不足，有结者皆取之不足。"枢折，先天元气不得枢运也。足少阴从足走腹，属肾。

（2）足太阳与足少阴

足太阳脉之支者，至小指外侧。足太阳之别，别走少阴。足少阴脉起于小指之下。足少阴脉与足太阳脉相接，肾和膀胱因而为表里。足太阳以开机之气入足少阴，助少阴枢机活泼，为经脉补充先天元气。

（3）循行

"肾足少阴之脉，起于小指之下，邪走足心，出于然谷之下，循内踝之后，别入跟中，以上踹内，出腘内廉，上股内后廉，贯脊，属肾，络膀胱；其直者，从肾上贯肝膈，入肺中，循喉咙，挟舌本；其支者，从肺出络心，注胸中。

足少阴之别，名曰大钟，当踝后绕跟，别走太阳；其别者，并经上走于心包，下外贯腰脊。

足少阴之正，至腘中，别走太阳而合，上至肾，当十四椎，出属带脉；直者，系舌本，复出于项，合于太阳。此为一合。成以诸阴之别，皆为正也。"

1）金生水

"肾足少阴之脉，其直者……入肺中。其支者，从肺出络心。"此为肺金生肾水之经络基础。

2）水生木

"肾足少阴之脉……其直者，从肾上贯肝膈。"此为肾水生肝木之经络基础。

3）土克水

脾土和肾水皆系于舌本而联于舌本，此为脾土克肾水之经络基础。

4）水克火

"肾足少阴之脉，其支者，从肺出络心，注胸中。"此为肾水克心火之经络基础。

5）肾开窍于耳

"膀胱足太阳之脉，其支者，从巅至耳上角。"足少阴经其表之脉足太阳通于耳，此为肾开窍于耳之经络基础。

6）脏腑别通

足少阴与手少阳，其离合之性同为枢，阴阳相应，肾和三焦脏腑别通，其经络基础是"肾足少阴之脉，其直者，从肾上贯肝膈，入肺中。其支者，从肺出，络心。"三焦者，历五脏六腑也。

9. 手厥阴心包经

（1）手厥阴和心包

心包是指心脏外层的包膜，保护着心脏的脏体。《灵枢·邪客》说："心者，五藏六府之大主也，精神之所舍也，其藏坚固，邪弗能容也。容之则心伤，心伤则神去，神去则死矣。故诸邪之在于心者，皆在于心之包络，包络者，心主之脉也，故独无腧焉。"心包者，心之城墙，代心受过焉，如地球之大气层，人身之卫气，保护贵为君主之心神。凡护卫者，其气当以密固、阖降为顺，厥阴为阖，可令心包脏体之气阖降固密，以御邪入，并折心火上炎之势。手厥阴从胸走手，属心包。

（2）足少阴经与心包

肾足少阴之脉，其支者，从肺出络心，注胸中。心主手厥阴心包络之脉，起于胸中。因心包护卫心神之要，其与足少阴肾经相连，异于其他经脉的相接，乃由肾足少阴之脉注胸中而相系。肾脏之精由少阴脉枢转，经其络脉注入心中，乃水火相济，精以养神；注胸中，乃将精气注入心包血络中，手厥阴以阖降之气将精固藏，为心脏御邪之外围（如同先天卫气由元精所化，卫外为固）。心包络因手厥阴阖降之气以藏精，勉为脏体，虽为脏，归心矣。其九候者，寸口脉左寸候之也。

（3）循行

"心主手厥阴心包络之脉，起于胸中，出属心包络，下膈，历络三焦；其支者，循胸出胁，下腋三寸，上抵腋，下循臑内，行太阴少阴之间，入肘中，下臂，行两筋之间，入掌中，循中指出其端；其支者，别掌中，循小指次指出其端。手心主之别，名曰内关，去腕二寸，出于两筋之间，循经以上系于心包络、心系。

手心主之正，别下渊腋三寸，入胸中，别属三焦，出循喉咙，出耳后，合少阳完骨之下。此为五合也。"

手厥阴与足阳明，其离合之性同为阖，阴阳相应，心包和胃脏腑别通，其经络基础是"心主手厥阴心包络之脉……下膈。"

10. 手少阳三焦经

（1）手少阳和三焦

三焦气腑由肾间动气所注而成，由原气组成之无形气腑，上焦升宣如雾，中焦气化如沤，下焦行津液如渎。少阳为枢，先天枢运后天。手少阳从手走头，属三焦。

（2）手厥阴和手少阳

心主手厥阴心包络之脉，其支者，别掌中，循小指次指出其端。三焦手少阳之脉，起于小指次指之端；手少阳外关别脉，注胸中，合心主。心包和三焦，因手厥阴和手少阳相接而为表里。三焦腑之原气由手少阳脉道，布膻中，散落心包，固心之城墙，以原气有护御之能，使膻中和心包司御邪之职，层层护卫君主之神。

十二经脉多以经脉之间的首尾相系、十五大络的表里相连，完成其如环无端的循环。唯足太阴和手少阴、足少阴和手厥阴经的相系例外。"脾足太阴之脉……其支者，别上膈，注心中。"因神之尊贵，喜血而好营，故脾脏经其脉，将后天营血注心中，颐养心神。"肾足少阴之脉……其支者，从肺出络心，注胸中。"因心包护卫心神之要，故肾脏经其脉，将其精气注胸中，手厥阴阖降此精于心包，心包乃能为心之城墙，代心受过。"三焦手少阳之脉……布膻中，散落心包。"三焦乃守邪之神，三焦更以其原经其脉，布膻中，散落心包，层层护卫君主之神。（写至于此，不禁感慨神设脉道之精妙！）。

（3）循行

"三焦手少阳之脉，起于小指次指之端，上出两指之间，循手表腕，出臂外两骨之间，上贯肘，循臑外上肩，而交出足少阳之后，入缺盆，布膻中，散落心包，下膈，循属三焦；其支者，从膻中上出缺盆，上项，系耳后直上，出耳上角，以屈下颊至䪼；其支者，从耳后入耳中，出走耳前，过客主人前，交颊，至目锐眦。

手少阳之别，名曰外关，去腕二寸，外绕臂，注胸中，合心主。

手少阳之正，指天，别于巅，入缺盆，下走三焦，散于胸中也。"

手少阳与足少阴，其离合之性同为枢，肾和三焦脏腑别通，其经络基础是"三焦手少阳之脉……循属三焦。手少阳之正……下走三焦。"肾主下焦。

11. 足少阳胆经

（1）足少阳与胆

胆者，中精之腑，虽为腑，却有脏性，藏而不泻，为奇恒之腑。胆之中精，源于肾精，胆腑有脏性，乃能藏之。少阳为枢，枢运先天，以补后天，故《灵枢·根结》说："枢折即骨繇而不安于地，故骨繇者取之少阳，视有余不足，骨繇者，节缓而不收也，所谓骨繇者摇故也，当穷其本也。"枢折，先天不为我用，骨气无以化，骨繇者，缓而无力也。

（2）手少阳与足少阳

三焦手少阳之脉，其支者，至目锐眦。胆足少阳之脉，起于目锐眦，手少阳于目锐眦与足少阳相接。

（3）循行

"胆足少阳之脉，起于目锐眦，上抵头角，下耳后循颈行手少阳之前，至肩上，却交出手少阳之后，入缺盆；其支者，从耳后入耳中，出走耳前，至目锐眦后；其支者，别锐眦，下大迎，合于手少阳，抵于䪼，下加颊车，下颈合缺盆以下胸中，贯膈络肝属胆，循胁里，出气街，绕毛际，横入髀厌中；其直者，从缺盆下腋，循胸过季胁，下合髀厌中，以下循髀阳，出膝外廉，下外辅骨之前，直下抵绝骨之端，下出外踝之前，循足跗上，入小指次指之间；其支者，别跗上，入大指之间，循大指歧骨内出其端，还贯爪甲，出三毛。

足少阳之别，名曰光明，去踝五寸，别走厥阴，下络足跗。"

足少阳与手少阴，其离合之性同为枢，阴阳相应，心和胆脏腑别通，其经络基础是"足少阳之正……散之上肝贯心。"

12. 足厥阴肝经

（1）足厥阴和肝

肝脏脏气为阴中之少阳，通春气，属木，其气主升。肝为罢极之本，静极思动。厥阴为阖，阖肝阴地部之气，阖极转阳，罢极而动。足厥阴从足走腹，属肝。

（2）足少阳与足厥阴

胆足少阳之脉，其支者，还贯爪甲，出三毛。肝足厥阴之脉，起于大指丛毛之际。足厥阴蠡沟之别脉，别走少阳。足少阳光明之别脉，别走厥阴。足厥阴之正，合于少阳，足少阳之正，散之于肝。足少阳脉与足厥阴脉相连，肝和胆因而为表里。足少阳枢降中精之气注足厥阴，厥阴阖之，藏精而起亟也，升发也。

（3）循行

"肝足厥阴之脉，起于大指丛毛之际，上循足跗上廉，去内踝一寸，上踝八寸，交出太阴之后，上腘内廉，循股阴，入毛中，过阴器，抵小腹，挟胃属肝络胆，上贯膈，布胁肋，循喉咙之后，上入颃颡，连目系，上出额，与督脉会于巅；其支者，从目系下颊里，环唇内；其支者，复从肝别贯膈，上注肺。

足厥阴之别，名曰蠡沟，去内踝五寸，别走少阳；其别者，径胫上睾，结于茎。

足厥阴之正，别跗上，上至毛际，合于少阳，与别俱行。此为二合也。"

1）水生木

"肾足少阴之脉……其直者，从肾上贯肝膈。"此为肾水生肝木之经络基础。

2）木生火

"肝足厥阴之脉其支者，贯膈，上注肺。"足厥阴脉贯膈入胸，与手厥阴相连。"足少阳之正……散之上肝贯心。"足少阳与心相连。此为肝木生心火之经络基础。

3）金克木

"肝足厥阴之脉……复从肝别膈上注肺。"此为肺金克肝木之经络基础。

4）木克土

"肝足厥阴之脉……挟胃属肝络胆。"此为肝木克脾土之经络基础。

5）肝开窍于目

"肝足厥阴之脉……上入颃颡，连目系。"此为肝开窍于目之经络基础。

6）脏腑别通

足厥阴与手阳明，其离合之性同为阖，阴阳相应，肝和大肠脏腑别通，其经络基础是"肝足厥阴之脉……抵小腹，挟胃。"

（四）十二经脉之疾

经脉是无形之气的脉道，经脉的主体是经气，经气由先天荣气和后天营气组成。经脉常行于血管中，以运行血管内的血液。当经脉失常，就有气病、血病和气绝三种不同的表现。故《难经·二十二难》曰："经言脉有是动，有所生病，一脉辄变为二病者，何也？然。经言是动者，气也；所生病者，血也。邪在气，气为是动；邪在血，血为所生病。气主呴之，血主濡之。气留而不行者，为气先病也；血壅而不濡者，为血后病也。故先为是动，后所生病也。"须注意的是经脉之疾和脏腑之疾的不同，经脉之疾是经脉本身的疾病，邪气中人，多先客于经脉，再由经脉依次入里，客于脏腑。伤脏者，多因喜怒伤在先，感邪在后，正如《灵枢·邪气藏府病形》说："黄帝曰：此故伤其藏乎？岐伯答曰：身之中于风也，不必动藏。故邪入于阴经，则其藏气实，邪气入而不能客，故还之于府。故中阳则溜于经，中阴则溜于府。黄帝曰：邪之中人藏奈何？岐伯曰：愁忧恐惧则伤心。形寒寒饮则伤肺，以其两寒相感，中外皆伤，故气逆而上行。有所堕坠，恶血留内，若有所大怒，气上而不下，积于胁下，则伤肝。有所击仆，若醉入房，汗出当风，则伤脾。

有所用力举重，若入房过度，汗出浴水，则伤肾。黄帝曰：五藏之中风奈何？岐伯曰：阴阳俱感，邪乃得往。黄帝曰：善哉。"脏已伤为阴感，受阳邪气为阳感，阴阳俱受邪为阴阳俱感，邪乃得往，伤其脏。阴阳俱感者，其经脉和脏腑俱伤。

1. 肺手太阴之脉

（1）是动病

"是动则病肺胀满，膨膨而喘咳，缺盆中痛，甚则交两手而瞀，此为臂厥。"

（2）所生病

"是主肺所生病者，咳，上气喘渴，烦心胸满，臑臂内前廉痛厥，掌中热。"

（3）气绝

"手太阴气绝则皮毛焦，太阴者行气温于皮毛者也，故气不荣则皮毛焦，皮毛焦则津液去皮节；津液去皮节者，则爪枯毛折，毛折者则毛先死，丙笃丁死，火胜金也。"

2. 大肠手阳明之脉

（1）是动病

"是动则病齿痛颈肿。"

（2）所生病

"是主津液所生病者，目黄口干，鼽衄，喉痹，肩前臑痛，大指次指痛不用。"

3. 胃足阳明之脉

（1）是动病

"是动则病洒洒振寒，善呻数欠，颜黑，病至则恶人与火，闻木声则惕然而惊，心欲动，独闭户塞牖而处，甚则欲上高而歌，弃衣而走，贲响腹胀，是为骭厥（阳明厥则喘而惋，惋则恶人；阳明主肉，其脉血气盛，邪客之则热，热甚则恶火；阳明者胃脉也，胃者土也，故闻木音而惊者，土恶木也；热盛于身，故弃衣欲走也；阳盛则使人妄言骂詈，不避亲疏而不欲食，不欲食故妄走也；四支者诸阳之本也，今神乱不能驭经气，经气妄行则阳盛，阳盛则四支实，此病甚反能登高，逾垣上屋，所上之处，皆非其素所能及也）。"

（2）所生病

"是主血所生病者，狂疟温淫汗出，鼽衄，口㖞唇胗，颈肿喉痹，大腹水肿，膝膑肿痛，循膺、乳、气街、股、伏兔、骭外廉、足跗上皆痛，中指不用。"

（3）气绝

"阳明终者，口目动作，喜惊妄言，色黄，其上下之经盛而不行则终矣。"

4. 脾足太阴之脉

（1）是动病

"是动则病舌本强，食则呕，胃脘痛，腹胀善噫，得后与气，则快然如衰，身体皆重。"

（2）所生病

"是主脾所生病者，舌本痛，体不能动摇，食不下，烦心，心下急痛，溏、瘕、泄、水闭、黄疸、不能卧、强立之股膝内肿厥，足大指不用。"

（3）气绝

"足太阴气绝者，则脉不荣肌肉，唇舌者肌肉之本也，脉不荣则肌肉软；肌肉软则舌萎人中满；人中满则唇反，唇反者肉先死，甲笃乙死，木胜土也；太阴终者，腹胀闭不得息，气噫善呕，呕则逆，逆则面赤，不逆则上下不通，上下不通则面黑皮毛燋而终矣。"

5. 心手少阴之脉

（1）是动病

"是动则病嗌干心痛，渴而欲饮，是为臂厥。"

（2）所生病

"是主心所生病者，目黄胁痛，臑臂内后廉痛苦厥，掌中热痛。"

（3）气绝

"手少阴气绝则脉不通，脉不通则血不流；血不流则髦毛不泽，故其面黑如漆柴者，血先死，壬笃癸死，水胜火也。"

6. 小肠手太阳之脉

（1）是动病

"是动则病嗌痛苦颔肿，不可以顾，肩似拔，臑似折。"

（2）所生病

"是主液所生病者，耳聋目黄颊肿，颈颔、肩臑、肘臂外后廉痛。"

7. 膀胱足太阳之脉

（1）是动病

"是动则病冲头痛，目似脱，项如拔，脊痛，腰似折，髀不可以曲，腘如结，踹如裂，是为踝厥。"

（2）所生病

"是主筋所生病者，痔疟，狂癫疾，头囟项痛，目黄泪出，鼽衄，项背腰尻腘踹脚皆痛，小指不用。"

（3）气绝

"太阳之脉，其终也，戴眼反折瘛疭，其色白，绝汗乃出，出则终矣。"

8. 肾足少阴之脉

（1）是动病

"是动则病饥不欲食，面如漆柴，咳唾则有血，喝喝而喘，坐而欲起，目𥉉𥉉如无所见，心如悬若饥状，气不足则善恐，心惕惕如人将捕之，是为骨厥。"

（2）所生病

"是主肾所生病者，口热舌干，咽肿上气，嗌干及痛，烦心心痛，黄疸，肠澼，脊股内后廉痛，痿厥嗜卧，足下热而痛。"

（3）气绝

"足少阴气绝则骨枯，少阴者冬脉也，伏行而濡骨髓者也，故骨不濡则肉不能著也，骨肉不相亲则肉软却；肉软却故齿长而垢，发无泽；发无泽者骨先死，戊笃己死，土胜水也；少阴终者，面黑，齿长而垢，腹胀闭塞，上下不通而终矣。"

9. 心主手厥阴心包络之脉

（1）是动病

"是动则病手心热，臂肘挛急腋肿，甚则胸胁支满，心中憺憺大动，面赤目黄，喜笑不休。"

（2）所生病

"是主脉所生病者，烦心心痛，掌中热。"

10. 三焦手少阳之脉

（1）是动病

"是动则病耳聋浑浑焞焞，溢肿喉痹。"

（2）所生病

"是主气所生病者，汗出，目锐眦痛，颊痛，耳后肩臑肘臂外皆痛，小指次指不用。"

11. 胆足少阳之脉

（1）是动病

"是动则病口苦，善太息，心胁痛不能转侧，甚则面微有尘，体无膏泽，足外反热，是为阳厥。"

（2）所生病

"是主骨所生病者，头痛，颔痛，目锐眦痛，缺盆中肿痛，腋下肿，马刀侠瘿，汗出振寒，疟，胸胁肋髀膝外至胫绝骨外踝前及诸节皆痛，小指次指不用。"

（3）气绝

"少阳终者，耳聋，百节尽纵，目系绝，目系绝一日半则死矣，其死也，色青白乃死。"

12. 肝足厥阴之脉

（1）是动病

"是动则病腰痛不可以俯仰，丈夫㿉疝，妇人少腹肿，甚则嗌干，面尘脱色。"

（2）所生病

"是主肝生病者，胸满呕逆飧泄，狐疝遗溺闭癃。"

（3）气绝

"足厥阴气绝则筋绝，厥阴者肝脉也，肝者筋之合也，筋者聚于阴气，而脉络于舌本也，故脉弗荣则筋急；筋急则引舌与卵，故唇青舌卷卵缩则筋先死，庚笃辛死，金胜木也。

五阴气俱绝，则目系转，转则目运，目运者为志先死，志先死则远一日半死矣；厥阴终者，中热嗌干，喜溺心烦，甚则舌卷卵上缩而终矣。

六阳气绝，则阴与阳相离，离则腠理发泄，绝汗乃出，故旦占夕死，夕占旦死。"

（五）经络系统与心血管系统

前文已述，不复述赘。

（六）经络系统与神经系统

1. 脑和神

（1）脑

前文已述，脑为形脏四之首，脑为"形"的指挥中枢。脑通过神经系统指挥形体运动和感觉，并调节五脏六腑脏器的生理活动。大脑细胞本身具有产生智力、意识、思维、记忆、情感等方面的能力，此为元神之能。《素问·五藏别论篇》说："脑、髓、骨、脉、胆、女子胞，此六者，地气之所生也，皆藏于阴而象于地，故藏而不泻，名曰奇恒之府。"《灵枢·天年》也说："黄帝问于岐伯曰：愿闻人之始生，何气筑为基，何立而为楯，何失而死，何得而生？岐伯曰：以母为基，以父为楯，失神者死，得神者生也。"母者，卵子也。父者，精子也。当精子和卵子相结合成受精卵时，受精卵在元精的推动下不断分裂，形成胚胎，直至胎儿。卵子为阴，为"形"之基。精子为阳，为"形"之楯。楯者，形之架也。奇恒之腑，皆为地气之所生，藏阴而象地，故奇恒之腑是以母为基，以父为楯，化生而成。故卵子的元精和精子的元精相合相搏，呈阴升阳降的太极圆运动，其造化生机，推动受精卵不断分裂，乃成脑髓。元阴元阳相搏，造化生元神，居于脑中。因此，脑的智力水平不仅和大脑细胞本身，而且和元神密不可分。元神和心神是不一样的，元神为元精所化，心神则是外来之灵。形亡则元神灭，心神离则气绝。

（2）神

前文已述，心神为经络系统的指挥中心。人始生，神设脉道，精以筑之，精神同工，经脉乃成。神者，虚无气宇之主。神者，位尊君王，命相傅肺，以理天下。魄尊君命，主治节，司经脉之行，以营同身，神得以安其内。对"形"而言，神是外来的灵气。神是具有智慧的灵气，其气阴阳莫测，其象为君火，以明为用。精常先身而生，精未有时，神已存在。"两精相搏谓之神。"当受精卵形成，卵子的元阴和精子元阳相搏，神入其中，得神者生，失神者死。神为不灭之灵，"形"对神而言为客居之旅。智慧由神而出，智力由元神而得。

（3）情感

大脑能思维、有智力、有意识，能产生喜怒忧思悲恐惊等复杂的情感。心神是有智慧的灵，心神位尊君主，五脏之五志分别应喜怒忧思悲恐惊。情志上的两种应生，就构成人类独特的复杂的情感方式。例如，对同一件事，大脑会有思维和情感的反应，这是一种动物般的本能反应，即动物之所欲；心神也会有思维和情感的反应，心神对"所任物"之反应，是来自神德的判断。这两种反应的结果可能相同，也可能不同，甚至相反，这就是人类产生复杂的心理活动和情感的奥妙。

2. 经络系统和神经系统

经络系统是由无形的经脉和络脉构成的运行血气的系统，是动态的，其行如环无端，流而不止，周而不休。经脉的先天脉道由心神命定，元精注原气而成。先天脉道的经气是由先天荣气和后天营气构成，先天荣气源于肾间动气，后天营气源于水谷精微。经络系统是由十二经脉系统、七百四十五条络脉和奇经八脉组成。经络系统的主要作用是运行全身血气，营养五脏六腑、四肢百骸，并将脏和腑，肢节筋骨有机联系起来，使人成为统一的整体。

神经系统是相对静止和固定的有形之质的调控系统，中医称之为髓，其中枢——脑，又称为髓海。脑和髓构成的神经系统是元精推动受精卵分裂，在"形"生长发育中最先形成的器官。脑和髓的生长发育和元精的盛衰密不可分。

神经系统由中枢神经系统和周围神经系统组成，中枢神经系统主要是由脑和脊髓组成，周围神经系统则主要是由脑神经、脊神经和自主神经组成。周围神经分布于全身，脑和脊髓通过周围神经和全身器官组织联系起来，使中枢神经系统既能通过传入神经传输的感觉信号，感受内外环境的变化，又能通过传出神经传达调控指令，调节体内各种功能，以保证躯体的完整统一及其对环境的适应。神经系统的基本结构和功能单位是神经元，而神经元的活动和信号在神经系统中的传输则表现为一定的生物电变化，因此，神经系统的传入信号和传出指令，均是以生物电的变化、神经冲动的形式传送。脑就是以这种联系方式，控制和调节躯体的各个器官、组织，有序地运作，使躯体的各器官组织能够以生命的方式得以延续。这种人类的"形"（工作模式）和动物大致相同，只不过人类的"形"较动物更为复杂和精密。

因此，比较经络系统和神经系统，结果是完全不同的：一个是无形的，一个是有形的；一个隶属于"气"，一个隶属于"形"；经络由神主宰，神经为脑支配。两个截然不同的系统共存于体内，各行各道，各司其职，互不干涉，脑神经系统不能指挥经络系统，因此，我们常常无法通过脑神经系统来感知经络系统的存在。两大系统共存于体内，它们又相互依存、相互营养，相互协调，一动一静，一阴一阳，共同构成人类特有的"形与神俱"复杂的调节、控制、运行系统。

六、十二经水

（一）脉行脉外

脉行脉外，经脉沿特定路径循行，可自由穿出血管，推动体液循环。除血液外，人类还有大量体液，包括淋巴液、组织间液等。这些缓慢流动的液体存在于血管外，没有了心脏在血液循环系统的泵作用，它们靠什么力量推动循环流动？肌肉收缩产生的挤压力如同心脏的泵作用，是体液循环的力量之源，但这种力量不足以推动体液自下而上的循环。脉行脉外，经脉穿出血管，行于体液中，这束能量气流产生的推动力是体液或自上而下、或自下而上流动的源泉。

（二）十二经水

脉行脉中行血液，脉行脉外行体液。血液和体液是在经脉经气的推动下才得以循环。《灵枢·十二经水》说："经脉十二者，外合于十二经水，而内属于五藏六府……夫十二经水者，受水而行之……经脉者，受血而营之。"从上文中我们可以得出经脉推动血液运行，经水推动水液运行。那么十二经水又是什么？一种可能是十二经脉在血管内循行的经脉称为十二经脉，出血管运行体液的经脉称为十二经水，这种十二经水和十二经脉同属一经脉，因运行血液和体液的不同而别为十二经脉和十二经水。另一种可能则是十二经脉别出支脉行于水中，受水而行之，此支脉称为十二经水。不论何种可能，行在水中，受水而行之的经脉皆可称为经水。全身水液阴阳不同，《内经》为示十二经水行水液阴阳的不同，取类比象，将海水、清水、渭水、湖水、沔水、汝水、江水、淮水、漯水、河水、漳水、济水与十二经水所行之水液相类比。故《灵枢·经水》说："此人之所以参天地而应阴阳也，不可不察。足太阳外合清水，内属膀胱，而通水道焉。足少阳外合于渭水，内属于胆。足阳明外合于海水，内属于胃。足太阴外合于湖水，内属于脾。足少阴外合于汝水，内属于肾。足厥阴外合于沔水，内属于肝。手太阳外合淮水，内属小肠，而水道出焉。手少阳外合于漯水，内属于三焦。手阳明外合于江水，内属于大肠。手太阴外合于河水，内属于肺。手少阴外合于济水，内属于心。手心主外合于漳水，内属于心包。凡此五藏六府十二经水者，外有源泉而内有所禀，此皆内外相贯，如环无端，人经亦然。故天为阳，地为阴，腰以上为天，腰以下为地。故海以北者为阴，湖以北者为阴中之阴，漳以南者为阳，河以北至漳者为阳中之阴，漯以南至江者为阳中之太阳，此一隅之阴阳也，所以人与天地相参也。"

（三）十二经水归向

十二经水推动水液循环，最终将水液注入四海。因此，《灵枢·海论》说："人有四海，十二经水者，皆注于海。有髓海、有血海、有气海、有水谷之海。胃者为水谷之海，其腧上在气街，下至三里。冲脉者为十二经之海，其腧上在大杼，下出巨虚上下廉。膻中者为气之海，其腧上在柱骨之上下，前在人迎。脑者为髓之海，其腧上在其盖，下在风府。"胃的分泌液，脑的脑脊液，胸腔的体液，体腔至颜面之体液，包括腺体分泌液、淋巴液等皆属于四海，四海为体液聚集之所。十二经水将水液注入四海中，其脉气亦入四海，推动四海缓缓流动。针刺四海输注之腧穴，可调水液逆顺。

七、腧穴

（一）定义

《经络腧穴学》认为："腧穴是脏腑经络气血输注于躯体外部的特殊部位，也是疾病的反应点和针灸等治法的刺激点。"这个腧穴的定义是值得商榷的：首先，"脏腑经络气血输注于躯体外部的特殊部位"，脏腑经络气血，到底是哪个"输注"于躯体外部？难以分辨；其次，经脉伏行而不见，穴位是在经脉上，不是分布于躯体外部的特殊部位；最后，疾病的反应点未必都是穴位。穴位是可补可泻的治疗点，而非刺激点。若理解穴位是刺激点，那么针刺手法只有刺激量大小之分，而无对经气的补虚泻实之别，从而失去针刺穴位可"通其经脉，调其血气，营其逆顺出入之会"的本意。如何理解穴位很重要，因此需要思考穴位的真正内涵。

1. 节

欲明穴位，需先明节之义。"节"在《内经》里有两种含义。

（1）节气

节为节气，是天地经纬寒暑变化的节点。我们知道春夏秋冬四时的变化是由节气的变化组成的，六个节气组成一季，也就是在一季里有六种不同的寒暑风雨的变化，节气的变化形成了四季的交替轮回。因此，《素问·六节藏象论篇》说："五日谓之候，三候谓之气，六气谓之时，四时谓之岁，而各从其主治焉。"其中"三候谓之气"指的是节气，十五日为一节气。

（2）经节

《灵枢·九针十二原》说："所言节者，神气之所游行出入也，非皮肉筋骨也。"节是经脉经气运行出入离合的变化。我们知道经脉经气运行不是一成不变的，有出入离合的变化。当经气从一种态势转变成另一种态势时，我们把这种变化称为从这一节顺延成另一节。因此，经气是一节一节地运行，犹如江河之行，时而平缓，时而湍流急下，时而急转。经气游行出入离合节的变化，如日月之行，江河之流，周而不休，环而不止。

2. 定义

腧穴是经脉经气游行出入离合变化的节点，既能反应疾病，又是疾病的治疗点。

经脉经气出入离合的变化称为节，节与节的交点称为节之交，节之交就是穴位。"节之交，三百六十五会。"人体的腧穴总共三百六十五个，天人相应，以应三百六十五日，不能多也不能少。从天人相应的角度来看，天地的节气变化和经脉运行经节的变化，其实同属一个含义，都是"气"运行变化的描述。一个是描述天地之气寒温的变化，一个是描述人体经气出入离合的变化。

3. 肺主治节

心神位居至尊，贵为君王，凡事不可亲躬。肺为相傅，代君主掌管虚无之气宇。《难经·一难》曰："人一呼脉行三寸，一吸脉行三寸，呼吸定息，脉行六寸。"肺魄司呼吸，肺通过一呼一吸管理经脉经气运行的变化，管理经脉经气游行三百六十五节的出入离合。我们已经知道"节"是经气运行变化的描述，因此，"肺主治节"是指肺魄通过呼吸，治理经脉经气运行出入离合经节的变化，故十二经脉起于手太阴，复会于手太阴，故《素问·灵兰秘典论篇》曰："肺者，相傅之官，治节出焉。"

（二）腧穴和治疗点

腧穴和治疗点在临床中常常混淆不清，令我们困惑不已。明确两者不同的含义，具有重要的临床指导意义。

1. 什么是治疗点

治疗点是指针对特定点的治疗能起疗效的部位。治疗点可以是穴位，也可以是压痛点，压痛点包括显性压痛点和隐性压痛点。因此，治疗点可以是腧穴；可以是如宣蛰人先生研究的软组织在骨面的附着点，肌肉起止点，台湾张钊汉先生的原始点等；可以是刺激神经出现感觉或运动异常的部位；可以是阻碍经气运行的部位；可以是导引经气的部位；可以是生物全息相应的部位等。

2. 阿是穴不一定是穴位

阿是穴是唐代孙思邈提出，又称为"天应穴"和"不定穴"，阿是穴是压痛点，显然是属于治疗点，但不一定是穴位。

（1）阿是穴可以不是穴位

我们已经知道穴位的定义，穴位是经脉的节之交，是由气组成的，穴位不是皮肉筋骨。当阿是穴是属皮肉筋骨时，则为软组织损伤的部位，常有筋结或条索状阳性反应物，此阿是穴不是穴位，是治疗点，属于软组织。当软组织因慢性或急性损伤，形成无菌性炎症，产生疼痛，导致软组织痉挛，组织内压增高，加重缺血缺氧，直至出现代偿性增生，形成筋结或条索状的阳性反应物时，这些变硬的软组织对从其穿过的经脉形成物理性的机械压迫，导致经气不通，造成血供障碍的恶性循环，针刺此阿是穴能松解软组织，释放内高压，解除软组织对经脉的压迫力，疏通经脉，行气活血止痛，可有奇效，故称为"天应穴"。此阿是穴的形成因软组织损伤所致，其部位多由生物力学失衡和承载负荷大小所决定，痛无定处，故又称为"不定穴"。由于此类阿是穴广泛地存在于临床，因此，这种不是穴位的阿是穴占大多数。

（2）阿是穴可以是穴位

我们知道脏腑有疾，应出十二原穴及背俞穴，这是因为脏腑的原气输注在其原穴和背俞穴上。因此，当脏腑有疾，其原气所输注的原穴和背俞穴会有所应，其所应就是痛，或原气不足，或经气不通，不通则痛。此时的原穴或背俞穴可现压痛反应，这种脏腑疾病在穴位上的压痛反应也称为阿是穴，此阿是穴因非局部软组织损伤所形成的阳性反应点，此阿是穴就是穴位。如肝脏有疾，可以在原穴太冲穴或肝俞穴上有压痛，有压痛的太冲穴或肝俞穴可以被称为阿是穴。

3. 穴位和治疗点的关系

治疗点有广义狭义之分，广义治疗点是指所有的治疗点，包括穴位，狭义治疗点是指压痛点，这里说的是穴位和狭义治疗点的关系。穴位和治疗点本质的不同是：穴位是位于经脉经气运行变化的节点上，非皮肉筋骨。针刺穴位可以疏通经脉，调和血气，以复经脉的出入逆顺之会；治疗点多是指软组织的压痛点，属皮肉筋骨。针刺治疗点可以有效地释放组织内高压，解除痉挛的软组织，从而解除对从其穿过的经脉所形成的物理性束缚的机械力。因此，穴位可以是治疗点，治疗点未必是穴位。

4. 细分穴位和治疗点的意义

（1）机制

针刺穴位和针刺治疗点都有治疗效果，但它们作用机制是不同的。针刺穴位起效机制是通过针刺手法（迎随、徐疾、捻转、提插、开阖、呼吸等）的补泻，调节经气的运行，达到疏通经络、补虚泻实、调和阴阳、扶正祛邪的目的，为守神调气之上法；针刺治疗点则是用针刺入有形的病损的软组织内，通过刺激软组织及周围神经、末梢神经，释放组织的内高压，改善组织的缺血状况，消除致痛物质如 5—羟色胺、氢离子、前列腺素 E 等，针刺的刺激量经神经反射，提高了疼痛阈值，使痉挛的软组织得以松解，同时又解除从其穿过经脉的机械束缚力，疏通经络，行气活血，为粗守关治形之下法。对治疗点的治法，现代医家多有发挥，发明多种治疗术具，有宣蛰人先生的银质针，朱汉章先生的小针刀，田纪钧先生的毫刃针，符仲华先生的浮针，胡超伟先生的超微针刀及圆利针、钩针等。诸术具各具特色，对此，须先明了各种不同术具的治疗机理、适应证，以创伤小又高效为原则，针对治疗点损伤的程度、病位深浅、不同阶段、病程长短及所导致疼痛的性质（是局部痛、放射痛、牵涉痛，还是反射痛？）选择性应用。

（2）区分穴位和治疗点意义

1）明确施术目的性

区分穴位和治疗点的意义在于施术目的性的明确，知其然而知其所以然。针刺穴位，当先察经气虚实，再施补泻手法以调之，此手法当以补泻来施为；针刺治疗点，因是有形的软组织，当以松解软组织，疏通经络为目的，手法可以用刺激量来表述。

2）明确穴位的数量

将阿是穴归于治疗点，明确其不一定为经脉上的腧穴，这样就不会因为针刺某些"阿是穴"获奇效而发明新穴，使"新穴"层出不穷，习者无所适从。剔除阿是穴，以《内经》为纲，明确三百六十五个腧穴和七百四十个络穴的总数，树立经络腧穴的科学性、严谨性，使针灸的思路回归经络，这样就能用中医的阴阳五行思想指导临床，发挥中医"治未病"的强大优势。

3）中西医结合的切入点

严格地区分穴位和治疗点，是将调"气"和治"形"的思路、方法区别开来，譬如针刺治疗点可以用西医的理论为指导，而针刺穴位则须以中医的理论为依据，这样既明确了中西医思路的治疗范围，提高了施术的目的性，又将两大截然不同的医学体系在施术中完美结合。

（三）五输穴

经脉是一种能量的气流束，可自由穿入血管，助心脏运行血液；亦可自由穿出血管推行体液，使之得以循环。经脉之行好比江河之流，但江河之流自高而下，势能使然。经脉之行则复杂许多，其出入离合可上可下，经脉运行方向的变化皆为血液体液的循环流动提供动力源。五输穴是经脉出入离合变化最大的节点，正因为如此，五输穴是调节经脉虚实的重要穴位。

1. 定义

五输穴是指称为井荥输经合的五类腧穴。《灵枢·九针十二原》说："黄帝曰：愿闻五藏六府所出之处。岐伯曰：五藏五腧，五五二十五腧；六府六腧，六六三十六腧。经脉十二，络脉十五，凡二十七气以上下，所出为井，所溜为荥，所注为腧，所行为经，所入为合。二十七气所行，皆在五腧也。"

所出为井，所溜为荥，所注为输，所行为经，所入为合，乃为五输穴之义。其"出、溜、注、行、入"是对经脉运行状态的描述，经脉出、溜、注、行、入的出入离合变化，形成了名为五输穴的脉气运行变化的节点，如同江河，时而湍急，时而缓慢，时而急下，时而急弯。

　　"出"，是经气由里到外循行，而非始发点。在《灵枢·本输》中，不论阴经和阳经的循行方向，皆按井荥输经合顺序来描述五输穴，此乃五输穴应五行的相生之序。正确理解"出"的含义，就不会误认为手三阴和足三阳经经气是从井穴始出。"所出为井"是指经气由里向外行，其所形成的穴气称为井穴，井穴描述的是经脉循行方向的变化。"溜、注、行"描述的则是经气运行速度的变化。"所溜为荥"是指经气运行速度较轻快，经气溜行所形成的穴气称为荥穴；"所注为输"是指经脉的经气本身向里缓缓输注，经气缓缓输注所形成的穴气称为输穴，其穴气为大；"所行为经"是指经气连续贯穿，缓而有力，经气贯行所形成的穴气称为经穴；"入"则是经脉运行方向的改变，"所入为合"是指经气由外向里循行，所形成的穴气称为合穴。正如《灵枢·邪客》所说："黄帝问于岐伯曰：余愿闻持针之数，内针之理，纵舍之意，扦皮开腠理，奈何？脉之屈折，出入之处，焉至而出，焉至而止，焉至而徐，焉至而疾，焉至而入？六府之输于身者，余愿尽闻。少序别离之处，离而入阴，别而入阳，此何道而从行？愿尽闻其方。岐伯曰：帝之所问，针道毕矣。黄帝曰：愿卒闻之。岐伯曰：手太阴之脉，出于大指之端，内屈，循白肉际，至本节之后太渊留以澹（澹者，静也），外屈，上于本节下，内屈，与阴诸络会于鱼际，数脉并注，其气滑利，伏行壅骨之下，外屈，出于寸口而行，上至于肘内廉，入于大筋之下，内屈，上行臑阴，入腋下，内屈走肺，此顺行逆数之屈折也。心主之脉，出于中指之端，内屈，循中指内廉以上留于掌中，伏行两骨之间，外屈，出两筋之间，骨肉之际，其气滑利，上二寸，外屈，出行两筋之间，上至肘内廉，入于小筋之下，留两骨之会，上入于胸中，内络于心脉。"

2. 五输应五行

　　五输穴之所以应五行，是因为五输穴皆分布在肘膝以下，五输穴以五行穴性的变化而产生的力量来推动经脉经气的运行，使分布在肘膝以下的经脉能够有力地推动血液和体液的循环，以完成动静脉血的交换。五输穴五行属性变化产生的力量，如同四季的交替变更。万物在四季五行的变更中生长壮病死，经脉则在五输穴五行的变化中以行血气，这种力量是由五输穴穴性的五行相生变化而产生的。而十二经脉循行的另一种更强大的力量来自肺主治节，肺一呼一吸，推动着经脉按其本身固定的循行方向运行，经脉本身强大的能量束流助力这种方向的循行。

　　五输穴的木火土金水的属性就是五输穴的穴性，五输穴五行的穴性变化是经脉脉气属性的变化。"阴井木，阳井金"，阴经的井穴属木性，为升发，阳经的井穴属金性，为肃降。木火土金水或金水木火土分别与阴经或阳经的五输穴相应，依次类推。因为阴经井穴属木，阴经井穴至荥穴的脉气皆为木气。荥穴属火，荥穴至输穴的脉气属火性。输穴属土，输穴至经穴的脉气属土性。经穴属金，经穴至合穴的脉气属金性。合穴属水，合穴所入里的这节脉气属水；阳经的五输穴的穴性及各节脉气的属性，类同阴经，阳井金，金水木火土，依次类推。阴阳经脉五输穴的五行变化相生之次序，或同于经脉的循行方向，或逆于经脉的循行方向。同于经脉循行的五输穴五行变化，是以这种五行变化产生的力量，来推动脉气的运行；而逆于经脉循行的五输穴五行变化，则是以这种五行变化产生的力量，来制衡脉气的运行，以防太过。故在《灵枢·本输》中，五输穴是按其穴气之属性，以五行相生之序来描述。经曰："三阳之离合也，太阳为开，阳明为阖，少阳为枢。三阴之离合也，太阴为开，厥阴为阖，少阴为枢。"三阳经之离合，不得相失，搏而勿浮，命曰一阳。三阳经当各从其离合，勿逆其性，曰为勿浮。足三阳脉从头走足，其经脉五输穴的五行相生变化却逆经上行。这种五行变化产生的力量能使其脉各顺其性，阳脉不浮，离合如常；三阴经之离合，不得相失也，搏而勿沉，名曰一阴。三阴经当各从其离合，勿逆其性，曰为勿沉。足三阴脉从足走头，其经脉五输穴的五行相生变化顺经上行，这种五行相生变化产生的升发力量能使其脉各顺其性，阴脉不沉，离合如常。

在五输穴的五行属性中，为什么定阴经井穴为木穴，阳经井穴为金穴呢？这是因为十二经脉是阴阳相接的大循环，是阴升阳降的太极圆运动，因此，阴经脉气是升发，阳经脉气是肃降的。木性升发条达，金性肃降从革，故阴井木，阳井金。阳井金的另一层含义是足三阳皆从头走足，阳经井穴以金气肃降之力将脉气根于井穴，不令脉气泻逸。

3. 五输穴的临床应用

临床中初学者应用五输穴常感效果未如预期，其中之由：

（1）穴性

《难经·六十九难》曰："经言虚者补之，实者泻之，不实不虚，以经取之，何谓也？然。虚者补其母，实者泻其子。当先补之，然后泻之。不实不虚，以经取之者，是正经自生病，不中他邪也，当自取其经，故言以经取之。"五输穴的针刺补泻当视脏腑虚实、经气盛衰而定，或补或泻，择迎随、徐疾、开阖、呼吸以针之。虚者补其母，实者泻其子，当依或虚或实，据五输穴的五行属性，五行的相生相克来选穴，以调虚实，和阴阳。初学者常未照此法行之。

（2）局限性

针刺五输穴，好比江河治水。当江水枯绝或洪水滔滔，在本江河中掘井取水或截石拦洪，非治水之良策。南水北调或疏流泄洪，方为治水之上策。同理，五输穴是本经经脉循行出入离合变化的节点，能调节的仅是本经或表里经脉，这是针刺经脉五输穴的局限性。若要象治水上策般施针，就要有如连接两江沟渠之络脉。有此络脉，施针于络穴，可导引本经脉气至他经或导引他经脉气至本经，使"从阴引阳，从阳引阴"上乘针法有施为的可能。

4. 五输穴的定位

《灵枢·本输》说："黄帝问于岐伯曰：凡刺之道，必通十二经络之所终始，络脉之所别处，五输之所留，六府之所与合，四时之所出入，五藏之所溜处，阔数之度，浅深之状，高下所至。愿闻其解。岐伯曰：请言其次也。

肺出于少商，少商者，手大指端内侧也，为井（木）；溜于鱼际，鱼际者，手鱼也，为荥；注于太渊，鱼后一寸陷者中也，为腧；行于经渠，经渠，寸口中也，动而不居，为经；入于尺泽，尺泽，肘中之动脉也，为合，手太阴经也。

心出于中冲，中冲，手中指之端也，为井（木）；溜于劳宫，劳宫，掌中中指本节之内间也，为荥；注于大陵，大陵，掌后两骨之间方下者也，为腧；行于间使，间使之道，两筋之间，三寸之中也，有过则至，无过则止，为经；入于曲泽，曲泽，肘内廉下陷者之中也，屈而得之，为合，手少阴也。

肝出于大敦，大敦者，足大指之端及三毛之中也，为井（木）；溜于行间，行间，足大指间也，为荥；注于太冲，太冲，行间上二寸陷者之中也，为腧；行于中封，中封，内踝之前一寸半，陷者之中，使逆则宛，使和则通，摇足而得之，为经；入于曲泉，曲泉，辅骨之下，大筋之上也，屈膝而得之，为合，足厥阴也。

脾出于隐白，隐白者，足大指之端内侧也，为井（木）；溜于大都，大都，本节之后，下陷者之中也，为荥；注于太白，太白，核骨之下也，为腧；行于商丘，商丘，内踝之下，陷者之中也，为经；入于阴之陵泉，阴之陵泉，辅骨之下，陷者之中也，伸而得之，为合，足太阴也。

肾出于涌泉，涌泉者，足心也，为井（木）；溜于然谷，然谷，然骨之下者也，为荥；注于太溪，太溪，内踝之后，跟骨之上，陷中者也，为腧；行于复留，复留，上内踝二寸，动而不休，为经；入于阴谷，阴谷，辅骨之后，大筋之下，小筋之上也，按之应手，屈膝而得之，为合，足少阴经也。

膀胱出于至阴，至阴者，足小指之端也，为井（金）；溜于通谷，通谷，本节之前外侧也，为荥；注于束骨，束骨，本节之后，陷者中也，为腧；过于京骨，京骨，足外侧大骨之下，为原；行于昆仑，昆仑，在外踝之后，跟骨之上，为经；入于委中，委中，腘中央，为合，委而取之，足太阳也。

胆出于窍阴，窍阴者，足小指次指之端也，为井（金）；溜于侠溪，侠溪，足小指次指之间也，为荥；注于临泣，临泣，上行一寸半陷者中也，为腧；过于丘墟，丘墟，外踝之前，下陷者中也，为原；行于阳辅，阳辅，外踝之上，辅骨之前，及绝骨之端也，为经；入于阳之陵泉，阳之陵泉，在膝外陷者中也，为合，伸而得之，足少阳也。

胃出于厉兑，厉兑者，足大指内次指之端也，为井（金）；溜于内庭，内庭，次指外间也，为荥；注于陷谷，陷谷者，上中指内间上行二寸陷者中也，为腧；过于冲阳，冲阳，足跗上五寸陷者中也，为原，摇足而得之；行于解溪，解溪，上冲阳一寸半陷者中也，为经；入于下陵，下陵，膝下三寸，胻骨外三里也，为合；复下三里三寸为巨虚上廉，复下上廉三寸为巨虚下廉也，大肠属上，小肠属下，足阳明胃脉，大肠小肠，皆属于胃，是足阳明也。

三焦者，上合手少阳，出于关冲，关冲者，手小指次指之端也，为井（金）；溜于液门，液门，小指次指之间也，为荥；注于中渚，中渚，本节之后陷者中也，为腧；过于阳池，阳池，在腕上陷者之中也，为原；行于支沟，支沟，上腕三寸，两骨之间陷者中也，为经；入于天井，天井，在肘外大骨之上陷者中也，为合，屈肘乃得之；三焦下腧，在于足大指之前，少阳之后，出于腘中外廉，名曰委阳，是太阳络也。手少阳经也。三焦者，足少阳太阴之所将，太阳之别也，上踝五寸，别入贯腨肠，出于委阳，并太阳之正，入络膀胱，约下焦，实则闭癃，虚则遗溺，遗溺则补之，闭癃则泻之。

手太阳小肠者，上合手太阳，出于少泽，少泽，小指之端也，为井（金）；溜于前谷，前谷，在手外廉本节前陷者中也，为荥；注于后溪，后溪者，在手外侧本节之后也，为腧；过于腕骨，腕骨，在手外侧腕骨之前，为原；行于阳谷，阳谷，在锐骨之下陷者中也，为经；入于小海，小海，在肘内大骨之外，去端半寸陷者中也，伸臂而得之，为合，手太阳经也。

大肠上合手阳明，出于商阳，商阳，大指次指之端也，为井（金）；溜于本节之前二间，为荥；注于本节之后三间，为腧；过于合谷，合谷，在大指歧骨之间，为原；行于阳溪，阳溪，在两筋间陷者中也，为经；入于曲池，在肘外辅骨陷者中，屈臂而得之，为合，手阳明经也。是谓五藏六府之腧，五五二十五腧，六六三十六腧也。六府皆出足之三阳，上合于手者也。"

5. 手少阴独无输

经脉有十二，为何《灵枢·本输》仅录十一条经脉的五输穴？手少阴脉为何独无五输穴？让我们看看《灵枢·邪客》是怎么回答的："黄帝曰：手少阴之脉独无腧，何也？岐伯曰：少阴，心脉也。心者，五藏六府之大主也，精神之所舍也，其藏坚固，邪弗能容也。容之则心伤，心伤则神去，神去则死矣。故诸邪之在于心者，皆在于心之包络，包络者，心主之脉也，故独无腧焉。黄帝曰：少阴独无腧者，不病乎？岐伯曰：其外经病而藏不病，故独取其经于掌后锐骨之端。其余脉出入屈折，其行之徐疾，皆如手少阴心主之脉行也。故'本腧'者，皆因其气之虚实疾徐以取之，是谓因冲而泻，因衰而补，如是者，邪气得去，真气坚固，是谓因天之序。"五输穴之穴气者，可代脏受邪，邪未入于脏，先客其五输穴，故可察其穴气之虚实，徐疾以取之。心因藏神，不能受邪，脏不能伤，伤则死。其手少阴经亦不受邪，故独无五输以应邪。其邪客于心者，心包代心受之，心包受邪，手厥阴先应之，故心脏病病在心包，取心主手厥阴脉的五输穴治之。故在《经脉》和《邪客》篇中，将《本输》里的心手少阴脉易为心主手厥阴脉。易后，心手少阴脉则行太阴心主之后，抵掌后锐骨之端，循小指之内，出其端，其五输穴者，治手少阴经病，以应五五二十五输。

（四）原穴

1. 定义

五脏的原气输注在其经脉上所形成的穴气，称为原穴。十二经脉者，行血气，营脏腑。后天营气经十二经脉的大循环，以营脏腑。五脏禀十二经脉三百六十五节之气味以藏之，此气味藏于五脏，化为其原。《灵枢·九针十二原》说："五藏有六府，六府有十二原，十二原出于四关，四关主治五藏。五藏有疾，当取之十二原，十二原者，五藏之所以禀三百六十五节气味也。五藏有疾也，应出十二原，十二原各有所出，明知其原，睹其应，而知五藏之害矣。阳中之少阴，肺也，其原出于太渊，太渊二。阳中之太阳，心也，其原出于大陵，大陵二。阴中之少阳，肝也，其原出于太冲，太冲二。阴中之至阴，脾也，其原出于太白，太白二。阴中之太阴，肾也，其原出于太溪，太溪二。膏之原，出于鸠尾，鸠尾一。肓之原，出于脖胦，脖胦一。凡此十二原者，主治五藏六府之疾者也。"

2. 十二原穴

十二原者，乃五脏和膏肓之原穴，非五脏和六腑之原穴，分别是太渊二、大陵二、太冲二、太白二、太溪二、鸠尾一、气海一，合为十二原穴。十二经脉合计三百六十五节，五脏之营皆源于十二经脉的气血输注，故曰五脏乃禀三百六十五节气味以藏之。五脏之原，输注其经，合为十原。膏与肓乃包裹脏腑之膏脂和肓膜也，膏脂居上，肓膜居下，维系和保护脏腑。膏脂和肓膜虽非脏，然其包裹脏腑之质，乃脏腑之外围。能抵御外邪有护卫之功者，唯原气尔，故膏脂以其原护卫脏腑，而为脏腑之宫墙，故膏脂和肓膜有其原，其原穴各一，合五脏十原，曰十二原穴。故十二原者，乃五脏与其膏脂肓膜之原气，输注留澹于经脉上所形成的穴气。

五脏因藏精而不泻，曰为脏。六腑因传化物而不藏精，曰为腑。五脏之输穴和原穴同为一穴，乃因输穴是五脏经脉脉气缓行输注而成，所注为输，其穴气留而不行，留而为巨，为原气所喜藏之位，故五脏所藏之原气亦输注于此，输原同穴也。

3. 十二原穴的意义

五脏有疾，应出十二原。五脏有疾，当取十二原。五脏各有一腑，六腑者，各从其五脏，故此十二原者，主治五脏六腑。心包非脏，不属于五脏，三焦为孤腑，心包与三焦因其经脉相接而为表里，故三焦隶属于心包。大陵为心主手厥阴之原穴，"凡此十二原者，主治五藏六府之疾者也。"故大陵可治心包与三焦之疾。

4. 六腑之原

（1）来源

六腑不藏原气，本无原，六腑有十二原，何谓也？《难经·六十二难》说："藏井荥有五，府独有六者，何谓也？然。府者，阳也，三焦行于诸阳，故置一俞，名曰原。府有六者，亦与三焦共一气也。"五脏之五输，因输原同穴，故曰："藏井荥有五。"六腑传化物而不藏，不藏原气，故六腑之原穴非源于六腑，乃源于三焦。三焦者，原气之别使也，主通行三气而行于诸阳腑。三焦原气行于诸阳腑，留置一俞于诸阳经脉上，为六腑之原，故曰："六府原穴与三焦同一气耳。"六腑阳脉除五输穴外，尚有源于三焦的原穴，故曰："府独有六者，六六三十六腧也。"故曰："六府有十二原。"

（2）定位

《灵枢·本输》说："膀胱之原，过于京骨，足外侧大骨之下。胆之原，过于丘墟，外踝之前，下陷者中也。胃之原，过于冲阳，足跗上五寸陷者中也。三焦之原，过于阳池，在腕上陷者之中也。小肠之原，过于腕骨，在手外侧腕骨之前。大肠之原，过于合谷，在大指歧骨之间。"

（3）意义

六腑之原主治六腑之疾，其效不显，何也？六腑者，传化物而不藏，故六腑不能禀三百六十五节气味以藏。六腑之原乃源于三焦之原行气于诸阳腑，其焦气留置一俞穴于六阳脉上，为六腑之原穴。因六腑不能藏精，其经脉所注而成之输穴亦不能藏原气，故三焦另置一原于输穴之后，阳经输原不同穴也。阳脉虽行疾，"所注为输"，阳脉行至其输穴，行速趋缓，故三焦置其原于输穴之后，筋骨之陷中，以藏其原。三焦虽置其原于六腑之阳脉上，但阳脉行疾，过于其原不能留以澹（恬静），而五脏之阴脉则能输其原留以澹，因此，对比五脏之原和六腑之原，显然五脏之原更有临床意义。

（五）背俞穴

背俞穴是指各脏之原气和三焦历各腑之焦气，由三焦腑的焦气，经气街之径，输注在足太阳膀胱经上所形成的穴气。因三焦之气腑乃由原气别使而成，三焦之焦气历五脏六腑，故三焦焦气可携五脏原气和历六腑之焦气，行止辄于足太阳经上而成背俞穴。背俞穴非足太阳经气出入离合所形成的节之交，不为足太阳经的经穴，却有原穴之性，俞原同气，以俞为原，五脏有疾，取其背俞。背俞穴之意，前文已述，不复述赘。

（六）络穴

由于络穴的复杂，另立章节，详见下文。

（七）下合穴

1. 来源

五脏六腑之合穴，合入于脏腑，为其常。然，六阳脉于荥输穴别走，下合于足三阳脉，再合入于内，连属其腑。此六阳脉于荥输穴别走，合于足三阳脉所形成的穴气，称为下合穴，故《灵枢·邪气藏府病形》说："黄帝曰：余闻五藏六府之气，荥输所入为合，令何道从入，入安连过，愿闻其故。岐伯答曰：此阳脉之别入于内，属于府者也。黄帝曰：荥输与合，各有名乎？岐伯答曰：荥输治外经，合治内府。"手三阳足三阳脉皆下合于足三阳，故《灵枢·本输》说："六府皆出足之三阳，上合于手者也。"

2. 荥输治外经

手三阳脉于荥输穴别走下合于足三阳，再入内属于腑。手三阳脉因其别行之脉，与足三阳相连，若足三阳经脉有疾，可取手三阳经之荥输穴，曰荥输治外经。如手阳明荥输二间、三间穴，下合于足阳明，可治足阳明经病；手太阳荥输前谷、后溪穴，下合于足阳明，可治足阳明经病；手少阳荥输液门、中渚穴，下合于足太阳，可治足太阳经病。足三阳则于荥输穴下合于本经合穴，再入内连属于腑，故其荥输穴治本经，其下合穴和合穴同为一穴，故曰："六府皆出于足三阳。"

3. 合治内腑

六阳脉不论足三阳所入于内或手三阳别入于内，皆连属于腑者也，故曰合治内府。三焦小肠大肠有疾，取其下合穴。胃胆膀胱有疾，取其合穴，其合穴、下合穴同一穴也。

（1）合治内腑

《灵枢·邪气藏府病形》说："黄帝曰：治内府奈何？岐伯曰：取之于合。黄帝曰：合各有名乎？岐伯答曰：胃合入于三里，大肠合入于巨虚上廉，小肠合入于巨虚下廉，三焦合入于委阳，膀胱合入于委中央，胆合入于阳陵泉。"大肠小肠皆合入于足阳明，乃胃小肠大肠皆为胃家消谷也。三焦合入于足太阳，何也？

水之消化，难于谷也。谷物者胃家腐熟，水饮者则赖脾阳火蒸之力。水谷精华，化为雾气，游溢而上，归于肺家。气化之水，有清有浊。清者入于脏腑，而为津液；浊者入于膀胱，而为溲溺。其浊者则赖于三焦、膀胱、肾的共同气化传导，依次传下。《灵枢·本输》说："三焦者，足太阳少阴之所将，太阳之别也，上踝五寸，别入贯腨肠（小腿腓肠肌群），出于委阳，并太阳之正，入络膀胱，约下焦。"三焦者，中渎之腑也，水道出焉。膀胱者，州都之官，津液藏焉，气化则能出矣。膀胱所藏之津液不能自出，得三焦之经并太阳之正，入络膀胱，泄以相火之力，则州都冲决，水道出矣，故三焦合入于足太阳。

（2）刺下合穴之法

"黄帝曰：取之奈何？岐伯答曰：取之三里者，低跗；取之巨虚者，举足；取之委阳者，屈伸而索之；委中者，屈而取之；阳陵泉者，正竖膝予之齐，下至委阳之阳取之；取诸外经者，揄申而从之。"

（3）临床应用

"黄帝曰：愿闻六府之病。岐伯答曰：胃病者，腹膜胀，胃脘当心而痛，上肢两胁，膈咽不通，食饮不下，面热，两跗之上脉竖陷者，足阳明病，此胃脉也，取之三里。

大肠病者，肠中切痛而鸣濯濯，冬月重感于寒即泄，当脐而痛，不能久立，与胃同候，鱼络血者，手阳明病，取之巨虚上廉。

小肠病者，小腹痛，腰脊控睾而痛，时窘之后，当耳前热，若寒甚，若独肩上热甚，及手小指次指之间热，若脉陷者，手太阳病，此其候也，取之巨虚下廉。

三焦病者，腹气满，小腹尤坚，不得小便，窘急，溢则水，留即为胀，候在足太阳之外大络，大络在太阳少阳之间，亦见于脉，取委阳。

膀胱病者，小腹遍肿而痛，以手按之，即欲小便而不得，肩上热，若脉陷，及足小指外廉及胫踝后皆热，取委中央。

胆病者，善太息，口苦，呕宿汁，心下憺憺，恐人将捕之，嗌中吩吩然，数唾，候在足少阳之本末，亦视其脉之陷下者灸之，其寒热者，取阳陵泉。"

（4）注意事项

"黄帝曰：刺之有道乎？岐伯答曰：刺此者，必中气穴，毋中肉节。中气穴则针游于巷，中肉节即皮肤痛，补泻反则病益笃，中筋则筋缓，邪气不出，与其真气相搏，乱而不去，反还内着。用针不审，以顺为逆也。"针刺下合穴，必须直中其穴。穴位是经脉运行的节之交，由经气构成，故刺中穴位是"空"的感觉，针游于巷也。而刺中肉，针下紧实，皮肤痛。

（八）募穴

1. 定义

募穴是各脏腑之气募集，结聚在经脉上所形成的穴气。五脏之阴病，行于阳，阳病，行于阴，何谓也？五脏之募穴者，乃五脏脏气募集之所也，五脏之背俞穴者，乃五脏原气输注之所也。五脏之脏气和原气者，异也，故募穴和背俞穴者，其穴气亦不同。五脏之背俞穴皆寄于足太阳经，乃背为阳，太阳为开，助五脏原气升发也，升发为其原之用。五脏之募穴皆募集于胸腹，乃胸腹为阴，五脏脏气募集于阴而不散，助五脏脏气阖降纳藏也，纳藏脏气以益其体，以生其原。五脏阴病，乃原气不足，升发无力，阴病行阳，取其背俞，以助其用。五脏阳病，脏气升而不降，脏气不藏，阳病行阴，取其募穴，以益其体。故《难经·六十七难》曰："五藏募皆在阴，而俞在阳者，何谓也？然。阴病行阳，阳病行阴，故令募在阴，俞在阳。"若体用皆不足者，取其俞募也，正如《素问·奇病论篇》所说："帝曰：有病口苦，取阳陵泉。口苦者病名为何？何以得之？岐伯曰：病名曰胆瘅。夫肝者中之将也，取决于胆，咽为之使。此人者，数谋虑不决，故胆虚，气上溢而口为之苦。治之以胆募俞，治在《阴阳十二官相使》中。"胆腑中精不足，数谋虑不决，胆腑阴病行阳，取其胆俞穴，以益其用。胆气虚，气上溢而不收降，胆腑阳病行阴，取其胆募日月穴，以益其体。此乃胆腑体用皆不足，取其募俞也。

中药以五味调和各脏脏气的阴阳，以调其体用，其用药之理，本在"其气三"。针灸亦是如此，取其俞募，以调各脏脏气的阴阳，调其体用，其施针之理，本亦在"其气三"。

2. 募穴

五脏阳病，设其募穴，募穴皆在阴，阳病行阴也。

心气之募募于任脉者，巨阙穴也。心者，阳中之太阳，其象属火，心火炎上。今心脏阳病，烈火烧灼，取其募穴巨阙，乃任脉为阴脉之海，主静、主阴、主妊，巨阙穴近于心脏，位于任脉，故心脏脏气募集于此，以益纳藏，以益其体。

肺气之募募于手太阴者，中府穴也。肺者，阳中之太阴，肺属金，金性肃降，非宣发则无以肃降，故肺主宣发肃降。今肺脏阳病，宣发无力，肃降不能，取其募穴中府。中府穴近于肺，位于手太阴，太阴为开，以助肺气宣发、肃降以益其体，故肺脏脏气募集于此。

肝气之募募于足厥阴者，期门穴也。肝者，阴中之少阳，肝属木，木性升发。今肝脏阳病，阳不足升发无力，取其募穴期门。乃期门穴近于肝脏，位于足厥阴，厥阴为阖，阖其脏气，以益其体，以助其用，故肝脏脏气募集于此。

脾气之募募于足厥阴者，章门穴也。脾者，阴中之至阴，脾属土，脾气主升。今脾脏阳病，升清乏力，取其募穴章门。乃章门穴近于脾脏，位于足厥阴，厥阴为阖，阖藏脾脏脏气，以益其体，以助其用，故脾脏脏气募集结聚于此。

肾气之募募于足少阳者，京门穴也。肾者，阴中之少阴，肾属水，主蛰，封藏之本。今肾脏阳病，肾阳不足，元精升腾无力，取其募穴京门。肾之募穴虽募于阳经，然，京门穴位于胁肋，居身于半阴半阳处，近于肾脏，位于足少阳，少阳为枢，以阳经枢降之机，枢降肾气，以益其体，以助其用，故肾脏脏气募集于此。

心包之募募于任脉者，膻中穴也。心包者，心之包膜代心受邪也。今心包阳病，心包之原气不足，失护心之职，取其募穴膻中。乃膻中穴近于膻中，膻中气海为心包之备援，膻中穴位于任脉，任脉主阴、主静，故心包脏气募于膻中穴，以膻中气海之精气备援心包，以助其原，司护心之用。

六腑传化物而不藏，以通降为顺。阳病行阴，六腑腑气皆募于阴，乃以阴经之气助腑气募集，以益其体，以助其用。

胃之募募于任脉者，中脘穴也。胃者，水谷之海，为阳府，传化物而不藏，以通降为顺。胃腑腑气募集于中脘穴，乃中脘穴近于胃腑，位于任脉，任脉为阴脉之海，主静、主阴，故胃腑腑气募于中脘穴，以聚其气，以益其体，以助其用。

大肠之募募于足阳明者，天枢穴也。大肠者，为阳府，传化物而不藏，以通降为顺。大肠腑腑气募集于天枢穴，乃天枢穴近于大肠，位于足阳明经，阳明阖降，故大肠腑腑气募于天枢穴，以聚其气，以益其体，以助其用。

小肠之募募于任脉者，关元穴也。小肠者，受盛之官，化物出焉，小肠化而传下。小肠腑腑气募集于关元穴，乃关元穴近于小肠，位于任脉，任脉主阴、主静，故小肠腑腑气募于关元穴，以聚其气，以益其体，以助其用。

膀胱之募募于任脉者，中极穴也。膀胱者，州都之官，津液藏焉，气化出矣。膀胱腑腑气募集于中极穴，乃中极穴近于膀胱，位于任脉，任脉主阴、主静，故膀胱腑腑气募于中极穴，以聚其气，以益其体，以助其用。

三焦之募募于任脉者，石门穴也。三焦者，无形之气腑，决渎之官，水道出焉。水道出，赖于三焦气化。三焦腑腑气募集于石门穴，乃石门穴近于三焦生发之所，位于任脉，任脉主阴、主静，故三焦腑腑气募于石门穴，以聚其气，以益其体，以助其用。

胆之募募于足少阳者，日月穴也。胆者，中精之腑，虽为腑却有脏性，藏精而不泻。胆腑腑气募集于日月穴，乃日月穴近于胆腑，位于足少阳，少阳为枢，阳枢枢降，故胆腑腑气募于日月穴，以聚其气，以益其体，以助其用。

八、刺法

（一）针感

针感包括两种：一是患者对针刺的感觉和反应。二是医者刺手指下的感觉。天津中医药大学附属第一医院的武连仲先生将针感概括为：酸、麻、重、胀、疼、凉、热、窜、动、抽十大类。让我们先分析这十大针感所包含的信息，针具逐层刺入的是皮肤、皮下脂肪、浅筋膜、肌肉、深筋膜、肌腱、血管、神经、骨膜等"形"的组织，同时也刺入从其穿行的经络，刺中不同的部位会产生不同的感觉和反应。

1. 酸感

酸感是刺中劳损的肌肉或肌腱而产生的感觉。当慢性无菌性炎症的软组织处于相对稳定的代偿期，常产生隐性压痛点，由于致痛物质浓度不高，会产生比痛感轻的酸感。当针刺到这种劳损的软组织，就将这种隐性的酸感激发出来，就形成了针刺的酸感。当针刺的刺激量足够时，激发行于其间的经气，经气带着酸感可向远端放射走窜。

2. 胀感

胀感是针刺直中无形经脉的腧穴上，激发经气，令气布于针下而产生的感觉。经气布聚于针下如吹气球鼓胀起来，而产生胀感。当出针后，针下结聚鼓胀的经气带着集聚的能量，沿经脉方向循行，冲破阻碍经气运行的束缚力，使经脉经气恢复正常的运行，因此，这种刺中腧穴而产生的胀感，具有较强的疏通经络效果。

3. 重感

重感是酸和胀产生的复合感觉。当针刺中病损的软组织，同时又刺中经脉，可激发出酸感和气布于针下的胀感，酸胀两感相合，则为重感。

4. 疼感

疼感是针刺中或触及血管壁产生的感觉。血管壁上的感受器可以因针的刺激，反馈给大脑形成疼痛的感觉信息。血管壁的这种装置是为保护血管，避免外伤。

5. 凉感

凉感是针刺中腧穴，施以泻法，引邪外出而产生的感觉。这种针感的产生首先是要有邪客于腧穴上，因为邪气多为寒邪，只有寒邪客于腧穴上，当针刺引寒邪外出时，才能产生凉感。其次引邪外出的泻法必须做得足够充分，这样才能成功地产生凉感，两者缺一不可。

6. 热感

热感是针刺中腧穴，施以补法，置气于内而产生的感觉。气者阳也，当腧穴穴气不足，施以补法，置气于内，因气属阳，阳为热，故可产生热感。

7. 麻感

有两层信息：一是针刺中腧穴，穴气布于针下，反复轻微捻转后，经气朝一定方向循行而产生的感觉。这是一个由胀转麻的针感，须反复轻微捻转才能产生。因为当穴气布于针下产生胀感时，反复捻转，将穴气迅速地转动起来，沿经脉的方向循行，这种带着旋转的经气在经脉中循行，便产生酥麻的感觉。此种针感镇痛明显，可能是因为经气的运行带走了致痛物质。二是针刺中或触及周围神经干而产生的感觉，由于神经系统是以生物电形式传导的，神经干因针的刺激，反馈给大脑，可以形成似电击的麻感。两种虽同为麻感，但实际感受是不一样的。

8. 窜、动、抽

窜动抽的针感是针尖触及神经干，刺激量较大而产生的感觉。窜，走窜，电击样放射性的麻窜感，为窜动抽的起始针感；动感是针刺激神经干后，肢体发出不自主的动作，是在窜的基础上行提插手法，神经受针尖较强的刺激，激发出肢体的动；抽，针刺激后激发出肢体向一方向的抽动，含拘挛之意。因此，不同的刺激量刺激神经会产生不同的感觉，刺激量最轻为电击样的麻感，较轻为窜感，较重为动感，最大则为抽感。

9. 跳

跳的针感近几年引起大家的重视。这种跳的针感和窜动抽不同，是针刺激周围的肌肉后产生的不自主跳动感，可以不伴有电击的麻感。产生这种跳感的原因可能是针身疏通了阻碍经气运行的机械力，被束缚的经气快速通过肌肉层，肌肉受经气的激发产生强烈的收缩而形成跳感；或者是肌肉因针的刺激，产生钙离子浓度分布的变化，刺激肌肉强烈收缩而形成跳感。不管原因如何，这种跳感对肌肉的自我修复，增强活性显然是有益的。

（二）针刺的作用

1.疏通经络

在病灶上的腧穴局部针刺，具有疏通经络的作用。这是因为无论显性或隐性的痛点，都是局部的急慢性无菌性炎症造成软组织的炎症、痉挛、粘连直至变性，形成筋结，局部组织的内高压阻碍了血液循环，使经络脉气不通，针刺入病灶可以阻断这种恶性循环，释放内高压，解除痉挛的软组织对从其经过的经络所形成的机械束缚阻滞力，而起疏通经络、解筋结之用。从这个意义上讲，毫针、刃针、超微针刀、小针刀、圆利针、银质针、钩针等均有疏通经络的作用，选择适宜的针具则应视病程长短、软组织松紧度、是否形成筋结、病位的深浅等灵活运用。而毫针疏通作用的刺法为"粗守形或粗守关"之刺法。

2.调和阴阳、扶正祛邪

人体阴阳失衡的关键在于五脏虚实的变化，五脏虚实变化使其脏气升降失衡。五脏虚实的变化，其本乃阴阳变化的失衡，最终导致脏气圆运动失圆，病由此而生，故治病必求于本，本于阴阳。五脏之道，皆出于经隧，调其虚实，在于守经隧，故调其经隧之虚实，可调五脏虚实，以和阴阳，病乃可除。或迎随，或徐迟，补虚泻实，以调经隧，以和阴阳，此为上守神之法。上守神之刺法大体上有补虚泻实刺法、三刺法和导气法三种。

（三）针刺目的

人体是由有质的"形"和无形的"气"相合而成，针刺入体内是逐层穿过皮肤、皮下脂肪、浅筋膜、肌肉、深筋膜、肌腱、血管、神经等属于"形"的组织，同时也可刺中经脉。我们知道分清形疾或气病，是中西医治病思路相结合的关键。针刺疗法既可治形，亦可调气。因针刺的目的不同，将针刺方法分为两大类：一是粗守形，一是上守神。

《灵枢·九针十二原》说："黄帝问于岐伯曰：余子万民，养百姓，而收其租税。余哀其不给，而属有疾病。余欲勿使被毒药，无用砭石，欲以微针通其经脉，调其血气，营其逆顺出入之会。令可传于后世，必明为之法，令终而不灭，久而不绝，易用难忘，为之经纪。异其章，别其表里，为之终始，令各有形，先立针经，愿闻其情。岐伯答曰：臣请推而次之，令有纲纪，始于一，终于九焉，请言其道。小针之要，易陈（易言也）而难入（难着于人）也，粗守形（守刺法），上守神（守人之血气有余不足，可补泻也），神乎神（正气），客（邪气）在门（邪循正气之所出入），未睹其疾（先知邪正何经之疾），恶知其原（先知何经之病，所取之处）。刺之微，在速迟（徐疾之意），粗守关（守四肢而不知血气正邪之往来），上守机（知守气），机之动不离其空（知气之虚实，用针之徐疾），空中之机，清静而微（针以得气，密意守气勿失），其来不可逢（气盛不可补），其往不可追（气虚不可泻）。知机之道者，不可挂以发（言气易失），不知机道，叩之不发（言不知补泻之意也，血气已尽而气不下也），知其往来（知气之逆顺盛虚），要与之期（知气之可取之时），粗之暗（冥冥不知气之微密）乎，妙哉工独有之（尽知针意）。往者为逆（言气之虚而小），来者为顺（言形气之平，平者顺也），明知逆顺，正行无问（言知所取之处也）。逆而夺之（泻也），恶得无虚，追而济之（补也），恶得无实，迎之随之，以意和之，针道毕矣。凡用针者，虚则实之（气口虚而当补之也，气口寸口脉也），满则泄之（气口盛而当泻之也），宛陈则除之（去血脉也），邪胜则虚之（言诸经有盛者，皆泻其邪也）。《大要》曰：徐而疾则实（言徐内而疾出也），疾而徐则虚（言疾内而徐出也）。言实与虚，若有若无（言实者有气，虚者无气也），察后与先，若存若亡（言气之虚实，补泻之先后也，察其气之已下与常存也），为虚与实，若得若失（言补者佖然若有得也，泻则怳然若有失也）。虚实之要，九针最妙，补泻之时，以针为之。泻曰必持内之，放而出之（摇大针孔也），排阳得针，邪气得泄。按而引针，是谓内温，血不得散，气不得出也（开阖补泻也）。补曰随之（顺经而刺），随之意若妄之，若行若按，如蚊虻（毫针尖者）止，如留如还，去如弦绝（疾出针），令左属右（阳入阴也），其气故止（阳气无泻入阴也），外门已闭（卫阳固密也），中气乃实，必无留血，急取诛之。持针之道，坚者为宝，正指直刺，无针左右，神在秋毫，属意病者，审视血脉者，刺之无殆。方刺之时，必在悬阳（卫阳也），及与两卫，神（神在秋毫）属（属意病者）勿去，知病存亡。血脉者，在腧（腧穴）横居，视之独澄，切之独坚。"

因此，根据针刺的目的不同，《内经》将针法分为两大类：上乘针法，乃守机守神之法。下乘针法，乃守关守形之法。粗守形之针法，乃为形伤而设。当针刺入病灶，针尖达病损的软组织，即为粗守形之法。此法可以无问虚实，守病灶而不知血气正邪往来。施以手法，病家可感酸重胀，医者刺手则有针下沉紧，如鱼吞饵之感，这是因为当针身刺入软组织，激发的经气增强软组织的活性，产生包裹针身之力，使医者刺手觉针下沉紧；上守神之针法，乃为气病而设。当针刺中腧穴，即为上守之神之法。此法须明脏腑虚实、邪客何经、正邪血气往来、穴气虚实，方能予以施针补泻。我们知道腧穴是由穴气构成的，穴气积而成机。机者，道运化因缘成果之无形法积生气而成也。穴气积生气成机者，乃腧穴如丹药可祛邪扶正之因，故治病祛邪之灵丹妙药在于人体本身。因经络腧穴皆由气构成，故针刺中腧穴，医家刺手是针游于巷，空的感觉。依虚实，或补或泻，以补虚泻实，以和阴阳，乃穴气机之用，故经曰："上守机，机之动，不离其空，空中之机，清静而微，其来不可逢，其往不可追。刺之微，在速迟，迎之随之，以意和之，针道毕矣。"

（四）上守神之刺法

1. 补泻总则

我们已经知道上守神针法是治气之大法，是通过针刺腧穴达补虚泻实、调和阴阳作用的针法。关于针刺补泻作用问题，早在五千多年前，岐黄诸圣就已经明确了针刺补泻的作用，可如今却成为针灸界争论不休的问题，这不能不说中医针灸的悲哀！究其原因，是针灸界舍本逐末所形成的恶果。许多针灸医生在治"形"的疾病中，将中医的思想、经络腧穴、针灸补泻等等，尽数遗弃！而用西医的治"形"思路、术具等，来反驳甚至攻击中医，这是何等悲哀！主要原因是用针灸调治脏腑少了，治形的疾病多了，舍其调神之本，逐其治形之末，扬短避长。在以针刺之短治"形"疾中，受西医思路的影响，针刺逐渐演变成"刺激说"，逐渐将穴位、经络、针刺手法补泻等等丢失，与中医本质渐行渐远。诚然"刺激说"在治"形"疾中确有其客观的临床依据，这是因为筋病本无阴无阳，因此治"形"疾是可以不言补泻，可以"以痛为腧"，可以用西医解剖、发病机制为指导。但作为针灸医生须明白的是这种治形之法是针刺的粗守形之法。在现代治"形"疾的诸多疗法中，如整脊疗法、理筋推拿疗法、小针刀疗法、超微针刀疗法、圆利针疗法、银质针疗法等疗法相比较，针刺的粗守形刺法并无多大的优势。受诸疗法更好疗效的影响，针刺的补泻作用在大量的治"形"疾中，迷失了方向！我们知道疾病发生的主要是由邪气中人、七情六淫、饮食劳倦等因素引起的，其结果是正邪相搏、脏腑血气失调、阴阳失衡，最终形成疾病，而疾病形成的内在基础是脏腑的虚实。正如《素问·通评虚实论篇》所说："黄帝问曰：何谓虚实？岐伯曰：邪气盛则实，精气夺则虚。帝曰：虚实何如？岐伯曰：气虚者肺虚也，气逆者足寒也，非其时则生，当其时则死。余藏皆如此。"在几乎所有的疾病中，无论或在脏或在腑、或在皮肉筋骨、或内或外因所致，其终莫不影响经络，笔者在临床的感悟中，可以感受经络腧穴真实而又客观地存在，针刺补泻的效果可谓立竿见影，正如《灵枢·九针十二原》所说："刺之要，气至而有效，效之信，若风之吹云，明乎若见苍天，刺之道毕矣。"以微针通其经脉，调其血气，营其逆顺出入之会，是上守神刺法补虚泻实、调和阴阳的最大作用。正如《灵枢·终始》所说："虚实之要，九针最妙，补泻之时，以针为之。故补则实，泻则虚，痛虽不随针，病必衰去，必先通十二经脉之所生病，而后可得传于终始。"凡用针者，虚则实之，满则泄之，宛陈则除之，为上守神补泻针法之总则。

2. 机理

上守神又称为上守机，此两种称谓是从不同的角度阐释上守神刺法。《灵枢·小针解》说："上守机者，知守气也。上守神者，守人之血气有余不足，可补泻也。"穴气积而成机，守机者守穴气也。守机之法必先明血气有余不足，方能以针补虚泻实，以守血气有余不足，故又曰为上守神。因此，明经络腧穴，断脏腑虚实而后针之，是上守神刺法之义。故《灵枢·九针十二原》曰："凡将用针，必先诊脉，视气之剧易，乃可以治也。"《灵枢·根结》也说："故曰用针之要，在于知调阴与阳，调阴与阳，精气乃光，合形与气，使神内藏。故曰上工平气，中工乱脉，下工绝气危生。故曰下工不可不慎也。必审五藏变化之病，五脉之应，经络之实虚，皮之柔粗，而后取之也。"《灵枢·胀论》说："泻虚补实，神去其室，致邪失正，真不可定，粗之所败，谓之夭命。补虚泻实，神归其室，久塞其空，谓之良工。"

我们已经知道凡将用针，必先诊脉，察虚实之要。而审五脏变化之病，五脉之应，经络之虚实，则名曰为终始，明经脉为始，察脏腑虚实为终。经脉者，能决死生，处百病，调虚实，不可不通。《灵枢·禁服》说："凡刺之理，经脉为始，营其所行，知其度量，内次五藏，外别六府，审察卫气，为百病母，调其虚实，虚实乃止，泻其血络，血尽不殆矣。"《灵枢·终始》也说："凡刺之道，毕于终始，明知终始，五藏为纪，阴阳定矣。阴者主藏，阳者主府，阳受气于四末，阴受气于五藏。故泻者迎之，补者随之，知迎知随，气可令和。和气之方，必通阴阳，五藏为阴，六府为阳，传之后世，以血为盟，敬之者昌，慢之者亡，无道行私，必得夭殃。谨奉天道，请言终始，终始者，经脉为纪，持其脉口人迎，以知阴阳有余不足，平与不平，天道毕矣。所谓平人者不病，不病者，脉口人迎应四时也，上下相应而俱往来也，六经之脉不结动也，本末寒温相守司也，形肉血气必相称也，是谓平人……凡刺之道，气调而止，补阴泻阳，音气益彰，耳目聪明，反此者血气不行。"以经脉之纪为始，以寸口人迎候虚实为终，此为上守神刺法所依之理，故《灵枢·根结》说："九针之玄，要在终始，故能知终始，一言而毕，不知终始，针道咸绝。"

我们已经知道终始之义，何以能从终始之道纪？《灵枢·官能》说："黄帝曰：用针之理，必知形气之所在，左右上下，阴阳表里，血气多少，行之逆顺，出入之合，谋伐有过。知解结（解筋结、解血结），知补虚泻实，上下气门，明通四海（髓海、气海、血海、水谷之海），审其所在，寒热淋露，以输异处，审于调气，明于经隧，左右肢络，尽知其会（阴阳之脉大会于四肢末）。寒与热争，能合而调之，虚与实邻，知决而通之，左右不调，把而行之，明于逆顺，乃知可治，阴阳不奇，故知起时，审于本末，察其寒热，得邪所在，方刺不殆，知官九针（九种官制针具），刺道毕矣。

明于五输（五输穴），徐疾所在（经脉所行也），屈伸出入，皆有条理，言阴与阳，合于五行，五藏六府，亦有所藏，四时八风，尽有阴阳，各得其位，合于明堂，各处色部，五藏六府，察其所痛，左右上下，知其寒温，何经所在，审皮肤之寒温滑涩，知其所苦，膈有上下，知其气所在。先得其道，稀而疏之，稍深以留，故能徐入之。大热在上，推而下之，从下上者，引而去之，视前痛者，常先取之。大寒在外，留而补之，入于中者，从合泻之。针所不为，灸之所宜，上气不足，推而扬之，下气不足，积而从之，阴阳皆虚，火自当之，厥而寒甚，骨廉陷下，寒过于膝，下陵三里，阴络所过，得之留止，寒入于中，推而行之，经陷下者，火则当之，结络坚紧，火所治之。不知所苦，两跷之下，男阴女阳，良工所禁，针论毕矣。

用针之服，必有法则，上视天光，下司八正，以辟奇邪，而观百姓，审于虚实，无犯其邪。是得天之露，遇岁之虚，救而不胜，反受其殃，故曰：必知天忌，乃言针意。法于往古，验于来今，观于窈冥，通于无穷，粗之所不见，良工之所贵，莫如其形，若神髣髴。邪气之中人也，洒淅动形。正邪之中人也微，先见于色，不知于其身，若有若无，若亡若存，有形无形，莫知其情。是故上工之取气，乃救其萌芽。下工守其已成，因败其形。

是故工之用针也，知气之所在，而守其门户，明于调气，补泻所在，徐疾之意，所取之处。泻必用员，切而转之，其气乃行，疾入徐出，邪气乃出，伸而迎之，摇大其穴，气出乃疾。补必用方，外引其皮，令当其门，左引其枢，右推其肤，微旋而徐推之，必端以正，安以静，坚心无解，欲微以留，气下而疾出之，推其皮，盖其外门，真气乃存。用针之要，无忘其神。"

我们已经知道寸口人迎可候脏腑虚实，经脉之所应又是如何？《灵枢·阴阳二十五人》说："黄帝曰：刺其诸阴阳奈何？岐伯曰：按其寸口人迎，以调阴阳，切循其经络之凝涩，结而不通者，此于身皆为痛痹，甚则不行，故凝涩。凝涩者，致气以温（灸法）之，血和乃止。其结络者，脉结血不和，决（刺络放血）之乃行。故曰：气有余于上者，导（导气法）而下之；气不足于上者，推而休之；其稽留不至者，因而迎（迎随补泻）之；必明于经隧，乃能持之。寒与热争者，导（导气法）而行之；其宛陈血不结者，则而予之。必先明知二十五人，则血气之所在，左右上下，刺约毕矣。"

《灵枢·刺节真邪》也说："用针者，必先察其经络之实虚，切而循之，按而弹之，视其应动者，乃后取之而下之。六经调者（三阴三阳），谓之不病，虽病，谓之自已也。一经上实下虚而不通者，此必有横络盛加于大经，令之不通，视而泻之（刺络放血），此所谓解结也（结者，有筋结致血气不通者，有寒凝血泣、瘀结络脉者）。"

我们已经知道何以察脏腑经络之虚实，然，上守神之刺法何以守机？《素问·宝命全形论篇》说："岐伯曰：凡刺之真，必先治神，五藏已定，九候已备，后乃存针，众脉不见，众凶弗闻，外内相得，无以形先，可玩往来，乃施于人。人有虚实，五虚勿近，五实勿远，至其当发，间不容瞚。手动若务，针耀而匀，静意视义，观适之变，是谓冥冥，莫知其形，见其乌乌，见其稷稷，从见其飞，不知其谁，伏如横弩，起如发机。帝曰：何如而虚？何如而实？岐伯曰：刺虚者须其实，刺实者须其虚。经气已至，慎守勿失。深浅在志，远近若一。如临深渊，手如握虎，神无营于众物。"

3. 手法

微针调和阴阳、扶正祛邪的上守神刺法，可有补泻法、三刺法和导气法三大类。其补泻手法又可分为迎随补泻、徐疾补泻、捻转补泻、开阖补泻、呼吸补泻等五种，分而述之。

（1）补泻法

1）迎随补泻

迎随补泻是上守神补泻之第一大法。《灵枢·九针十二原》说："迎之随之，以意和之，针道毕矣。"《灵枢·终始》也说："故泻者迎之，补者随之，知迎知随，气可令和。"

经曰："营卫昼夜各五十度周于身，皆有常度，无太过，无不及，此平人也。为邪所中，则或速或迟，莫得而循其常度矣。"邪之中人，经脉或速或迟。以经脉为纪，或迎或随，以抑其太过，推其不及，此为迎随补泻。针芒顺经而刺为随为补，目的是加速经气之行，调其过迟不及；逆经而刺为迎为泻，目的是抑制经气之行，抑其过速太过。故《难经·七十二难》曰："经言能知迎随之气，可令调之，调气之方，必在阴阳，何谓也？然。所谓迎随者，知荣卫之流行，经脉之往来也，随其逆顺而取之，故曰迎随。调气之方，必在阴阳者，知其内外表里，随其阴阳而调之。故曰：调气之方，必在阴阳。"

2）徐疾补泻

徐疾补泻为上守神补泻之第二大法。《灵枢·九针十二原》说："空中之机，清静而微。刺之微，在速迟。"穴气机之动在于微，清静而微。刺之微在速迟者，徐疾之意也。《大要》曰："徐而疾则实，疾而徐则虚。""徐而疾"是慢入快出的刺法，徐缓地分部进针，目的是导阳气入里，疾速地一退而出，使深入之阳气不致随针外逸，故为补法。阳入为补，徐而疾刺法能导阳内入，阳气充实于腠理，有补而热的作用，可用于经气不足或虚寒之证；"疾而徐"是快入慢出的刺法，疾速地进针，是为了避免阳气因而内之，缓慢地分部退针，是为了引导阴邪由内达外，故为泻。阴出为泻，疾而徐能引阴邪外出，阴气充实于腠理，有泻而寒的作用，可用于经气有余或实热证。

3）捻转补泻

捻转补泻机理同于迎随补泻，皆以十二经脉循行顺逆为依据。以针身顺经而转为补，其目的是为加速经气的流行，改变过迟的状态；相反，以针身逆经而转为泻，其目的是为抑制经气的流行，改变过速的状态。

《素问·阴阳应象大论篇》说："左右者，阴阳之道路也。"左为阳为升道，右为阴为降道。人身经脉左右各二，其脉气升降当从左升右降之律。如左右足阳明脉，皆从头走足，其脉气皆为降。其左升右降者，左足阳明脉降速弱于右足阳明脉而为升。右足阳明脉以降为其顺经，左足阳明脉以升为其顺经。手三阴和足三阳皆为远心性经脉，其左右两脉升降顺经之理，皆同于足阳明脉，逆时针捻转为降，顺时针捻转为升。其左侧经脉以升为其顺经捻转，故当以顺时针捻转为顺经捻转，为补法；其右侧经脉以降为其顺经捻转，故当以逆时针捻转为顺经捻转，为补法。反之，则为泻法。

如左右足厥阴脉，皆从足走胸，其脉气皆为升。其左右升降者，右足厥阴脉升速弱于左足厥阴脉而为降。右足厥阴脉以降为其顺经，左足厥阴脉以升为其顺经。手三阳和足三阴皆为向心性经脉，其左右两脉升降顺经之理，皆同于足厥阴。逆时针捻转为升，顺时针捻转为降。其左侧经脉以升为其顺经捻转，故当以逆时针捻转为顺经捻转，为补法。其右侧经脉以降为其顺经捻转，故当以顺时针捻转为其顺经捻转，为补法。反之，则泻法。

4）开阖补泻

开阖补泻是施补法时揉闭腧穴，泻法时摇大针孔的手法。《素问·刺志论篇》说："夫实者，气入也；虚者，气出也。气实者，热也；气虚者，寒也。入实者，左手开针空也；入虚者，左手闭针空也。"开阖补泻的目的是在补法时因要引导阳气深入，恐已入的阳气外泄，故推闭其门不令气逸；在泻法时目的是使由内外达的阴邪得以疏泄，故摇大其孔不闭其门。故《素问·调经论篇》说："泻实者气盛乃内针，针与气俱内，以开其门，如利其户；针与气俱出，精气不伤，邪气乃下，外门不闭，以出其疾，摇大其道，如利其路，是谓大泻，必切而出，大气乃屈。帝曰：补虚奈何？岐伯曰：持针勿置，以定其意，候呼内针，气出针入，针空四塞，精无从去，方实而疾出针，气入针出，热不得还，闭塞其门，邪气布散，精气乃得存，动气候时，近气不失，远气乃来，是谓追之。"

5）呼吸补泻

呼吸补泻是欲补之时，气呼针入，气吸针出；欲泻之时，气吸针入，气呼针出的刺法。由于补法时气呼针入，针与气不相逆，可以随针力的推送，添助其不足。又因呼气为吐气纳精，即口吐浊气，腹纳精气，当此之时入针，引阳入内，故为补；泻法时因吸气为胸腹充郭，当此之时入针，与气相逆，可以夺其有余，损耗过盛的邪气，故为泻。

呼吸补泻常与徐疾补泻相合同用，即呼气时，针徐入，欲出针，待吸气，针疾出，为补；吸气时，针疾入，待呼气，针徐出，为泻。正如《素问·离合真邪论篇》所说："吸则内针，无令气忤；静以久留，无令邪布；吸则转针，以得气为故；候呼引针，呼尽乃去；大气皆出，故命曰泻。帝曰：不足者补之奈何？岐伯曰：必先扪而循之，切而散之，推而按之，弹而怒之，抓而下之，通而取之，外引其门，以闭其神；呼尽内针，静以久留，以气至为故，如待所贵，不知日暮，其气以至，适而自护；候吸引针，气不得出，各在其处，推阖其门，令神气存，大气留止，故命曰补。"

除徐疾补泻常与呼吸补泻合为复式补泻外，捻转补泻亦常与呼吸补泻合为复式补泻，正如《素问·八正神明论篇》所说："帝曰：余闻补泻，未得其意。岐伯曰：泻必用方，方者，以气方盛也，以月方满也，以日方温也，以身方定也，以息方吸而内针，乃复候其方吸而转针，乃复候其方呼而徐引针，故曰泻必用方，其气而行焉。补必用员，员者行也，行者移也。刺必中其荣，复以吸排针也。故员与方，非针也。故养神者，必知形之肥瘦，荣卫血气之盛衰。血气者，人之神，不可不谨养。"

针随呼吸而捻动，吸精吐纳。当补之时，视左右阴阳经脉之向心性或远心性，随呼捻针，以补法徐缓捻之；当泻之时，视左右阴阳经脉之向心性或远心性，随吸捻针，以泻法疾捻之。一呼一吸，或左捻，或右捻，补泻之法全在医者之意。徐缓慢捻，空中之机，清静而微，针随呼吸微微律动，一呼一吸间，经气被强势激发为补法。激发的经气温煦软组织使其充满活性，包裹针身使医者刺手有若即若离、欲拒还迎、如鱼吞饵之感。

（2）扶正祛邪之刺法

上守神扶正祛邪的刺法，为三刺法。《灵枢·官针》说："所谓三刺则谷气出者，先浅刺绝皮，以出阳邪；再刺，少益深，绝皮致肌肉则阴邪出者，未入分肉间也；已入分肉之间，则谷气出。故《刺法》曰：始刺浅之，以逐邪气而来血气；后刺深之，以致阴气之邪；最后刺极深之，以下谷气。此之谓也。"三刺者，分天地人三部而刺之，天部出阳邪，地部出阴邪，邪气尽，导阳入内至人部，谷气至矣。故《灵枢·终始》又说："凡刺之属，三刺至谷气，邪僻妄合，阴阳易居，逆顺相反，沉浮异处，四时不得，稽留淫泆，须针而去。故一刺则阳邪出，再刺则阴邪出，三刺则谷气至，谷气至而止。所谓谷气至者，已补而实，已泻而虚，故以知谷气至也。邪气独去者，阴与阳未能调，而病知愈也。故曰补则实，泻则虚，痛虽不随针，病必衰去矣。"

（3）导气法

导气法是阳病求阴、阴病求阳的上守神刺法，乃从阴引阳，从阳引阴。《灵枢·五乱》说："黄帝曰：补泻奈何？岐伯曰：徐入徐出，谓之导气，补泻无形，谓之同精，是非有余不足也，乱气之相逆也。黄帝曰：允乎哉道，明乎哉论，请著之玉版，命曰治乱也。"导气法是徐入徐出之刺法，欲导气别行，于经脉之边缘徐入徐出，则可导经气引向他经。"阳病求阴，阴病求阳。"经脉之行如江河之流，今洪水泛滥或江河干涸，将洪水引向他江或南水北调为治水之上法，故《素问·阴阳应象大论篇》说："故善用针者，从阴引阳，从阳引阴，以右治左，以左治右，以我知彼，以表知里，以观过与不及之理，见微得过，用之不殆。"《素问·离合真邪论篇》也说："经言气之盛衰，左右倾移，以上调下，以左调右，有余不足，补泻于荣输，此皆荣卫之倾移，虚实之所生，非邪气从外入于经也。"故导气法乃为从阴引阳、从阳引阴之上乘刺法，此法在下面章节中详述。

4. 刺之浅深

病有浅深，刺当应之，故《素问·刺要论篇》说："黄帝问曰：愿闻刺要。岐伯对曰：病有浮沉，刺有浅深，各至其理，无过其道。过之则内伤，不及则生外壅，壅则邪从之。浅深不得，反为大贼，内动五藏，后生大病。故曰：病有在毫毛腠理者，有在皮肤者，有在肌肉者，有在脉者，有在筋者，有在骨者，有在髓者。是故刺毫毛腠理无伤皮，皮伤则内动肺，肺动则秋病温疟，泝泝然寒栗。刺皮无伤肉，肉伤则内动脾，脾动则七十二日四季之月，病腹胀烦不嗜食。刺肉无伤脉，脉伤则内动心，心动则夏病心痛。刺脉无伤筋，筋伤则内动肝，肝动则春病热而筋弛。刺筋无伤骨，骨伤则内动肾，肾动则冬病胀、腰痛。刺骨无伤髓，髓伤则销铄胻酸，体解㑊然不去矣。"《灵枢·九针十二原》说："夫气之在脉也，邪气在上，浊气在中，清气在下。故针陷脉则邪气出，针中脉则浊气出，针太深则邪气反沉，病益甚。故曰：皮肉筋脉各有所处，病各有所宜，各不同形，各以任其所宜。"

脉有浮沉，一年四时，春夏秋冬，一日时辰，早春午夏，傍秋晚冬，人脉应之，春浮冬沉，刺亦当应之，春夏浅刺，秋冬深刺，乃可中脉。故《灵枢·经水》说："刺而过此者，则脱气。"

5. 刺之害

《灵枢·九针十二原》说："无实无虚，损不足而益有余，是谓重病，病益甚。取五脉者死，取三脉者恇；夺阴者死，夺阳者狂……五藏之气已绝于内，而用针者反实其外，是谓重竭，重竭必死，其死也静，治之者辄反其气，取腋与膺；五藏之气已绝于外，而用针者反实其内，是谓逆厥，逆厥则必死，其死也躁，治之者反取四末。刺之害，中而不去（中经脉气至而不出针）则精泄，精泄则病益甚而恇；不中而去（未中经脉而出针）则致气（邪气），致气则生为痈疡。"

6. 刺之禁

《灵枢·终始》说："凡刺之禁：新内勿刺，新刺勿内（内以入房）。已醉勿刺，已刺勿醉。新怒勿刺，已刺勿怒。新劳勿刺，已刺勿劳。已饱勿刺，已刺勿饱。已饥勿刺，已刺勿饥。已渴勿刺，已刺激勿渴。大惊大怒，必定其气，乃刺之。乘车来者，卧而休之，如食顷乃刺之。出行来者，坐而休之，如行十里顷，乃刺之。凡此十二禁者，其脉乱气散，逆其营卫，经脉不次（不按次序行），因而刺之，则阳病入于阴，阴病出为阳，邪气复生，粗工勿察，是谓伐身；形体淫泆，乃消脑髓，津液不化，脱其五味，是谓失气也。"

（五）粗守形之刺法

1. 定义

粗守形刺法是指针刺的对象是病灶上的腧穴，以达疏通经络之用，治形疾为目的的针刺方法。粗守形又称为粗守关，此两种称谓是从不同的角度阐释粗守形之法。《灵枢·小针解》说："粗守形者，守刺法也。粗守关者，守四肢而不知血气正邪之往来也。"因此，粗守形刺法是可以不讲究补泻，无须知道血气正邪之往来，守针刺疏通经络之手法。粗守形刺法多以局部取穴为主，乃下工所为，下乘针法也。

2. 现状

粗守形针法因有效，操作简便，在临床中广泛应用，多用于治疗颈椎病、腰突症、急慢性软组织损伤、关节炎、面瘫、三叉神经痛等等之形疾。医者若仅守此刺法，必然渐失经络。由于是"形"疾，西医从解剖和生物力学等角度解释其发病机制，在"形"疾的真正病因里占多数，而因"气"的原因导致"形"疾占少数，这样应用粗守形之刺法就自然地会应用西医的理论做指导，医者也就淡化阴阳五行经络虚实的概念，与中医本质渐行渐远。毫针之用乃可通其经脉，调其血气，营其逆顺出入之会，此为毫针之长也。今医者多取毫针之短，以疗形疾，守形之刺法也。鸣呼，避长扬短，未明毫针之妙哉！

3. 针刺的对象

粗守形刺法是以病损的软组织和周围神经为针刺对象，以疏通经络为目的，其治疗点多以局部取穴为主，包括阿是穴、隐性压痛点、肌肉起止点，周围神经干等。

（1）软组织

以病损的软组织为针刺对象，包括阿是穴、压痛点（显性和隐性）、肌肉起止点、肌腹、筋膜、板机点、原始点等治疗点。粗守形针刺治疗点，其作用机理有二：一是软组织慢性的无菌性炎症使肌肉群处于收缩紧张的状态，导致肌肉痉挛，使局部的血液循环障碍，这样就导致肌肉处于缺血缺氧的状态，一旦这种状态持续足够长的时间，血液里的致痛物质如 H 离子、五羟色胺、前列腺素 E 等堆积到一定程度，就产生疼痛，并使组织内压增高，形成恶性循环。针刺病损的软组织能释放组织内高压，使痉挛的软组织得以松解，改善组织的缺血缺氧状况，增强组织活性，使疼痛得以解除。二是病损痉挛的软组织形成的机械力对从其间穿行的经络形成了机械卡压，减弱经络运行血气的作用。针刺病损软组织形成的针具孔道，能释放这种阻滞力，使经络恢复运行血气的通道，而起到疏通经络的目的。

（2）周围神经和穴位

以病损的周围神经为针刺对象，通过针具对神经干的刺激，针刺所产生的刺激量经神经电位反射，可以提高疼痛阈值，并使病损神经得以修复。

我们在前面讨论过经络系统和神经系统是两个完全不同的系统，共同构成人类特有的复杂的调节控制运行系统，共存于体内。从矢向角度观察，当经脉的循行与神经重叠时，神经是位于经脉的下方。这是因为神经是"形"属阴，经脉是"气"属阳，阴在下阳在上。因此，我们在许多穴位上的局部解剖，可以发现穴位下的神经，如内关、委中、下极泉、尺泽、秩边、环跳、大肠腧、八髎、三阴交、复溜、四白穴等腧穴。穴位是由穴气组成，因此，解剖寻找不到穴位。由于上述诸穴下方为周围神经干，因此针刺诸穴较易刺激到周围神经干。当病损的是神经干，以针尖触及神经干的效果为好。毫针刺激病损的神经干，只要手法柔和，并不会造成神经损伤。而针刺健康的神经干，往往会造成神经损伤的后遗症状，尽管因针细所造成的损伤不大，但后遗麻木感常需要很长时间才能修复。针尖触及神经干就会产生如电击样的麻感，刺激量最轻为麻感，较轻为窜感，较重为动感，最大为抽感。除患者能感觉到电击样的麻感外，医者还可观察到的针刺中神经的针感，例如针刺下极泉可出现上肢窜动抽和手掌拘挛或外展的针感。针刺神经系统的疾病，只有针尖刺激病损的神经，才能将这种刺激信号通过神经传导通路上传中枢，再由中枢发出信号修复病损的神经，这是针刺刺激神经干治疗神经疾患的机理。这时适当地加电针有助于这种信号的传递和神经的修复，因为神经是以生物电模式传导的，外加的电流能激活并促进生物电模式的传导，使神经系统恢复正常的调节控制功能。这种粗守形刺激神经干的刺法是可以量化的，即用刺激量来描述。对不同程度损伤的神经应有相应的刺激量，即用适宜的刺激量对应不同程度损伤的神经，这应是将针刺治形功效最大化的研究方向。我们知道神经系统，中医称之为脑和髓，脑和髓是奇恒之腑，恒者恒久也，也就是说脑和髓的寿命恒久，再生能力极弱。因此，当神经损伤严重时，针刺也是无能为力的。

4. 手法

粗守形刺法是以病损的软组织和神经为针刺对象，以通络止痛、行气活血为目的，其针刺手法可以是捻转或提插或雀啄或苍龟探穴或滞针手法等，可以用刺激量来表述，可以不讲究补泻。针感以酸、胀、麻为宜，刺激神经以电击样麻或窜动抽为宜。

提插、捻转、雀啄为治形的基本手法，三种手法要分清，要泾渭分明，不要合三为一。不同疾病、不同部位、不同穴位，手法是不同的。

（1）提插

提插手法是指针体反复快速地在组织之间的相对运动，提插力度必须垂直于针体。提插刺法能迅速激发经气，令气布于针下而有胀感。出针后，所聚之气如堰塞湖般沿经脉方向循行，达疏通经络之目的，此为提插刺法作用机理之一。此手法除广泛应用于软组织损伤外，特别适宜神经的疾患。粗守形的提插刺法在针刺软组织时，针体在软组织内的提插能有效降低组织的内高压，使痉挛的肌肉得以舒缓，此为提插刺法作用机理之二。在针对病损神经，关键在于针尖如何准确触及神经干。针刺寻找神经的方法是可以在经脉的腧穴或神经干的体表投影点上，垂直进针，行由浅到深的扇形扫描提插，找到刺激点后，再作局部由浅到深的刺激。若能直接触及神经干，则无须作扇形的扫描提插。例如下极泉，先外展上肢，医者一手向外拉伸上肢，以绷紧神经，这样针尖较易刺激到神经，刺手寻摸肱二头肌腹下缘条索状的韧带，于此处进针行提插手法，直至触及臂丛神经出现窜动抽的针感。因此，此种扇形提插是专为寻找和刺激神经干而设，并激发出窜动抽的刺形之法。

（2）雀啄

雀啄手法是几乎无针体和组织之间的快速的相对运动，是幅度极小的提插，分深部和浅部雀啄两种。雀啄刺法作用机理同于提插，均是激发经气，令气布于针下。无论雀啄和提插，其运针方法均是拇食两指相对，握住针柄，用巧劲、腕力行快速提插或雀啄，这样指力集中，力透针身直达深部，可刺激神经并激发正气，起到疏通经络的作用。

（3）捻转

捻转手法是针体在组织内的左右旋转。除非行烧山火、透天凉手法，一般少与提插合用。在守形的刺法里，针体在组织内的左右旋转，与组织发生摩擦，机械能转化产生热能，能起到提高组织活性，改善血液循环，疏通经络的作用。

（4）苍龟探穴

苍龟探穴手法，其行针如苍龟入土探穴，钻剔四方之状。即在直刺进针得气后，由深层退至浅层皮下，依先上后下、自左而右的次序斜刺进针，更换针向。向每一方针刺，都须由浅入深，徐徐而行。在治形疾中，此法能有效寻找劳损点，对松解软组织，释放内高压，疏通经络有较好疗效。

（5）滞针

滞针手法是进针后针身单向捻转，反方向捻转出针的针法。粗守形刺法里针对的是软组织，针身的单向捻转会使肌肉纤维缠绕针身，使刺手有针下紧致感。其机理可能是：组成肌肉的肌纤维，其显微结构如同基因，呈螺旋状。当肌肉损伤，重新修复的肌纤维就无序地生长。针身刺入这种损伤后的软组织内，作针身单一方向的捻转，就好比搓麻绳，可将缠绕的肌纤维搓成螺旋结构，这对肌肉组织的矫形修复将起很大的作用。

5. 粗守形刺法之术具

《灵枢·九针十二原》说："九针之名，各不同形：一曰镵针，长一寸六分；二曰员针，长一寸六分；三曰鍉针，长三寸半；四曰锋针，长一寸六分；五曰铍针，长四寸，广二分半；六曰员利针，长一寸六分；七曰毫针，长三寸六分；八曰长针，长七寸；九曰大针，长四寸。镵针者，头大末锐，去泻阳气。员针者，针如卵形，揩摩分间，不得伤肌肉，以泻分气。鍉针者，锋如黍粟之锐，主按脉勿陷，以致其气。锋针者，刃三隅，以发痼疾。铍针者，末如剑锋，以取大脓。员利针者，大如氂，且员且锐，中身微大，以取暴气。毫针者，尖如蚊虻喙，静以徐往，微以久留之而养，以取痛痹。长针者，锋利身薄，可以取远痹。大针者，尖如梃，其锋微员。以泻机关之水也。九针毕矣。"九针各有所宜，各不同形，各任其所为。因此，对不同的病症，选用适宜的针具是一个重要的问题。九针里以毫针最为常用，适用范围最广。然，毫针有粗细之分。抛开进针疼痛问题，毫针的粗细与其疗效孰劣孰优，莫衷一是。个人以为毫针粗细的选择应以针刺目的为依据，如针刺是治"形"之痛，毫针以粗为宜，可选用 26 号或 28 号毫针；如针刺是调"气"，毫针以细为宜。针刺腧穴宜细，可选用 30 号毫针，针刺络穴（即董氏奇穴）的毫针宜更细，可选用 32 号或 34 号毫针。因脉道选用术具，络脉脉道小于经脉，选用细的毫针具有很好的疏经效果，选用更细的毫针具有更好的通络效果。在毫针术具的粗守形刺法中，针对顽固性陈旧性慢性软组织损伤的疾病，粗的毫针如 28 号，亦未必能达到临床预期，因此在粗针的基础上发明了火针、银质针、圆利针和棒针。随着这类针具在治"形"疾中的有效应用，逐渐抛开"气"和经络的概念，过渡到以解剖生物力学为思路的西医治形模式，临床的疗效似乎也支持这种思路的转变。如现今在美国流行的"干针疗法"，亦属于"粗守形"针法的范畴内，其作用的机理是可以用西医解剖学生物力学来释理的。从临床治验的效果分析和针刺术具的研究发展表明：针具的松解效果不如刀具的切割，小针刀便应运而生，超微针刀、毫刃针、钩针等丰富了切割松解手段，使选择更灵活，针对性更强，个性化治疗更丰富。如何选择性针对性应用各种术具，必须充分理解每一种术具的治疗机理及其适应范围。

（六）超微针刀

1. 来源

超微针刀疗法是胡超伟先生将生物力学和运动解剖医学相结合，以肌筋膜、滑膜、鞘膜为切割对象，以四大理论即拉杆理论、弓弦理论、杠杆理论、链条理论为治疗机理的新型微小针刀疗法。超微针刀成功地应用于临床，取得显著疗效，极大丰富了《针刀医学》的理论体系，为针刀治疗创新地提出了新思路。超微针刀和小针刀的切割对象是不同的：小针刀切割的是病损的粘连的深层软组织；超微针刀疗法则是以更小的刀刃切割浅筋膜，其安全性不说自明，其临床疗效也堪称神奇。因此，对超微针刀治疗机理的探讨显得尤为重要。

2. 治疗机理

（1）浅层切割

我们知道超微针刀的浅层切割是其特点，非浅刺非超微针刀。胡超伟先生运用生物力学理论和运动解剖医学理论，根据疼痛的功能障碍动作或姿势来分析参与的肌肉中最易受损的肌肉，首创四大理论，将深层的病提到浅层治疗，左侧的病可在右侧松解，下部的病可在上部松解。即使在局部治疗，也能通过松解浅层筋膜，缓解肌肉的张力，减轻组织内压，消除组织间的粘连，并通过力学传导作用达到松解整条肌肉痉挛的目的。

（2）四大理论

四大理论为我们寻找治疗点，即易损的肌肉附着点处的浅层肌筋膜，提供了方向。弓弦理论为脊椎的颈曲、胸曲、腰曲、骶曲的易劳损部位提供了力学依据，为局部治疗点的寻找提供了方向；杠杆理论是利用杠杆原理，将人体骨关节结构的力学作用视为杠杆的原理，通过肌肉力学的传导牵引作用，将深层的病变提到浅层来治疗；拉杆理论为在健侧寻找治疗点提供了力学依据；链条理论则将肌肉软组织之间力的联系视如链条，病损力的积累可如链条般传导至远端的软组织，为在远端寻找治疗点提供了力学依据。

似乎四大理论几近完美，但仔细琢磨，还是有许多疑问：首先，超微针刀浅层切割的治疗机理只有杠杆理论是可支持的，其他三大理论均不能完美解释为何要浅层切割？其次，我们知道许多软组织损伤都是慢性的超负荷应力的积累造成，这也为我们治疗此类疾病疗程长提供了借口。但超微针刀即切即效，打破了疗效慢疗程长的规律，四大理论似乎不能完美解释为何超微针刀疗效快？最后，根据拉杆理论健侧选点，链条理论远端选点，临床中常有奇效发生。而从生物力学分析，在患部的健侧或远端切开一点点的浅筋膜，就能迅速恢复生物力学的平衡关系，似乎是不可思议的事情，况且浅筋膜是人体非固有的支持系统，仅是包裹、固定的作用，是没有支撑作用的。对于仅有包裹固定作用的非受力单位的浅筋膜，超微针刀的切割仅从力学角度分析其机理，稍显牵强，这种错觉的产生是因为浅筋膜包裹着受力单位——肌肉。

人体的浅层蕴藏着巨大的奥秘，《内经》里的毛刺是浅层刺法之鼻祖，近年来在浅层的治法上洐生出许多特色的治疗方法：如腕踝针、眼针、薄智云先生的腹针疗法、符中华先生的浮针疗法、胡超伟先生的超微针刀疗法、董氏奇穴部分穴位的浅刺、浅筋膜的弹拨拉伸推拿法等等，各具特色。然，欲掌握各种疗法的真正治疗机理，必须明白浅层蕴藏的奥秘，万变不离其宗！因此，试着分析皮下浅层所蕴藏的奥秘。

我们知道人体最外层阳气称为卫气，能抵御外邪保护人体，源于元精，分布于皮肤之间，皮肤之下除卫气外，在人体表层还广泛分布着络脉，有孙脉和小络脉。当卫气虚，卫外不固，外邪袭表，客于孙络，逐层入里，最终产生各种疾病。肌肉与肌肉之间的衔接部，中医称为肉之会，"肉之大会为谷，肉之小会为谿，肉分之间，谿谷之会，以行荣卫，以会大气……大寒留于谿谷也。谿谷三百六十五会。"谿谷各三百六十五会，为三百六十五络脉和三百六十五孙络，共七百三十络脉在分肉之间循行，是十二经脉和脏腑之间联系的"气"的通道。我们知道形和气紧密联系，气附于形，气推动血液运行，服务于形。当劳伤致其形态发生变异如痉挛或易位时，就会对气的运行产生影响。浅筋膜是包裹肌肉的外膜，筋膜本身不是受力单位。生物力学因素影响的是受力的结构，如骨骼、关节、肌肉、肌腱、韧带、椎间盘、半月板等。生物力学对筋膜的影响是通过对受力单位肌肉的影响，使筋膜产生被动的紧缩或牵张。因此，当软组织损伤导致分肉的痉挛，包裹其外层的浅筋膜同样产生紧缩。紧缩的浅筋膜拉紧与之相连的皮肤，使它们之间的间隙变窄，对在浅筋膜之上、皮肤之下循行的卫气产生了挤压阻滞力。同时分肉的痉挛，对从分肉之间穿行的络脉同样产生了机械挤压力，这种力阻碍卫气和络脉的循行。当超微针刀切开浅筋膜时，紧缩的浅筋膜得以舒缓，迅速解除了卫气和络脉束缚的阻滞力。因此，超微针刀切割浅筋膜，除使痉挛肌肉得以舒展，释放组织内高压外，尚有疏通卫气和络脉的作用，此为超微针刀的"通气论"。这样，我们再来看上述的疑问，用超微针刀的"通气论"是否能回答我们的困惑？

《素问·阴阳应象大论篇》说："故善用针者，从阴引阳，从阳引阴，以右治左，以左治右，以我知彼，以表知里，以观过与不及之理，见微得过，用之不殆。"远端或健侧选点，皆属以下治上、以上治下、以左治右、以右治左，乃从阴引阳、从阳引阴之上乘刺法。超微针刀以刀代针，切割浅筋膜，在释放浅筋膜的紧张度，使其束裹的肌肉得以舒张外，又将远端束缚络脉和卫气运行的机械阻滞力解除。使连接江河的沟渠得以疏通，阴阳经脉得以相接、相应、相冲和，阴阳经气升降得以恢复平衡；使受阻卫气恢复畅行，可迅达病所，起温分肉、熏肓膜、温里、培本固元之功。正是超微针刀这两方面的作用机制，才能回答前面的困惑。

3. 应用

无论是局部或远端选点治疗的原则，是以四大理论和经络理论为指导，以具有压痛和结节为选点条件，用超微针刀对治疗点，行二至三刀的扇形切割，进刀深度一般为 0.3-0.5cm。术者切割结节时，可有一定的阻力感。当刀尖穿过结节，阻力感消失，此即为进刀的最大深度，同时常感咔咔的切割声音。

（1）局部应用

是指在患部治疗点的局部切割。超微针刀擅长松解痛性结节，即解筋结，如上斜方肌肌腹部的筋结。由于超微针刀切割是包裹痛性结节的浅筋膜，术毕后，因浅筋膜包裹的束缚力得以释放，使痉挛肌肉得以舒展，组织内高压得以降低，同时又解除在分肉间穿行的络脉和皮下运行卫气的阻碍力。因此，从这个意义上讲，超微针刀和粗守形刺法的治疗机理是一样的。但从松解筋结、通经活络的角度分析，超微针刀要优于粗守形刺法。

（2）远端应用

是指在患部远端治疗点的切割，须注意的是远端治疗点必须具备压痛和筋结形成的条件。和董氏奇穴不同的是，超微针刀是解除患部远端阻碍络脉卫气运行的阻碍力，使患部浅层的卫气和络脉得以畅行而达通络止痛、行气活血的目的。而董氏奇穴则是将健侧远端的他经经气通过络脉导向患部的经脉或脏腑。

（3）治疗脏腑疾病的应用

超微针刀切割浅筋膜的痛性结节，解除阻碍卫气和络脉运行的机械力，是超微针刀治疗脏腑疾病的作用机理。我们知道络脉系统是最繁杂的系统，十二经脉系统除营其各自所属的脏腑外，又通过络脉系统营非其所属的脏腑。因此，保持络脉的通畅就尤为重要。引起络脉不通多因风寒、劳损、血瘀所致，超微针刀在解除劳损导致络脉不通的病因上，显然是不错的选择；我们知道卫气是由先天卫气和后天卫气组成，先天卫气源于肾精和后天卫气的补充，阳入于阴，先天卫气可补益元气。元气是生之本，命之根。因此，保持卫气正常循行亦同样重要。超微针刀的浅层切割，使卫气恢复畅行，恢复卫气温分肉，充腠理，薰肓膜，温五脏之用，此亦为超微针刀治脏腑疾病之理；我们知道骨关节微小移位会导致其周围肌肉组织形态和位置的变化，这种变化是产生疼痛的重要原因。切割浅层筋膜对力学失衡、骨骼肌的矫形、骨关节微小移位的修复起关键作用，这种作用是通过解除肌肉外层的束缚力，使痉挛的肌肉得以松解，生物力恢复平衡，并能使微小移位的骨关节自行复位，从而达到骨正筋柔的状态。"骨正筋柔，气血以流，腠理以密，如是则骨气以精，谨道如法，长有天命。"超微针刀的切割能恢复骨正筋柔的状态，从而使气血运行通畅，五脏得养，此亦为超微针刀治脏腑疾病之理。

（4）与董氏奇穴的联用

董氏奇穴实为络穴，针刺奇穴常获奇效在于其导气之功，即本经或脏腑有疾，可导他经之气以调之。如足阳明经或胃腑有疾，导手厥阴经之经气以调之。然，董氏奇穴的应用，时而显效，时而无效，不明其由，备感困惑，究其原因可能是：第一、因患部软组织损伤病史较长，局部软组织痉挛、粘连、变性较重，形成较强的阻滞力，使针刺董氏奇穴欲将他经经气导向本经或脏腑的目的无法实现。第二、某些"形"病严重，超出经络调节范围，这也就是中医强调"上工治未病，下工治已病"之因，未病之时乃经络调节最佳时机。解决这个问题的方法是超微针刀和董氏奇穴、灸法的联合应用。

超微针刀与董氏奇穴如何联用？董氏奇穴实为络穴，因为络脉络穴的客观存在，使从阴引阳、从阳引阴的导气针法成为实际操作的可能。针刺络穴，应用徐入徐出导气手法能达到将他经经气引向本经或脏腑的目的。导气成功与否，决定针刺的疗效。影响导气成功的因素，除络穴的取法、针刺方向、深浅度、手法、施术者的思路外，我们不能忽略络脉循行路径的受阻因素。当络脉脉气不通，他经经气无法通过络脉达至本经或脏腑，致导气不成，疗效亦大打折扣。而影响络脉脉气循行的多是因为局部软组织慢性无菌性炎症导致痉挛而产生的机械力，阻碍了络脉脉气的通行。超微针刀切割浅筋膜，能有效地解除这种阻碍络脉通行的束缚力。因此，先在病灶局部寻找有筋结或条索状的压痛点，用超微针刀局部疏通后，局部可加艾灸，以温通经脉，再用董氏奇穴导气治疗，就能达到导气的目的，使"从阴引阳、从阳引阴"的上乘针法得以实现，这样超微针刀就和董氏奇穴完美结合，神刀奇穴合璧，针灸同功，共奏奇效。

（5）超微针刀与针刺的选择应用

两者均有较强的局部疏通作用，是从不用的角度起疏通经气、调和营卫的效果。正因为是从不同的侧重面起效，因此对于以局部疏通为目的，两种不同术具的选择，显得尤为重要。当局部可扪及痛性筋结，特别是慢性的病程长者，应选用超微针刀；当局部有压痛点，却无痛性筋结，病程较短者，可选用粗守形刺法。

（七）小针刀

小针刀是朱汉章先生发明的一种治疗软组织损伤的术具，因疗效显著引起业界的重视，许多专家不断完善小针刀疗法的理论，形成了小针刀治疗学。笔者不敢班门弄斧，仅从超微针刀切割浅筋膜的方法中得到启发，试着探讨小针刀：软组织损伤，无论急性或慢性，均有受累的主要肌肉或肌腱，这些主要受损的肌肉或肌腱是产生症状的直接病因。胡超伟先生从生物力学角度上分析寻找受损软组织的治疗点，是有益的尝试。当触诊有痛性结节或条索状的阳性反应物，如颈椎病、肌腱炎、腱鞘炎等，超微针刀疗法具有优势。我们知道软组织损伤可有浅层和中深层，除分析受累的具体肌群，分析损伤部位的深浅度对小针刀和超微针刀的选用具有指导意义。以颈椎病和腰椎病为例：由于颈椎间盘和后关节承载着头颅的重量，它们所受的负荷较轻。为保证头部活动的灵活度，颈椎常处于失稳状态，颈椎周围庞大复杂的项后肌群承受较大的负荷以维持颈椎的平衡。而腰椎椎间盘及后关节特别是 L4/L5 和 L5/S1，几乎承载上半身的全部重量。承载负荷和所受的应力越大，越容易产生慢性劳损和急性损伤。因此，颈椎病的临床症状与椎间盘突出多无直接因果关系，而是间接的因果关系。突出的颈椎椎间盘加重颈椎的失稳，增加软组织的负荷，更多的直接病因在于项后肌群的损伤。因此，颈椎病的治疗思路侧重于软伤的处理，即选用超微针刀、针灸、整脊疗法结合应用，更利于软组织受力均衡的恢复，更具针对性；而腰椎负荷的承载主要是椎间盘、后关节及深层腰部肌群。急性腰部损伤俯卧位的重手法推拿往往加重病情，就是因为垂直按压的推拿力加重了损伤椎间盘或后关节的炎症程度，而非推拿的正常反应。将俯卧位改为坐位或侧卧位，推拿力的方向改为横向拨筋就可避免这种医疗伤害的发生。典型腰突症的根性痛是较为棘手的问题，由于腰椎后关节和椎间盘是腰部承载负荷最大的部位，因此损伤的概率较大。当躯体弯腰旋转持物时，便将外力及上半身重量通过杠杆作用，放大地传导至椎间盘或后关节，这种旋转如剪刀样的力作用于椎间盘，使纤维环断裂，髓核突出，产生无菌性炎，刺激神经根，出现水肿产生剧痛。应用针灸、超微针刀、浮针等疗法，均不易解决这种根性痛。小针刀由于刀身长且较粗，便是一个较好的选择。宣蛰人先生将此炎症部位分为椎管内、椎管外、混合椎管内外三种。区分是椎管内炎性因素或是后关节突关节及深层的腰部肌群受损产生的炎性物质而导致根性痛的产生，对小针刀选择施术点有重要指导意义。笔者过去小针刀的治疗点选择均是以解剖的角度来分析，如 L4/5 突出，则于 L4/5 棘突下、棘旁下刀，对棘上韧带、棘间韧带、侧隐窝、椎间外孔、后关节突关节、横突等到达骨面进行切割，疗效常未达预期，究其原因是小针刀未切割到真正引起神经根炎症水肿的损伤部位。确定治疗点切割深层的损伤部位是小针刀施术成功的关键，应以切断病损的软组织为其施术方法。从超微针刀施术特点得到启发，小针刀也可以筋膜为切割对象，切割中深筋膜。筋膜的松解对痉挛肌肉得以舒展，组织内高压得以释放，血气循环得以恢复，炎症水肿得以消除具有主导性的作用。深层软组织慢性无菌性炎症的急性损伤产生的炎性物质刺激邻近的神经根，致神经根水肿产生剧烈的根性痛，这种病因所致的根性痛是小针刀适宜的对象。在操作上，首先用拇指压按寻找压痛点，在压痛点上用心感受深层组织的硬结和条索状的阳性反应物，小针刀缓缓刺入，以切割筋膜为目的，逐层切断切割，直抵骨面。当刀刃抵触筋膜层时，刺手可有阻力感，患者多有强烈的酸胀痛感。小针刀刀刃可以寻找到触发神经根性痛的急慢性损伤的深层软组织，此部多为深层筋膜或硬结，刀刃抵触于此，常可诱发根性痛的症状，此部多为原发点。寻找到具有这种刀感的治疗点，轻轻切割 2–3 刀即可退刀。总之，小针刀应以压痛点（若可触及结节或条索状阳性反应物更好）为治疗点，以切割筋膜为切割目的，以达能诱发症状的点为切割深度，切开切断操作为宜。

（八）毫刃针

毫刃针是田纪钧先生发明的刀具，是缩小版的小针刀，其刀法及机理均同于小针刀。其松解的力道弱于小针刀，其治疗对象多是病人畏痛畏刀且症状较轻者，如有根性痛，痛势较轻者，亦可选择用之。

（九）银质针

银质针是宣蛰人先生发明的针法，以局部选点为主，采用密集型针刺的方法，这种的针刺方法决定了银质针有别于针灸，其思路与针灸的思路是不同的，它是以西医解剖理论为指导的。其针具比毫针粗，其治疗顽固性疼痛的疗效得到临床的肯定。因银质针疗法术毕后皆在针柄上加艾灸，因此是银质针的松解和艾灸疗法温通经络的共同效应。

第十节　络脉

　　《素问·气穴论篇》说："黄帝问曰：余闻上古圣人，论理人形，列别藏府，端络经脉，会通六合，各从其经，气穴所发，各有处名，谿谷属骨，皆有所起，分部逆从，各有条理，四时阴阳，尽有经纪，内外之应，皆有表里，其信然乎？气穴三百六十五，以应一岁，未知其所，愿卒闻之……帝曰：余已知气穴之处，游针之居（针入气穴，游于巷中），愿闻孙络谿谷，亦有所应乎？岐伯曰：孙络三百六十五穴会，亦以应一岁，以溢奇邪，以通荣卫。荣卫稽留，气竭血著，卫散营溢，外为发热，内为少气。疾泻无怠，以通营卫，见而泻之，无问所会。内解泻于中者十脉（五脏之经，左右十脉），孙络之脉别经，其血盛而当泻者，亦三百六十五脉。并注于络，传注十二络脉，非独十四络脉也（孙络之脉，别经而行，其血盛而当泻者，与穴数相同，亦三百六十五脉。孙络满则注于大络，传注十二络脉之中，十二经之大络也。络脉之多，以至三百六十五，非独奇经之十四络脉而已。十四络脉者，十二经脉和任督脉之络也）。帝曰：善。愿闻谿谷之会也。岐伯曰：谿谷三百六十五穴会，亦以应一岁。肉之大会为谷，肉之小会为谿，肉分之间，谿谷之会，以行营卫，以会大气。邪溢气壅，营卫不行，脉热肉败，必将为脓，内销骨髓，外破大䐃。留于节腠，必将为败，积寒留舍，营卫不居，卷肉缩筋，肋肘不得伸，内为骨痹，外为不仁，命曰不足，大寒留于谿谷也。其小痹淫溢，循脉往来，微针所及，与法相同。人有大谷十二分，小谿三百五十四名，少十二俞，此皆卫气之所留止，邪气之所客也，针石缘而去之。"（大谷络脉十二穴，小谿络脉三百五十四穴，是谿谷三百六十五穴会，以应一岁。计三百六十六穴，盖闰年三百六十六日也。）

一、概念

　　络脉是经脉的分支，是经脉之间、经脉与脏腑之间相互联系的经气运行的脉道。络脉是极其复杂的循环系统，是十二经脉系统的补充，其循行路径大多无从可考。经脉如同树干，络脉好比树枝，经脉和络脉共同组成运行血气的经络系统，因此，经络系统是由十二经脉系统、络脉系统、奇经八脉系统组成。其中十二经脉系统是由十二经脉、十二经别、十二经水、十五络脉构成。十五络脉归于十二经脉系统是因为它们是十二经脉正经循环的一部分，是十二经脉如环无端循环中，表里两经经气相接相通的脉道，因此，十五络脉在功能和作用上等同于十二经脉，而有别于其他络脉。奇经八脉系统详见下文。络穴是经脉与络脉的交点，络脉是从络穴别出，络穴多位于经脉的旁缘，亦有部分位于经脉主干。络穴可以由一个穴点组成，亦可由多个穴点组成。一个络穴可以别出一条，亦可别出数条络脉，好比树枝与枝丫的关系。全身有三百六十六条豁谷络脉和三百六十五条孙络脉，相应的共有七百三十一个络穴。

　　络脉是经脉的分支。经脉的分支有两类，一为经别，二为络脉。《灵枢·经别》说："夫十二经脉者，人之所以生，病之所以成，人之所以治，病之所以起，学之所始，工之所止也，粗之所易，上之所难也。请问其离合出入奈何？"其离合出入者，十二经别之行也。故十二经别和十二经脉之"其支者、其直者"一样，均为十二经脉循环的主干。十二经别多在四肢肘膝上下从十二经脉别出，称"离"；进入胸腹腔称"入"；从头颈部出来称"出"；出头颈部后，阳经经别合于原经脉，阴经经别合于相表里的阳经经别，称"合"。十二经别加强了十二经脉与脏腑的联系，丰富了十二经脉循环的循行路径。而络脉脉气小于经别，络脉是经脉之间、经脉和脏腑之间联系的通道，并不在十二经脉正经大循环的主干上。

二、组成

　　络脉系统是由络脉组成的极其复杂的脉道系统，络脉系统是由孙络脉、豁谷络脉组成。络穴和腧穴不同，腧穴是经脉经气运行出入离合变化的节点，而络穴则是络脉离经别行的交点，因此，一个络穴可以相应一条或数条络脉。

（一）豁谷络脉

络脉的命名，因其穿行部位而定，分为豁络脉和谷络脉。豁者，肉之小会也，络脉在小块肌肉之间的间隙中穿行，称为豁络脉；谷者，肉之大会也，络脉在大块肌肉之间的间隙中穿行，称为谷络脉。豁谷络脉是十二经脉的分支。

"豁谷三百六十五穴会，亦以应一岁。"是指行于豁谷络脉的络穴共计三百六十五个，相对应的行于豁谷之络脉为三百六十五条。然，豁谷之穴实为三百六十六穴会。其中大谷十二分者，大谷络脉十二条也。小豁三百五十四名者，小豁络脉三百五十四条也。谷络脉和豁络脉共计三百六十六条，相应的豁谷络脉之络穴当为三百六十六个。

（二）孙络脉

孙络脉是络脉的分支，"孙络之脉别经，其血盛而当泻者，亦三百六十五脉。并注于络，传注十二络脉，非独十四络脉也。"传注十二络脉，非独十四络脉者，乃大谷络脉和十四大络脉也。大谷络脉行于肉之大会，计十二条。十四大络是指十二经脉的络脉和任督二脉的络脉，合计十四条。十四大络和十二谷络脉分别别出络脉，称为孙络，故孙络是十二谷络脉和十四大络的分支。"孙络三百六十五穴会，亦以应一岁。"孙络脉共有三百六十五个络穴，相对应的共有三百六十五条孙络脉。故《灵枢·脉度》说："凡都合一十六丈二尺，此气之大经隧也。经脉为里，支而横为络，络之别者为孙，盛而血者疾诛之，盛者泻之，虚者饮药以补之。"

三、分布

（一）十五络脉

其循行路径在《经脉》篇里已述，不复赘述。

（二）四末

四肢末端是阴阳经脉交接之所，因此无论是十五络脉还是豁谷络脉和孙络脉，皆会于四肢末端。故《灵枢·动输》说："夫四末阴阳之会者，此气之大络也。"

（三）豁谷络脉

其循行分布有三：一是常在分肉之间循行，"肉分之间，豁谷之会也"；二是常在骨肉之间的循行，"豁谷属骨"乃指肉之大会、肉之小会皆连属于骨，故骨肉之间亦常为豁谷络脉循行分布之所。故豁谷络脉之络穴常可于分肉之间、骨肉之间上下轻触，扪及凹陷，手指似乎停留于此，此即为豁谷之穴会；三是常循行于头面。《灵枢·邪气藏府病形》说："黄帝问于岐伯曰：首面与身形也，属骨连筋，同血合于气耳。天寒则裂地凌冰，其卒寒或手足懈惰，然而其面不衣何也？岐伯答曰：十二经脉，三百六十五络，其血气皆上于面而走空窍，其精阳气上走于目而为睛，其别气走于耳而为听，其宗气上出于鼻而为臭，其浊气出于胃，走唇舌而为味。其气之津液皆上熏于面，而皮又厚，其肉坚，故天气甚寒，不能胜之也。"此三百六十五络者豁谷络脉也，同十二经脉上输于面，血气皆上于面，故面不衣不寒也，故面部亦为豁谷络脉之大会。

（四）孙络脉

常循行于皮下，孙络是十二谷络脉和十四大络的分支。《素问·皮部论篇》说："凡十二经络脉者，皮之部也。邪客于皮则腠理开，开则邪入客于络脉，络脉满则注于经脉，经脉满则入舍于藏府也。故皮有分部，不与（不知豫为防护）而生大病也。"此皮部之络脉，孙络脉也。邪客于皮入内，先入孙络脉也。

四、络脉脉气的形成

（一）十五络脉和豁谷络脉

此三百八十一条络脉皆为十二经脉的分支，其脉气源于经脉的经气，是经脉经气分级进入较小的无形脉道。

（二）孙络脉

1.源于十二谷络脉

孙络脉是十二谷络脉的分支，其脉气源于十二谷络脉的脉气，是十二谷络脉脉气分级进入更小的无形脉道。

2. 源于十四大络

孙络脉是十四大络的分支。十四大络者，乃十二经脉和任督二脉之大络脉，故孙络脉的脉气源于十四大络，是十四大络脉脉气分级进入更小的无形脉道。

3. 源于水谷

豁谷络脉和孙络脉的脉气皆可源自水谷。《灵枢·痈疽》说："黄帝曰：余闻肠胃受气，上焦出气，以温分肉，而养骨节，通腠理。中焦出气如露，上注豁谷，而渗孙脉，津液和调，变化而赤为血，血和则孙脉先满，满乃注于络脉，皆盈，乃注于经脉。"水谷入胃腐熟，脾气运化游溢升精，中焦气化蒸津液，出气如露，上输注于分肉之间，豁谷三百六十六脉（脾主肉）满，乃渗入孙络三百六十五脉，津液在孙脉中调和，化赤为血，血和孙脉满，复注十二谷络脉和十四大络脉，皆盈，乃注十二经脉以营之。

五、特点与作用

（一）浮而可见

《灵枢·经脉》说："经脉十二者，伏行分肉之间，深不可见，其可见者，手太阴过于外踝之上（寸口也），无所隐故也。诸脉之浮而常见者，皆络脉也。经脉为里，支而横者为络，络之别者为孙。盛而血者疾诛之，盛者泻之，虚者饮药以补之。雷公曰：何以知经脉之与络脉异也？黄帝曰：经脉者，常不可见也，其虚实也，以气口知之，脉之见者，皆络脉也。诸络脉皆不能经大节之间，必行绝道而出入，复合于皮中，其会皆见于外。雷公曰：细子无以明其然也。黄帝曰：六经络，手阳明少阳之大络（偏历外关之络脉），起于五指间，上合肘中。饮酒者，卫气先行皮肤，先充络脉，络脉先盛，故卫气已平，营气乃满，而经脉大盛。脉之卒然动者，皆邪气居之，留于本末，不动则热，不坚则陷且空，不与众同，是以知其何脉之动也。故诸刺络脉者，必刺其结上甚血者。虽无结，急取之，以泻其邪而出其血，留之发为痹也。"十二经脉与三百六十六豁谷络脉皆伏行于分肉之间，深而不见。然，十二经脉唯手太阴过桡骨而见于寸口。伏行之豁谷络脉，因脉小气弱不能过大关节，乃入静脉血管，绝道而出，亦见于皮中。十五络脉与孙络浅行，皆入于静脉及微循环动静脉血管中而见于皮下。

（二）络脉是有颜色的脉

我们知道脉行脉中是指十二经脉行于血管中，《难经·一难》曰："十二经皆有动脉。"据此推断十二经脉皆入动脉血管内，助心脏推动血液循环，减轻心脏负荷；而全身总计七百四十六条络脉皆是可见的有颜色的脉，据此推断，所有络脉皆有入静脉血管及微循环的动静脉血管，推动动静脉血在肢末的交换及静脉血回流，减轻心脏负荷。络脉可据其颜色不同诊其疾，正如《灵枢·经脉》所说："凡诊络脉，脉色青则寒且痛，赤则有热。胃中寒，手鱼之络多青矣；胃中有热，鱼际络赤；其暴黑者，留久痹也；其有赤有黑有青者，寒热气也；其青短者，少气也。凡刺寒热者皆多血络，必间日而一取之，血尽而止，乃调其虚实，其小而短者，少气，甚者泻之则闷，闷甚则仆，不得言，闷则急坐之也。"《素问·经络论篇》也说："黄帝问曰：夫络脉之见也，其五色各异，青黄赤白黑不同，其故何也？岐伯对曰：经有常色而络无常变也。帝曰：经之常色何如？岐伯曰：心赤、肺白、肝青、脾黄、肾黑，皆亦应其经脉之色也。帝曰：络之阴阳，亦应其经乎？岐伯曰：阴络之色应其经，阳络之色变无常，随四时而行也。寒多则凝泣，凝泣则青黑，热多则淖泽，淖泽则黄赤。此皆常色，谓之无病。五色具见者，谓之寒热。帝曰：善。"

（三）络脉行血气

人类真是奇妙复杂的动物，人体内复杂的逐层分级密闭的有形心血管管腔系统，配以复杂的逐层分级的无形经络系统，以"脉行脉中、脉行脉外"的形式，以营气为能量流，推动着血液和体液的循环，大大降低心脏的负荷，使心肌自主收缩舒张所形成的泵推力成为可维系的永久原动力。

十二经脉分支为十二络脉和三百六十六谿谷络脉，十四大络和十二谷络脉又分支为三百六十五孙络。孙络脉行脉中，皆行于静脉血管及微循环的动静脉血管中。孙络受盛来自水谷之津液，化赤为血，回注十四大络脉和十二谷络脉，而入十二经脉；同样，谿谷络脉亦受盛津液，化赤为血，复注于十二经脉。来自水谷的能量就这样在经脉和络脉间转换，在经络系统的循行中完成营养和推动血液循环的作用。

从解剖学上我们知道静脉多浮于浅表，是容纳血液回流心脏的管腔。血液的回流仅靠防倒流装置的静脉瓣和肌肉的挤压，显然是无法完成的。从流动力学上分析，心脏的泵动力经管腔层层分级而逐层递减，在管腔分级成极微小的微血管的肢末端处，心脏泵动力的能量衰减几近于零，唯余血液涌动的惯性能量。这时若没有其他能量的介入是无法完成静脉血向心性的回流。阴阳经脉的交接都是在肢末完成，所以肢末为阴阳之会，为大络之所，而此处正是微血管循环的部位，这是多么奇妙的吻合！正因为阴阳经脉在四末交汇，脉行脉中，其行于微血管内的脉气推动使动静脉血在肢末的微血管循环中得以完成交换。而行于静脉血管内的络脉，以其来自水谷的能量，又增强这种推动的力量。人类因有经络系统脉气运行血液的能量，能克服重力的作用，使静脉血顺利回流心脏，人类因此有别于动物而能站立。

由于络脉是从经脉逐层分级而来，其营气的能量在逐层推动消耗中也是递减的，奇妙的是有孙脉直接来自水谷精微化赤为血的能量补充，回注于络脉，增强络脉脉气的推动力量。纵然如此，由于络脉的无形脉道较小，能量相对较弱，故其行亦缓，故《灵枢·动输》说："气之离藏也，卒然如弓弩之发，如水之下岸，上于鱼以反衰，其余气衰散以逆上，故其行微。"正是这衰散络脉之气在静脉里微缓逆经上行，使静脉血得以向心回流。

（四）通荣卫

1. 孙络

其作用是溢奇邪以通营卫。我们知道卫气是人体最外的一层阳气，是人体抵御外邪的屏障。当卫气虚卫表不固，虚邪贼风（奇邪）乘虚而入，经皮部而入于络，则络脉盛，色变。其入客于经也，则感虚。故《素问·皮部论篇》说："皮者，脉之部也，邪之始于皮也，溯然起毫毛，开腠理。其入于络也，则络脉盛，色变，其色多青则痛，多黑则痹，黄赤则热，多白则寒，五色皆见，则寒热也。其入客于经也，则感虚，乃陷下，其留于筋骨之间，寒多则筋挛骨痛，热多则筋弛骨消，肉烁䐃破，毛直而败。"奇邪着于孙络，孙络以溢奇邪，留而不去，传舍于十五络脉、谿谷络脉，留而不去，传舍于十二经，客舍于腧穴，留而不去，传舍于伏冲之脉（冲脉在督之伏行者，曰伏冲），留而不去，传舍于肠胃，留而不去，传舍于肠胃之外，募原之间（肠胃之募穴，肓膜之原穴），故《灵枢·百病始生》说："是故虚邪之中人也，始于皮肤……或著孙脉，或著络脉，或著经脉，或著输脉，或著于伏冲之脉，或著于膂筋，或著于肠胃之募原，上连于缓筋，邪气淫泆，不可胜论……其著孙络之脉而成积者，其积往来上下臂手，孙络之居也，浮而缓，不能句积而止之，故往来移行肠胃之间，水凑渗注灌，濯濯有音，有寒则䐜膜满雷引，故时切痛。"

营行脉中，卫行脉外。孙脉为经脉之络脉的分支，脉气同为营气。卫气遍布全身，而孙脉像网络一样联络周身，使卫气能循行于脉外，能循孙络至大络至大经，故孙脉能通营卫。若营卫于孙脉处不通，则"荣卫稽留，卫散荣溢，气竭血著，外为发热，内为少气。"治之则"疾泻无怠，以通荣卫，见而泻之，无问所会。"

2. 豀谷络脉

其作用是行荣卫，以会大气。豀谷络脉为十二经脉行于肉分之间的分支，故豀谷络脉行荣卫，会大气。若奇邪淫溢，经气壅阻，则"营卫不行，脉热肉败，必将为脓，内销骨髓，外破大䐃（䐃者筋肉结聚之处）。"

（五）联系表里经脉

十五络脉之十二大络为十二经脉之别，为十二经脉循环系统一部分。由于十二络脉的存在，使十二经脉如环无端地循行，并加强表里经脉及所属脏腑之间的联系。如心肺与大肠小肠相去甚远而为表里，除所属经脉经气相连外，其所属络脉使这种关系更加紧密。

六、疾病

（一）十五络脉

作为十二经脉循环的一部分，十五络脉之疾与其虚实、所过、所属相关。由于十二络脉是一个络穴相应一条络脉，所以在《内经》里用络穴穴名来命名其所相应的络脉，故《灵枢·经脉》说："手太阴之别，名曰列缺，起于腕上分间，并太阴之经直入掌中，散入于鱼际。其病实则手锐掌热，虚则欠㰦，小便遗数，取之去腕半寸，别走阳明也。

手少阴之别，名曰通里，去腕一寸半，别而上行（逆经而行），循经入于心中，系舌本，属目系。其实则支膈，虚则不能言，取之掌后一寸，别走太阳也。

手心主之别，名曰内关，去腕二寸，出于两筋之间，循经以上系于心，包络心系。实则心痛，虚则为头强，取之两筋间也。

手太阳之别，名曰支正，上腕五寸，内注少阴；其别者，上走肘，络肩髃。实则节弛肘废；虚则生疣，小者如指痂疥，取之所别也。

手阳明之别，名曰偏历，去腕三寸，别入太阴；其别者，上循臂，乘肩髃，上曲颊偏齿；其别者，入耳，合于宗脉。实则龋聋，虚则齿寒痹隔，取之所别也。

手少阳之别，名曰外关，去腕二寸，外绕臂，注胸中，合心主。病实则肘挛，虚则不收，取之所别也。

足太阳之别，名曰飞阳，去踝七寸，别走少阴。实则鼽窒头背痛，虚则鼽衄，取之所别也。

足少阳之别，名曰光明，去踝五寸，别走厥阴，下络足跗。实则厥，虚则痿躄，坐不能起，取之所别也。

足阳明之别，名曰丰隆，去踝八寸，别走太阴；其别者，循胫骨外廉，上络头项，合诸经之气，下络喉嗌。其病气逆则喉痹瘁喑，实则狂巅，虚则足不收，胫枯，取之所别也。

足太阴之别，名曰公孙，去本节之后一寸，别走阳明；其别者，入络肠胃。厥气上逆则霍乱，实则肠中切痛，虚则鼓胀，取之所别也。

足少阴之别，名曰大钟，当踝后绕跟，别走太阳；其别者，并经上走于心包，下外贯腰脊。其病气逆则烦闷，实则闭癃，虚则腰痛，取之所别者也。

足厥阴之别，名曰蠡沟，去内踝五寸，别走少阳；其别者，径胫上睾，结于茎。其病气逆则睾肿卒疝，实则挺长，虚则暴痒，取之所别也。

任脉之别，名曰尾翳，下鸠尾，散于腹。实则腹皮痛，虚则痒搔，取之所别也。

督脉之别，名曰长强，挟膂上项，散头上，下当肩胛左右，别走太阳，入贯膂。实则脊强，虚则头重，高摇之，挟脊之有过者，取之所别也。

脾之大络，名曰大包，出渊腋下三寸，布胸胁，实则身尽痛，虚则百节尽皆纵，此脉若罗络之血者，皆取之脾之大络脉也（胃之大络，名曰虚里，脾之大络，名曰大包，脾胃皆有大络也）。

凡此十五络者，实则必见，虚则必下，视之不见，求之上下，人经不同，络脉异所别也。"

（二）谿谷脉与孙脉

1. 络脉不行

络脉主行营卫，络之为病，其疾为营卫稽留不行而现诸症：奇邪客于孙络则

"荣卫稽留，卫散荣溢，气竭血著，外为发热，内为少气，疾泻无怠，以通荣卫，见而泻之，无问所会。"邪溢气壅于谿谷脉则"营卫不行，脉热肉败，必将为脓，内销骨髓，外破大䐃。留于节腠，必将为败，积寒留舍，营卫不居，卷肉缩筋，肋肘不得伸，内为骨痹，外为不仁，命曰不足，大寒留于谿谷也。其小痹淫溢，循脉往来，与法相同。"

2. 奇邪客络

邪客络脉而为奇病，故曰在络之邪为奇邪。故《素问·缪刺论篇》说："今邪客于皮毛，入舍于孙络，留而不去，闭塞不通，不得入于经，流溢于大络，而生奇病也。"

几乎所有的络脉都在静脉和微循环动静脉血管腔内循行，以完成络脉行血气之用。由于络脉是经脉的分支，是从大的无形脉道分支成小的无形脉道，是从经气分支成络气，在循进的循环中能量是递减的。庞大如网络样的络脉之气为经脉之余气，处衰散之状。然其行虽微，却欲逆上，以达推动静脉血向心回流。络脉行于脉（静脉血管腔和微循环动静脉血管腔）中，其气不行脉外，以运血逆上而行。在孙络脉所在的微循环里，孙脉禀水谷之津液，变化而赤为血，为孙络脉注入后天的能量，使孙络脉在脉微而散时及时补充能量。孙络脉随微血管的逐步升级，入较大的静脉管腔而注于络脉，直至注于经脉。这样，从十二经脉逐级分支成络脉、孙脉，再由孙脉汇成络脉，直至回注经脉而构成复杂的络脉循行系统。在静脉血管汇聚的管腔内，络脉系统脉气的能量推力使静脉血完成了向心性的回流。当寒邪客于络脉，致营卫不行，血气壅遏，血泣不行，血液瘀滞于静脉和微血管中，血管浮见而色变，此为络脉不行所致，故血管色变皆为络脉病之应，故络脉病多是寒客脉气不行致营卫不通、血行瘀滞于络脉。除十五大络是十二经脉正经大循环的一部分，其余络脉如网格一样将经脉与经脉、经脉与脏腑紧密地联系在一起。这种联系方式具有相当的复杂性和未知性，当络脉出现疾患时，这种联系方式的缺失或减弱，对经脉和脏腑影响的不确定性就形成了所谓的奇病，故客于络脉的寒邪就称为奇邪。奇邪客于络脉的表现是血瘀，故又说："奇病、久病、怪病多由于瘀，此之故也。"刺络放血为治络脉病、奇病的首选。

3. 奇邪走空窍

奇邪不独客络脉，亦走空窍而为病。正如《灵枢·口问》所说："黄帝闲居，辟左右而问于岐伯曰：余已闻九针之经，论阴阳逆顺，六经已毕，愿得口问。岐伯避席再拜曰：善乎哉问也，此先师之所口传也。黄帝曰：愿闻口传。岐伯答曰：夫百病之始生也，皆生于风雨寒暑，阴阳喜怒，饮食居处，大惊卒恐。则血气分离，阴阳破败，经络厥绝，脉道不通，阴阳相逆，卫气稽留，经脉虚空，血气不次，乃失其常。论不在经者，请道其方。

黄帝曰：人之欠者，何气使然？岐伯答曰：卫气昼日行于阳，夜半则行于阴。阴者主夜，夜者卧；阳者主上，阴者主下。故阴气积于下，阳气未尽，阳引而上，阴引而下，阴阳相引，故数欠。阳气尽，阴气盛，则目瞑；阴气尽而阳气盛，则寤矣。泻足少阴，补足太阳（阳跷起于申脉，阴跷起于照海）。

黄帝曰：人之哕者，何气使然？岐伯曰：谷入于胃，胃气上注于肺。今有故寒气与新谷气，俱还入于胃，新故相乱，真邪相攻，气并相逆，复出于胃，故为哕。补手太阴，泻足少阴。

黄帝曰：人之唏者，何气使然？岐伯曰：此阴气盛而阳气虚，阴气疾而阳气徐，阴气盛而阳气绝，故为唏。补足太阳，泻足少阴。

黄帝曰：人之振寒者，何气使然？岐伯曰：寒气客于皮肤，阴气盛，阳气虚，故为振寒寒栗，补诸阳。黄帝曰：人之噫气，何气使然？岐伯曰：寒气客于胃，厥逆从下上散，复出于胃，故为噫。补足太阴、阳明。一曰补眉本也。

黄帝曰：人之嚏者，何气使然？岐伯曰：阳气如利，满于心，出于鼻，故为嚏。补足太阳荥、眉本。

黄帝曰：人之亸者，何气使然？岐伯曰：胃不实则诸脉虚，诸脉虚则筋脉懈惰，筋脉懈惰则行阴用力，气不能复，故为亸。因其所在，补分肉间。

黄帝曰：人之哀而泣涕出者，何气使然？岐伯曰：心者，五藏六府之主也；目者，宗脉之所聚也，上液之道也；口鼻者，气之门户也。故悲哀愁忧则心动，心动则五藏六府皆摇，摇则宗脉感，宗脉感则液道开，液道开故泣涕出焉。液者，所以灌精濡空窍者也，故上液之道开则泣，泣不止则液竭，液竭则精不灌，精不灌则目无所见矣，故命曰夺精。补天柱经侠颈。

黄帝曰：人之太息者，何气使然？岐伯曰：忧思则心系急，心系急则气道约，约则不利，故太息以伸出之。补手少阴、心主、足少阳留之也。

黄帝曰：人之涎下者，何气使然？岐伯曰：饮食者皆入于胃，胃中有热则虫动，虫动则胃缓，胃缓则廉泉开，故涎下。补足少阴。

黄帝曰：人之耳中鸣者，何气使然？岐伯曰：耳者，宗脉之所聚也，故胃中空则宗脉虚，虚则下，溜脉有所竭者，故耳鸣。补客主人，手大指爪甲上与肉交者也。

黄帝曰：人之自啮舌者，何气使然？岐伯曰：此厥逆走上，脉气辈至也。少阴气至则啮舌，少阳气至则啮颊，阳明气至则啮唇矣。视主病者则补之。

凡此十二邪者，皆奇邪之走空窍者也。故邪之所在，皆为不足，故上气不足，脑为之不满，耳为之苦鸣，头为之苦倾，目为之眩；中气不足，溲便为之变，肠为之苦鸣；下气不足，则乃为痿厥心悗。补足外踝下留之。"

七、刺法

（一）络穴

1. 概念

络穴是指经脉与其分支络脉的交点，亦为节之交，即一节经脉与一节络脉或一节络脉与一节孙脉的交点。经脉与络脉的节之交为豁谷之会，豁谷三百六十六穴会；络脉与孙脉的节之交为孙络脉之会，孙络三百六十五穴会。

2. 定位

除十五大络络穴外，余七百三十一络穴定位无从可考。从络脉的循行和作用来分析，络穴大多分布在四末、分肉之间、骨肉之间、颜面部等。豁谷络脉是在分肉之间、骨肉之间从经脉别出，是从经脉的边缘分出脉气而为络脉，故其三百六十六穴皆位于十二经脉主干的边缘，好比大江与河水的汇接处。同理，孙络三百六十五穴皆位于十四大络和十二谷络脉脉道的边缘，好比河水与小溪的汇接处。

3. 意义

络穴的意义不亚于腧穴，其临床应用尤胜腧穴。我们把经脉、豁谷脉、孙脉比喻为江、河、溪。大江可以分流为河水，河水可以分支为小溪；小溪可以汇聚成河水，河水可以汇聚成大江，经络亦然。当大江江水枯绝或洪水泛滥，在大江河床上捣井取水或截石拦洪当为治水之下策，这也是针刺十二经脉的腧穴常感效不如预期之因。解决问题的上策是从他江导水，以南水北调或疏流排洪，以导向他江。此法成功的关键在于大江之间要有疏通的溪河，而络脉就是这关键的溪河。络穴是导引经气至他经或脏腑关键的点，络穴的存在使"从阴引阳、从阳引阴"的上乘针法成为可操作的依据，故《素问·阴阳应象大论篇》说："故善用针者，从阴引阳，从阳引阴，以右治左，以左治右，以我知彼，以表知里，以观过与不及之理，见微得过，用之不殆。"董氏奇穴每获奇效，乃实为络穴也！

（二）刺络放血

1. 机理

络之为病，营卫不通。络脉多在静脉和微循环的动静脉血管腔内，其络气因寒邪所客致络气不行，无力推动静脉血逆上向心回流，致血行瘀滞。"治风先治血，血行风自灭。"刺络放血可逐瘀活血、祛风除寒，则络脉行，营卫通，血气和，奇病除。故《灵枢·禁服》说："凡刺之理，经脉为始，营其所行，别其度量，内次五藏，外别六府，审察卫气，为百病母，调诸虚实，虚实乃止，泻其血络，血尽不殆矣……盛则泻之，虚则补之，紧则先刺而后灸之（先针后灸），代则取血络而后调之（先放血后针之）。"《灵枢·阴阳二十五人》说："其结络者，脉结血不和，决之乃行。"《灵枢·刺节真邪》说："用针者，必先察其经络之实虚，切而循之，按而弹之，视其应动者，乃后取之而下之。六经调者，谓之不病，虽病，谓之自已也。一经上实下虚而不通者，此必有横络盛加于大经，令之不通，视而泻之，此所谓解结也（结者，有血结有筋结。血结者刺络放血以解之，筋结者超微针刀以除之）。"

故气为血之帅，血为气之母，气血本互根不相分。脉行脉中，行于血中，血气实难分。针刺调气血，放血通血气。寒邪客于络脉，血泣不行，血凝塞脉，络气不通。宛陈除之，则络道通畅，血气顺行。故针刺调气血，偏于激发疏导经气，气行血亦行。放血通血气，偏于除瘀滞之血，血通气亦行。

2. 分虚实

分别虚实是刺络部位选择的关键。若实证，可局部刺络放血。若虚证，可同侧远端刺络放血，故《灵枢·经脉》说："凡此十五别络者，实则必见，虚则必下，视之不见（虚），求之上下（上下寻瘀络以除之，故远端的刺络放血是与患部同侧，这与针刺络穴的缪刺法是不同的），人经不同，络脉异所别也。"

3. 选络脉

络脉是有色之脉，刺络放血首选赤如丝或紫红色的细小血管，多隐于皮下，弯弯曲曲呈挣扎状，用酒精擦拭后将皮肤舒展开，就清晰可见；其次选色黑之脉；再次选色青之脉。故《灵枢·血络论》说："黄帝曰：相之奈何？岐伯曰：血脉者，盛坚横以赤，上下无常处，小者如针，大者如箸，则而泻之，万全也，故无失数矣。失数而反，各如其度。黄帝曰：针入而肉著者，何也？岐伯曰：热气因于针则针热，热则肉著于针，故坚焉。"

4. 刺络点的选择

刺络当刺在结上，即在血管和血管交结处颜色差异最大者，故《灵枢·经脉》说："故诸刺络脉者，必刺其结上甚血者。虽无结，急取之，以泻其邪而出其血，留之发为痹也。"

5. 注意事项

（1）血络多者

血络若多，不必尽放，隔数日刺之。故《灵枢·经脉》说："凡刺寒热者，皆多血络，必间日而一取之，血尽而止，乃调虚实。其小而短者，少气，甚者泻之则闷，闷甚则仆，不得言，闷则急坐之也。"

（2）刺络反应

《灵枢·血络论》说："黄帝曰：愿闻其奇邪而不在经者。岐伯曰：血络是也（奇邪客于络脉）。黄帝曰：点刺放血络而仆者何也？血出而射者何也？血少黑而浊者何也？血出清而半为汁者何也？发针而肿者何也？血出若多若少而面色苍苍者何也？发针而面色不变而烦悗者何也？多出血而不动摇者何也？愿闻其故（脉之气与血为不同之质）。岐伯曰：脉气盛而血虚者，刺之则脱气，脱气则仆。血气俱盛而阴气多者，其血滑，刺之则射。阳气蓄积，久留而不泻者，其血黑以浊，故不能射。新饮而液渗于络，而未合和于血也，故血出而汁别焉。其不新饮者，身中有水，久而为肿。阴气积于阳，其气因于络，刺之血未出而气先行，故肿。阴阳之气，其新相得而未合和，因而泻之，则阴阳俱脱，表里相离，故脱色而苍苍然。刺之血出多，色不变而烦悗者，刺络而虚经，虚经之属于阴者，阴脱，故烦悗。阴阳相得而合为痹者，此为内溢于经，外注于络，如是者，阴阳俱有余，虽多出血，而弗能虚也。"

（三）缪刺

1. 概念

缪者，缭绕之义。缪刺是络穴络脉的刺法，络气行而缓，缪刺乃缭引经气，经络脉至他经或脏腑，是从阴引阳、从阳引阴的上乘导气法。在《内经》里论刺法篇幅不少，唯独将缪刺单列成篇，足见缪刺在众刺法中的重要性。

《素问·缪刺论篇》说："黄帝问曰：余闻缪刺，未得其意，何谓缪刺？岐伯对曰：夫邪之客于形也，必先舍于皮毛，留而不去，入舍于孙脉，留而不去，入舍于络脉，留而不去，入舍于经脉，内连五藏，散于肠胃，阴阳俱感，五藏乃伤。此邪之从皮毛而入，极于五藏之次也，如此则治其经焉。今邪客于皮毛，入舍于孙络，留而不去，闭塞不通，流溢于大络，而生奇病。夫邪客大络者，左注右，右注左，上下左右与经相干，不入于经腧，而布于四末，其气无常处，命曰缪刺。帝曰：愿闻缪刺，以左取右，以右取左，奈何？其与巨刺何以别之？岐伯曰：邪客于经，左盛则右病，右盛则左病。亦有移易者，左痛未已而右脉先病。如此者，必巨刺之，以中其经，非络脉也。络病者，其痛与经脉缪处，故命曰缪刺……凡刺之数，先视其经脉，切而从之，审其虚实而调之。不调者经刺之，有痛而经不病者缪刺之，因视其皮部有血络者尽取之，此缪刺之数也。故善用针者，从阴引阳，从阳引阴，以右治左，以左治右，以我知彼，以表知里，以观过与不及之理，见微得过，用之不殆。"络脉常将左右两侧的经脉相连，左右两脉因此阴阳相感，此为生理。今邪客于大络，大络闭而不通，邪又常循络脉的通道，左注右，右注左，上下左右与经相干。邪客络脉，不入经脉之俞，经不病也。邪布于四末，常在经脉缪处，经脉缪处乃经脉别出络脉，络穴也。邪客在经脉缪处，有痛而经不病，络之为病也，刺其络穴，缭引经气逐大络之邪，曰为缪刺。

2. 缪刺和巨刺

（1）相同点
两者皆为左取右，右取左的刺法。
（2）不同点
缪刺是针对邪客于大络而生奇病的刺法，是针对络脉病的刺法，其针刺部位在络穴上，即经脉边缘与络脉交接点，亦称为经脉缪别。今邪客于大络，如左注右者，邪循大络之脉客于右脉与大络相交之缘，与右脉相干而生奇病，遂针刺左脉缪别处，导左脉经气以逐大络之邪，以疗奇病，此以左治右者，曰为缪刺。

巨刺则是针对邪客于经脉，是经病，出现左脉盛而右脉病或右脉盛而左脉病，为经刺的针刺方法，因本法针刺须刺中经脉，经脉脉气较络脉为巨，故曰巨刺。左盛则右病，刺右，右盛则左病，刺左。缘邪客右经，右脉不行则左脉气盛，气盛则痛，故当巨刺右经，祛其邪，巨气乃平。通常邪客右经，令右经痹阻不通，不通则痛，则右脉痛，刺此者曰经刺，此经刺与巨刺之别也。

然，邪客右经，或右痛，或左痛，何以别之？邪客右经右痛者，得温乃舒，经刺之，取其右；邪客右经左痛者，得寒乃舒，左盛之故，取其右，巨刺之。例以明之，曾治一男性患者，右肩峰痛数年，夏作冬舒，夏作入空调房，痛立缓。此乃邪客于左手阳明经，致右手阳明经盛，盛则气疾行，经气冲关过节，犹如洪水冲泻于急弯处，故令右肩峰痛。温则气行愈疾，痛亦甚。寒则气行缓，痛亦缓。遂巨刺之，立解。

故曰："凡刺之数，先视其经脉，切而从之，审其虚实而调之，不调者，经刺之；痛在于左而右脉病者，巨刺之；有痛而经不病者，缪刺之。"

3.适应证

（1）奇邪客络而生奇病者

奇邪客络，左注右，右注左，与经相干而经不病者，缪刺以左治右，以右治左而治之。故《素问·调经论篇》说："身形有痛，九候莫病，则缪刺之。"九候（三部九候，寸口脉也）莫病者，经脉不病也。经不病而身有痛者，则缪刺之。故《素问·三部九候论篇》说："经病者，治其经。孙络病者，治其孙络。血病，身有痛者，治其经络。其病在奇邪，奇邪之脉，则缪刺之。留瘦不移，节而刺之。上实下虚，切而从之，索其结络脉，刺出其血，以通其气，必先去其血脉，而后调之。度其形之肥瘦，以调其气之虚实，实则泻之，虚则补之，无问其病，以平为期。"

（2）气耗躁厥者

《灵枢·终始》说："凡刺之法，必察其形气。形肉未脱，少气而脉又躁，躁厥者，必为缪刺之，散气可收，聚气可布（缪刺可收耗散之气，亦可布募集壅遏不行之气）。（其刺法如下：）深居静处，占神往来，闭户塞牖，魂魄不散，专意一神，精气之分，毋闻人声，以收其精，必一其神，令志在针，浅而留之（络刺多浅刺），微而浮之，以移其神，气至乃休。男内女外，坚拒勿出，谨守勿内，是谓得气。"《素问·调经论篇》也说："帝曰：其有不从毫毛而生，五藏阳已竭也，精孤于内，气耗于外，津液充郭，其魄独居（肺失主治节之职），形不可与衣相保（不胜衣也），此四极（心肺肝肾四脏也）急而动中（脾胃也），是气拒于内而形弛于外，治之奈何？岐伯曰：平治于权衡（腑精神明，留于四脏，气归于权衡），温衣，缪刺其处，开魄门，洁净府，去菀莝陈，疏涤五藏，微动四极（金木水火四脏复圆运动之轮运）。五阳已布，精（腑精神明之精）以时服，以复其形，故精自生，形自盛，骨肉相保，巨气（经脉之经气）乃平。"

故身形有痛者如颈肩背腰臀腿痛、软组织损伤等其因多为生物力学失衡所致，其经多不病，可缪刺之；形肉未脱，精气耗散或五脏阳竭于内，气耗于外，亦可缪刺之；经脉的虚与实犹如江河的干涸与洪水泛滥，亦可缪刺从他经导气或导气入他经，此为缪刺应用之法。

4. 缪刺之导气法

（1）概念

缪刺的左取右、右取左，是针对奇邪客于络脉而生奇病的针刺思路，导气法是缪刺的具体方法。因络脉络穴的客观存在，使"阳病阴求，阴病阳求"的从阴引阳、从阳引阴的导气法成为可能，故《灵枢·五乱》说："徐入徐出，谓之导气，补泻无形，谓之同精，是非有余不足也，乱气之相逆也。"络脉缪刺导气法是徐入徐出针刺方法，其补泻的作用机理不同于经刺的补泻。经刺的补泻是视经气有余不足，施以迎随、徐疾补泻之。而缪刺之导气，乃刺络脉络穴，对脉躁厥者导其乱气，使其复治，未尝增损，使气复原，而同其精，补泻于无形也。

（2）部位

导气法针刺的部位是经脉的缪别之处。欲从阴引阳、从阳引阴，必针刺络穴，经络脉之径，方能实现从阴引阳、从阳引阴之导气。正如欲南水北调，必挖沟渠。由于经脉多于其旁缘别出络脉，故络穴多布于经脉之旁缘。

（3）方向

缪刺导气法是从阴引阳、从阳引阴的针刺方法，故其针刺方向除以刺中络穴来定外，尚须以其针刺目的来定，即由从阴引阳或从阳引阴而定。上为阳、下为阴，左为阳、右为阴，后为阳、前为阴，外为阳、内为阴，根据欲将经气导向阳部或阴部来决定针刺方向。

（4）深浅度

缪刺导气法的深浅度主要是根据络脉深浅度决定的。如孙络、豁络和谷络的络穴深浅度是不同的，孙络络穴最浅，豁络络穴较深，谷络络穴最深。

（5）导气法不用于十二络穴

在十二经脉大循环中，十二经脉本身首尾相接，如环无端。十二大络脉的存在，增加了表里经脉经气相接的通道，加强了表里经脉的联系，强化表里脏腑相互影响的关系。因此，十二大络本身是十二经脉大循环中的一环，无须缪引导气。针此十二络穴如同针十二经脉的腧穴，视虚实而补泻，为经刺范畴。

第十一节　奇经八脉

一、八脉总说

（一）概念

奇经曰奇，因其异也，异于常者谓之奇。十二经脉为常，八脉异于十二经脉，与十二经不相拘制，别道而行，故曰奇经八脉。奇经八脉者，任、督、冲、带、阳维、阴维、阳跷、阴跷也。《难经·二十七难》曰："脉有奇经八脉者，不拘于十二经，何谓也？然。有阳维，有阴维，有阳跷，有阴跷，有冲，有督，有任，有带之脉。凡此八脉者，皆不拘于经，故曰奇经八脉也。经有十二，络有十五。凡二十七气，相随上下，何独不拘于经也？然。圣人图设沟渠，通利水道，以备不虞。天雨降下，沟渠溢满，当此之时，霶霈妄行，圣人不能复图也。此络脉满溢，诸经不能复拘也……比于圣人图设沟渠，沟渠满溢，流于深湖，故圣人不能拘通也。而人脉隆盛，入于八脉，而不环周，故十二经亦不能拘之。其受邪气，畜则肿热，砭射之也。"

（二）作用

1.八脉与正经的关系

奇经八脉有阴阳之别，却无表里之分。不隶属于五脏六腑，不受正经的拘制，独立于十二经脉大循环系统之外。八脉中，任督二脉别出尾翳大络、长强大络，并入十二经脉大循环系统，构成二十七气。此二十七气者，经脉十二，络脉十五。凡二十七气之上下，如日月之行，江河之流，阴阳相贯，上下相随，如环无端，终而复始。八脉与正经，八脉犹夫湖海，正经犹夫江河。正经脉盛，则溢于八脉。蓄溢于八脉者，任督冲也。任督冲三脉，脉气大如海，曰为海脉。任脉者，阴脉之海。

督脉者，阳脉之海。冲脉者，血海也，十二经之海。

奇经八脉有序地布于周身。八脉中，任督有其穴，余者皆无。任、督、冲三脉，下起于胞中，上至头脑，前贯心，后通肾。任、冲二脉行于身之前，督脉行于身之后。任脉在胸腹部与诸阴经相系，冲脉在循行中和多条经脉相交，督脉则在头项部与诸阳经相连。带、跷、维脉从十二经脉别出而行。带脉回身一周，横于腰中，与督、冲、足阳明脉相连。阴维脉在腹部与诸阴经相连，阳维脉在肩头部与诸阳经相交。阴跷脉于足少阴别出而行，阳跷脉于足太阳别出而行。八脉各行其道，各行其气。任督二脉皆自下而上，前后之异也。任督二脉脉气本不相通，乃任脉为阴脉之海，督脉为阳脉之海也，阴阳脉气聚集之海脉，阴阳脉气不可相杂也。练家言可打通任督二脉，实乃真气上行于督脉，经降桥（舌抵上腭），入于任脉，真气行于任督也，非任督二脉本身的脉气相通、相混也。阴阳跷脉虽会于目锐眦，各行其道也，余脉亦如此。然，正经十二节，首尾相接，如环无端，其气之行，周而不休，终而复始。

2. 八脉为经脉造化之源

张紫阳《八脉经》云："凡人有此八脉，俱属阴神，闭而不开；惟神仙以阳气冲开，故能得道。八脉者，先天大道之根，一气之祖。采之惟在阴跷为先，此脉才动，诸脉皆通；次督、任、冲三脉，总为经脉造化之源。"在胎儿的先天阶段，元精先布八脉的先天脉道，后布正经的先天脉道。故曰："八脉者，先天大道之根，一气之祖。"八脉和正经之脉气由肾间动气所注，曰为荣气。初注之时，脉闭不开。荣气初行，始于跷脉。跷脉甫动，诸脉皆通。荣行脉中，卫行脉外；在胎儿的后天阶段，即"血气已和，荣卫已通，五藏已成，神气舍心，魂魄毕具，乃成为人。"十二经脉经气的充盛，源于督、任、冲三脉；成人后，八脉闭而不开，此为常人。其十二经脉经气的充盛，源于后天营气源源不断的输入转化。当"人脉隆盛"，其流溢之气，入于八脉。入八脉者，任、督、冲三脉也。三脉者，海脉也，海纳百川也。跷、维、带五脉者，脉小如络也，正经与海脉之沟渠也。正经脉盛，其流溢之气，入海脉，不复返也。若正经脉虚，欲导督、任、冲三脉以补之，先调阴跷脉，复胎儿先天之象。阴经不足，导任脉；阳经不足，导督脉；正经血虚，导冲脉。故曰："督、任、冲三脉，总为经脉造化之源。"

3. 调和营卫

八脉和营卫者，维跷脉也。阳维起于诸阳之会，由外踝而上行于卫分。阴维起于诸阴之交，由内踝而上行营分。阴阳相维，则营卫和矣。

阴跷阳跷，阴阳相交。阳入阴，阴出阳，交于目锐眦。卫气昼行于阳，夜行于阴，阳入阴，阴出阳，交于目锐眦。跷脉主卫气阴阳相交。卫阳昼行于阳，夜入于阴，则营卫和矣。

4. 八脉与奇恒之腑

奇经八脉和奇恒之腑虽无隶属关系，却密切相关。八脉和奇恒之腑皆以元精为源。八脉以精为源，元精注荣气，乃成八脉之脉气，在整个生命的过程中，始终与元精同盛衰。八脉脉气主要由肾间动气源源不断输注而成，余气为正经的流溢之气（正经脉气主要由后天营气源源不断输注而成，余气为先天荣气）；奇恒之腑以精为源，元精的两精相搏所产生的原动力，推动着受精卵不断分裂，脑髓骨脉由精而生，直至成人。故奇恒之腑，地气所生，以精为源，虽为腑，藏精而不泻，与精同盛衰。

正经隶属于五脏六腑，行血气而营阴阳，濡筋骨，利关节者也。八脉和奇恒之腑皆以精为源，八脉入奇恒之腑，以其先天之荣气，濡养奇恒之腑。八脉又与奇恒之腑交相呼应，以天时为刻，同肾脏之精，主生长、发育、生殖。

二、督脉

（一）命名

十二经脉、奇经八脉等各条经脉的名称依经脉血气阴阳之别及部位而命名。如足厥阴肝经，"两阴交尽谓厥阴。"肝经之脉乃两阴交聚而成，谓厥阴。肝经始于足下，故名之。督脉之义，乃督者中央、督察也。缘督以为经，顺中以为常，乃为督脉。督脉者行于背之中央，为阳脉之海，有总督诸阳经之用，故名之。

（二）循行

督脉脉气的循行颇为复杂，乃因于海脉，又因于其用（协同元精，主生长、发育，生殖）。

1. 原文

《素问·骨空论篇》说："督脉者，起于少腹以下骨中央，女子入系廷孔，其孔，溺孔之端也，其络循阴器合篡间，绕篡后，别绕臀，至少阴与巨阳中络者合，少阴上股内后廉，贯脊属肾；与太阳起于目内眦，上额交巅，上入络脑，还出别下项，循肩髆，内侠脊抵腰中，入循膂络肾；其男子循茎下至篡，与女子等；其少腹直上者，贯脐中央，上贯心入喉，上颐环唇，上系两目之下中央。此生病，从少腹上冲心而痛，不得前后，为冲疝。其女子不孕，癃痔遗溺嗌干。督脉生病治督脉，治在骨上，甚者在脐下营。"

《难经·二十八难》说："然。督脉者，起于下极之俞，并于脊里，上至风府，入属于脑。"

《灵枢·经脉》说："督脉之别，名曰长强，挟膂上项，散头上，下当肩胛左右，别走太阳，入贯膂。实则脊强，虚则头重，高摇之，挟脊之有过者，取之所别也。"

《灵枢·营气》说："其（足厥阴脉）支别者，上额循巅下项中，循脊入骶，是督脉也，络阴器，上过毛中，入脐中，上循腹里，入缺盆，下注肺中，复出太阴。"

2. 循行

理解督脉的循行，首先要理解督脉是海脉的含义。督脉为海脉者，一曰脉气巨如海；二曰海纳百川，百脉归海也；三曰脉气行如海。我们知道大海海水的流向极为复杂，有低纬环流、高纬环流、洋流等，有顺时针流向，有逆时针流向，有因季节、温度而变化的流向，极为复杂，故督脉之行亦如海流一样复杂。

督脉主要脉气的循行路径是：起于少腹，分为两道，一道在前，一道在后。

在前的一道督脉脉气，自少腹于任脉之后，向上直行，经脐中央的后方，上贯心入喉，于上下颌骨处环唇，系于两目之下中央（其少腹直上者，贯脐中央，上贯心入喉，上颐环唇，上系两目之下中央）。督脉于系两目之下中央处，别络与足太阳脉合于目内眦，脉气并入足太阳脉，与太阳脉俱行，上额交巅下项中，循脊抵腰中，入循膂络肾。督脉脉气经别络，别出足太阳脉，入骶，络阴器，上过毛中，复入腹里（至少阴与巨阳中络者合……与太阳起于目内眦，上额交巅，上入络脑，还出下项，循肩髆，内侠脊抵腰中，入循膂络肾）（其支别者，上额循巅下项中，循脊入骶，是督脉也，络阴器，上过毛中，入脐中，上循腹里，入缺盆，下注肺中，复出太阴）。

在后的一道督脉脉气，自少腹向下绕会阴，至骶骨端，于背，向上行（督脉者，起于少腹以下骨中央，女子入系廷孔，其孔，溺孔之端也，其络循阴器合篡间，绕篡后……其男子循茎下至篡，与女子等）。脉气绕篡后，篡者，两便争行之所，前后阴之间也。别绕臀后，分为两路：一路是督脉与上股内后廉的足少阴脉络合，沿脊柱前缘上行，贯行于整条脊柱，别行入属肾；另一路是督脉行至篡后，绕臀，于骶裂孔处入椎管内，向上行，至枕骨大孔处，再分两支。一支入脑中，另一支于枕骨大孔处，沿皮下上行，经枕后粗隆、百会穴，至人中穴，止于龈交穴（督脉者，起于下极之俞，并于脊里，上至风府，入属于脑）。

3. 络脉

督脉的大络是十二经脉循环系统里十五大络的一支。督脉经此大络，将脉气并入十二经脉脉气的大循环中，使六阳经流行外溢的经气有入督脉的脉络通道。督络之行如《灵枢·经脉》所说："督脉之别，名曰长强，挟膂上项，散头上，下当肩胛左右，别走太阳，入贯膂。实则脊强，虚则头重，高摇之，挟脊之有过者，取之所别也。"

4. 循行特点

（1）行缓而有力

督脉是阳脉之海，脉气缓而有力。

（2）脉道巨如海

督脉脉道巨大如海，其脉道如同巨大的圆柱体，涵盖整条脊柱。在这巨大的圆柱状的脉道里，其脉气并非单向循行。以少腹为起点，分为前后两股大脉气。在前的督脉脉气从少腹缓而上行，循行于脐后方，脊柱前缘。这股巨大的督脉脉气上行贯心入喉，上颐环唇，上系于两目之下中央。其稍靠后，在脊柱前缘的脉气，向上贯行整条脊柱，督脉在系于两目之下中央处，别络于目内眦，与足太阳合。其脉气并入足太阳，与足太阳俱行，上额交巅，入络脑，下项中，循肩髆内，内侠脊，抵腰中，络肾。与足太阳脉合行的督脉脉气，经络脉别出足太阳脉，循脊入骶，络阴器，上过毛中，复入腹里。

在后的督脉脉气从少腹缓而下行，络阴器，绕篡后，别绕臀。督脉于此经骶裂孔入脊里，在椎管内缓而上行，上至风府，入属于脑。督脉绕臀后别出络脉与足少阴合，络肾。

（3）督脉与诸阳经相交会

督脉为阳脉之海，总督诸阳经。督脉与手足三阳经交会于督脉的大椎穴、百会穴，又有带脉、阳维脉为督脉与手足三阳经相系的沟渠，百脉归海，海纳百川。

（4）督脉与多个器官相系

督脉将心、肾、脑、髓、目、阴器等脏腑器官联系在一起。前方上行的督脉贯心系目下，分络经足太阳脉络肾、阴器。后方上行的督脉，绕阴器贯髓属脑，别络经足少阴络肾。

（三）功能

1. 总督诸阳

督脉为六阳经之海脉，主身后之阳。督脉者，阳脉造化之源。督脉的"溢蓄"之用，对手足三阳经脉的血气有调节之功。手足三阳经脉犹夫江河，督脉犹夫湖海。阳经脉盛则蓄入督脉，阳经脉衰，督脉之气则溢入阳脉。

督脉在大椎穴处与手足三阳经相交，督脉可于此行溢蓄之功，这是督脉对手足三阳脉的直接调节，犹如水库与江河；督脉与阳维脉会于哑门穴、风府穴，阳维维络诸阳经。督脉经阳维脉，亦可起溢蓄之功，犹如水库与沟渠，这是督脉对手足三阳脉的间接调节。一般情况下，督脉常经阳维脉于哑门、风府穴处，调节诸阳经。只有在诸阳经脉气大盛或大衰时，才会在大椎穴处，调节诸阳经。诸阳经虽与督脉交于大椎穴，诸阳经脉气各行其道，以为常也。理解水库、沟渠、江河的关系，就能明白上文之义。因此，哑门、风府穴对诸阳经的调节作用要大于大椎；督脉别络与足太阳同起于目内眦，阴阳跷脉亦相交于目内眦。卫气日行于阳，夜行于阴。阳尽阴出，或阴尽阳出，卫气皆始于目内眦。卫气行于阳，先于目内眦处入足太阳，因此，督脉经气运行的平衡，关系着卫外的功能。督脉通，督阳振，则阳能卫外，腠理致密，邪弗能害矣；头为诸阳之会，百脉之宗。手足三阳脉气与督脉之阳气上行头顶，与督脉、足厥阴脉会聚于百会穴，故百会穴能升能降，能益神明，通脑络，调百脉。

2. 督脉主脑髓

（1）温养脑髓

督脉后方的脉气入脊里，贯髓属脑。脑髓者，元精所化也，故脑髓为元精所化之"形"。督脉者先天大道之根，一气之祖，以元精为源，故督脉为元精所化之阳脉，为诸阳脉之祖气。督脉与脑髓皆以精为源，与精同盛衰。元精所化之祖气而成督脉，元精所化之"形"而成脑髓。督脉贯髓属脑，以海脉阳气温养脑髓。

（2）促进脑脊液循环

脑脊液是充满脑室系统、蛛网膜下隙和脊髓中央管内的无色透明液体，处于不断产生、循环和回流的平衡状态中，对中枢神经系统有缓冲、保护、运输代谢产物和调节颅内压的作用。脑脊液主要由脑室脉络丛产生，而脑室脉络丛之所以产生脑脊液，却是源于谷气。《灵枢·决气》说："谷入气满，淖泽注于骨，骨属屈伸，洩泽，补益脑髓，皮肤润泽，是谓液。"谷入气满，生液。液聚成泽，于脑室脉络丛处如洩状（瀑布），渗入骨空，则成脑脊液，补益脑髓。因此，《灵枢·五癃津液别》又说："五谷之津液，和合而为膏者（液），内渗入于骨空，补益脑髓，而下流于阴股。阴阳不和，则使液溢而下流于阴，髓液皆减而下，下过度则虚，虚故腰背痛而胫痠。"

脑脊液因重力的作用，很难自身完成循环和回流，脑脊液的循环和回流离不开督脉脉气的推动力：督脉行在后的巨大的上行脉气，在椎管内缓而有力地推动脑脊液上行，使脑脊液能克服重力，向上缓缓流动；督脉行在前的巨大的上行脉气，上系两目之下中央，于目内眦别出络脉，与足太阳脉合，上巅络脑，挟脊下行。细小的督脉之络入脊里，在椎管内将脑脊液引而行下。又足厥阴肝经，别出络脉，在头巅处并入督脉之络，其脉气是后天营气，而督脉之络，其脉气则是先天荣气。故此源源不绝的营气和督络的先天荣气，形成小而缓的推力，引脑脊液下行。这样，巨大的督脉脉气上行，形成大而缓的向上推动力。细小的督络脉气下行，形成小而缓的向下引力。两股一上一下，一大一小的力量在脑髓中相合，如同大的环流与小的洋流，使脑脊液能完成复杂的循环与回流。

（3）调神

一是温养心神。在前上行的督脉，贯心入喉，以督脉先天之祖气，温养心神；二是温养元神。在后上行的督脉，入脊里，上属脑。督脉以巨脉在脑的后下方，向上温养脑髓。在前上行督脉之别络，上额交巅，入络脑。督脉又以络脉在脑的前上方，向下温养脑髓。督脉一后一前，行于脑髓，使脑髓充满督脉之祖气。脑为元神之腑，督脉以此祖气温养元神。

3. 督脉与肾

（1）温养肾脏

在后的督脉，绕臀后，别出络脉与足少阴合，络肾。在前的督脉上系两目之下中央，别出络脉与足太阳合，抵腰中，络肾。督脉在前后分别与足太阳、足少阴络合后，络肾。督脉的先天祖气经足太阳开机和足少阴枢机之化合，以一阴一阳之先天祖气络入于肾，温养肾脏，以充肾气，构成了元精的枢升和纳藏的圆运动。

（2）温养骨骼

肾脏因藏元精，元精化骨气，温煦濡养骨骼而主骨。督之两络，一阴一阳，为元精的充盛，提供源源不绝的先天祖气。肾气盛，化生骨气，濡养全身骨骼；又，督脉巨大如海的脉气包裹着整条脊柱与颅骨，督脉的先天祖气温煦濡养脊柱与头颅骨。

（3）督脉与生殖、生长发育的关系

经云：肾者主蛰，封藏之本，精之处也。夫精者，生之本也，故肾脏主生长发育，主生殖。督脉因别两络，合于少阴巨阳，络入于肾。肾脉的先天祖气因于一阴一阳两络，源源不绝地输注于肾，使肾脏所藏之元精充盛。而督脉之先天祖气，除因肾间动气所输注外，又由足厥阴别络合于督脉之道，将十二经脉所行的后天营气源源不断地输入督脉，使后天营气在督脉的先天脉道中，化为先天祖气。这样就为督脉的先天祖气输注肾藏，充盛元精，提供了不绝之源，使肾脏司主生长发育、主生殖之职。

《素问·阴阳应象大论篇》说："阴阳者，血气之男女也。"血气阳者，男也；血气阴者，女也，男女之别也。因此，男女在生殖器、性激素、第二性征等方面不同。督脉、任脉、冲脉在生殖、生长发育的影响方面上，因男女血气阴阳不同，所起的作用侧重亦不同。督脉者，阳脉之海，男子应之。在生殖、生长发育方面上，男子以督脉为主，任冲二脉平衡阴阳；任脉者，阴脉之海，冲脉者，血海也，女子应之。在生殖、生长发育方面上，女子以任冲为主，以督脉平衡阴阳。

督脉在后的脉道自少腹下行，其络循阴器合篡间，绕篡后，别绕臀后上行。督脉在前的脉道自少腹上行，贯脐中央，上贯心入喉，上系两目之下中央。其别络合巨阳，于腰中别出巨阳，循脊入骶，络阴器，上过毛中。因此，督脉的巨脉和别络皆络于阴器，其一下一上所注之阳气，是阴器产生性冲动力量之基。

长强穴者，督脉之络穴也。督脉于长强穴处别出大络，此大络上行合巨阳，入贯膂。长强穴之"长"，当念着"Zhang"。乃因"强"者弘虫之义也，弘虫者精虫也，西医称为精子。故长强穴名之义是指其穴气是能生长精虫的阳气。故长强穴可治男子不育、阳痿之证。

4. 督脉与养生

练家先须知少腹之位乃西南之乡，坤地也。于尾闾之前，膀胱之后，小肠之下，灵龟之上，任冲督三脉皆源于此，一源三歧也。此乃天地逐日所生气根，产铅之地也，丹田也。丹者铅丹，丹药也，人体自身祛病除邪之灵药。西南之乡乃产丹之田地，练家可采天地之精，呼吸吐纳，逐日生丹。任督二脉，元气之所由生，真息（肾间动气）之所由起，修丹之士，不明此窍，则真息不生，神化无基。人能通此二脉，百脉皆通。任脉为阴脉之海，督脉为阳脉之海，任督二脉不可相通，若相通则乱海脉阴阳之气。练家所谓打通任督二脉者，乃真气行于任督也，是谓小周天。呼吸吐纳，真气可入督脉上行入颅，经降桥（舌抵上腭）下行入任脉，在任督海脉的升降力下，真气能携心火沉降生脾土，再入丹田结丹。是以吸精吐纳，龟纳鼻息，鹿运尾闾，虚灵顶颈，含胸拔背，圆档松胯，沉肩坠肘，中正安舒，虚无气宇，恬憺清静，虚极静笃，真气由生。李少波先生所著《真气运行法》里的《内经图》以解剖图谱，拟人手法，形象地描绘真气在人体内运行的路径。

（四）督脉为病

奇经八脉各自独立循行，不隶属脏腑，当不易生病。病在脏腑、十二经脉之后，方及奇经八脉。叶天士在《临证指南医案》中说："想肝肾必自内伤为病，久则奇经诸脉交伤。"故督脉为病者，少也。常可针风府、哑门，以调诸阳经。

督脉为病，《素问·骨空论篇》说："督脉为病，脊强反折。督脉生病治督脉，治在骨上，甚者在脐下营。"《难经·二十九难》说："督之为病，脊强而厥。"《灵枢·经脉》说："实则脊强，虚则头重，高摇之，挟脊之有过者，取之所别也。"

三、任脉

（一）命名

任者妊也，任受之义，妊养、孕胎养子也。任脉是为女子主月事、怀孕之经脉，故名曰任脉。任脉行于腹之中央，为阴脉之海。

（二）循行

1. 原文

《素问·骨空论篇》说："任脉者，起于中极之下，以上毛际，循腹里上关元，至咽喉，上颐循面入目。任脉为病，男子内结七疝，女子带下瘕聚。"

《难经·二十八难》曰："任脉者，起于中极之下，以上毛际，循腹里，上关元，至喉咽。"

《灵枢·五音五味》说："冲脉、任脉，皆起于胞中，上循背里，为经络之海；其浮而外者，循腹右上行，会于咽喉，别而络唇口。血气盛则充肤热肉，血独盛则澹渗皮肤，生毫毛。今妇人之生，有余于气，不足于血，以其数脱血也，冲任之脉，不荣口唇，故须不生焉。"

《灵枢·经脉》说："任脉之别，名曰尾翳，下鸠尾，散于腹。实则腹皮痛，虚则痒搔，取之所别也。"

2. 循行

任脉起于中极之下，少腹之内，会阴之分（女子起于胞宫）。在腹部深层的任脉，以巨大的脉道沿腹中线，向上循行，经关元穴，至咽喉，上颐循面入目。在咽喉处与上行的冲脉会合，别络唇口。任脉在尾翳穴（鸠尾穴）处，别出大络，向下行，散于腹。

3. 循行特点

（1）脉巨行缓

任脉为阴脉之海，其脉气巨大。和督脉相较，其脉气行缓而静。

（2）循行部位

多数学者认为任脉与督脉在前循于腹里的上行脉道同属一条，其实不然。我们再对比原文："任脉者，起于中极之下，循腹里，上关元，至咽喉，上颐循面入目。""督脉者……其少腹直上者，贯脐中央，上贯心入喉，上颐环唇，上系两目之下中央。"从原文所描述的循行所过之部，虽均于腹部的正中央，却是两条深浅不同的脉道。任脉为阴脉之海，督脉为阳脉之海，一阴一阳，一前一后。任脉所行之部当为后腹壁层的前方，督脉在前上行的脉道当于后腹壁层的后方。督脉于邻近心脏处，从后腹壁层的后方，穿过后腹壁层，上贯心入喉。因此，不能将督脉在前上行的脉道和任脉相混淆，而要明白督脉的主干是由从少腹直上的脉道和从少腹向下行，绕臀后上行的脉道相合而成。

（3）上颐环唇

任冲督三脉皆有络脉上颐环唇，三脉皆主生殖，任冲为女子所主，督脉为男子所主。因此，唇部为产生性冲动的敏感部位就不难理解了。

（4）上注于目

任脉上颐循面入目。督脉上系两目之下中央，别络与太阳起于目内眦。任督二脉分别为六阴经和六阳经的海脉，十二经脉分别隶属于五脏六腑。五脏六腑的精气皆可经任督二脉，上注于目。故《灵枢·大惑论》说："五藏六府之精气，皆上注于是目而为精。"

（5）任脉行缓且静

任脉为阴脉之海，其脉气行缓且静。《素问·脉要精微论篇》说："是故持脉有道，虚静为保。"虚静为贵，养脉之道。十二经脉虽阴阳有别，但相对于脏腑，其脉气皆属阳，阳主动。十二经脉隶属于五脏六腑，总为五脏藏精而设，其主动之脉气当有属静之海脉约之，故阴静之任脉与多条经脉相交，以其虚静之气约诸脉之躁动。

任脉阴静之性，又为脏腑之气喜募之处：任脉起于中极之下，少腹之内，会阴穴（前后两阴之间，故名之）之分，上行而外出，循曲骨穴（曲骨穴之骨为耻骨，耻骨联合弯曲之状，如同一轮弯月，曲骨穴位于弯月之中央，故名之），上毛际，至中极穴（膀胱腑的募穴，膀胱为津液之腑，其腑气募集于任脉，喜任脉之阴静。五脏六腑居身之中，曰中。膀胱于五脏六腑之下极，曰极。故膀胱腑气所募之穴，名曰中极穴），同足厥阴、足太阴、足少阴并行腹内，循关元穴（小肠腑的募穴，关元穴下为丹田结丹之地，此丹乃真气抟聚而成，聚而不能散，匿而不能逸。恬淡虚无，真气从之，元气结丹，关聚于丹田中，故名为关元穴。小肠本为阳腑，传化物而不藏。小肠腑气募集于关元穴上，乃穴下的真元之气可助益小肠泌别清浊，小肠腑乃为受盛之官，化物出焉），与足三阴相交，历石门穴（三焦腑的募穴，三焦腑的焦气源于肾间动气，此三焦之原，名守邪之神。三焦腑之焦气募集于阴静的任脉上，如石砌之门，抵御外邪，故名石门穴），气海穴（肓之原穴，肓膜是包裹五脏六腑的薄膜，肓膜虽不为脏腑，却藏原气，以肓膜之原气，保护五脏六腑，抵御外邪。包裹五脏六腑的肓膜，将其原气募集于任脉上，喜任脉之阴静。因肓膜之巨，其原亦是大如海，故名气海穴），会足少阴、冲脉于阴交穴（阴交穴是冲脉和任脉的交会穴。冲脉为十二经之海，为血海，属阴。任脉为阴脉之海，属阴。两大属阴之海脉汇聚于此，故名阴交穴）。循神厥穴（位于脐中央，脐带是胎儿和胎盘之间的连系结构，是胎儿的生命通道。胎儿出生后，脐带剪断、脱落后成肚脐。胎儿在母腹的生命通道，因出生后脐带脱落而绝于此，故名神厥穴）、水分穴（当小肠下口，化物至此，泌别清浊，水液入膀胱，渣滓入大肠，故名水分穴），会足太阴于下脘穴（胃之受水谷者曰脘，下脘当胃下口，下脘穴是胃下部的腑气经气街，输注于阴静的任脉,以助胃腑通降),历建里穴(胃受水谷腐熟于中下脘间,筑造腐熟之地,建里也),会手太阳、手少阳、足阳明于中脘穴(胃腑募穴。中焦者,在胃中脘,不上不下,主腐熟水谷。中焦携胃中脘之腑气,经气街,输注于阴静的任脉上,司仓廪之官)。上上脘穴(是胃上部的腑气输注于任脉上)、巨阙穴(心脏的募穴,心脏的脏气募集于此。心藏神,其脏气之象为火,为君火。"君火以明"!故巨阙穴的穴气为心脏脏气募集于任脉上,呈一团明亮的君火之象,跃跃而动,炎炎而上,熠熠而明。遮蔽任脉阴暗的脉气而不得现,使任脉脉气于此,如同形成一个巨大的空缺。阙通缺,故名巨阙穴)、鸠尾穴(膏之原穴。膏脂是指分布在五脏六腑最外层的脂肪,起保护脏腑的作用。五脏六腑的膏脂以心脏的膏脂为贵,心脏外围的膏脂因其卫心之功而名心包。心脏藏神,至尊之位,心不受邪,心包代之。故心包亦如五脏,藏精不泻,此精为心包之原,有御邪受邪之力。心神为君火,肾精为相火。君火以明为用,相火以温煦为功。相火伏匿于肾水,藏于心包。心包以其原,代心受邪。心包以其所藏之相火,温煦心脏。由膏脂组成的心包,其原气输注于任脉之上,喜任脉之阴静。藏于心包之相火,其热散浮游之气亦随心包之原气输注于任脉之上,此热散浮游相火之气如鸠鸟尾翼之状,聚集于此,故名鸠尾穴)、中庭穴(膻中气海之下部,如堂阶前的院子,曰庭。其气输注于任脉上,曰中,故名中庭穴)、膻中穴(膻中者,有名而无形,非脏非腑,由宗气抟聚而成之气海。膻中气海的中部之气输注于任脉上,亦名为膻中穴)、玉堂穴(为膻中气海的中上部输注于任脉上,此部之气为膻中最贵之气,其气之正如堂,其气之贵如玉,故名玉堂穴)、紫宫穴(为膻中气海的上部之气,输注任脉上,此部之气毗邻肺金。膻中者,心主之宫城,有相火之象。相火与肺金相融而呈紫色,因于膻中气海的上部,偏堂如宫,故名紫宫穴)、华盖穴(肺为华盖,乃肺金肃降,以阴凉之气荫蔽五脏六腑,如华盖之状。肺上部之气以华盖之状,输注于阴静之任脉上,故名之)、璇玑穴(肺上部之端,其气输注于任脉上,如华盖上不圆的美玉,故名璇玑穴),上喉咙,会阴维于天突穴(华盖、璇玑上突为天,故名天突穴。此为肺上之气管,其气输注于任脉)、廉泉穴(为肺部天上之气输注于任脉上,天上泉水清洁如廉,故名廉泉穴)。上颐,循承浆穴(天下泉水之前,先承后集水气,水气如浆,故名承浆穴),环唇,循面入目。

（三）功能

1. 总任诸阴

任脉为六阴经之海脉，主身前之阴。任脉者，阴脉造化之源。任脉的"溢蓄"之用，对手足三阴经的血气有调节之功。手足三阴经犹夫江河，任脉犹夫湖海。阴经脉盛，则蓄入任脉。阴经脉衰，任脉之气则溢入阴脉。任脉与阴维脉会于天突穴、廉泉穴，阴维脉维络诸阴经，如同沟渠，将任脉与六阴经相系。任脉可经阴维脉，起溢蓄之功。这是任脉对六阴经脉气的常态调节，是任脉总任阴经的经络基础；足厥阴与任脉会于曲骨穴，足三阴与任脉会于中极穴、关元穴，足少阴与冲脉会任脉于阴交穴，足太阴与任脉会于下脘穴，手太阳、手少阳、足阳明与任脉会于中脘穴，手阳明、足阳明与任脉会于承浆穴，盖因诸脉喜任脉阴静之气。六阳腑除胆腑、大肠腑外，余诸腑气皆募于任脉上，盖因六阳腑受水谷，行化物，泻而不藏，其腑气喜任脉之阴静也；心脏、心包募于任脉，君相二火喜任脉之阴静也。

余脏腑之气募集他经，乃因胆腑募于本经日月穴上，胆腑之中精可经足少阳枢降入里；大肠腑募于胃经天枢穴上，乃足阳明为阖降之脉气，以令大肠腑气通降；肺脏脏气募于本经中府穴上，乃太阴为开，以令肺脏脏气宣发也；肝脏脏气募于本经期门穴上，乃肝脏脏气有罢极之性，厥阴为阖，阖极而升，合罢极之性；脾脏脏气募于肝经章门穴上，乃木虽克土，木亦根于土，土养木也，故脾脏脏气募集于肝经章门穴，以养肝脏。又肝木升为轮转之升，脾气升为轴运之升，土性为静，升之力肝木大于脾土，脾脏脏气募集于肝经章门穴上，乃籍肝木之升力助益脾土之升；肾脏脏气募于胆经京门穴上，乃胆为中精之腑，是元精在躯干中部寄居之所，胆之中精源于肾精，故肾脏脏气募集于胆经京门穴，以充中精，胆精源于肾精，肾脏脏气募于足少阳，枢降同精也。

2. 任脉主胞宫

（1）在生殖方面，女子以任冲为主，督脉平衡阴阳

任者妊养也，任脉主受孕、妊养胎儿。《素问·上古天真论篇》说："女子二七天癸至，任脉通，太冲脉盛，月事以时下，故有子……七七任脉虚，太冲脉衰少，天癸竭，地道不通，故形坏而无子也。"任脉起于胞中，其脉之先天祖气由肾间动气所发，与足少阴会于胞中，和肾气同盛衰。当女子二七天时至，癸水足，肾气盛，则任脉通，太冲脉盛，月事以时下，能受孕生子。当女子七七天时至，癸水

竭，肾气衰，则任脉虚，太冲脉衰，月事绝，地道不通，形坏而无子。

（2）在生长发育方面上，第二性征和任冲二脉关系紧密

《灵枢·五音五味》说："黄帝曰：妇人无须者，无血气乎？岐伯曰：冲脉任脉，皆起于胞中，上循背里，为经络之海。其浮而外者，循腹右上行，会于咽喉，别而络唇口。血气盛则充肤热肉，血独盛则澹渗皮肤，生毫毛。今妇人之生，有余于气，不足于血，以其数脱血也，冲任之脉，不荣口唇，故须不生焉。黄帝曰：士人有伤于阴，阴气绝而不起，阴器不用，然其须不去，其故何也？宦者独去何也？愿闻其故。岐伯曰：宦者去其宗筋，伤其冲脉，血泻不复，皮肤内结，唇口不荣，故须不生。黄帝曰：其有天宦者，未尝被伤，不脱于血，然其须不生，其故何也？岐伯曰：此天之所不足也，其任冲不盛，宗筋不成，有气无血，唇口不荣，故须不生。"任冲二脉，别而络唇口。任脉通，冲脉盛，则血气盛。血气盛则充肤热肉，血独盛则澹渗皮肤，男子生须，女子月事时下。有余于气，不足于血，故女子须不生焉。男子阴器不用，督阳不振也，其任通冲盛，故须不生也。男子宦者因去宗筋，伤其冲脉，不足于血，故须不生也。男子天宦，天之所不足也，任冲不盛，故须亦不生也。

（四）任脉为病

任脉为奇脉，少为病也。任脉为病，男子内结七疝，女子带下瘕聚。其女子不孕，癃痔遗溺嗌干。

四、冲脉

（一）命名

冲者涌摇也，动通之义。冲脉其气壮盛，上至于头，下行于足，通受十二经之血气，输布于全身。冲脉为十二经之海（经脉之海）、血海、五脏六腑之海，其脉气须强而有力，须动、须通、须冲，方能受十二经脉之血气，五脏六腑皆禀焉，故名冲脉。

（二）循行

冲脉的循行较为复杂。冲脉为经络之海、血海、五脏六腑之海，其脉气巨大，起于少腹，分左右两道，上行至头，下行至足。左右两脉之脉道，其宽，于足少阴

与足阳明之间。其深，至后腹壁层的前方。其浅，至"应手而动"。

1. 原文

《素问·骨空论篇》说："冲脉者，起于气街，并少阴之经，侠脐上行，至胸中而散……冲脉为病，逆气里急。"

《难经·二十八难》曰："冲脉者，起于气冲，并足阳明之经，夹脐上行，至胸中而散也。"

《灵枢·五音五味》说："冲脉任脉，皆起于胞中，上循背里，为经络之海；其浮而外者，循腹右上行，会于咽喉，别而络唇口。"

《灵枢·逆顺肥瘦》说："黄帝曰：少阴之脉独下行何也？岐伯曰：不然。夫冲脉者，五藏六府之海也，五藏六府皆禀焉。其上者，出于颃颡，渗诸阳，灌诸精；其下者，注少阴之大络，出于气街，循阴股内廉，入腘中，伏行骭骨内，下至内踝之后属而别；其下者，并于少阴之经，渗三阴；其前者，伏行出跗属，下循跗，入大指间，渗诸络而温肌肉。故别络结则跗上不动，不动则厥，厥则寒矣。"

《灵枢·动输》说："黄帝曰：足少阴何因而动？岐伯曰：冲脉者，十二经之海也，与少阴之大络，起于肾下，出于气街，循阴股内廉，邪入腘中，循胫骨内廉，并少阴之经，下入内踝之后，入足下；其别者，邪入踝，出属跗上，入大指之间，注诸络，以温足胫，此脉之常动者也。"

《素问·举痛论篇》说："寒气客于冲脉，冲脉起于关元，随腹直上，寒气客则脉不通，脉不通则气因之，故揣动应手矣。"

《灵枢·百病始生》说："其著于伏冲之脉者，揣之应手而动，发手则热气下于两股，如汤沃之状。"

《灵枢·海论》说："冲脉者，为十二经之海，其输上在于大杼，下出于巨虚之上下廉……血海有余，则常想其身大，怫然不知其所病；血海不足，亦常想其身小，狭然不知其所病。"

《素问·气府论篇》说："冲脉气所发者二十二穴：侠鸠尾外各半寸至脐寸一，侠脐下傍各五分至横骨寸一，腹脉法也。"

《素问·痿论篇》说："帝曰：如夫子言可矣，论言治痿者独取阳明何也？岐伯曰：阳明者，五藏六府之海，主润宗筋，宗筋主束骨而利机关也。冲脉者，经脉之海也，主渗灌谿谷，与阳明合于宗筋，阴阳总宗筋之会，会于气街，而阳明为之长，皆属于带脉，而络于督脉。故阳明虚则宗筋纵，带脉不引，故足痿不用也。"

《内经》对冲脉的循行描述不一，并非前后矛盾，而是从不同角度描述冲脉的宽度、深浅，及冲脉向上、向下冲行的循行路径。

2. 冲脉的起点

冲脉分左右两道脉气，其左右脉道非常宽深，故冲脉的起点亦相当巨大，其始发非一个点，而是一个面。因此，我们看到在《内经》的不同篇幅中有不同的描述：有言"起于气街"者，有言"起于胞中"者，有言"起于肾下"者，有言"起于关元"者。气街者气之径路也，气街有四，腹气有街。言起于气街者，起于腹之气街，少腹也；言起于胞中者，少腹也。两肾之下为少腹，胞中于少腹内，男子无胞中；言起于肾下者，少腹也；言起于关元者，少腹也，关元于少腹上。故冲脉起于少腹肾下之气街！冲脉和任脉、督脉皆起于少腹，一源三歧也！冲脉禀受肾间动气，于少腹肾下之气街始发，分左右两道，脉道于足少阴和足阳明脉之间，上行至头，下行至足。冲脉在气街的起点和足阳明脉皆系于带脉，经带脉络于督脉。

3. 上行之冲脉

上行之冲脉起于少腹肾下之气街，从足少阴脉的外侧缘至足阳明脉气冲穴，分左右两侧脉道冲而上行。其深至背里者（腹后壁的前缘），冲脉脉道沿足少阴脉外侧缘、足阳明经内侧缘，并足少阴、足阳明，深循背里，挟脐上行，至胸中而散；其浅而浮行者，左右脉道皆循腹偏右上行，与任脉会于咽喉，别而络唇口；其上者，出颃颡，渗诸阳，灌诸精，上输注于大杼穴。

4. 下行之冲脉

下行之冲脉起于少腹肾下之气街，从足少阴的外侧缘至足阳明经的内侧缘，分左右两道，分别向左下肢、右下肢冲而下行。其缘于足阳明经内侧缘的脉气，出气街，与足阳明会于宗筋，下输注于上巨虚穴、下巨虚穴。其向下前行者，斜行入踝，伏行出跗属，下循跗，入大指间，主灌渗谿谷诸络（谿者肉之大会也，谷者肉之小会也），以温足胫、肌肉。

其缘于足少阴外侧缘的脉气，分两支：一支注足少阴之大络，出气街，循阴股内廉，入腘中，伏行于骭骨内，下至内踝之后属而别；另一支并入足少阴经，下行，渗三阴脉，下入内踝之后，入足下。

（三）功能

1. 冲脉主脉，为血海

冲脉之气，源于少腹肾下气街处，由肾间动气所发，是先天祖气。属奇恒之腑之"脉"者，血管也，非经脉也。冲脉主脉，此乃血管。在身前的主要动脉，皆有冲脉脉气贯入其内，助力心脏泵出血液，推动动脉血在全身的循环：冲脉"夹脐上行""揣之应手而动"者，言冲脉贯入腹主动脉；冲脉上行，"至胸中而散"者，言冲脉贯入主动脉、上下腔静脉、肺动脉和肺静脉；冲脉上行，与任脉"会于咽喉"者，言冲脉贯入颈动脉；冲脉上行，"其上者，出于颃颡，渗诸阳，灌诸精"者，言冲脉贯头面部的各级动脉，如脑动脉、眼动脉等；冲脉冲下而行，"发手则热气下于两股"者，言冲脉贯入股动脉；冲脉冲下而行，"注诸络，以温足胫，此脉之常动者也"，言冲脉贯入足部动脉。

心主血，冲脉为血海。心脏因收缩、舒张产生的泵动力，推动着血液在心脏和各级动静脉之间构成的闭环管腔内循环，心脏因而主血。而冲脉贯入身前从头至足的主要动脉，冲脉脉道多在动脉管腔冲行，脉（血管）为血府，故冲脉为血海。全身血液的运行，除心脏泵血和十二经脉运行血气外，冲脉亦起极其重要的作用。

2. 冲脉为十二经之海、五脏六腑之海

肾藏元精，为先天之本。足少阴经将先天元精枢升入十二经脉，为十二经脉先天荣气之源；胃者五谷之腑，水谷之海。五脏六腑之气味，皆出于胃，变见于气口，故足阳明脉者，为五脏六腑之海，足阳明经将后天营气阖降入十二经脉，为十二经脉后天荣气之源，故足阳明经为十二经脉之长。

冲脉起于少腹肾下气街，其脉外侧与足阳明经并，合于宗筋，下输于上、下巨虚穴。冲脉血气之脉并入足阳明脉，总为十二经后天营血之源，以资五脏六腑后天之血气。

冲脉起于少腹肾下气街，其脉内侧与足少阴并。上行冲脉之血气贯入足少阴脉，在腹部冲脉脉气所发二十二穴者，与足少阴脉尽同，正如《素问·气府论篇》所说："冲脉气所发者二十二穴：侠鸠尾外各半寸至脐寸一，侠脐下傍各五分至横骨寸一，腹脉法也。"下行冲脉之血气贯足少阴脉，主足少阴之大络，与足少阴相逆而行，足少阴脉因冲脉并而常动不休，故《灵枢·动输》说："黄帝曰：足少阴何因而动？岐伯曰：冲脉者，十二经之海也，与少阴之大络，起于肾下，出于气街，

循阴股内廉，邪入腘中，循胫骨内廉，并少阴之经，下入内踝之后，入足下；其别者，邪入踝，出属跗上，入大指之间，注诸络，以温足胫，此脉之常动者也。"冲脉血气之脉并入足少阴脉，为足少阴脉输入先天之精血，总为十二经脉先天精血之源，以资五脏六腑先天之精血。

总之，冲脉的脉气为肾间动气所注的先天祖气。因主"脉"，冲脉贯入身前之主要动脉，而为血海。冲脉脉道之血由后天营血和先天精血组成。冲脉并入足阳明、足少阴脉，将后天营血和先天精血经足阳明、足少阴脉，输注十二经脉，而为十二经脉之海，又称为经脉之海。十二经脉行血气，将营血精微输布五脏六腑、四肢百骸以营之，故冲脉又为五脏六腑之海。

3. 主生殖

在生殖方面，女子以任冲为主，督脉平衡阴阳。任脉主气，冲脉主血。任者妊养也，任脉主受孕、妊养胎儿，任主胞宫，任脉以其气以通胞宫。冲脉为血海，为女子月事以时下之源。天时至，任脉通，冲脉盛，女子月事以时下，故有子。

4. 主生长发育

在生长发育上，冲任二脉主第二性征的发育。任脉主气，冲脉主血。气血独盛，澹渗皮肤，生毫毛。女子月事时下，有余于气，不足于血，不荣口唇，故须不生焉。男子肾气盛，阴阳和，任冲气血盛，上荣口唇，故生须焉。

（四）冲脉为病

冲脉为奇脉，少为病也。《素问·骨空论篇》说："冲脉为病，逆气里急。此生病，从少腹上冲心而痛，不得前后，为冲疝。"《灵枢·海论》说："血海有余，则常想其身大，怫然不知其所病；血海不足，亦常想其身小，狭然不知其所病。"

五、跷脉

（一）命名

跷脉有阴跷、阳跷两脉。跷者举足行高也，捷疾也。跷脉名曰跷脉，世人皆谓二脉起于足，是人行走之机要，动足所由之意。然，跷脉名曰跷脉，乃其脉气捷疾而行也。

（二）循行

1. 原文

《难经·二十八难》曰："阳跷脉者，起于跟中，循外踝上行，入风池。阴跷脉者，亦起于跟中，循内踝上行，至咽喉，交贯冲脉。"

《灵枢·脉度》说："黄帝曰：跷脉安起安止？何气荣水？岐伯答曰：跷脉者，少阴之别，起于然骨之后，上内踝之上，直上循阴股入阴，上循胸里入缺盆，上出人迎之前，入頄，属目内眦，合于太阳、阳跷而上行，气并相还则为濡目，气不荣则目不合。黄帝曰：跷脉有阴阳，何脉当其数？岐伯答曰：男子数其阳，女子数其阴，当数者为经，其不当数者为络也（跷脉有阴阳，左右四脉，脉度之长，仅有二脉，何脉当度数？盖男子阳跷脉气较宏为经，阴跷脉气较小为络，男子丈度其阳跷脉，曰男子数其阳。女子阴跷脉气较宏为经，阳跷脉气较小为络，女子丈度其阴跷脉，曰女子数其阴）。"

《灵枢·寒热病》说："足太阳有通项入于脑者，正属目本，名曰眼系，在项中两筋间，入脑乃别，头目苦痛取之。阳跷，阴阳相交，阳入阴，阴出阳，交于目锐眦，阳气盛则瞋目，阴气盛则瞑目。目中赤痛，从内眦始，取之阴跷。目眦外决于面，为锐眦，在内近鼻者，为内眦，上为外眦，下为内眦。"

《灵枢·邪客》说："卫气者，出其悍气之慓疾，而先行于四末分肉皮肤之间，而不休者也，昼日行于阳，夜行于阴，常从足少阴之分间，行于五藏六府。今厥气客于五藏六府，则卫气独卫其外，行于阳，不得入于阴。行于阳则阳气盛，阳气盛则阳跷满；不得入于阴，阴虚（阴中之阳虚，阳气失藏），故目不瞑。"

《灵枢·大惑论》说："黄帝曰：病而不得卧者，何气使然？岐伯曰：卫气不得入于阴，常留于阳，留于阳则阳气满，阳气满则阳跷盛，不得入于阴则阴气虚，故目不瞑矣。黄帝曰：病目而不得视者，何气使然？岐伯曰：卫气留于阴，不得行于阳，留于阴则阴气盛，阴气盛则阴跷满，不得入于阳则气虚，故目闭也。"

《素问·缪刺论篇》说："邪气客于足阳跷之脉，令人目痛从目内眦始，刺外踝之下半寸所各二痏，左刺右，右刺左，如行十里顷而已。"

2. 阴跷脉的循行

阴跷脉是足少阴的别脉，其脉气由足少阴别注而成。其脉起于跟中，然谷穴之后，同足少阴循照海穴，上内踝之上，会于交信穴，直上循阴股，入阴，上循胸里，入缺盆，上出人迎之前，至咽喉，交贯冲脉，入颃，上行属目内眦，与足太阳、阳跷脉会而上行。

3. 阳跷脉的循行

阳跷脉是足太阳的别脉，其脉气由足太阳别注而成。其脉起于跟中，逆足太阳经上行，经申脉穴，当踝后绕跟，上外踝会于跗阳穴，直上循股外廉，循肋后、胛，上行与足少阳经会于风池穴。足太阳有通项入于脑者之别络，其别络在项中两筋间风府穴处，别行入脑，系目系。阳跷脉于风池穴别行，并入足太阳之别络，与阴跷、足太阳交于目内眦。

（三）功能

跷脉为奇经八脉之二脉，其脉道小如络脉。跷脉脉道虽似络脉，却非联系十二经脉与督任冲海脉之间的沟渠脉络。跷脉因其脉气捷疾而行，在十二经脉和卫气的运行中起着独特的作用。

1. 对十二经脉循行的影响

《灵枢·经脉》说："人始生，先成精，精成而脑髓生，骨为干，脉为营，筋为纲，肉为墙，皮肤坚而毛发长，谷入于胃，脉道以通，血气乃行。"《灵枢·天年》说："血气已和，荣卫已通，五藏已成，神气舍心，魂魄毕具，乃成为人。"

在胎儿先天发育的阶段，神立脉道，精筑之！十二经脉、奇经八脉，脉道已立，脉道不通。阴跷脉为足少阴经之别脉，其脉气为足少阴经所注之先天荣气。此先天荣气在阴跷脉中处捷疾之状，跃跃欲动！诸脉不通，惟阴跷为先。阴跷脉动，诸脉甫通，血气乃行，谷入于胃，血气乃和，乃成为人。故张紫阳《八脉经》云："凡人有此八脉，俱属阴神，闭而不开；惟神仙以阳气冲开，故能得道。八脉者，先天大道之根，一气之祖。采之惟在阴跷为先，此脉才动，诸脉皆通；次督、任、冲三脉，总为经脉造化之源。"

2. 对卫气循行的影响

卫气之行，"阳出于目、复合于目"须阴阳二跷相引。

营行脉中，卫行脉外。卫气行于阴二十五度，行于阳二十五度，分为昼夜，故气至阳而起，至阴而止。经脉脉道先天荣气产生的固摄力，令卫气行于脉外而不散。而卫气之行，出阳入阴，须跷脉相引。阳跷脉为足太阳之别脉，起于跟中，出外踝下，上行，并足太阳之别络，系目系，出目内眦，与足太阳、阴跷交会于睛明；阴跷脉为足少阴之别脉，起于跟中然骨之后，出内踝下，上行至目内眦，与足太阳、阳跷交会于睛明。阴阳跷脉会于目内眦，气并相还以濡目。

跷脉者，其气迅捷疾行，能引卫气迅捷出阳，以阳受气矣。当平旦阴尽，卫气出于目时，阳跷脉以其迅捷之气，引卫气上行于头，循项下足太阳，依次行于诸阳经二十五度；当日入阳尽，阴受气时，卫气行至于足，入足心，入足少阴注于肾，肾注于心，心注于肺，肺注于肝，肝注于脾，脾复注于肾，亦二十五度。此时，平旦阴尽，阴跷脉引卫气上行，复合于目，阳气出于目，目张，再由阳跷脉相引，上行于头，迅下足太阳，行诸阳经，如是，周而不休。跷脉脉气的捷疾，使睡眠与清醒快速转换，目能迅速张合，跷脉之气若不荣目，则目不合。故《灵枢·大惑论》说："黄帝曰：病而不得卧者，何气使然？岐伯曰：卫气不得入于阴，常留于阳。留于阳则阳气满，阳气满则阳跷盛，不得入于阴则阴气虚，故目不瞑也。黄帝曰：病目而不得视者，何气使然？岐伯曰：卫气留于阴，不得行于阳。留于阴则阴气盛，阴气盛则阴跷满，不得入于阳则阳气虚，故目闭也。"《灵枢·邪客》也说："卫气者，出其悍气之慓疾，而先行于四末分肉皮肤之间而不休者也，昼日行于阳，夜行于阴，常从足少阴分间（行脉外），行于五藏六府。今厥气客于五藏六府，则卫气独卫其外，行于阳，不得入于阴。行于阳则阳气盛，阳气盛则阳跷满，不得入于阴，阴虚，故目不瞑。"

阴跷脉，其气虽捷疾而行，终属阴矣！其气终不如阳跷捷疾，故阴跷脉至咽喉，交贯冲脉，禀冲脉涌动之血气。

（四）跷脉为病

跷脉为奇脉，少病也。《难经·二十九难》说："阴跷为病，阳缓而阴急。阳跷为病，阴缓而阳急。"《素问·缪刺论篇》说："邪气客于足阳跷之脉，令人目痛从目内眦始，刺外踝之下半寸所各二痏，左刺右，右刺左，如行十里顷而已。"

六、维脉

（一）命名

维脉有阴维和阳维二脉，维脉联系十二经脉和任督二脉，是沟渠脉络。阴维脉如网格样起于六阴诸会，系于任脉。阳维脉如网格样起于六阳诸会，系于督脉。任督二脉溢蓄之气血，就能经维脉灌溉诸经，使经血满足，通达四旁。维者网系也，如车盖之绳系也，此维脉之状，故名维脉。

（二）循行

1. 原文

《难经·二十八难》说："阴维阳维者，维络于身，溢蓄不能环流灌溉诸经者也。故阳维起于诸阳会也，阴维起于诸阴交也。"

《素问·刺腰痛篇》说："阳维之脉令人腰痛，痛上怫然肿，刺阳维之脉，脉与太阳合腨下间，去地一尺所……飞阳之脉令人腰痛，痛上怫怫然，甚则悲以恐，刺飞阳之脉，在内踝上二寸，少阴之前，与阴维之会。"

2. 阴维脉的循行

《内经》对阴维脉的分布，记载甚少。阴维脉起于"诸阴交"，六阴经之下、之腹为阴。"诸阴交"当指阴维脉脉气发于足少阴的下肢经脉，阴维脉起于诸阴脉在腹部的交会穴，如网绳样系于任脉。

故阴维脉脉气发于足少阴的筑宾穴，在内踝上五寸腨肉分中。上循股内廉，上行入腹。阴维脉在腹部如网绳样起于诸阴交：冲门穴（阴维与足太阴、足厥阴之会）、府舍穴（阴维与足三阴、足阳明之会）、大横穴（阴维与足太阴之会）、腹哀穴（阴维与足太阴之会）、期门穴（阴维与足厥阴之会），阴维脉汇聚上行，上胸膈挟咽，上系任脉于天突穴、廉泉穴。

3. 阳维脉的循行

《内经》对阳维脉的分布，记载甚少。阳维脉起于"诸阳会"，六阳经之上、之头为阳。"诸阳会"当指阳维脉脉气发于足太阳的下肢经脉，阳维脉起于六阳经在上、在头的交会穴，如网绳样系于督脉上。

故阳维脉脉气发于足太阳经的金门穴，在足外踝下一寸五分。上外踝七寸，与足少阳会于阳交穴。循膝外廉，上髀厌，抵少腹侧，循胁肋。阳维脉在肩、头部如网绳样，起于诸阳会：天髎穴（阳维与手少阳之会）、肩井穴（阳维与手足少阳、足阳明之会）、臑腧穴（阳维与手太阳、阳跷之会）、风池穴（阳维与手足少阳之会）、脑空穴（阳维与足少阳之会）、承灵穴（阳维与足少阳之会）、正营穴（阳维与足少阳之会）、目窗穴（阳维与足少阳之会）、头临泣穴（阳维与足少阳之会）、阳白穴（阳维与足少阳之会）、本神穴（阳维与足少阳之会），阳维脉汇聚而行，系督脉于哑门穴、风府穴。

（三）功能

1. 维络诸经

阴维脉维络诸阴经，系任脉于天突、廉泉。阳维脉维络诸阳经，系督脉于哑门、风府。当任督二脉溢蓄不能环流灌溉诸经，任督二脉可经阴阳二维与诸经之维络，向诸经行灌溉之能。"阳维维于阳，阴维维于阴"，调诸经气血盛衰，达阴阳自相维之用。若维脉为病，阴阳不能自相维，诸经失任督灌溉，则怅然失志，溶溶不能自收持也。

2. 调和营卫

卫为阳，卫行脉外。阳维维约诸阳经，卫气方可行气于诸阳经；营为阴，营行脉中。阴阳维脉维约诸经，营气方可行于诸经。若维脉为病，阳维受邪，病在表，故苦寒热；阴维受邪，病在里，故苦心痛。

七、带脉

（一）命名

带者束也，有腰带、约束之意。带脉总束诸脉，使人不妄引，如人束带而前垂，故名带脉。带脉之名乃取其横腰腹一周，统束全身直行经脉的含义。妇人恶露，随带脉而下，故谓之带下。

（二）循行

1. 原文

《难经·二十八难》说："带脉者，起于季胁，回身一周。"

《灵枢·经别》说："足少阴之正，至腘中，别走太阳而合，上至肾，当十四椎，出属带脉。"

《素问·痿论篇》说："帝曰：如夫子言可矣，论言治痿者独取阳明何也？岐伯曰：阳明者，五藏六府之海，主润宗筋，宗筋主束骨而利机关也。冲脉者，经脉之海也，主渗灌谿谷，与阳明合于宗筋，阴阳总宗筋之会，会于气街，而阳明为之长，皆属于带脉，而络于督脉。故阳明虚则宗筋纵，带脉不引，故足痿不用也。"

《灵枢·癫狂》说："脉癫疾者，暴仆，四肢之脉皆胀而纵。脉满，尽刺之出血，不满，灸之挟项太阳，灸带脉于腰相去三寸，诸分肉本输。"

2. 循行

带脉起于两侧季肋，足少阳胆经的带脉穴，各向前下方循行，与足少阳会于五枢穴、维道穴，过脐下，绕腹，斜向上行，与对侧足少阳胆经会于维道穴、五枢穴、带脉穴，横腰一周，与足太阳、督脉会于志室穴、肾俞穴、命门穴，止于起点带脉穴，故带脉脉气是由左右两个带脉穴始发，环腰一周，止于起点上的两股脉气相合而成。

（三）功能

1. 带脉的脉气

带脉因起于足少阳胆经的带脉穴，与足太阳膀胱经交会于志室穴、肾俞穴，络督脉于命门穴，带脉脉气的生成就与胆腑、肾脏相关了。胆腑藏精，为中精之腑，胆腑之精源于肾脏所藏之元精。左肾藏元精，右肾受五脏六腑之精，曰命门。胆和肾所藏的精、志二气，由三焦腑经气街之径，输注于足太阳经上，而成志室穴、肾俞穴。右肾所藏的五脏六腑之精，亦由三焦腑经气街之径，输注于督脉上，而为命门穴。带脉所过，皆会诸穴，故带脉脉气乃禀受胆、肾所藏之精而成。

2. 总束诸经

带脉的脉气因禀胆、肾所藏之精，而能总束诸脉。带脉对诸经有约束、协调、联络之用，不使其妄行。《素问·痿论篇》说："冲脉者，经脉之海也，主渗灌谿谷，与阳明合于宗筋，阴阳总宗筋之会，会于气街，而阳明为之长，皆属于带脉，而络于督脉。"冲脉为十二经脉之海，足阳明为十二经之长脉。腹之气街者，气之径路，其气矢向也深。冲脉其气涌动捷疾，经带脉束约，与足阳明会于气街，故曰："皆属于带脉。"

《灵枢·经别》说:"足少阴之正,至腘中,别走太阳而合,上至肾,当十四椎,出属带脉。"足少阴之别脉上行至腘中,别走太阳而合,上至肾,于十四椎处,出属带脉。

从带脉的循行及上文分析,带脉直接系足少阳、足阳明、足太阳、冲脉、督脉,总束诸经,令不妄行。故《杂病源流犀烛·带脉源流》说:"是知一身上下,机关全在于带。"

3. 内系胞宫

带脉起于带脉穴,与足少阳会于五枢穴、维道穴,向前下斜行,过脐下,绕腹,向上斜行,复会于对侧足少阳经于维道穴、五枢穴、带脉穴,横腰一周,止于起点带脉穴。带脉环腹腰一周,如束腰之前垂,环腹如绅,内系胞宫。带脉内系胞宫,主女子带下、行经、胎产,男子排精。故《傅青主女科》说:"带脉者,所以约束胞胎之系也,带脉无力,则难以提系,必然胞胎不固。妇人恶露,随带脉而下,故谓之带下。"张子和曰:"十二经脉与奇经七脉,皆上下周流,惟带脉起少腹之侧,季胁之下,环身一周,络腰而过,如束带之状。而冲、任二脉,循腹胁,夹脐旁,传流于气冲,属于带脉,络于督脉。冲、任、督三脉,周起而异行,一源而三歧,皆络带脉。因诸经上下往来,遗热于带脉之间,客热郁抑,白物满溢,随溲而下,绵绵不绝,是为白带。"

白带,白物淫衍,如精之状,男子因溲而下,女子绵绵而下。带下多本于阴虚阳竭,营气不升,经脉凝涩,卫气下陷,精气积滞于下焦奇经之分,蕴酿而成,多因醉饱房劳、思慕无穷、惊恐浊流、下元虚冷、胞宫湿淫。灸带脉穴以治之。

4. 主一身之强力

《杂病源流犀烛·带脉源流》说:"一身之强力亦赖带脉。盖力出于膂,膂在季胁之下,即带脉之所在也。"故经云:"带之为病,腰溶溶若坐水中。带脉不引,足痿不用。"灸带脉穴以治之。

第三章　精神

第一节　精

精又称精气、元精，精在人身无处不在。精是生之本，命之根。万物之生，皆由之于无，无中生有也。无中能生有者，乃由之于精，气能化质，皆本于精。精者气之本，气之根。从生命初始至天命，皆由于元精的盛竭。

一、精从何生

（一）精何以生

大道，无言无形，无名无状。大道造天地，生万物。德者，道之性，天之父禀气于德，地之母资之以气。天地高下相召，德流气薄而生。道于天地间，立阴阳，设五行，是以万物生长化收藏，人身生长壮老已。德藉着道，恩泽万物，天道之气，清虚不可见，安静不可为。天设日月，列星辰，张四时，调阴阳，日以曝之，夜以息之，风以干之，雨露濡之。其生物也，莫见其所养而物长。其所煞也，莫见其所丧而物亡，此谓天道藏德不止。故《灵枢·本神》曰："天之在我者德也，地之在我者气也，德流气薄而生者也。"道生一，一为精，精由道生，精就这么来了，这是精生之最初。

（二）精以何生

《素问·阴阳应象大论篇》说："故天有精，地有形，天有八纪，地有五里，故能为万物之父母。清阳上天，浊阴归地，是故天地之动静，神明为之纲纪，故能以生长收藏，终而复始。"天有精，天之德也。地有形，气之源也。德流气薄，生之来也。神明立阴阳，清阳上天，浊阴归地。阴阳者，天地之道也，万物之纲纪，万物生灵因精皆从此道而能滋生繁多，精从道而生生，故精为生之本、命之根，为生之机。

生之来谓之精，精者，生化之始基也，精分阴阳。故《灵枢·决气》说："两神相搏，合而成形，常先身生，是谓精。"《灵枢·经脉》也说："人始生，先成精，精成而脑髓生，骨为干，脉为营，筋为纲，肉为墙，皮肤坚而毛发长，谷入于胃，脉道以通，血气乃行。"生之初，先有精，精藏父母。精神二气，生之祖气，舍藏于右命门。男女未合，生不始也。男女媾精，两精相搏，生之始也。

精分阴阳，元阴元阳也。精子之精，元阳为多，元阴为少。卵子之精，元阴为多，元阳为少。当受精卵形成，生命的孕育好比盖大厦。卵子因元阴重于元阳，筑而如基。精子因元阳重于元阴，立而为楹。故《灵枢·天年》说："黄帝问于岐伯曰：愿闻人之始生，何气筑为基，何立而为楹，何失而死，何得而生？岐伯曰：以母为基，以父为楹，失神者死，得神者生也。"

《灵枢·本神》说："两精相搏谓之神。"男女媾精，精卵相合，两精相抟相搏。搏是何等奇妙，造化之奥也。精子精之元阳和卵子精之元阴，因搏而为太极之阴阳。精子精之元阴，搏而入太极之阴，为阴中之阳，阴因藏精，起亟而升。卵子精之元阳，搏而入太极之阳，为阳中之阴，阳因阴生，阳杀而降。阴升阳降，升降不息，生力之源也。凝此祖气，孕育乃始。

《道德经》说："道生一，一生二，二生三，万物负阴而抱阳，冲气以为和。"道生一，一者为精。一生二，二者为阴阳，为生之祖气。二生三，三者为三气。三气者，天地人也。天地人三气者，人法地，地法天，天法道，道法自然。三气生化，三而三之，三三者九，九分九野，九野为九脏，三生万物矣，万物负阴而抱阳，冲气以为和，万物得以生长壮老已。

二、精何以藏

精为先天祖气，为原，为一，是生之端始，有极强的生机之力，精何以藏？《素问·六节藏象论篇》说："肾者，主蛰，封藏之本，精之处也，其华在发，其充在骨，为阴中之少阴，通于冬气。"肾脏脏气通于冬气，冬三月，水冰地坼，无扰乎阳。肾脏之脏气无扰精元，精得以蛰藏，此为一；精之象者，相火也。肾之象者，水也。水性寒凉润下，以制相火之燥热，故相火非水无以藏焉。相火根于肾水，曰为伏火。水火本不容，相火者水中之龙火，造化之奇，精得以藏也，此为二；肾色为黑，黑者藏物之色也，黑有蕴藏吸纳之力，肾黑宛如黑洞，蛰封元精，精得以藏焉，此为三。

精若唯藏，则无以用也。肾脏脏气之阴阳者，阴中少阴也。阴中之少阴者，其气升也。肾气充盛，藉阴中少阴之体，阳升也，藏精而起亟也。水中之阳出于地，万物之苏也。地阳涌动，肾气升发，为五脏脏气升降圆运动之始，故肾脏佐以足少阴脉，以少阴之枢升，助五脏脏气左升也。若精唯升，伐其本也。造化之妙，给肾予水藏，色黑，通冬气，为封藏之本，能藏元精也；造化之妙，足少阴经于太溪穴处折返，土气降而生金，为大钟穴气，大钟穴降而生水，为水泉穴气，水泉穴折而上行，为照海穴，照海水性穴气经五行变化，水生木，木生火，火生土，土生金，为复溜穴穴气，足少阴经于足内踝部形成折返的回旋旋涡走势，以将太溪穴的原气回旋入里，以抑足少阴枢升之势；造化之妙，予元精之余气藏于胆腑，胆藏精也。胆木唯降，藏精而降也。又以少阳之枢降，精气转枢入里，为元精化生之源；造化之妙，肾脏有二，左右各一。左右两肾，肾气相通，右肾受五脏六腑之精以纳藏，坎水逆流，后天补先天，命门肾气，经两肾相通之道输注于左肾，为左肾元精不绝之源。

三、精生脑髓骨脉

《素问·六节藏象论篇》说："夫自古通天者，生之本，本于阴阳。其气九州九窍，皆通乎天气，故其生五，其气三。三而成天，三而成地，三而成人。三而三之，合则为九，九分为九野，九野为九藏。故形藏四，神藏五，合为九藏以应之也。"九脏应九野，九脏者，形脏四，神脏五也。形脏四者，脑髓骨脉也。神脏五者，心肝脾肺肾也。质形之具，皆由于精，以母为基，以父为楯。脑髓者形之首也，骨者形之干也，脉者营之道也。脑髓骨脉之生者，皆由乎精。精生髓者，聚海成脑。骨脉之成，由乎精。脑髓骨脉，奇恒之腑，藏精而不泻也。

脑髓骨脉已成，精生骨髓之气以营之。精生髓气，以营脑髓。精生骨气，骨气以精，以营骨干。故形脏四者，与精同盛衰。头倾视深者，精神将夺也。是以"圣人陈阴阳，筋脉和同，骨髓坚固，气血皆从。是故谨和五味，骨正筋柔，气血以流，腠理以密，如是则骨气以精，谨道如法，长有天命也。"

元神者，元精所化之灵气也，舍于脑腑，为上丹田之丹。脑为精明之腑，脑之智力，元神之使也，脑者元神之腑也。脑腑之元神，异于心脏之神。心神者，神之灵气，舍于心脉，智慧由生也。元神者，元精所化，藏于脑腑，智力由生也。精亡则元神灭，形亡则心神离逸。

四、精与肾间动气、相火

（一）精藏两肾

《难经·三十九难》说："经言：府有五，藏有六者，何也？然。六府者，正有五府也。然。五藏亦有六藏者，谓肾有两藏也，其左为肾，右为命门。命门者，谓精神之所舍也，男子以藏精，女子以系胞，其气与肾通，故言藏有六也。府有五者，何也？然。五藏各一府，三焦亦是一府，然不属于五藏，故言府有五焉。"

左右者，阴阳之道路也，阴升阳降之道也。阴升在左，阳降在右。左阴升，阴退阳生也。右阳降，阳杀阴生也。肾脏有二，左右各一。左肾主升发，右肾主收纳，两肾居所异也。元精蛰藏两肾，其用不一。左肾之元精，藉阴中少阴之体，地阳涌动，藏精起亟，为五脏脏气升之始也，曰肾。右肾之元精，藉肾脏通冬气色黑之水性，收五脏六腑之精气以纳之，为五脏脏气降之终也，曰命门。

命门收纳五脏六腑之精者，肾气也。五脏者，藏精而不泻也。五脏精盛而能泻者，右命门吸纳之功也。故《素问·上古天真论篇》说："肾者主水，受五藏六府之精而藏之，故五藏盛乃能泻。"命门纳精以藏者，五脏脏气纳降之根也，谓精神之所舍也。右肾命门所纳之精者，曰肾气。肾气者，作强之官之基也。男子以藏精者，生精虫也。女子以系胞，月事时下也。故曰：男子二八，女子二七，天时至，肾气盛，天癸至，男子精气溢泻，女子月事以时下，故能有子也。

左右两肾，居所各异，其气相通。右命门之肾气经两肾相通之道入左肾者，补先天元精也，曰坎水逆流，为左肾之精生发之源也。《内经图》中示坎水逆流者，自东而西也。水多自西向东流，地势使然。在八卦方位里，身体右侧为东，左侧为西，坎水逆流之道，由东向西，命门之肾气经此道逆流入左肾。

（二）精与肾间动气

命门所藏之元精纳藏五脏六腑之精，化为肾气，其象为相火。相火者龙雷之火，根于右肾，伏匿肾水，温而不发，以其位尽其所用。

左肾所藏之元精，起亟枢升，注两肾之间，曰生气之原。因命门元精纳藏之力，生气之原根结于两肾之间。命门水中之龙火，温之以动，动而不散，故此生气之原曰为肾间动气。肾间动气者，有名而无形。造化之妙，元精本当枢升，方尽其用，元精直接枢升，必伐其本，故设筑肾间动气，肾间动气以其生气之原，输注经脉而为十二经脉之根，输注脏腑而为五脏六腑之本，输注三焦而成三焦气腑，以避伤其根。

《难经·八难》说："诸十二经脉者，皆系于生气之原。所谓生气之原者，谓十二经脉之根本也，谓肾间动气也。此五藏六府之本，十二经脉之根，呼吸之门，三焦之原，一名守邪之神。故气者，人之根本也，根绝则茎叶枯矣。"肾间动气者，生命之根本也。肾间动气绝，则根绝，茎叶枯矣。肾间动气者，一曰为守邪之神。肾间动气者真气也，下丹田之丹。真气动而不散，根于两肾。恬憺虚无，真气从之，则精神内守，病安从来，凡御邪之气或质，皆由于此。肾间动气者，一曰为十二经脉之根本。肾间动气以其生气之原，输注经脉，形成经脉的先天脉道和先天荣气，为经脉之本。十二经脉系于肾间动气，为其根，真气得以输布全身，经脉得以行血气，以决死生；肾间动气者，一曰五脏六腑之本。胎儿孕育，脏腑质形已成，经脉已通，肾间动气输注生之原气，五脏所藏之先天原气和六腑象天而生之腑气，皆源于此，故肾间动气为五脏六腑之根本；肾间动气者，一曰三焦之原。三焦者有名而无形，气成之腑也。三焦之焦气，肾间原气之别使也，故曰为三焦之原。三焦以其原，温养五脏六腑；肾间动气者，一曰呼吸之门。肾间动气系于两肾之间，动而不逸，皆赖命门纳藏之力，肺脏之原气，又根于肾间动气。肺主气，司呼吸，其呼吸之力，由于肺脏之原气，肺脏之原气又根于命门，故曰肾主纳气。若肾元不足，摄纳无权，则动辄气喘，呼多吸少。

（三）精与相火

两肾之水精，皆曰为坎水。左肾水精因藏元精，元精为一、为真气，故曰为天一真水。右肾因纳藏五脏六腑之精，故曰为命门坎水。左肾真水主升发，右肾坎水主纳藏。右肾纳藏五脏六腑之精，化为肾气，肾气盛，经两肾相通之道，输注左肾，乃成左肾之元精。左肾元精又输注两肾之间，乃成肾间动气。肾间动气因右肾坎水的纳藏之力，而根于两肾之间。因此，右肾命门坎水是否充盛，是两肾元精升降的关键。五脏六腑之精降纳聚藏于右肾，亦赖于右肾坎水是否充盛。相火生于坎水命门，是五脏六腑之精归聚命门之象。相火如龙雷之火，沉伏命门坎水中。此龙雷之火唯沉伏坎水，方能为我所用。因此，右肾坎水的盛竭，决定龙雷之相火或益或害。

相火之用，在其温煦。唯右肾坎水充盛，相火根于命门，游行于三焦，寄于肝胆，藏于心包，方能以其位尽其用，故曰相火以位。相火游行于三焦，三焦气腑历五脏六腑，五脏六腑皆可得真火之温煦。若右肾坎水亏竭，相火无以伏匿，则相火妄动，反噬脏腑，地动山摇；若相火失其位，脏腑无以温煦，则脏腑内寒外热，疴瘵萌生。若命门火衰，两肾无此，则无以作强而技巧不出矣；膀胱无此，则三焦之气不化，水道不行；脾胃无此，则无能蒸腐水谷，而五味不出矣；肝胆无此，则将军无决断，而谋虑不出矣；大小肠无此，则变化不行，而二便秘矣；心无此，则心明昏，而万事不能应矣。

五、精生气、精化质生血、生天癸

（一）精生气

精温则气化，故精化为气。精生气者，先天卫气、先天荣气、五脏所藏之先天精气、三焦腑之焦气也。胎儿孕育，五脏已成，五脏蕴藏元精，为五脏脏气之本；胎儿孕育，荣卫已通，元精化生先天荣气，为经脉、奇经八脉之先天经气。元精化生先天卫气，为御邪之先天屏障；胎儿孕育，元精充盛，左肾天一输注生气之原，为肾间动气，肾间动气别使，为三焦焦气，为守邪之神。胎儿出生后，历生长壮老已。在这生命过程中，先天卫气生于下焦，五脏之精气、三焦之焦气、经脉之先天荣气则皆源于肾间动气，诸气与元精相通，与元精同气同盛衰，故元精为诸气之根本，故《素问·汤液醪醴论篇》说："今精坏神去，荣卫不可复收。何者？嗜欲无穷，而忧患不止，精气弛坏，荣泣卫除，故神去之而病不愈也。"

（二）精生血

精化质者，精生血也。血有先天之血和后天之血之分。胎儿孕育，血气已和，荣卫已通，五脏已成，其血由元精化生而得，为先天之血；胎儿出生后，其血由骨之骨髓化生而得，此亦为先天之血。肾生骨髓之气者，肾生骨之气、髓之气也。肾生骨之气，由乎于元精，元精生骨气，骨干得以营，骨之骨髓得以化生先天之血。故自胎儿孕育，乃至成人，先天之血皆由乎精。血者精之属，精血也。精藏于肾，血富于冲，所至皆是。营气变赤者，后天之血也。诸血者皆属于心，诸血者皆以脉（血管）为府。人卧血归于肝，肝受血而能视，足受血而能步，掌受血而能握，指受血而能摄，血之用也。

（三）精生天癸

精化质者，精生天癸也，天癸因右肾命门而生。天癸者性激素产生之水也，有此癸水，性激素方能分泌而得。西医认为性激素是由性腺分泌产生。性腺是指肾上腺皮质网状带、胎盘、男性睾丸、女性卵巢等，男性睾丸是以分泌睾酮为主的雄激素，女性卵巢则分泌雌激素和孕激素。性腺的分泌受制于腺垂体，腺垂体的分泌又受下丘脑调节控制。中医认为肾为水藏，左右两肾之水皆为坎水，八卦使然也。左肾因藏元精，左肾之坎水，曰为天一真水。右肾坎水纳藏五脏六腑之精，化为肾气。因于天时，坎中生癸，右肾之坎水，曰为癸水。癸水纳肾气，育生殖之精。因于天时，此生殖之精从微至盛，蓄积而熟。天癸至，肾气盛，任脉通，冲脉盛，则气化成质，性腺分泌性激素，乃能有子。脑的发育皆赖于元精，下丘脑对性腺的间接调节，也是一个生长发育的过程。正如王孟英在《温热经纬》中说："孩提能悲能喜，能怒能思而绝无欲念，其有情窦早开者，亦在肾气将盛，天癸将至之年。可见肾气未盛，癸水未足，则不生欲念也。如肾气衰，癸水竭，则欲念自除矣。"

六、精和魄、志

（一）精和魄

魄是元精所化生之灵气，藏于肺。《灵枢·经脉》说："人始生，先成精，精成而脑髓生，骨为干，脉为营，筋为纲，肉为墙，皮肤坚而毛发长，谷入于胃，脉道以通，血气乃行。"《灵枢·天年》说："血气已和，荣卫已通，五藏已成，神气舍心，魂魄毕具，乃成为人。"胎儿孕育，质气俱生。精神二气，生之祖气。两精相搏，神气乃出，胎儿孕生，乃出此二气。当质器毕具时，则五灵归位，神气藏心，精气藏肾。神气生魂，魂气藏肝。神气生意，意气藏脾。精气生魄，魄气藏肺。精气生志，意所存焉，志气藏于肾。

魄生于精，附形之灵。附形之灵者，谓初生之时，耳目心识，手足运动，啼呼为声，是魄之灵。故魄之为用，能动能作，痛痒由之而觉也。《灵枢·本神》说："并精而出入者谓之魄。"故用物精多则魄强。少阴属肾，肾上连肺，故将两藏者，精藏肾，魄藏肺也。魄藏于肺者，乃魄为精气所化之灵。精为气之根，精亦根于气，精食气也，故魄喜气也。肺者，气之本也，故魄藏于肺中。故《素问·六节藏象论篇》说："肺者，气之本，魄之处也，其华在毛，其充在皮，为阳中之太阴，通于秋气。"魄为阳神，舍于肺气也。附形之灵，其用者，主呼吸而司治节，由是则经脉可通，血气可和。肺因藏魄，为相傅之官，治经脉之出入离合。

（二）精生志

肾藏精，精生志，夫水之精，志也。志气者，意之所存也。志气化五，入舍五脏，主喜怒忧恐惊。精盛则志强，悔怒不起。《素问·阴阳应象大论篇》说："天有四时五行，以生长收藏，以生寒暑燥湿风。人有五藏化五气，以生喜怒悲忧恐。故喜怒伤气，寒暑伤形。"人有五脏化五气，五志也，精所化也。喜怒忧思悲恐惊，五志主也。喜，归心属火。喜本为好事，使气和志达，营卫通利。然，正复为奇，善复为妖，凡物太过，其气偏激皆为患。故暴喜动心，不能主血。怒，归肝属木。怒火内生，其气上击。暴怒则伤肝，击肝，木气无根形气绝，则血宛于上，使人薄厥。气血上逆者，善怒也；忧，归肺属金。遇事而忧，忧愁郁躁，气结于肺，久伤肺也；思，归脾属土。思则气结，过思伤脾，气结于中；悲，属金。悲则心系急，精气并于肺，肺布叶举，悲则气消，伤肺也；恐，归肾属水。恐则不安，如人将捕之，恐则气下，伤肾也。气怯者善恐；惊，归心。因思而虑，因虑而怵惕者，谓之惊。惊则气乱，心无所依，神无所归，虑无所定，伤心也。

喜怒伤气者，伤五志也。五志伤，五灵害矣。恐惧不解则伤精，精者元精也。元精伤者则骨酸痿厥，精时自下。元精伤，五脏所藏之精亦伤。五脏主藏精者，不可伤也，伤则失守而阴虚，阴虚则无气，无气则死矣；盛怒不止则伤肾志，肾志伤则喜忘其前言，腰脊不可以俯仰屈伸，毛悴色夭，死于季夏；肺喜乐无极而伤志，志伤伤魄也，魄伤则狂，狂者意不存人，皮革焦，毛悴色夭，死于夏。故七情之所伤，必先伤其志，五志伤则五灵害也。是以五志强，则五灵弗害也。故曰：志意者，所以御精神，收魂魄，适寒温，和喜怒者也。五志之养者，恬惔虚无，精神内守也，因四时之序，从之顺之也。四时者，所以分春秋冬夏之气也，以时调之也。

苍天之气，清净光明，藏德不止。清净则志意治，顺之则阳气固，志意和。志意和则精神专直，魂魄不散，悔怒不起，五脏不受邪矣。是以圣人传精神，服天气而通神明。是以贤人上配天以养头，下象地以养足，中傍人事以养五脏。故《素问·四气调神大论篇》说："春三月，此谓发陈，天地俱生，万物以荣，夜卧早起，广步于庭，被发缓形，以使志生，生而勿杀，予而勿夺，赏而勿罚，此春气之应，养生之道也。逆之则伤肝，夏为寒变，奉长者少。夏三月，此谓蕃秀，天地气交，万物华实，夜卧早起，无厌于日，使志无怒，使华英成秀，使气得泄，若所爱在外，此夏气之应，养长之道也。逆之则伤心，秋为痎疟，奉收者少，冬至重病。秋三月，此谓容平，天气以急，地气以明，早卧早起，与鸡俱兴，使志安宁，以缓秋刑，收敛神气，使秋气平，无外其志，使肺气清，此秋气之应，养收之道也。逆之则伤肺，冬为飧泄，奉藏者少。冬三月，此谓闭藏，水冰地坼，无扰乎阳，早卧晚起，必待日光，使志若伏若匿，若有私意，若已有得，去寒就温，无泄皮肤，使气亟夺，此冬气之应，养藏之道也。逆之则伤肾，春为痿厥，奉生者少。故夫四时阴阳者，万物之根本也，所以圣人春夏养阳，秋冬养阴，以从其根，故与万物沉浮于生长之门。逆其根，则伐其本，坏其真矣。故阴阳四时者，万物之终始也，死生之本也。逆之则灾害生，从之则苛疾不起，是谓得道。道者，圣人行之，愚者佩之。"是以圣人无为之事，乐恬憺之能，从欲快志于虚无之守，故寿命无穷，与天地终，此圣人之治身也。

第二节　神

一、神从何来

（一）神因造化而生

神者，阴阳不测之灵也，府在阴阳。神者，智慧而高贵，永不湮灭。神由造化而来，形殆则神离，归于造化。

神者，阴阳莫测，非阴非阳，无形无状也。神灵舍心，以阴阳为府，故曰阴阳者，神明之府也。神之使者，道也，神与道同在，把握阴阳。

（二）神为生之灵

《灵枢·天年》说："黄帝问于岐伯曰：愿闻人之始生，何气筑为基，何立而为楯，何失而死，何得而生？岐伯曰：以母为基，以父为楯，失神者死，得神者生也。黄帝曰：何者为神？岐伯曰：血气已和，荣卫已通，五藏已成，神气舍心，魂魄毕具，乃成为人。"生之初，先有神。神者，生之灵也，失神者死，得神者生。精卵未合，神气已存，神为生之灵，精为生之机，精神舍于男女之命门，为生之祖气。男女媾精，两精相搏谓之神，神因精之搏而显。神之象为君火，神如一道明亮的光，耀亮于两精之中，光亮则生，光熄则死，故神为生之灵。精神二气，先天祖气，虚灵清妙，造化之奇也。精神合道，玄之又玄，众妙之门，胎儿孕育也。胎儿孕育，五脏已成，神气舍心，得神而生，魂魄毕具，乃成为人。

二、神何以藏

（一）神舍于心脉

精有元阴元阳，为生之机也。神非阴非阳，非气非血，为生之灵也。神以阴阳为府，藏于心脏，心藏脉，脉舍神。脉为血之府，神居心脉血府中，血为神所喜，诸血者皆属于心，心主血，血之流皆赖于心，故神藏于心脉。神客舍于心，神设脉道，精筑之，安居心脉也。故胎儿孕育，血气已和，荣卫已通，五脏已成，神气方藏舍于心。

（二）何以资神

1. 以血资神

神藏于心脉，以血资神也。脉为血之府，心主血，心脉为血之大府。血中有精，血中有营，神之所喜也，神之所资也，故以心血颐养心神，故《灵枢·营卫生会》说："营卫者精气也，血者神气也。故夺血者无汗，夺汗者无血，故人生有两死而无两生。"夺血者死，神无所资，神去则死。夺精者死，精尽气绝，精亡则死，是谓人生有两死。

2. 以营资神

《素问·六节藏象论篇》说："天食人以五气，地食人以五味。五气入鼻，藏于心肺，上使五色修明，音声能彰。五味入口，藏于肠胃，味有所藏，以养五气，气和而生，津液相成，神乃自生。"五谷入胃，中焦受气，泌蒸津液，乃得营气。营气者，精气也，精以养神；营气者，上注于肺，化而为赤，是谓血，后天营血也。后天营血者，亦可资神也，故神喜血而好营。故胃满则肠虚，肠满则胃虚，更虚更满，气得上下，营卫精生，五脏安定，血脉和利，精神乃居。故平人不食饮七日而死者，水谷精气津液皆尽故也。

三、神之象

《素问·六节藏象论篇》说："心者，生之本，神之处也，其华在面，其充在血脉，为阳中之太阳，通于夏气。"心为火藏，其火有三，君火、心火、相火也。

（一）君火

神之象为火，神位尊君主，曰为君火。君火者，神灵之象，熠熠生辉，君火以明。神藏于心，君火于心火中，火中有火，火中有明，心脏有此光明，竟不罹癌。癌者阴暗邪恶之属也，惧君火之明也。

君火以明者，君火以明为其用也。故曰："主明则下安，十二官不得相失，以此养生则寿，殁世不殆，以为天下则大昌。主不明则十二官危，使道闭塞而不通，形乃大伤，以此养生则殃，以为天下者，其宗大危，戒之戒之！"

天之德者，以资神明，德敦则心安不惧，精神内守，神全不伤，君火得明。祝由可令德敦，夫自古通天者，皆通乎天气，天之气，清静光明，藏德不止，故圣人传积精全神之法，以感恩戴德之心，服天气，吸精吐纳，德全敦厚，与神同道，以道生奇，以道令和，独立守神，神可全也。

（二）心火

心脏脏气之阴阳，乃阳中太阳也，通于夏，其象为火，曰心火。心之火，跃跃而动，炎炎而上。心火之性，烈而燥，势急而炎上，通于夏气；心火之用，在于宣通，在于五行。一年大气的圆运动，冬时为终，春时为始。上年夏时，太阳射到地面之热，经秋时金气收而降于土下，又经冬时藏于土下的水中，火水化合，水气温暖，交春升泄。春夏秋冬，四时更迭，万物生长化收藏，天地如此，人身亦然。故心火之热，肺金敛降于脾胃土气下的肾水中，经肾水封藏，心火阳热与肾水化合，水火既济，水气温暖，生出木气，是以五脏脏气的升降，呈一气的圆运动。

（三）相火

相火者，命门之火也。相火根于肾，游行于三焦，寄憩于肝胆，藏于心包，相火以其位温煦五脏六腑。相火有其位，相火有阴阳，阴之相火伏匿于心包，阳之相火游行于三焦。相火乃龙雷之火，性本暴喋，唯伏匿水中，温而不发，以尽其用。神恶其性，故命以阴之相火，藏于心包，不在心中。心包之相火，温煦心脏脏体，水火相感，水火既济也。若命门火衰，心包无此火，则心主昏暗，万物不能应矣。

四、神位尊君主

《素问·灵兰秘典论篇》说："心者，君主之官，神明出焉。"虚无气宇，神者，君主至尊。心者，五脏六腑之大主也。五脏六腑之贵贱，心神命定也。肺为相傅之官，主治节也。肝为将军之官，主谋虑也。胆为中正之官，主决断也。膻中为臣使之官，主喜乐也。脾胃为仓廪之官，主五味也。大肠为传道之官，主变化也。小肠为受盛之官，主化物也。肾者为作强之官，主伎巧也。三焦为决渎之官，主水道也。膀胱为州都之官，主津液气化也。凡此十二官者，不得相失，君明之德也。

心因藏神，心不能伤，故其脏坚固，邪弗能容也。心脏容邪则心伤，心伤则神去，神去则死。心脏脏体坚固，更有心包、膻中护之，神乃安居其中。心包者，心脏之外围，包膜膏脂也。心包以膏膜之原，如御林军样，护卫心脏，代心受邪。膻中者，心包之宫城，如心包之后援军。故心脏脏体坚固，更有心包、膻中卫之于外，神可藏焉。

五、精神生人身之五行

（一）五行生成之最初

生之初，男女媾精，两精相搏，精从至道，至道在微，变化无穷，恍惚之数，生于毫厘，是以太极立，生两仪。太极之阴阳，阴中有阳，阳中有阴。其阴中之阳者，阴中之元阳，阴因藏精起亟而升。其阳中之阴者，阳中之元阴，阳因藏精阳杀而降。是以太极旋转于中，阴阳升降于内。阴阳旋转升降，积清阳为天，积浊阴为地。天地立，乾坤出也。

生之初，男女媾精，两精相搏，神因精搏而显。精为生之机，神为生之灵，凝此祖气，孕育乃始。天地乾坤，精神同工，四象化生矣。四象者，水火木金也。四象之生，先生水火，水火者，四象之始也，水火者，阴阳之征兆也，有名有形，无之不可以生，无之不可以成也。

《河图洛书》说："天一生水，地六成之于北，坎水肾也；地二生火，天七成之于南，离火心也。天三生木，地八成之于东，震木肝也；地四生金，天九成之于西，兑金肺也。天五生土，地十成之于中央，脾土也。"天地出乾坤，天地之数也。

天以天时（时间）阴阳之数变，地以方位（空间）阴阳之数变，高下相召，天气下降，气流于地，地气上升，气腾于天，升降相因，以生五行。故天一生坎水肾，地六成之于北，精藏于肾，于地之北。地二生离火心，天七成之于南，神藏于心，于天之南。天地之间，太极旋转于中，水火既济，精神相交，天地乾坤变数化生，天三生震木肝，地八成之于东，木气升于地之东。地四生兑金肺，天九成之于西，金气降于天之西。至此，水火木金成矣，四象立也。

震木肝气升于地之东，兑金肺气降于天之西，轮转也。四象轮转，天地乾坤变数化生，天五生脾土，地十成之于中央，土气合太极旋转于中，轴运也。至此，人身之五行成也，此为五行化生之序。五行气象已成，轮转轴运，气化生质，五脏质具也。言天地者，人身精神之天地也，此为生之最初，生之祖气之天地。

中央土气出，天地乾坤，轮转轴运，脑、髓、骨、脉、胆、女子胞，此六者，禀坤地气之所生也。胃、大肠、小肠、三焦、膀胱者，此五者，禀乾天气之所生也。斗转星移，乾坤大挪移，中央土气之使也，是以四象化八卦，八卦生也。八卦者，坎水肾、离火心、震雷肝、兑泽肺、坤地脾、乾天大肠、艮山胃、巽风胆。乾坤挪移，膀胱归肾，坎水也，小肠归心，离火也。至此，五脏六腑各以其气，归位于八卦。此八卦出，由乎中央之土气，故为后天八卦。后天八卦者，脏腑后天升降之使也。先天八卦者，出于精，精之使也。"戴九履一，左三右七，二四为肩，六八为足者"，精变之数也。头足四肢腰臀者，生于先天八卦，脑髓骨脉者，皆生于先天八卦，精为形之基也。

（二）五行生成之以后

水火木金土者，乃五行生化最初之序。人身五行立，因四时之序，五行变序为木火土金水，以应春夏秋冬。人身五脏五行之脏气，皆通乎天气。肝木气通于春气，心火气通于夏气，肺金气通于秋气，肾水气通于冬气，脾土气居中央而傍四时。春夏秋冬，终而复始，万物生长化收藏，人身生长壮老已。五脏脏气因于五行，五脏脏气呈阴阳一气升降的圆运动，肝木左旋在左，肺金右降在右，为轮转。脾土旋升在左，胃土旋降在右，为轴运。轴运轮行，轮运轴灵，此五脏脏气阴阳升降之生理。

心火之用，在于五行。生之初，精神相交，水火既济，天一生肾水以藏精，地二生心火以藏神，四象由之而生，八卦由此而化，此为四象生成最初心火之用；心火炎上在左，肺金肃降在右。心火之热，肺金肃降于脾胃土气下的肾水中，经肾水封藏，心火阳热与肾水化合，水火既济，生出木气，此为五行立以后，心火之用。

六、神和魂、意

（一）神和魂

魂者，神变所生之灵气也，藏于肝脏。胎儿孕育，血气已和，荣卫已通，五脏已成，神变生魂，故《灵枢·本神》曰："随神往来谓之魂。"神变生魂，魂随神往，神气舍心，魂归入于肝。魂者，附气之灵也。附气者，附神也。魂为附神之灵，虽藏于肝，游变也。魂往来于心肝，请君之命，代君谋虑也。故其随神往来者，神之辅弼也，故魂居肝脏，主谋虑也，是以肝为将军之官。肝胆者兄弟也，肝胆居所同也。魂居肝脏，游于胆腑，胆腑出决断也，是以胆为中正之官也。魂者，神变之灵，神喜血藏于心之血脉，神所变之魂，亦随主之所好，喜血也。故肝藏血者，魂之所舍也。

（二）神和意

神者，气宇虚无之主，诸灵之王，至尊之位，君主之官也。故载任万物者，心神也。神生意之灵气，任万物之所存也。故《灵枢·本神》说："心有所忆谓之意。"意为记事之灵，伴君左右，谨之慎之也。意由神生，神喜血好营，意随主之喜好。意位卑于魂，魂居血，意居营，故《灵枢·本神》说："脾藏营，营舍意。"

神将任物所忆言予意，意录之以存，存于志。故《灵枢·本神》说："意之所存谓之志。"志由精生，精舍志。肾脏所藏之志者，存神任物所忆也。故志意和者，神忆存焉。神忆存焉，则政通人和，天下太平。言御精神之志意者，乃精神因志意和，精神专直而不伤也。言收魂魄之志意者，乃神因志意和，魂魄尽其所任也。言适寒温、和喜怒之志意者，乃神因志意和，任万物之变也。故《灵枢·本神》曰："志意和则精神专直，魂魄不散，悔怒不起，五藏不受邪矣。"

因志存变谓之思，因思而远慕谓之虑，因虑而处物谓之智者，皆神所任物也。故智者之养生也，必顺四时而适寒暑，和喜怒而安居处，节阴阳而调刚柔，神德敦而明也，可僻邪不至，长生久视。故经曰："得寿有九：五藏坚固，形坚而不虚，固而不变，得寿一也。血脉和调，血常和，脉常调，得寿二也。肌肉解利，外肌内肉，各有分利，得寿三。皮肤致密，皮腠闭密，肌肤致实，得寿四。营卫之行，不失其常，营卫二气一日一夜各循其道，行五十周，营卫其身而无错失，得寿五。呼吸微徐，吸精吐纳，微微不粗，徐徐不疾，得寿六。气以度行，呼吸定息，气行六寸，以循度数，日夜百刻，得寿七。六府化谷，胃受五谷，小肠盛受，大肠传导，胆为中精决，三焦司决渎，膀胱主津液，共化五谷，以奉生身，得寿八。津液布扬，泣、汗、涎、涕、唾，布扬诸窍，得寿者九也。各如其常，营身之事，各各无失，守常不已，故得寿命长生久视也。"

精生志，志化五，藏五脏，主喜怒悲忧恐。喜怒伤五志，五志伤则五灵伤。是故怵惕思虑者则伤神，神伤则恐惧流淫而不止。又因悲哀动中伤肺金者，则肝木竭绝而失生；又因喜乐过极伤心火者，则神明惮散而不藏；又因愁忧伤脾土者，则土气闭塞而不行；又因盛怒伤肝木者，魂灵失归，心神迷惑而不治；又因恐惧伤肾者，神灵失精，荡惮而不收。是以伤神莫过于思虑而生怵惕，若现破䐃脱肉，毛悴色夭，则死于冬。

愁忧而不解者，伤脾意。意伤则悗乱。若现四肢不举，毛悴色夭，死于冬。

悲哀动中者，伤肝魂。魂伤则狂妄不精，不精不正。若现阴缩而筋挛，两胁骨不举，毛悴色夭，死于秋。

形殆则魂飞，魂不灭也，归于神。

七、神和元神

神由造化而生，藏于心脉中，是有智慧的灵气。元神由元精所化，藏于脑腑中，是具有智力的精气。神者至尊之位，诸灵之王，载任万物。元神者形之首，主形本能之欲。神者非气非血，非阴非阳，无形无状，元神不察也。神以"梦"和元神相交。神任物之所忆者，意录之，存于志。夜寐，元神憩。意志所存者，魂魄议，神决之，神以"梦"知会元神，此"梦"之所生。本气盛者，则自能为梦。本气虚者，则厥气客之，而后为梦，总由外邪之内袭也。故《灵枢·淫邪发梦》说："黄帝曰：愿闻淫邪泮衍奈何？岐伯曰：正邪从外袭内，而未有定舍，反淫于藏，不得定处，与营卫俱行，而与魂魄飞扬，使人卧不得安而喜梦。气淫于府，则有余于外，不足于内；气淫于藏，则有余于内，不足于外。黄帝曰：有余不足有形乎？岐伯曰：阴气盛则梦涉大水而恐惧，阳气盛则梦大火而燔焫，阴阳俱盛则梦相杀。上盛则梦飞，下盛则梦堕，甚饥则梦取，甚饱则梦予。肝气盛则梦怒，肺气盛则梦恐惧、哭泣、飞扬，心气盛则梦善笑恐畏，脾气盛则梦歌乐，身体重不举，肾气盛则梦腰脊两解不属。凡此十二盛者，至而泻之，立已。厥气客于心，则梦见丘山烟火。客于肺，则梦飞扬，见金铁之奇物。客于肝，则梦山林树木。客于脾，则梦见丘陵大泽，坏屋风雨。客于肾，则梦临渊，没居水中。客于膀胱，则梦游行。客于胃，则梦饮食。客于大肠，则梦田野。客于小肠，则梦聚邑冲衢。客于胆，则梦斗讼自刳。客于阴器，则梦接内。客于项，则梦斩首。客于胫，则梦行走而不能前，及居深地窌苑中。客于股肱，则梦礼节拜起。客于胞膻，则梦溲便。凡此十五不足者，至而补之立已也。"

第四章　道德

《乾凿度》说："夫有形者生于无形，故有太易，有太初，有太始，有太素。太易者，未见气也。太初者，气之始也。太始者，形之始也。太素者，质之始也。气形质具，而疴瘵由是萌生，故黄帝问此太素，质之始也。"夫有形生于无形者，历太易、太初、太始、太素。太易，空虚混沌，寂寥虚无，未见气也。太初者，气之始也。太初，道出，太初有道，天地因其而始，万物因其而生。老子寻道，著《道德经》。尊其言，从其语，试说道为何物。

一、道为何物

太初有道。道，造化生气，天地因其而始，万物因其而生，故世间万物皆无法形容道为何物。老子曰："有物混成，先天地生。寂兮！寥兮！独立不改，周行而不殆，可以为天下母，吾不知其名，字之曰道，强为之名曰大。"太初，有物在寂兮、寥兮中混沌生成，此物先天地而生，周行不殆，独立不改，造化生天地万物，可以为天下母，老子不知此物为何物？字之曰"道"。道为何物？老子并不满意用"有物混成"来形容，所以，老子勉强为之名曰"大"。大，仍难以形容道为何物。道，纵如此难言，道仍可道。道，造化生天地万物，乃道化生生之祖气。生之祖气，虚无缥缈，本可曰无，而道造化玄妙，生生之祖气，故道为无中之无，故道之为物者，乃无极之无。老子以此无极之无，曰为"名"。老子观天地和万物之生，认为天地和万物之生是由两种无极之无而生。道者，先天地生，是以道先生天地，后为万物母。故道生天地者，此无极之无，曰"无名"；道生万物者，此无极之无，曰"有名"。无名有名皆为道，此两者，同出而异名，同谓之玄，玄之又玄。道造化化生生之祖气，以生天地万物，造化玄机，曰"妙"，道者，众妙之门也。

二、道之状

老子欲以观无名、有名之状，曰："故常无，欲以观其妙；常有，欲以观其徼。"道之为物，无极至无，虚无至大，大曰逝，逝曰远，远曰反。老子寻道，天门开阖，以为雌乎（与道同性），与道合同，挫其锐，解其纷，和其光，同其尘，终寻得道，观曰："渊兮！似万物之宗。湛兮！似或存。氾兮！其可左右。吾不知谁之子，象帝之先。视之不见，听之不闻，搏之不得。其上不曒（明），其下不昧（暗），绳绳（绵绵不绝）！不可名，复归于无物。"道，其形之状，如冲（空虚），而且之或不盈；其为物之状，乃无状之状，若恍若惚。

（一）无名之状

无名之道，其为物之状，是谓无状之状，无物之象，不可名，迎之不见其首，随之不见其后，是谓为惚恍。惚兮！恍兮！其中有象！此为无名之状！无名，天地之始，故老子曰："无名，执古之道，以御今之有，能知古始，是谓道纪。"

（二）有名之状

有名之道，其为物之状，曰为恍惚。恍兮！惚兮！其中有物！窈兮冥兮！其中有精！其精甚真，其中有信，无中而有，有名，此为有名之状！有名，万物之母，故老子曰："自古及今，其名不去，以阅众甫，吾何以知众甫（万物的开始）之状哉？以此。"

三、道之动和用

道之为物，虚无至极。道造化之机为妙，曰动与用。反者，道之动，弱者，道之用。天下万物生于有，有生于无，天地万物于道之动用中而生，故无名，天地之始，有名，万物之母。

（一）无名之动用

太初有道，道出，造化乃始。无名曰大道，有名曰道。大道，天地之始，故大道氾兮，其可左右，其动者，大曰逝，逝曰远，远曰反，是以虚极致无以为大，大而逝，逝而远，远而反，此为大道之动；反者曰弱，弱者，大道之用，复归于无极，复归于朴，天地于大道动用中而生。

（二）有名之动用

有名，万物之母。虚极致无，远而反者，曰道之动。道以远而反、大而小，以生万物；常无欲，而为小，小者曰弱，弱者，道之用，见小曰明，守弱曰强，用其光，复归其明，故万物于有名动用中而生，故老子曰："万物并作，吾以观复，夫物芸芸，各复归其根，归根曰静，是谓复命，复命曰常，知常曰明。"故万物有始终，天地有常恒，此万物与天地之别也。

四、道之性，德也

天地万物在道之动用中而生，其生天地万物之性者，德也，故德者，道之性也。孔德之容，惟道是从，道为德之首，因道有德，太初，德与道同现。

生之、畜之，生而不有，为而不恃，长而不宰，是谓玄德，道之性也。道生之，德畜之，物形之，势成之，万物恃之而生而不辞，功成而不名有，衣养万物而不为主，是以万物莫不尊道而贵德。道之尊，德之贵，夫莫之命而常自然。故道生之，德畜之，长之，亭之，毒之，养之，覆之，生而不有，为而不恃，长而不宰。

太初，大道造化生天地，无名之大道，是以为天地之始。天地立，大道隐，玄德藏于天，天气禀之也。天有精，清净光明，藏德不止。天之父，降之以德，地之母，资之以气。德流气薄，而能生者也。故天之道，清虚不可见，安静不可为。天设日月，列星辰，张四时，调阴阳，日以曝之，夜以息之，风以干之，雨露濡之。其生物也，莫见其所养而物长。其所煞也，莫见其所丧而物亡，此谓天道藏德不止。

太初，德与道同现，惟道是从。道以德之性造天地万物，德充沛于天地之间，恩泽万物，此为道造化万物之应。人物藉此而生，其中有信，充充满满地有恩典，有真理，为德在人物中之所应也，故老子曰："天地不仁，以万物为刍狗；圣人不仁，以百姓为刍狗。"

五、道何以造化

道先造天地，后生万物。道之为物，虚极至无，大道，无名，天地于其动用中而生。道者，有名，万物于其动用中而生。夫有形者生于无形，造化玄机，曰妙，以生万物。万物遵道贵德，皆从此道，造化自然，滋长繁多，亦曰为妙，故道之造化曰为众妙之门。

（一）大道生天地

1. 大道生太极

道之为物，虚极至无，曰无极。无极生太极，太极，大道生也。无极为空，太极为圆。大道动而且用，玄牝之门也，绵绵若存，用之不勤。玄牝之门，是谓天地根。太极绵绵不绝地旋转，是以太极生两仪，两仪为阴阳。阴阳气，生之祖气，是谓天地根。太极旋转于中，阴阳升降于内。积清阳为天，积浊阴为地。天地立，阴阳定，天地之道也。天地立，大道隐，玄德藏于天。

2. 大道生天地之五行

天地之间，阴阳旋转于中，以成四象。天有天时，天时有阴阳。地有方位，方位有阴阳。天地之间，高下相召。天以天时阳数一，生水，地以方位阴数六，成之于北，曰："天一生水，地六成之。"地以方位阴数二，生火，天以天时阳数七，成之于南，曰："地二生火，天七成之。"水火生，水火立也。水火者，阴阳之征兆也，水火现，四象之始也，无之不可以生，无之不可以成。

天地之间，阴阳旋转于中，高下相召，水火立生，水火相感，水火既济，水气升腾于地之北，火气敛降于天之南，太极阴阳旋转于中，故天以天时阳数三，生木，地以方位阴数八，成之于东，曰："天三生木，地八成之。"地以方位阴数四，生金，天以天时阳数九，成之于西，曰："地四生金，天九成之。"至此，四象成矣。水成于地之北方，火成于天之南方，木成于地之东方，金成于天之西方。

天地之间，阴阳旋转于中，高下相召，木气升于东，金气降于西，天以天时阳数五，生土，地以方位阴数十，成之于中央，曰："天五生土，地十成之。"至此，水火木金土，各以方位居于天地之间，水火木金土者，五行也。

大道创造了天地，天地之间，时空阴阳之数变，产生了五种不同属性的气，一年大气。木性之气于地之东，主春三月。火性之气于天之南，主夏三月。金性之气于天之西，主秋三月。水性之气于地之北，主冬三月。土性之气于天地之中央，生万物而法天地，各十八日寄治，以养四时。至此，天地之五行成也，天地之间，德流气薄，高下相召，升已而降，降已而升，天气下降，气流于地，地气上升，气腾于天，天地交泰，天地氤氲，万物化醇，五行升降得以生化，万物得以生长化收藏，此无名之妙也！

（二）道生万物

有名，万物之母，有名，曰为谷神，谷神不死，是谓玄牝。玄牝之门，绵绵若存，用之不勤。有名为物，虚极至无，其物之状，惟恍惟惚。恍兮！惚兮！其中有物！窈兮！冥兮！其中有精！玄牝之门是以生精，其精甚真，其中有信。故《内经》曰："至道在微，变化无穷，孰知其原？窘乎哉！肖者瞿瞿，孰知其要？闵闵之当，孰者为良？恍惚之数，生于毫厘，毫厘之数，起于度量，千之万之，可以益大，推之大之，其形乃制。"是以至道在微，变化无穷，至数之要，迫近以微，恍惚之数，生于毫厘，毫厘之数，起于度量，千之万之，可以益大，推之大之，其形乃制。是以道生一，一者为精，天地之至数，始于一，终于九焉。一生二，二者为阴阳，为生之祖气。二生三，三者为三气。三气者，天地人也。天地人三气者，人法地，地法天，天法道，道法自然，三气生化，故三气出入，三而三之，得以生化，三三者九，九分九野，九野为九脏，三生万物矣，万物负阴而抱阳，冲气以为和，万物得以生长壮老已。故《内经》说："夫自古通天者，生之本，本于阴阳。天地之间，六合之内，其气九州、九窍、五藏、十二节，皆通乎天气。其生五，其气三，三而成天，三而成地，三而成人，三而三之，三三者九，数犯此者，则邪气伤人，此寿命之本。""其生五"者，五行也，故五行有升降就有万物之生机，万物得以生长化收藏，道乃生万物，以为万物之母。"其生三"者，三气也，天地人也。脏因有三气生化，而有藏象，故有三气出入就有万物之生机，人物得以生长壮老已。

六、道于何处

（一）大道造天地，大道隐

太初，气之始也。太初有道，道出，造化始也，道造化以生天地和万物。大道，无名，造化天地。道，有名，造化人物。道先生天地，后生万物。大道造化天地，天地立，大道隐。大道造化天地时空，大道隐，隐于天地时空之外。大道隐，其性之德，充沛于天地之间，藏精于天气。大道造天地，天地之五行成也，天地之间，春夏秋冬，生长化收藏，五行之中，禀德以存焉，道得以生人物。道以生精一，以化阴阳二气，以化天地人三气，以成万物。道生万物，道在其中。

（二）道生万物，道在其中

道生万物，道在其中，这道就在我们中间。道生一，一生二，二生三，以生万物。至道在微，天下至数在于一，道在于一之端始，隐于精一。

有先身之生者，精气也。两精相搏者，神气入也。精为生之机，神为生之灵，精神二气，生之祖气。人身之中，精藏于肾，精注原气于两肾之间而成肾间动气，曰气海，曰生气之原。道生精一，道生万物，道在其中，道隐于生气之原，道在生气之原的另一个时空，其道深隧。生之灵，生于斯，亦终于斯。故老子叹曰："渊兮，似万物之宗，湛兮，似或存。恍兮，惚兮，其中有物。窈兮，冥兮，其中有精，其精甚真，其中有信。"

（三）静和无欲

大道生天地，道隐无名，人因此有智慧，物欲由生，道失德逝，故老子叹曰："大道废，有仁义。智慧出，有大伪。"

道常无名，曰朴。无名之朴，夫将无欲。故绝圣弃智，绝仁弃义，知雄守雌，知白守黑，知荣守辱，见素抱朴，少私寡欲，不欲以静，万物自化，复归于婴儿，复归于无极，复归以朴，是以致虚极，守静笃，载营抱魄，专气致柔，与道合同，敦德而全道。

第五章 董氏奇穴

第一节　概论

董氏奇穴系董绍衍祖学，十几代独门相传，经董公景昌多有发挥，自成一派。董氏奇穴与十二正经三百六十五穴多不相同，有位于十二正经主干上的，有与腧穴相重叠的，有位于十二正经主干之旁缘的……然董氏奇穴取效之快，远胜十二经腧穴，已是不争之实。董氏奇穴共计七百四十多个穴位，组成一个复杂庞大的络脉系统，为人身之秘。只有明确董氏奇穴究竟为何穴，从临床的治验求证，回归经典，回归经络来解释其治疗机理，方能解开董氏奇穴的奥秘。

为解开董氏奇穴的奥秘，董公景昌先生的第一代传人杨维杰先生、王全民先生、胡文智先生、李国政先生、袁国本先生、陈渡人先生、赖金雄先生等前辈和第二代传人左常波先生、刘毅先生、邱雅昌先生等皆呕心沥血，特别是杨维杰先生首提脏腑别通理论，从经气的"开、阖、枢"的角度来分析其机理，已经很接近董氏奇穴的本质。刘毅先生从董氏奇穴的资料中发现"解剖"的秘密，已经找到解开董氏奇穴奥秘的钥匙，可惜思考的角度不正确，却将"解剖"理解为"解部"，颇为惋惜。笔者思考前辈们辛勤劳动的结晶，总感未能尽解其意，故此，斗胆猜想，也算是一个感悟吧。

欲解董氏奇穴，必须回归经典，回归经络。董氏奇穴实为络穴！七百四十多个奇穴就是孙络三百六十五络穴和豀谷络脉三百六十六络穴！《黄帝内经》里唯缺对七百三十多条孙脉、豀谷脉循行的描述，董氏奇穴算是对《黄帝内经》关于络脉部分的补充。而董氏奇穴经十几代独门相传，能较完整保存，实为可贵！董公记录全凭记忆和临床所得验效的回思，是否完全正确，无从考证，神佑中华！脏腑别通之阴阳经脉相应或阴阳经脉冲和，当须有经络基础，有络脉的存在才能将经脉和非其所隶属的脏腑相联系起来，才能做从阴引阳、从阳引阴的导气针法。而董氏奇穴的解剖部分实际上是记录该络穴所联系脏腑的络脉。用络穴治疗脏腑之疾，可以导他经之气，疗其所络的脏腑，当然有效。但其疗效参差不齐，临证中如何筛选，选择性应用，显得尤为重要。本于此，只有从经络的五行属性、脏腑别通、"解剖"里络脉所络的脏腑、经气运行的"开、阖、枢"升降出入的变化等角度，来立论分析董氏奇穴的治疗机理，才能挖掘董氏奇穴深藏的奥秘，明其理，方有所为。

一、董氏奇穴实为络穴

（一）数目

在《素问·气穴论篇》中，我们已经知道孙脉络穴三百六十五个，豀谷脉络穴准确地讲是三百六十六个，络穴共计七百三十一个。而董氏奇穴号称七百四十穴，从数目上看，与络穴大致相同，因此，董氏奇穴实为络穴。董公在 1973 年亲编的《董氏针灸正经奇穴学》中公布的仅为 208 个穴位，符合董公的自序："针术……垂今历两千五百年，医圣辈出，遗著亦伙，惜以文字深奥，语意含蓄，非躬亲体验，实难领悟真谛，是以面授口传，居于重要地位，但囿于私自传习，秘而不宣，致高深医理，每失流传，良可惋惜……景昌先祖所传针术，异于'十四经'脉络，所设穴道部位亦与'三百六十五穴'者大不相同，且重针轻灸，治法简便而功效显著……吾董氏针灸另有渊源，自成一派。奈先祖遗著毁于兵燹，至其遗憾！所幸景昌记忆力强，时先祖面授之针术尚能牢记要诀……" 208 个奇穴乃董公凭记忆强记，故未能记全 740 个奇穴。208 个奇穴实为络穴，其针刺作用机理异于十二正经的腧穴，因此言："异于十四经脉络，所设穴道部位亦与三百六十五穴者大不相同。"其重针轻灸，乃络穴宜导气不宜灸，故董氏针灸能自成一派，别于十二正经腧穴的针刺。人体共有多少个穴位？十二经脉出入离合所形成的"节之交"，共三百六十五会，以应三百六十五日，故十二经脉出入离合所形成的穴位共计三百六十五个，天应之数之律也！大络脉即豀谷脉从十二经脉别出，形成的络穴亦为三百六十五个，所谓"豀谷三百六十五穴会，亦应一岁"。小络脉即孙络从络脉别出，形成的络穴共三百六十五个穴，所谓"孙络三百六十五穴会，亦以应一岁"。故此三个三百六十五穴会为人体穴位的总数。

（二）分布和部位

从分布上说，我们知道肢末是阴阳经脉交接之处，是经脉大络汇聚之所，所以络穴多分布于手、足、臂、腿、头面等处，以手足为最。络穴的分布和董氏奇穴的分布大致是相同的，因此，董氏奇穴实为络穴；从部位上说，董氏奇穴的部位异于十二正经的三百六十五穴，并多不在十二正经经脉上，这和络穴多位于经脉旁缘的部位是相同的，因此，董氏奇穴实为络穴。董氏奇穴有许多穴位是由多个穴点组成，即多个穴点组成一个穴位，这与腧穴是完全不同的。这种奇特的穴位组成方式只有络穴能完美诠释，即络脉是经脉的支脉，络穴是经脉与络脉的节交点，络脉是可以从经脉旁缘多个点别出，汇成一条络脉；亦可从经脉旁缘的一个穴点别出多条络脉，好比树的枝丫。所以，一个络穴可以相应一条或多条络脉。多个穴点可以组成一个络穴，相应一条络脉，但这些穴点只能算是一个络穴，而不能以穴点的数量计算为多个络穴。

二、解剖

在《董氏针灸正经奇穴学》里穴位的介绍上，其中一项"解剖"最为重要，蕴藏着董氏奇穴的核心机密。"解剖"包括两方面的内容，一方面是本穴位的西医局部解剖，另一方面是本穴的非实质性解剖，董公称此为"五脏神经"等。基于"形"不是中医研究的内容，因此，我们知道古人对西医的神经系统是没有太多的认识，仅笼统地称为脑和髓。而董公所称的"五脏神经"，在西医的解剖学里是不存在的。但董公对这解剖相当重视，并且将"五脏神经"详细地分为"五脏支神经、五脏分支神经、五脏区支神经、五脏交叉神经、五脏副神经、五脏敏感神经"等。从本穴的主治范围来看，和这些"五脏神经"又有着千丝万缕的联系，足见五脏神经在董氏奇穴里的重要性。细思"五脏神经"的来由，可能是受西方舶来语的影响，在中国近代的方言里，常有将经络说成"神经"，因此，董氏奇穴"解剖"里非实质性解剖的"五脏神经"实为联系五脏六腑的络脉。我们知道十二经脉如环无端、周而复始地运行，十五络脉联系着表里经脉和任督二脉。然，"非独十四络脉"，尚有孙脉三百六十五条、豀谷脉三百六十六条。这和董氏奇穴共计七百四十个，即有七百四十条络脉大致相同，因此，我们可以断定董氏奇穴相应的经络实为孙络脉和豀谷络脉。从这些络脉（董公称为五脏神经）所联系的脏腑就可以分析董氏奇穴的作用机理，这也就是历代董氏先祖口传心授的"要决"中是以解剖里的"五脏神经"为核心的缘故。

三、机理

深究董氏奇穴的作用机理必须从董门针法中来挖掘。董氏奇穴针刺手法简便，不拘泥补泻等繁复手法，仅用"正刺""斜刺""浅刺""深刺""皮下刺""留针"等简单针刺手法即可达到预期疗效，这是因为董门针法是针刺络穴之法，此法实为导气手法。"徐入徐出，谓之导气"，此为导气针刺之法。因此，董门针法仅刺入即可，是以导气调气为施术目的，不以补泻为目的，异于十二正经腧穴的针刺之法。导气法是专为针刺络穴而设，是以从阴引阳、从阳引阴为针刺思路，以阳病阴求、阴病阳求为针刺目的，是针对不同经脉和非其所隶属的脏腑之间的脉气导引针术，以和阴阳、补虚泻实、扶正祛邪。总之，络刺导气法是导引本经之气疗非其隶属脏腑之疾，从阴引阳，从阳引阴，以达调和阴阳之目的，犹如南水北调，其效自胜过经刺的取本经之气疗本经隶属脏腑之疾，因此，董门针法的思路异于十二经脉腧穴经刺的思路。

（一）源于缪刺

董门针法源于缪刺法，又大有发挥。缪刺法是针对邪客于大络而生奇病，或脉躁厥者的针刺方法，是针对络脉本身有疾而设的针刺方法。因"邪客于皮毛，入舍于孙络，留而不去，闭塞不通，不得入于经，流溢于大络而生奇病也。夫邪客大络者，左注右，右注左，上下左右，与经相干，而布于四末"，邪客于大络，邪气循大络脉，左注右，右注左，故治之以左取右，以右取左。故《标幽赋》说："交经缪刺，左有病而右畔取，泻络远针，头有病而脚上针。"左病右取，右病左取，上病下取，下病上取，取之皆为同一经络。如"邪客于手阳明之络，令人气满胸中，喘息而支胠，胸中热，刺手大指、次指爪甲上，去端如韭叶，各一痏，左取右，右取左，如食顷已。"取之皆取手阳明经之络，此为缪刺之法。董门针法源于缪刺法，亦为刺络之法。

（二）导气法

导气法是董门针法对缪刺法的发挥，是对"从阳引阴、从阴引阳"上乘针法的临床实践。所不同的是缪刺法是针对邪客于络脉，而董氏导气法则是络脉本无疾，是某脏腑或其所隶属经脉有疾，或实或虚，针刺络穴，应用董门导气法将本经之气，从其络脉导引至有疾之经脉或脏腑，以调和阴阳，以治其疾。其导引之经脉可以是同条经脉，亦可以是不同的经脉。导气成功的条件是必须有相应的络脉如沟渠一样，将经脉和非其所隶属的脏腑联系起来。而所导气的经脉要如何选择，则为疗效优劣的关键。根据所导引的两条经脉（一条是有疾经脉，另一条是所欲导气之经脉）阴阳属性不同，导气法大致分为如下几种：

1. 阴阳相合导气法

阴阳相合者，乃为阴阳相应、同气相求、脏腑别通。阴阳相合导气法是三阴三阳经脉之间最佳组合的导气法，其针效之速，可谓刺入即效，非常神奇！此效速之理，唯从经络角度，阴阳相应、阴病阳求、阳病阴求的天性来解释经气的神奇疗效，方可明之。

（1）阴阳相应

在十二经脉中，阴阳相应是指手与足、阴与阳的经脉相应，即手三阴经脉和足三阳经脉相应，手三阳经脉和足三阴经脉相应。

（2）同气相求

十二经脉经气出入离合运行的特性，在《素问·阴阳离合论篇》里用"开、阖、枢"表述。"太阴为开，厥阴为阖，少阴为枢；太阳为开，阳明为阖，少阳为枢。"其中，太阴和太阳同为开机，厥阴和阳明同为阖机，少阴和少阳同为枢机，皆为同气相求。

（3）脏腑别通

源于明代李梴之《医学入门·脏腑相通篇》："心与胆相通；肝与大肠相通；脾与小肠相通；肺与膀胱相通；肾与三焦相通；肾与命门相通。"杨维杰先生增加了胃与心包相通。脏腑别通的发现，突破了脏腑因十二大络而相表里的单一联系，使脏和腑的联系多样化。清代唐宗海之《医学精义》从方药的角度解说："心与胆通，心病怔忡，宜温胆为主。胆病战栗颠狂，宜补心为主；肝与大肠通，肝病宜疏通大肠，大肠病宜平肝经为主；脾与小肠通，脾病宜泄小肠火，小肠病宜润脾为主；肺与膀胱通，肺病宜清利膀胱水，膀胱病宜清肺气为主；肾与三焦通，肾病宜调和三焦，三焦病，宜补肾为主。"从脏腑别通所隶属的经脉来看，相别通的脏与腑的经脉符合阴阳相应、同气相求，即手太阴——足太阳、手太阳——足太阴、手阳明——足厥阴、足阳明——手厥阴、手少阳——足少阴、手少阴——足少阳。这六对经脉的属性是阴阳相应、同气相求、脏腑别通，我们称为阴阳相合。这种阴阳相合的取穴思路是从阴引阳、从阳引阴导气针法的最佳取穴思路，是阴病阳求、阳病阴取效最佳的导气针法。不论脏和腑之间是表里或别通的联系，均要有经络的联系通道为基础。在十二经脉的大循环中，从《黄帝内经》的记载里我们还是能找到脏腑别通的经络基础，分摘如下：

手太阴——足太阳：肺手太阴之正，别入渊液，少阴之前，入走肺，散之太阳；足太阳之正……循膂当心入散。

手厥阴——足阳明：心主手厥阴心包络之脉……下膈，历络三焦（胃在中焦内）；胃足阳明之脉……入缺盆，下膈（过心包）。

手少阴——足少阳：心手少阴之脉……下膈（过胆），络小肠；胆足少阳之正……散之上肝，贯心。

足太阴——手太阳：足太阴之别……其别者，入络肠胃；小肠手太阳之脉……抵胃（脾胃以膜相连），属小肠。

足厥阴——手阳明：肝足厥阴之脉……抵小腹（大肠所居），挟胃；大肠手阳明之脉……络肺，下膈（肝居膈下），属大肠。足少阴——手少阳：肾足少阴之脉……其直者，从肾上贯肝膈，入肺中（历三焦）；三焦手少阳之脉……下膈，循属三焦（肾居下焦）。

针刺这阴阳相合最佳的六对经脉，施从阴引阳、从阳引阴的导气法，就可以通过脏和腑在十二经脉大循环里的经络别行通道，实现阳病阴求、阴病阳求的目的。除了在十二经脉大循环里的经络联系外，尚有许多我们不知晓的庞大而复杂的络脉系统联系着脏和腑，而这些联系均藏在董氏奇穴"解剖"的"五脏神经"里。

2. 冲和导气法

所谓冲和针法，左常波先生首提，是十二经脉在运行时辰上阴阳相应的针刺方法。在《道德经》里老子说："道生一，一生二，二生三，三生万物。万物负阴而抱阳，冲气以为和。"世间万物，阴阳两极，唯有相冲相逆，才能达到内在的和谐，生命方能呈现出活泼，化机一片！所谓阳生阴长，阳杀阴藏。一日当中，有十二时辰，有六对相冲时辰。如子午相冲，午时阳气最隆，子夜阴气最盛，午时一过，阳退阴生。子夜一过，阳进阴藏。阴阳冲和，方有昼夜变化。十二经脉应十二时辰，就有六对相冲和的经脉：手少阴——足少阳、手太阳——足厥阴、足太阳——手太阴、足少阴——手阳明、手厥阴——足阳明、手少阳——足太阴。十二经脉在时辰上这种循行不变的冲和关系，使脏和腑的联系更加丰富，也丰富了阳病阴求、阴病阳求的导气思路。在这六对的冲和经脉里，手少阴——足少阳、手太阴——足太阳、手厥阴——足阳明是既冲和又阴阳相合,因此,这三对经脉间的阴阳相引,效果要优于其他经脉间的阴阳相引。

3. 阴阳未全合导气法

所谓阴阳未全合导气法,是指阴阳未完全相应的经脉之间阴阳导引的针刺法,阳病阴求,阴病阳求,或从阴引阳,或从阳引阴。此法在董氏奇穴中最为多见,其治疗机理最为复杂,治疗效果亦最难把握。如大间穴为手阳明经的络穴,解剖:心脏分支神经。阴病阳求,即可从手阳明经的大间络穴导手阳明经经气,经心脏分支络脉入心脏,从阳引阴。

4. 表里经导气法

表里经脉在十二经脉大循环的系统中,属紧密相连的经脉。表里经脉的脉气因十五大络相系而相通相连,十五络属于十二正经大循环系统的一部分,因此,十五络穴的意义和十二正经的经穴相当,属经刺范畴,非络刺。然,在董氏奇穴中,我们知道还有其他络脉联系着表里经,这种络脉并不属于十二正经大循环,它们独立的存在,加强并丰富了表里经的联系。如指驷马穴,为手阳明经络穴,解剖:肺分支神经。针刺指驷马穴,可从手阳明经导引经气,经肺分支络脉,络入于肺,从阳引阴,此即为表里经导气法。这种表里经的导气加强了十二经脉经气的大循环,具有补益经气的作用,这是董氏奇穴(络穴)和十五络穴本质上的区别。又如欲导手太阴经气治足太阳经病,手太阴经气不足,则可从手阳明经导气入手太阴,补其气,助其"开"机,经脏腑别通之道治足太阳经病。由于这联系表里经的"其他络脉"非十二正经大循环系统的十五络脉,则更易经此络脉导引经气治疗表里经。好比江河,若发洪水或干枯,引沟渠到他江为最佳水利工程方案,而非求于江河之上下游。因此,十五大络的意义是构成十二经脉大循环不可或缺的一部分,是表里经脉经气相通的通道,而不能作为表里经脉导气法的络脉。

以上四种导气法皆属从阴引阳、从阳引阴导气法,针刺目的为阳病阴求、阴病阳求。比较四种导气法,阴阳相合导气为疗效最佳,可谓针一甫入,效立显之奇功,临床中屡现,非虚言矣!因为针刺目的是阳病阴治或阴病阳治,阴阳相应、同气相求、脏腑别通的经脉则为最佳选择,在以上六对脏腑别通的经脉之间,又以具有冲和的三对经脉为最佳导气的经脉。

5. 同气相求导气法

此法可以不必阴阳相应，只求同气相引。如五虎穴，为手太阴的络穴，解剖：脾神经。针刺五虎穴，可从手太阴经导引经气，经脾络脉，络入于脾。手太阴和足太阴同为"开"机，属同气相求导气法。

6. 其他类导气法

此法无阴阳相应，非同气相求，是五脏或六腑之间的导气法，大致有五行相生导气法、五行相克导气法、回络本脏导气法、回络本腑导气法、以子益母导气法、引火归元导气法等。如土水穴，为手太阴经的络穴，解剖是肾分支神经，乃于本穴别出肾分支络脉，络肾。金生水，从阴引阴，故属五行相生导气法。

（三）董氏奇穴原有的刺法

董氏奇穴为络穴。董氏奇穴与腧穴相较，实为络穴和腧穴的比较。我们知道腧穴是经脉经气出入离合变化的节交点，而络穴是经脉别出络脉，经脉和络脉之间的交点。针刺腧穴可以"通其经脉，调其血气，营其逆顺出入之会。"或速迟、或迎随、或徐疾，以补虚泻实，达调和阴阳之功。而董门针法的思路和十二正经的针法不同，针刺董氏奇穴是将经脉的经气经其络脉，导向他脏或他腑，这是董门针法的核心精髓。董门针法是通过导气达到调和阴阳之目的，其导气之法是在不同的经脉之间或不同的经脉和脏腑之间的导气，因此联系它们的络脉必须客观存在。董氏奇穴解剖内容里的"某某神经"实为"某某络脉"，这种我们从未认识的络脉就这样真实地展现在我们面前。董氏奇穴作为络穴，使"从阴引阳、从阳引阴"的上乘针法成为可操作性的现实，董氏奇穴的刺法乃为上乘的调气大法。经脉和络脉好比江与河，腧穴是大江江水流速、流向变化的节点，董氏奇穴则是河溪汇入大江或大江流入河溪变化的交点。大江的洪水泛滥或江水干涸，最佳的治水策略莫过于将洪水引向他江或南水北调，因此，当以导气为针刺目的，首选董氏奇穴。当以补泻为针刺目的，则选腧穴。

1. 倒马针法

为两针或三针并列方式的特殊针法。这是因为许多董氏奇穴是由多个穴点组成一个络穴，如木穴是由两个穴点组成，针刺木穴则须两针针刺。除此，倒马针法可加强导气，有加大开挖沟渠力度之义，类似马丹阳针法里的"合截"之意。如灵骨、大白皆为手阳明经的络穴，皆络"肺之神经"，二穴常用倒马针法。董氏的倒马针法须与马丹阳针法相别，马丹阳祖师，本名从义，字宜甫，后改为钰，宋朝抉风人，学道于王重阳祖师，精通丹道和针灸，其流传的天星十二穴歌诀如下："三里内庭穴，曲池合谷接，委中承山配，太冲昆仑穴，环跳与阳陵，通里并列缺；合担用法担，合截用法截，三百六十穴，不出十二诀，治病如神灵，浑如汤泼雪，北斗降真机，金镇教开彻，至人可传授，非人莫浪说。"首先，马氏针法是针对三百六十五腧穴的刺法，是十二正经经穴的针刺思路，是对《黄帝内经》徐疾、迎随、开阖等补泻手法的补充，而非董氏奇穴的络穴导气法；其次，"合担用法担，合截用法截"之意："合担"之担有挑之意，即在同一条经针刺上下两穴，将经脉"担"起，即上下远近刺激，激发经气，可有效解决经脉不通或经气不足。如足三里和内庭，曲池和合谷，委中和承山。推而广之，三百六十五个腧穴皆可依此选穴；最后，"合截"之"截"意为将经脉经气截住，导引向他经。马氏将两条不同经脉经气截住，导向何经，未明其意。如太冲和昆仑，环跳和阳陵，通里和列缺。然，其截经导气的思路类似于董氏奇穴的导气法，不同的是董门针法针刺的是络穴，是在同一经脉上施倒马针法，加强合截之力，将经气经络脉导向他脏腑或他经脉，而马氏针法针刺的是腧穴。

2. 动气针法

动气针法是在倒马针法后活动患部的方法。"阳主动"，活动患部使患侧经脉经气更好地运行，从而使倒马针法所导引健侧经脉的经气，能更快导向患部，以达气至病所。

3. 牵引针法

此为杨维杰先生发明的刺法，是针刺患侧远端经脉的腧穴，以激发、疏通患侧经脉的经气，将倒马针法所导引的健侧经脉之经气更加准确地牵引至患侧经脉。因针刺的是腧穴，其针刺手法和倒马针的导气法不同，为经刺的针刺手法，也可用马氏的合担法。

四、针刺深浅度

董氏奇穴为络穴的特性决定了董门针法非常重视针刺的深浅度。

（一）依络脉的深浅度而定

许多董氏奇穴的浅、中、深层，分别别出络脉，络属于不同脏腑。因此，要根据将经气导向何脏腑的针刺目的，再决定针刺的深浅度。在董门针法里，部分穴位有明确记录。如上三黄，浅层络肾，中层络肝，深层络心。又如小间、大间穴，针一分至二分治心肺病变，二至三分治小肠、疝气、膝痛。这是因为针至一至二分时，别出心脏分支络脉，络心脏，针至二至三分时，别出六腑分支络脉，络六腑。

（二）依所治脏腑和络穴的距离远近来定

根据所主治的病位和穴位间相对距离来调节针刺的深度，即距离近的，刺得较浅，距离远的，刺得较深。如四花上穴，针深二寸治哮喘，针深三寸治心脏。

（三）以刺中络穴来定其针刺的深浅度

无论如何，针刺必须刺中经络上的穴位，方能补虚泻实、调和阴阳、扶正祛邪，营其逆顺出入之会，方能从阴引阳、从阳引阴，达阴病阳求、阳病阴求之功，经穴如此，络穴亦如此。只有刺中络穴，才能使从阴引阳、从阳引阴的导气法成功施为。络脉在分肉之间、骨肉连属之间穿行，络穴是经脉别出络脉的交点，在络脉之上。因此，刺中络穴，医者刺手是“空”的感觉，此度为刺中络穴之深浅度。同理，刺中经穴，医者刺手亦是“空”的感觉，乃经脉的主体是经气，经穴是由穴气组成。刺中经脉、经穴是针游于巷中，刺而过此者则脱气，故《灵枢·九针十二原》说：“刺之微，在速迟，粗守关，上守机，机之动，不离其空，空中之机，清静而微，其来不可逢，其往不可追。”

（四）依病位的浅深来定

以骨治骨，以筋治筋，以肉治肉，以皮治皮。《刺要论篇》与《刺齐论篇》皆言：“病有浮沉，刺有浅深，各至其理，无过其道。过之则内伤，不及则生外壅，壅之则邪从之，浅深不得，反为大贼，内动五藏，后生大病……刺骨者无伤筋，刺筋者无伤肉，刺肉者无伤脉，刺脉者无伤皮，刺皮者无伤肉，刺肉者无伤筋，刺筋者无伤骨。"在此原则下，董氏奇穴的具体应用：以皮治皮，如内三重穴位于胫骨面，全身皮最薄的部位，主治气管炎，支气管炎，乃肺主皮毛，以皮治肺之意；以筋治筋，如中封穴旁缘刺入，针尖抵胫骨前肌腱，可治对侧桡骨狭窄性腱鞘炎、网球肘、肩部筋痛等，乃肝主筋，以筋治筋之意。正筋穴、正宗穴、正士穴亦是此意；以肉治肉，如通关、山、天穴治心，上三黄穴治肝，驷马穴治肺，皆因大腿肉多，心肝肺皆为肉质脏器，以肉治肉，取肉多经脉之气，以疗肉质脏器；以骨治骨，肾主骨，大钟本为络穴，贴跟骨上缘针刺，可治骨质疏松等骨病。

第二节　各论 ①

　　董氏奇穴实为络穴，既为络穴，当须明了：络穴归属何经？络脉脉气由络穴所发，络向何脏腑？针刺络穴导气，导向何经脉、何脏腑？这是导气针法以左治右、以右治左施为的经络依据。在董氏奇穴"解剖"的内容里，提供了非隶属的经脉确有络脉络向其他脏腑，使两条非表里的经脉，因有此络脉的存在而能相联系，为导气针法提供客观的经络基础。

　　董氏奇穴既为络穴，本论就不按奇穴分布的手足上下肢等部位来分述，而将奇穴归经。络穴的分布可以在经脉主干上，更多的络穴则分布在经脉的旁缘，亦可分布在经脉的背面，这是因络穴可从经脉的不同侧面别出络脉所决定的。

　　肢末因是阴阳经脉交汇之所，此处络脉的脉道脉气皆较大，其相应络穴的导气作用就大，且络脉的循行较十二正经复杂得多，无律可循。因此，讲述每条经脉络穴的顺序多从肢末开始。每个络穴的作用机制，皆按董氏奇穴解剖内容的提示（删西医解剖的神经内容，仅保留脏腑神经）来诠释。笔者将奇穴归经，试着从经络的角度揭开董氏奇穴背后的秘密！

一、手太阴肺经

　　五虎穴、小节穴、土水穴、重子穴、重仙穴、妇科穴、制污穴、止涎穴、三肩一穴（反后绝穴）、三肩二穴、三肩三穴、人士穴、地士穴、天士穴、曲陵穴、合金穴、分金穴、人宗穴、地宗穴、天宗穴、李白穴、云白穴。

---

① 注：本节中董氏奇穴的部位、解剖、主治、取穴、手术、运用、注意的内容摘自《董氏奇穴使用手册》，作者邱雅昌，人民卫生出版社。

1. 五虎穴

部位：在手大指掌面第一节之外侧（桡侧）。

解剖：脾神经。

主治：全身骨肿、脚跟痛、脚痛、头顶痛。（五虎一治手指痛酸、腱鞘炎；五虎三治足趾痛酸；五虎四治脚踝、脚背痛酸；五虎五治脚跟酸痛皆极有效；五虎二则作为五虎一或五虎三的倒马针。）

取穴：当大指掌骨第一节之外侧，每二分一穴，共五个穴点。（五穴点组成的五虎穴，取穴时须掌面朝上，大拇指的指甲面与地面垂直，自大拇指骨第一节上下两髁点画一条连线，此线的中点即为五虎三。五虎三与上髁点之间取五虎一、五虎二；五虎三与下髁点之间取五虎四、五虎五。）

手术：一针深二分。

释理：（1）五虎穴位于手太阴经脉主干上，少商鱼际之间，属木性；毗邻寸口脉，肺朝百脉，将五脏六腑之原气经手太阴经输注于寸口脉，寸口脉聚五脏六腑之原气而能候虚实。五虎穴为寸口脉之远端，仍聚五脏六腑原气之余气。解剖为脾神经，乃于本络穴别出脾络脉，络脾。

（2）同气相求导气法

手太阴和足太阴经同为开机，手为阳，足为阴，手太阴开机之力强于足太阴。《素问·阴阳应象大论篇》说："清阳实四支，浊阴归六府。"《素问·太阴阳明论篇》又说："四支皆禀气于胃，而不得至经，必因于脾，乃得禀也。"今从五虎穴导手太阴开机木性之气，经脾络脉，络于脾，大大增强脾阳升清实四支之力，其力之强，势如猛虎，直达支末，故名五虎，故得以治支末酸痛。五虎穴的五个穴点分治手足不同，乃因五虎穴蕴含五脏六腑原气之余气，支末全息而上下相应。

2. 小节穴（新增①）

部位：位于大指本节掌骨旁黑白肉际上。

解剖：缺。

主治：踝痛踝扭伤特效，亦可治颈痛、肩痛、背痛、腰痛、坐骨神经痛、胸痛、胃痛、慢性腹泻、腕肘痛。多梦（增）。

---

① 相对杨维杰所著《董氏奇穴针灸学》第一版而言，下不出注。

取穴：宜四只手指轻轻握住内缩之大拇指，掌面斜斜朝上，此时第一掌骨外上髁与拇指第一节外下髁交接处可摸到一凹处，此处即为小节穴。

释理：因解剖内容缺失，无法推断其理。本穴治疗踝扭伤疗效确实，盖因踝扭伤为筋伤，五指掌指关节以拇指掌指关节的韧带肌腱最为丰富，小节穴位于拇指掌指关节阴侧，为经筋聚集之所，以筋治筋，上下相应，故得以治踝扭伤。

从小节穴善治多梦症来分析，其解剖内容当有肺分支络脉和肝分支络脉，即手太阴肺经于小节穴处，别出肝分支脉络和肺分支络脉，别络于肝，回络于肺。《灵枢·淫邪发梦》说："正邪从外袭内，而未有定舍，反淫于藏，不得定处，与营卫俱行，而与魂魄飞扬，使人卧不安而喜梦。"喜梦乃正邪与营卫俱行，与魂魄飞扬。小节穴位于手太阴脉少商穴和鱼际穴之间，少商为木穴，鱼际为火穴，少商至鱼际穴这段脉气为木性。小节穴临近鱼际穴，其穴性为木中生火之性。营卫出于中焦，经脾气升腾，上输于肺。未变赤化血之营气经肺输注于手太阴脉，入十二经脉气血的大循环。卫气经上焦和肺宣发如雾，卫行脉外，与营伴行。今正邪从外袭内，而未有定舍，反淫于脏，不得定处，与营卫俱行，而与魂魄飞扬，使人卧不安而喜梦。遂于小节穴导手太阴木中生火之气，经肺分支络脉回络于肺，收魄固精，祛逐外邪，又经肝分支络脉入肝，定魂安神，以和营卫，故可治之。

3. 土水穴

部位：在拇指第一掌骨之内侧。

解剖：脾分支神经、肾支神经。

主治：胃炎、久年胃病。

取穴：在拇指第一掌骨之内侧，距掌骨小头一寸处一穴，后五分一穴，再后五分一穴，共三穴。

手术：一针深二至五分。

释理：（1）土水穴由三个穴点组成，中央之穴位与鱼际穴相近，但以紧贴第一掌骨针刺为要，盖因络穴皆为谿谷之会，谿谷属骨，故骨肉之间多为络穴所布，络脉所行。土水穴位于手太阴经主干阳侧旁缘，鱼际之所，穴性属火。因近寸口脉而聚五脏六腑原气之余气。解剖为脾分支神经、肾支神经，乃于本穴别出脾分支络脉、肾支络脉，分络脾和肾。

（2）同气相求导气法

手太阴和足太阴同为开机。《素问·太阴阳明论篇》说："足太阴者三阴也，其脉贯胃属脾络嗌，故太阴为之行气于三阴。阳明者表也，五藏六府之海也，亦为之行气于三阳。藏府各因其经受气于阳明，故为胃行其津液。"今于土水穴导手太阴开机火性之气，经脾分支络脉入脾，助益脾阳为胃行其津液，故得以治胃炎、积年胃病。

（3）五行相生导气法

肺属金，肾属水，金生水，为肾水之上源。今于土水穴导手太阴经火性之气，经肾支络脉入肾，金生水，此火性之气温煦肺金所生之水，以制肾水之寒，肾水得温，寒邪以除，元阳得复，化生骨气，以温骨骼，故得以治全身之骨痛酸麻。

（4）手术：盖因脾主肉，肾主骨，本着以肉治肉、以骨治骨之则，针尖贴第一掌骨入针后，针尖略向大鱼际肉丰厚处徐徐进针，乃导气入脾分支络脉；针尖贴第一掌骨徐徐进针，乃导气入肾支络脉。视主治何症而调针向。本穴既可补益脾阳，又可温煦肾水，故名土水穴。

4. 重子穴

部位：虎口下约一寸，即大指掌骨与食指掌骨之间。

解剖：肺分支神经。

主治：背痛、肺炎（有特效）、感冒、咳嗽、气喘（小孩最有效）。

取穴：手心向上，在大指掌骨与食指掌骨之间，虎口下约一寸处是穴。（重子穴和重仙穴的定位方法是掌心向上，自虎口引一直线平行于大拇指掌骨外侧缘，虎口下一寸此线上一点即重子穴，再下一寸即重仙穴。）

手术：一寸针，针深三至五分。

释理：（1）重子穴位于手太阴经主干的阳侧，毗邻火穴鱼际，故穴性属火；又毗邻寸口脉而聚五脏六腑原气之余气。解剖为肺分支神经，乃于本穴别出肺分支络脉，络肺。

（2）回络本脏导气法

重子穴位于鱼际之阳侧，鱼际穴属火，重子穴则为火之极，从本穴导手太阴经火性阳极之气回络于肺，阳极转阴，乃增强肺金肃降生水润肺之功，故得以治肺炎、咳嗽等症。

（3）阴阳相合导气法

手太阴和足太阳经阴阳相合，同气相求，脏腑别通。从本穴导手太阴经火性阳极开机之气回络于肺，经脏腑别通之络达足太阳经，助其开机之力；又因本穴聚五脏六腑原气之余气，回络于肺，其增补肺藏之原气，由三焦腑经气街，输注于肺俞穴、魄户穴，气至病所，故得以治背痛。

5. 重仙穴

部位：在大指骨与食指骨夹缝间，离虎口两寸，与手背灵骨穴正对相通。

解剖：肺分支神经，心细分支神经。

主治：背痛、肺炎、退烧、心悸、膝盖痛。

取穴：当大指骨与食指骨之间，距虎口两寸处是穴。

手术：一寸针，针深三至五分。

运用：重子重仙两穴同时下针，为治背痛之特效针。

释理：（1）和重子穴相同，重仙穴位于手太阴经主干的阳侧，穴性属火，其穴气聚五脏六腑原气之余气。解剖是肺分支神经和心细分支神经，乃于本穴别出肺分支络脉和心细分支络脉，分别络肺和心。

（2）回络本脏导气法

同重子穴，从本穴导手太阴经火性阳极之气回络于肺，增强肺金肃降生水，有润肺补肾之功，故得以治肺炎。

（3）阴阳相合导气法

同重子穴，从本穴导手太阴经火性阳极开机之气回络于肺，增强之肺气经脏腑别通之络达足太阳经，阳病阴求，从阴引阳，助足太阳开机之力；又因本穴聚五脏六腑原气之余气，经肺分支络脉回络于肺，其原气由三焦腑经气街，输注于肺俞穴、魄户穴，气达病所，故得以治背痛。

（4）五行相克导气法

今从重仙穴导手太阴经火性阳极开机之气，经心细分支络脉入心包，阳极生阴，火气化土，以土伏匿心包之相火，故可治心悸、退烧。又因本穴聚五脏六腑原气之余气入心包，由三焦腑经气街之径输注于厥阴俞、膏肓俞穴上，故可治背痛。

（5）运用：重子重仙两穴同时下针，为治背痛的特效针。因重仙穴别出两条络脉，从距离远则刺深的原则判断，心细分支络脉的位置要略深于肺分支络脉，因此，刺本穴治心悸、退烧、背痛、膝盖痛等病时，针刺要比重子穴深些。

6. 妇科穴

部位：在大指第一节之外侧，赤白肉际。

解剖：子宫神经。

主治：子宫炎、子宫痛（急、慢性均可）、子宫瘤、小腹胀、妇人久年不孕、月经不调、经痛、月经过多或过少。

取穴：当大指背第一节之中央线外三分，距前横纹三分之一处一穴，距该横纹三分之二处一穴，共二穴点。

手术：五分针，针深二分，一用两针。

释理：（1）妇科穴位于手太阴经背面阳侧上，穴性属木，毗邻寸口脉，其穴气乃聚五脏六腑原气之余气。解剖为子宫神经，乃于本穴别出子宫络脉，络子宫。

（2）引火归元导气法

子宫者，女子胞者，奇恒之腑也，藏精而不泻，其精为原气，肾气充之，故任冲二脉皆起于胞中。肾气盛，其气充于胞中，至女子二七，天癸至，任脉通，太冲脉盛，月事以时下，故有子。今从本穴导手太阴经木性阳极之气，携五脏六腑原气之余气，经子宫络脉络入胞中，此原气之余化为肾气，以充胞宫。又木气升腾，以通任冲，故为妇人诸疾特效穴。

7. 制污穴

部位：在大指背第一节中央线。

解剖：缺。

主治：久年恶疮、恶瘤开刀后刀口流水不止，不结口。

取穴：当大指背第一节中央线。

手术：以三棱针扎出黑血者当时见效。

释理：制污穴的解剖内容虽然缺失，但应为脾神经。

（1）解剖：五虎穴、土水穴的解剖皆是脾神经，制污穴与其邻近，故其解剖应为脾神经。

（2）同气相求导气法

制污穴主治伤口不愈，脾主肉，故其解剖应为脾神经，即脾络脉。脾为后天之本，气血生化之源，主运化，主四肢肌肉。手太阴经于制污穴别出脾络脉络脾，同气相求，将手太阴开机之气导入脾脏，助脾阳升清运化，以司主肉之职，此为生理。今脾气大虚，气血生化无源，致伤口不敛。创口不敛，肉无以生，致脾不能司主肉之职，脾脏虚上加虚，致脉气瘀滞，奇邪溢于大络，于制污穴处而现乌青小血脉。在制污穴点刺出血数滴，乃除恶血，祛邪通络，手太阴经恢复与脾脏的络气相通，手太阴经阳极木性开机之气得以经脾络脉，络入脾脏，木气升腾，助脾阳升清运化，化生血气，恢复脾主肉之能，故可治多年伤口不愈之症。

8. 止涎穴

部位：大指（背）第一节之内侧（桡侧）。

解剖：缺。

主治：小孩流口水。

取穴：当大指（背）第一节之内侧（中央线内开二分），距前横纹三分之一处一穴，又距该横纹三分之二处一穴，共两穴。

手术：针深二分。

释理：（1）止涎穴位于手太阴经主干背面阴侧上，属木性。

（2）同气相求导气法

和制污穴相同，本穴缺失的解剖当为脾分支神经，即于本穴别出脾分支络脉络脾。脾主涎，小儿脾阳稚嫩，易受困于寒，土不制水而生涎。今于止涎穴导手太经开机木性之气，经脾分支络脉，络入于脾，肺金宣发之力助脾温经散寒，开机木性之气助脾土运化水液，故可治小儿流口水。

9. 三肩穴（新增）

部位：在手背大拇指掌骨外侧正中央骨下，为三肩二穴，其下三分为三肩三穴，上三分为三肩一穴。

解剖：缺。

主治：五十肩（手臂不举有奇效）、肩胛骨痛、颈项痛。

手术：针深四至六分。

释理：（1）三肩穴由三肩一穴、三肩二穴和三肩三穴共三个穴点组成，董公原书未提及，由胡文智先生提供。其中三肩一穴和反后绝穴位置接近，反后绝穴的部位是：灵骨穴往离心方向一寸一分，紧靠拇指掌骨尺侧，亦治肩痛、背痛。三肩穴可视为第一掌骨尺侧之倒马穴组，和第一掌骨内侧的土水穴相对。三肩穴位于手太阴经背面阳极之处，穴性属火。毗邻寸口脉，故其穴气乃聚五脏六腑原气之余气。解剖缺，当和土水穴相似，三肩穴的解剖当是肾分支神经，乃于三肩穴分别别出肾分支络脉，络肾。

（2）五行相生导气法

肩周炎和肩部筋伤不同，肩部筋伤多由外伤或劳损所致，如肩袖损伤、肩峰下滑囊炎、肱二头肌长头肌腱炎等。而肩周炎的病因多是年岁五十左右，男子肾气衰，女子天癸绝，出现类似更年期综合征的生理反应，故又名五十肩。肩周炎病因的经络分析详见下文。三肩穴聚五脏六腑原气之余气，其中三肩一穴（反后绝穴）位于大拇指掌指关节尺侧，此部经筋丰富，以筋治筋，故可治筋伤。小节穴和三肩一穴分别位于大拇指掌指关节的阴阳两侧，各有相应。三肩一穴与肩相应，故治肩周炎，小节穴与踝相应，故治踝扭伤；三肩三穴因毗邻桡动脉掌浅弓分支，此处为五脏六腑原气之余气所汇聚之所，因此本穴侧重于导脏腑原气之余气补肾；三肩二穴为三肩一穴和三肩三穴的倒马针，故三针同刺，导手太阴经火性阳极之气，经肾分支络脉入肾，补益肾气，故可治五十肩。

10. 人士穴

部位：前臂桡骨里侧，去腕横纹四寸。

解剖：肺支神经、心分支神经。

主治：气喘、手掌及手指痛、肩臂痛、背痛。

取穴：手平伸，掌心侧向上，从腕部横纹上行四寸，当前臂桡骨内侧是穴（可于桡骨内侧缘上下循之，凹陷处为是穴）。

手术：针深五分治气喘、治手掌及手指痛、（左手痛，针右手穴；右手痛，针左手穴）、肩臂痛、背痛；针深一寸治心脏病、心悸。

释理：（1）人士穴位于手太阴经主干的阳侧上，于经渠穴至尺泽穴之间，穴性属金。解剖是肺支神经和心分支神经。乃于本穴的浅层别出肺支络脉，络肺；于深层别出心分支络脉，络心。

（2）回络本脏导气法

金性肃降，阳极生阴。针刺浅层，于本穴导手太阴经金性阳极之气，由肺支络脉回络于肺，大大增强肺金肃降之力。肺金恢复肃降之职，则气喘自平。

（3）五行相克导气法

肺为华盖，蔽日生阴，以其凉降之气反制心火，故亦称为五行相克导气法。今心火炎炎，则针刺深层，于本穴导手太阴经金性阳极之气，由心分支络脉络心，金生水，此金性阳极之气迅化为肃降之水气，直折心火，故可治心悸、心脏病。

11. 地士穴

部位：前臂桡骨中部内缘，距人士穴三寸。

解剖：肺支神经、心分支神经。

主治：气喘、感冒、头疼、肾亏、心脏病。

取穴：手平伸，手心向上，去腕横纹七寸，即距人士穴后三寸，当前臂桡骨内侧是穴。

手术：针深一寸治气喘、感冒、头疼、肾亏。针深一寸五分治心脏病。

释理：本穴机理同人士穴。唯对主治肾亏颇有疑义，从本穴的解剖上看，并未有与肾相连的络脉，不能从金生水的五行相生机制来解释其治肾亏的机制。地士穴的解剖内容同人士穴，人士穴的主治内容里没有"肾亏"，因此，地士穴当不能治肾亏。天士、地士、人士常三穴同时用针，而天士穴的解剖里有"肾之副神经"，天士穴确有治疗肾亏之功效，故有可能将此功效误录为地士穴。

12. 天士穴

部位：前臂桡骨之后部内侧，距地士穴三寸。

解剖：肺支神经、肾之副神经。

主治：气喘、鼻炎、臂痛、感冒、胸部发胀。

取穴：前臂桡骨之后部内侧，距地士穴三寸处。

运用：天士、地士、人士三穴配灵骨穴，双手同时用针，为治哮喘之特效针。

释理：（1）本穴位于手太阴经主干阳侧上，穴性属金。解剖是肺支神经、肾之副神经，乃于本穴的浅层别出肺支络脉，络肺；于深层别出肾支副络脉，络肾。

（2）回络本脏导气法

同人士、地士穴。

（3）五行相生导气法

今于本穴深层导手太阴经阳极之金气，经肾支副络脉入肾。金生水，阳极转阴，此阳极之金气迅速化生水气，滋补肾阴，使肾阳得藏，故可治肾亏。因本穴有别出肾支副络脉，其治肾亏疗效确实，故应删地士穴主治肾亏，而增补于此。

13. 曲陵穴

部位：肘窝横纹上，试摸有一大筋，在筋之外侧。

解剖：心之支神经、肺之分支神经。

主治：抽筋、阳霍乱、气喘、肘关节炎、心悸。

取穴：平手取穴，在肘窝横纹上，在大筋之外侧以大米指按下，肘伸屈时有一大凹陷处是穴。

手术：针深三分至五分。

运用：用三棱针刺曲陵穴内侧之静脉血管，使其出血，可治霍乱、干霍乱、心脏麻痹。

释理：（1）曲陵穴位于手太阴经主干上，与尺泽同为一穴，穴性属水。本穴的解剖是心之支神经、肺之分支神经，乃于本穴别出心之支络脉和肺之分支络脉，分别络心和肺。

（2）回络本脏导气法

本穴位同合穴尺泽，既有经穴之性，又有络穴之用，深刺中经，浅刺中络，乃络脉行浅，经脉行深。在董氏奇穴里，多有络穴和腧穴位置相同，须明白一位两穴之意，络穴和腧穴，深浅不同，刺法不一，一为络刺，一为经刺，用针之意，殊也！本络穴针刺之意，乃于本穴导手太阴经水性之气，经肺之分支络脉，络肺，乃增强金生水之能，开水之上源！今肝火上炎、肝阳暴亢、上扰清窍。风火过后，草木皆焦，故肝筋拘急，致中风强直性痉挛，手足不伸。今从本穴导水性之气入肺，开水之上源，犹天降甘霖，滋润木根，经筋得以濡润而舒缓，故可治中风后因肌张力过高所致的手足拘急，又可治气喘。

（3）五行相克导气法

肺为华盖，蔽日生阴，以其凉降之气反制心气，故为五行相克导气法。今于本穴导手太阴经水性之气，经心之支络脉，络心，以折炎炎直上之心火，故得以治心悸。

（4）放血：《灵枢·邪客》说："黄帝问于岐伯曰：人有八虚，各何以候？岐伯答曰：以候五藏。黄帝曰：候之奈何？岐伯曰：肺心有邪，其气留于两肘；肝有邪，其气流于两腋；脾有邪，其气留于两髀；肾有邪，其气留于两腘。凡此八虚者，皆机关之室，真气之所过，血络之所游，邪气恶血，固不得住留，住留则伤筋络，骨节机关不得屈伸，故疴挛也。"今用三棱针刺之，肺心之邪气恶血不得留住，真气得过，血络得游，故可治关节拘挛。

14. 合金穴

部位：后臂肱骨之前侧，去肘窝横纹一寸，即曲陵穴上一寸。

解剖：心之分支神经、肺之交叉神经。

主治：感冒、鼻炎及喉炎之特效针。

取穴：手抚胸取穴，肘窝横纹上一寸，分金穴下五分处取之。

手术：直刺五分至一寸五分。

释理：（1）本穴位于手太阴经的主干上，解剖是心之分支神经和肺之交叉神经，乃于本穴别出肺之交叉络脉和心之分支络脉，分别络肺和心。

（2）回络本脏导气法

肺开窍于鼻，本穴名为合金，别出络脉名为肺之交叉络脉，乃肺之交叉络脉分出两条络脉，分别络肺和鼻咽。分络鼻咽之络脉经鼻咽后，与络肺之络脉汇合，合入于肺，故此络脉称为肺之交叉络脉，此络穴称为合金穴，故可治上症。另本穴虽别出心之分支络脉络心，但已于五输穴之外，无五行之属性，故五行相克导气法效不显，而无主治心脏病的内容。

15. 分金穴

部位：后臂肱骨之前侧，距肘窝横纹一寸五分，即曲陵穴上一寸五分。

解剖：心之分支神经、肺之交叉神经。

主治：感冒、鼻炎及喉炎之特效针。

取穴：手抚胸取穴，当后臂肱骨之下部中央，去肘窝横纹一寸五分处是穴。

手术：针深五分至一寸。

释理：回络本脏导气法：本穴治鼻炎喉炎感冒之理同合金穴，唯一不同的是络脉循行的方向。分金穴之所以名为分金，乃意为从本穴别出的肺之交叉络脉，先络肺，此络脉于肺脏处再分出交叉络脉，上行络咽鼻。

运用：分金穴和合金穴两穴并用，肺之交叉络脉一个从肺络咽鼻，一个从鼻咽络肺，上下相通，以手太阴金经之气共治鼻炎、咽炎、感冒。

16. 人宗穴

部位：后臂肱骨内缘与肱二头肌肉之陷处，去肘窝模纹三寸。

解剖：肺之副神经、心之分支神经、肝之副支神经。

主治：脚痛、手痛、肘臂肿痛难动、面黄（胆病）、四肢浮肿、脾肿大、感冒、气喘。

取穴：屈肘测量，以手拱胸，在后臂屈肱骨内缘与肱二头肌腱之陷处，去肘窝横纹三寸是穴。

手术：用毫针，针深五分治感冒气喘，针深八分治臂肿，针深一寸二分治肝、胆、脾病。

注意：下针时，偏外伤肱骨，偏里伤害肱二头肌，扎针部位应准确。（附：天宗、地宗、人宗合称三宗穴。）

释理：（1）人宗穴位于手太阴经阳侧。解剖是肺之副神经、心之分支神经、肝之副之神经，乃于本穴别出肺之副络脉、心之分支络脉、肝之副之络脉，分别络入肺、心和肝。

（2）回络本脏导气法

于本穴下约五分处别出肺之副络脉，络肺。乃导手太阴经始开之气，回络于肺，助肺宣发输布，故得以治感冒、气喘。

（3）五行相克导气法

肺为华盖，蔽日生阴，以其凉降之气反制心气，故为五行相克导气法。于本穴下约八分处别出心之分支络脉，络心。乃导手太阴经始开之气入心，增强手少阴枢机之力，心主血脉，"诸痛疮痒疮皆属于心"，故得以治手痛、脚痛。

（4）五行相克导气法

于本穴下约一寸二分别出肝之副支络脉。乃导手太阴经始开之气入肝，治面黄。然从其余主治病症上看，当络脾分支络脉。若此，则为同气相求导气法，则导手太阴经始开之气入脾，增强脾脏升清运化之职，则可治四肢浮肿、脾肿大、肘臂肿痛难动。

17. 地宗穴

部位：后臂肱骨内缘与肱二头肌腱间凹陷处，去肘窝横纹六寸。

解剖：心之支神经。

主治：心脏病及血管硬化，能使阳证起死回生。

取穴：屈肘测量，以手拱胸，当后臂肱骨之中部内缘与肱二头肌腱间之陷处，去人宗穴三寸是穴。

手术：针深一寸治轻病，针深二寸治重病，两臂穴位同时下针。

注意：下针时，偏外伤肱骨，偏里伤肱二头肌腱，针刺部位应特别准确。

释理：（1）地宗穴位于手太阴经主干阳侧，解剖是心之支神经，乃于本穴别出心之支络脉，络心。

（2）五行相克导气法

肺为华盖，蔽日生阴，以其凉降之气反制心火，故为五行相克导气法。从主治的病症分析：本穴浅层络心包经，深层络心。乃从本穴浅层导手太阴金经阳性之气，经心之支络脉络心包。心包者，心之宫墙，代心受过焉。今手太阴金性肃降之气入心包，增强心包阖降之职，故得以治心脏病及血管硬化，其刺宜浅。

刘纯《医经小学·卷五》说："有晕针者，夺命穴救之，男左女右。取左不回，却再取右，女亦然。此穴正在手膊上侧，筋骨陷中，即是虾蟆儿上边也，从肩至肘，正在当中。"此夺命穴即为地宗。重度晕针休克者乃气血逆乱，心主血脉，今于地宗穴深部导手太阴金经肃降之气入心，令血气归脏，故可治阳证起死回生，其刺宜深。

18. 天宗穴

部位：后臂肱骨内缘与肱二头肌腱凹陷处，去地宗穴三寸，距肘窝横纹九寸。

解剖：六腑神经、小腿神经。

主治：妇科阴道痒、阴道痛、赤白带下（具有速效）、小腿痛、小儿麻痹、糖尿病。

取穴：屈肘测量，以手拱胸，当后臂肱骨内缘与肱二头肌腱后部间之陷处，距地宗穴三寸是穴。

手术：针深一寸至一寸五分。

注意：下针时，偏外伤肱骨，偏内伤肱二头肌腱，取穴部位应特别准确。

释理：（1）天宗穴位于手太阴经主干的阳侧，解剖是六腑神经和小腿神经，乃于本穴别出六腑络脉和小腿络脉，分别络六腑和小腿。

（2）阴阳未全合导气法

六阳腑乃传化物而不藏，以通降为顺。阳病阴求，今于本穴导手太阴金经肃降之气入六腑，以肺经始发清新之气，涤之荡之，故对因六腑湿热下注胞宫而出现的妇科阴道痒、阴道痛、赤白带下有治疗效果。

（3）阴阳未全合导气法

足三阳和足三阴六条经脉均分布在小腿上，而小腿痛多在足太阳和足少阳经上。阳病阴求，今从本穴导手太阴金经之气，由小腿络脉络入小腿。若痛在小腿后侧，则手太阴和足太阳阴阳相应、同气相求、脏腑别通，从阴引阳以治之；若痛在小腿外侧，则以开机之气经小腿络脉入足少阳经，以助其枢运，故可治小腿痛。

19. 云白穴

部位：肩尖前约二寸，背面穴向胸方向斜下开二寸。

解剖：六腑神经、肺之副支神经。

主治：妇科阴道炎、阴道痒、阴道痛、赤白带下、小儿麻痹。

取穴：垂手取穴，当肩关节前方，骨缝去肩尖约二寸许处是穴，亦即背面穴向胸方向斜下开二寸。

手术：针深三分至五分。

释理：（1）本穴位于手太阴经主干的外侧，其解剖是六腑神经、肺之副支神经，乃于本穴别出六腑络脉、肺之副支络脉，分别络六腑和肺。

（2）阴阳未全合导气法

阳病阴求，于本穴导手太阴金经之气，经六腑络脉络六阳腑，以手太阴始发清新之气，涤荡腑热，故得以治疗湿热下注之妇科疾病。

（3）回络本脏导气法

因本穴近手太阴经出肺之部，引刚出之气回络于肺，助益不显。故无治肺系疾病。

20. 李白穴

部位：云白穴稍向外、斜下二寸。

解剖：肾之副之神经、肺之支神经。

主治：狐臭、脚痛、小腿痛、小儿麻痹。

取穴：在臂外侧，从云白穴稍向外斜下二寸处是穴。

手术：针深三分至五分。

释理：（1）李白穴位于手太阴经主干的外侧，解剖是肾之副支神经和肺之支神经，乃于本穴别出肾之副支络脉、肺之支络脉，分别入络肾和肺。

（2）回络本脏导气法

和云白穴一样，从本穴导刚离肺之经气，由肺之支络脉回络于肺，助益不显，故无主治肺系疾病。

（3）五行相生导气法

肾主骨生髓，脑为髓海，因此，"髓"是指由神经元构成的神经。今于本穴导手太阴金经之气，由肾之副支络脉络肾，金气化生坎水，坎水满，肾阴盛，方能藏元精，故助益肾藏精之能，肾气充盛、聚精不损，则可生髓，以治因脑伤所致的小儿麻痹。

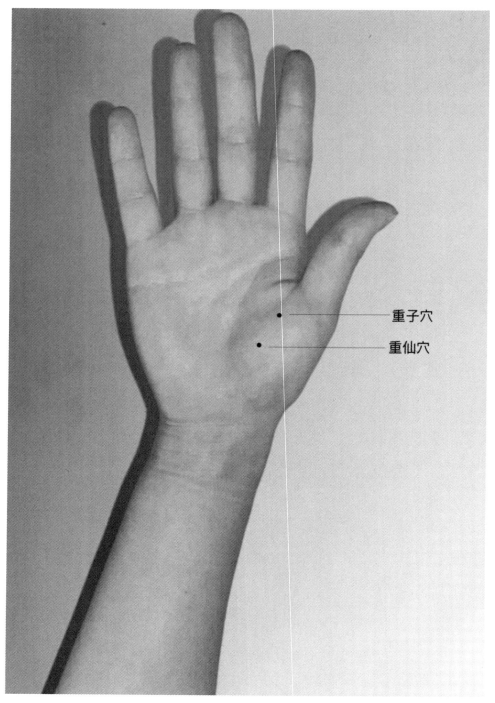

重子穴

重仙穴

图 5-1　手太阴肺经络穴图（一）

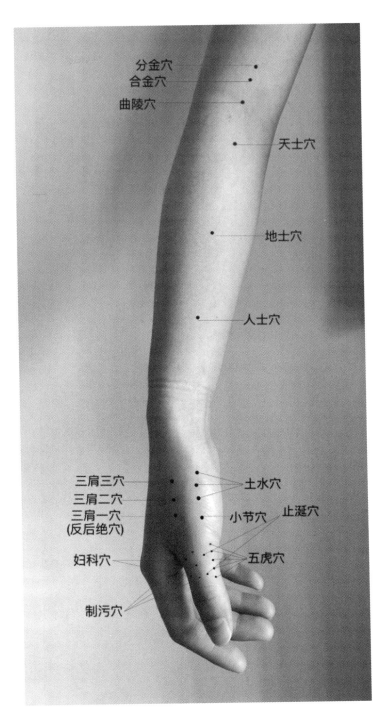

图5-2　手太阴肺经络穴图（二）

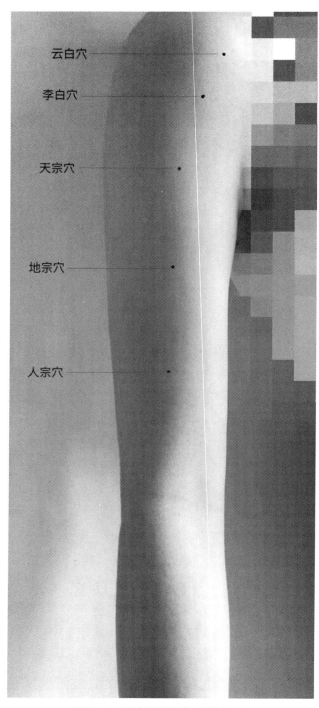

云白穴

李白穴

天宗穴

地宗穴

人宗穴

图 5-3　手太阴肺经络穴图（三）

二、手阳明大肠经

指驷马穴、指五金穴、指千金穴、浮间穴、外间穴、小间穴、大间穴、中间穴、木穴、大叉穴、大白穴、灵骨穴、其门穴、其角穴、其正穴、正脊一穴、正脊二穴、正脊三穴、肩中穴、背面穴、腑快穴、鼻翼穴。

1. 指驷马穴

部位：食指背第二节外侧，中央线外开二分之直线上。

解剖：肺分支神经。

主治：肋膜炎、肋膜痛、皮肤病、脸面黑斑、鼻炎、耳鸣、耳炎。

取穴：当食指背第二节中线外开二分之中点一穴，其上三分一穴，其下三分一穴，共三穴（由三个穴点组成一个指驷马穴）。

手术：针深半分。

释理：（1）指驷马穴位于手阳明经主干阳面的外侧上，毗邻井穴商阳，穴性属金。解剖是肺分支神经，乃于本穴别出肺分支络脉，回络于肺。

（2）表里经导气法

肺金主肃降，肺气降，金方能生水，肺则能通调水道，为水之上源。今肺金失降，水液淫溢，致鼻炎、肋膜炎；肺在五色中属白，今肺金失降，其所主之皮失其所宣发津液之濡润，而现皮肤病。又因肾水无源，肾水枯竭，肾气虚衰，而现脸面黑斑、耳鸣、耳炎。于本穴导手阳明金性阳极之气，经肺分支络脉回络于肺，阖阳而降，其阖降之力宏，助肺金肃降，复其性，则金水生，故可治上述诸症。

2. 指五金穴、指千金穴

部位：食指背第一节中央外开二分直线上。

解剖：肺分支神经。

主治：肠炎、腹痛、鱼刺鲠喉。

取穴：当食指背第一节中央线向外开二分直线上，距第二节横纹三分三为指五金、六分六为指千金。

手术：针深半分。

释理：（1）指五金、指千金穴位于手阳明经主干阳面的外侧上，毗邻水穴二间，穴性属水。解剖是肺分支神经，乃于二穴分别别出肺分支络脉，络肺。

（2）表里经导气法

《灵枢·经脉》说："肺手太阴之脉，起于中焦，下络大肠，还循胃口，上膈属肺……"今于二穴导手阳明经水性之气，经肺分支络脉回络于肺，水曰润下，故当络肺之下部，和下络大肠的手太阴经相连，此阖降水性之气由肺气肃降，经手太阴经而入大肠，阳病阴求，故可治肠炎、腹痛；两经相合，气降力宏，竟以治鱼刺鲠喉。

3. 浮间穴、外间穴

部位：食指第二节中央外开二分，距第三节横纹三分三是浮间穴，六分六是外间穴。

解剖：二穴均是心脏及六腑分支神经。

主治：疝气、尿道炎、小肠气、牙痛、胃痛。

取穴：食指第二节正中央线向外开二分，距第三节横纹三分三处是浮间穴；距第三节横纹六分六处是外间穴。

手术：针深一分至二分。

注意：禁双手同时取穴。

释理：（1）浮间穴和外间穴均于手阳明经主干阴面的内侧，毗邻井穴商阳，穴性属金。解剖是心脏及六腑分支神经，乃于二穴处分别别出心脏分支络脉、六腑分支络脉，络心和六腑。

（2）回络本腑导气法

六腑多以通降为顺，今于二穴导阳中有阴已阖降金性之气，经六腑分支络脉入六腑，助益六腑传化物而不藏，腑气通降，炎热自消，故可治疝气、尿道炎、小肠气、牙痛、胃痛。

（3）阴阳未全合导气法

大肠与肺相表里，隶属于肺。阴病阳求，今于二穴导手阳明已阖降金性之气，经心脏分支络脉，入心。若心火不明，心气不足，双手同时取穴，其阖降力峻，恐伤心火，故禁双手同时取穴。进针前，须候寸口脉，明虚实，方可进针。小间、大间、中间穴皆禁双手同时进针，皆为此意。

4. 小间穴

部位：食指第一节外上方，距大间穴高二分。

解剖：肺分支神经、心脏及六腑分支神经。

主治：支气管炎、吐黄痰、胸部发闷、心悸、膝盖痛、小肠气、疝气、眼角痛。

取穴：平卧，手心向上，取食指第一节外上方，距大间穴上二分是穴。

手术：五分针，正下一分属心脏分支神经、六腑分支神经；二至二点五分属肺分支神经。

注意：禁双手同时取穴。

释理：（1）小间穴于手阳明经主干阴面的内侧，毗邻二间穴，穴性属水。解剖是肺分支神经、心脏及六腑分支神经，乃于本穴正下一分处别出心脏分支络脉、六腑分支络脉，分别络心脏和六腑；于本穴正下二至二点五分处，别出肺分支络脉，络肺。

（2）表里经导气法

肺金主肃降，今于本穴正下二至二点五分处导手阳明经阖降水性之气，经肺分支络脉入肺，此气阳中有阴，润下力峻，阳明阖阳而降，自上而下入肺系，故可治支气管炎、吐黄痰。

（3）阴阳未全合导气法

肺金肃降，喜凉恶燥而为华盖，荫蔽五脏火性上炎。今肺热炎炎，心火又炽，于本穴正下一分处导手阳明经阖降水性之气，从阳引阴，经心脏分支络脉，络心，直折炎炎心火，心火炽热退，主明则下安，故可治胸部发闷、心悸；左寸浮数并膝盖痛者，盖因心与膝关系密切，膝不受心血。今于本穴导手阳明经阖降水性之气，心脏热退，复主血之能，膝受心血，其痛自解，故可治之。此膝盖痛非劳损或退化等病因所致，须明辨之。若左寸弱心气不足并膝痛者，则取左内关、大陵、通关、通山、通天穴，补益心气，以治之。

（4）回络本腑导气法

今于本穴正下一分处导手阳明经水性阖降之气，由六腑分支络脉，入六腑，通小肠，故可治小肠气、疝气、眼角痛（手太阳小肠经气郁于此）。

5. 大间穴

部位：食指第一节正中央偏大指外开三分。

解剖：心脏及六腑分支神经。

主治：心脏病、膝盖痛、小肠气、疝气（尤具特效）、眼角痛、睾丸坠痛、手指麻木。

取穴：平卧、手心向上，取食指第一节中央偏桡侧三分是穴。（所谓的中央偏向大指外开三分，乃为在食指骨桡侧贴骨进针。）

手术：五分针，正下一分为心脏分支神经；正下二至二点五分为大小肠神经。

注意：禁双手同时取穴。

释理：（1）大间穴位于手阳明经阴面的内侧上，毗邻二间穴，穴性属水。解剖是心脏及六腑分支神经，乃于本穴正下一分，别出心脏分支络脉，络心；于本穴正下二至二点五分，别出六腑分支络脉，络大小肠。

（2）阴阳未全合导气法

肺与大肠相表里，大肠隶属于肺，属金。大间穴于手阳明经阴面，为阳中有阴已阖降水性之穴气。阴病阳求，今于本穴正下一分，导手阳明经已阖降水性之气，经心分支络脉入心，可折心火炎炎直上之势，故可治心脏病。因心与膝密切相关，本穴可治左寸浮数之膝盖痛。

（3）回络本腑导气法

今于本穴正下二至二点五分处，导手阳明经已阖降水性之气，经六腑分支络脉，入大小肠，助肠腑通降，故可治小肠气、疝气、眼角痛（手太阳经气郁于此）；《素问·阴阳别论》说："三阳为病发寒热，下为痈肿，及为痿厥腨；其传为索泽，其传为颓疝。"其中"索泽"，王冰注曰："热甚则精血枯涸，故阳气下坠阴脉上争，上争则寒多，下争则筋缓，故睾垂。"今于手阳明经导已阖降水性之气，经六腑分支络脉，入大小肠，可直折阳腑热甚，益气扶阳，阳柔养筋，故治睾丸坠痛。

6. 中间穴

部位：食指第一节正中央。

解剖：肺分支神经、心脏及六腑分支神经。

主治：心悸、胸部发闷、膝盖痛、头晕、眼昏、疝气。

取穴：当食指第一节正中央是穴。

手术：五分针，针深一至二分半。

注意：禁两手同时进针。

释理：（1）中间穴位于手阳明经主干阴面的稍外侧，毗邻水穴二间，穴性属水。解剖是肺分支神经、心脏及六腑分支神经，乃于本穴分别别出肺分支络脉、心脏及六腑分支络脉，络肺、心脏和六腑。

（2）同气相求导气法

中间穴位于手阳明经主干阴面的中间点，阴气最隆。手阳明经为阳经，中间穴穴气乃阳中有阴，阴气最盛。今于本穴导手阳明经阴盛水性之气，经心脏分支络脉，入心包。阳明为阖，厥阴为阖，同气相求，从阳引阴，以增强厥阴阖降，以固心包之原，代心受邪，故可治心胸部发闷、与心密切关系的膝盖痛、头晕、眼昏。

（3）回络本腑导气法

本穴治疝气之理同大间、小间穴。

7. 木穴（又名感冒穴）

部位：掌面食指之内侧（即尺侧）。

解剖：肝神经。

主治：肝火旺、脾气躁、眼发干、眼流泪、流鼻涕、发汗、止汗、感冒、发寒热、皮肤病、手掌皮肤硬化（鹅掌风）、角化不全（手掌心脱皮）。

取穴：当掌面食指之内侧，距中央线二分之直线上，上穴距第二节横纹三分三，下穴距第二节横纹六分六，共二穴。男左女右或以右穴为主（木穴是由二个穴位组成的一个穴位，在食指第一节尺侧）。

手术：针深半分。

释理：（1）木穴位于手阳明经阴面的外侧，毗邻水穴二间，穴性属水。解剖是肝神经，乃于本穴别出肝络脉，络肝。

（2）阴阳相合导气法

肝为罢极之本，藏精而起亟，故肝木升发疏泄，其气主升。肝所藏之精血是其升泄之根基，精血足则升发有序，不足则升发太过或不及，而失木性。足厥阴经隶属于肝，厥阴为阖，阖精起亟，降已而升，故阖折则气绝而喜悲。阴病阳求，足厥阴和手阳明阴阳相应，同气相求，脏腑别通，为阴阳相合导气法。木穴位于手阳明经阴面的阳侧，其水性穴气乃阳中有阴，阴中有阳。今于木穴导手阳明经阖降水性脉气，经肝络脉入肝，阴病阳求，阴阳相合，此阳明阖降之水气大而力宏，可迅益肝脏阖降之机，以藏精血，肝脏精血充盛则复其木性，升泄有序，故可治因肝郁化火，升发太过所致的肝火旺、脾气躁；可治因肝所藏精血不足所致的眼发干、流泪、手足皲裂等皮肤病；肝血精盛，木气得复。风为百病之长，不论虚邪贼风，或内风妄动，制风者，唯木也，故木气可祛外风，息内风，风邪息尽，阳气自复，腠理固密，则感冒、出汗自愈。

8. 大叉穴（又名乾元穴，笔者增）

大叉穴是左常波先生从大拇指和胎儿的应象思路中发现的，具有极强温阳补气的功效，可治妇科病，并有许多神奇的针灸效应的穴位。由此，左先生在董氏奇穴的基础上发挥出"天地四针""立基针法""冲和针法"等不同于董氏奇穴针法的针刺思路，丰富了针灸刺法的内容，是对中医的一大贡献。左氏从应象的角度解释了大叉穴的治疗机制，笔者试从经络的角度来释理。

释理：（1）大叉穴的进针方法：针尖透过合谷穴，对准桡动脉掌浅弓分支搏动处（相当于"肾间动气"）进针，针尖抵达灵骨穴附近。左氏言：相当于从神阙穴进针，直抵命门穴"肾间动气"处。此穴经过数百人次的临床验证，确能振奋肾间动气，很多人会感觉到从骨头里面向外透热，气势雄浑！具体为：从合谷穴进针，左手触灵骨穴，可触及桡动脉掌浅弓分支搏动，将针尖朝向搏动处，徐徐进针，左手可觉有突然跳动，犹鱼吞钓饵。此时配合呼吸补泻之补法，即吸气向前微捻，呼气向后微捻，有气化之妙。

（2）合谷穴：是手阳明大肠经的原穴。在上文中我们知道因六腑传化物而不藏，不能藏精，无原气输注于经脉上，六腑本无原穴。大肠经之原穴合谷乃源于由肾间动气别使而成的三焦腑，将历大肠腑的焦气，输注于手阳明经的合谷穴处，故而合谷穴蕴藏三焦腑的焦气和大肠腑的腑气。谷者泉出通川也，两山闲流水之道也。合谷穴承接从三间穴上传的木气，汇合三焦挟大肠腑气输注的原气，于合谷穴隙缝处合并，故名之。

（3）第二掌骨桡侧缘：《难经·一难》曰："寸口者，脉之大会，手太阴之脉动也。人一呼脉行三寸，一吸脉行三寸，呼吸定息，脉行六寸。寸口者，五藏六府之所终始，故法取于寸口也。"《灵枢·经脉》曰："肺手太阴之脉……其支者，从腕后直出次指内廉，出其端。"寸口脉，桡动脉也。上古圣人设寸口脉候五脏六腑之虚实，而非其他的动脉血管，乃因肺朝百脉（所有的静脉血皆汇入上下腔静脉而聚于肺，进行氧气和二氧化碳的交换；脉行脉中，经络之百脉也因此汇聚于肺，故曰肺朝百脉）。

脏气者，不能自至于手太阴，必因于胃气，脏腑之精气经肺朝百脉，上输于肺，至于手太阴而成气口，气口成寸，曰寸口脉，故胃气为寸口脉之根，故寸口脉为脉之大会，五脏六腑之所终始。手太阴脉从胸走手，于列缺穴别出大络，从腕后直出次指内廉，出其端，与手阳明经相接于商阳穴，完成阴阳经脉脉气的交接转换。从列缺穴别出的大络，携五脏六腑精气从腕后别行于第二掌骨桡侧部，因手阳明经从手走头的经气，而止于第二掌指关节桡侧的三间穴处，故第二掌骨蕴藏五脏六腑全身的信息，故有第二掌骨全息针法。

（4）桡动脉掌弓浅分支：名为寸口脉的桡动脉，分出掌弓浅动脉于灵骨穴下。此部乃从列缺穴别出的手太阴经之大络，将寸口脉蕴藏的五脏六腑的精气分出，汇聚于此。第二掌骨的全息乃此气上行之余气。

（5）大叉穴之理：从合谷穴进针，乃引手阳明经阖降之木气，及三焦历大肠腑之焦气，直抵桡动脉掌浅弓分支，经列缺大络，回补五脏六腑之原气，故有极强的温阳补气之效。桡动脉掌浅弓分支位置较浅，故针刺本穴，宁浅勿深。

（6）虎口肌的萎缩：排除神经损伤造成的原因，我们仍常见老年人的虎口肌莫名的萎缩，这是因为掌弓浅动脉蕴藏着从寸口脉别出的五脏六腑的精气，元气的盛衰决定着生长壮病死不可抗拒的生命过程。老年人因暗耗精血，肾水枯竭，五脏六腑之精气无水封藏，元气耗散，肾气衰败，致掌弓浅动脉所藏之精亦以散逸，气散则肉无以生，故现虎口肌萎缩。在虎口肌萎缩前常会出现不自主跳动，此为精气散逸之象。

9. 大白穴

部位：手背面，大指与食指叉骨间陷中，即第一掌骨与第二掌骨中间之凹处（即第二掌骨头凹陷处，接近三间穴，贴第二掌骨进针）。

解剖：肺支神经。

主治：小儿气喘、发高烧（特效）、肺机能不足引起之坐骨神经痛。

取穴：拳手取穴（拇指弯曲抵食指第一节握拳），当虎口底外开五分处取之。

手术：用一寸针，针四分至六分深，治坐骨神经痛；用三棱针治小儿气喘、发高烧及急性肺炎（特效）。

释理：（1）大白穴位于手阳明经的主干上，与三间穴几近重叠，穴性属木。解剖是肺支神经，乃于本穴别出肺支络脉，络肺。

（2）表里经导气法

因第二掌骨蕴藏寸口脉别行上输之余气，故有蕴藏五脏六腑之原气，此处为头颈胸全息之所。今于本穴处导手阳明经阖降木性之气，携五脏六腑上焦之原气，由肺支络脉回络于肺，温阳补气，增强肺气宣发肃降之职。故可治小儿气喘，发高烧。坐骨神经痛，是属“形”的疾病，其小腿后侧痛与足太阳经的分布大致相当（小腿外侧痛为足少阳经），手太阴经与足太阳经阴阳相合、同气相求、脏腑别通。今导阴中有阳、降中有升的阖降木性之气，入肺，加强的肺气经脏腑别通之道，助足太阳经行血气之功，有助于坐骨神经炎症水肿的消除；又元气化质为激素，体内所有激素均由元精所化，此处蕴藏五脏六腑原气之余气，可提高体内的激素水平而起镇痛消炎之效，对右寸浮或右寸濡软无力之"肺机能不足"，无以资足太阳开机之力的坐骨神经痛，有效。

10. 灵骨穴

部位：手背面的食指与拇指叉骨间，第一掌骨与第二掌骨接合处，与重仙穴相通。

解剖：肺支神经。

主治：肺机能不足之坐骨神经痛、腰痛、脚痛、半面神经麻痹、半身不遂、骨骼肿大病、妇女月经不调、难产、经闭、背痛、耳鸣、耳聋、偏头痛。

取穴：拳手立掌取穴，在拇指食指叉骨间，第一掌骨与第二掌骨接合处，距大白穴一寸二分，与重仙穴相通。

手术：用一寸五分至二寸针，平掌深针可透过重仙穴（过量针）。

注意：孕妇禁针。

释理：（1）灵骨穴位于手阳明经主干上，毗邻火穴阳溪，穴性属火。解剖是肺支神经，乃于本穴别出肺支络脉，络肺。

（2）表里经导气法

灵骨穴于第二掌骨近心端，此处为肾和下焦的全息所在；灵骨穴浅层为桡动脉掌浅弓分支。桡动脉（寸口脉）聚五脏六腑之精气，列缺大络脉从桡动脉携五脏六腑精气别行，汇聚于桡动脉掌浅弓分支。今于灵骨穴由浅及深，徐徐刺入一寸五分至二寸处，乃导手阳明经火性之气、肾和下焦全息之气及桡动脉掌浅弓分支所聚的五脏六腑之精气，经肺支络脉，入肺。因本穴处聚五脏六腑精气之盛，其温阳补气之强，远胜于大白穴。补益肺气经脏腑别通之道，助益足太阳经开机，其治坐骨神经痛之理，同大白穴；我们知道寸口脉是五脏六腑之精气因于胃气，经肺朝百脉之道上输于肺，乃至于手太阴脉变现于寸口。今浅刺灵骨穴，乃导手阳明经阖降火性之气，直抵桡动脉掌浅弓分支，补益五脏六腑之精气，再经寸口脉之道回补肾间动气，故可治因肾气不足引发的上述诸症。浅刺本穴因有回补肾间动气之效，可使子宫收缩，故孕妇禁针。

（3）灵骨穴和大叉穴：浅刺灵骨穴和大叉穴均可直抵桡动脉掌浅弓分支，因该小动脉蕴藏五脏六腑之精气，可以经寸口脉之道回补肾间动气。肾间动气为十二经脉之根，三焦之原、一名为守邪之神，因此，补益肾间动气具有广泛的治疗效应。针刺二穴，进针点均于手阳明经的主干上，大叉穴是从合谷穴进针，灵骨穴是从第二掌骨的近心端进针。除二穴均可导手阳明经阖降之气和第二掌骨五脏六腑全息之气外，大叉穴尚可导三焦之焦气，此焦气源于肾间动气，因此回补肾间动气，大叉穴强于灵骨穴；针刺方向，大叉穴是随手阳明经循行方向斜刺，是补法。灵骨穴是直刺，为平补平泻。故而调手阳明经气，大叉穴强于灵骨穴。故欲回补肾间动气，多选用大叉穴。

（4）灵骨穴和大白穴：灵骨穴常深刺与大白穴合用，治疗肺机能不足之坐骨神经痛。肺机能不足者，董氏手诊常可从掌面食指根小静脉呈乌青色来判断；又可从寸口脉候之，肺气虚者，常见面色白、短气、舌质淡、脉虚无力。而老年人患者，多见上实下虚、本虚标实之象。肺金以肃降为权，肺气虚而无根，肺气失降，逆而上越，壅遏于上焦，而现右寸浮实，此证亦可于灵骨大白二穴，导手阳明金经阖降之气入肺，温阳补气，以资肺根。

11. 其门穴

部位：手横纹后两寸处，桡骨之外侧。

解剖：肺支神经。

主治：妇科经脉不调、赤白带下、大便脱肛、痔疮痛。

取穴：当桡骨之外侧，距手横纹两寸处是穴。

手术：臂侧放针斜刺约与皮下平行，针深二分至五分。

12. 其角穴

部位：桡骨之外侧，距手横纹后四寸（距其门两寸）。

解剖：肺支神经。

主治：妇科经脉不调、赤白带下、大便脱肛、痔疮痛。

取穴：当桡骨之外侧，距手横纹四寸处是穴。

手术：臂侧放针斜刺约与皮下平行，针深二分至五分。

13. 其正穴

部位：桡骨之外侧，距手横纹六寸（距其角两寸）。

解剖：肺支神经。

主治：妇科经脉不调、赤白带下、大便脱肛、痔疮痛。

取穴：当桡骨之外侧，距手横纹六寸是穴。

手术：臂侧放针斜刺约与皮下平行，针深二分至五分。

应用：其门、其角、其正三穴共用（一用三针）。

释理：（1）其门、其角、其正穴，一用三针。三其穴均位于桡骨之外侧，于手阳明经主干的外侧缘，三穴毗邻火穴阳溪，穴性均属火。解剖均是肺支神经，乃于三穴处分别别出肺支络脉，络肺。

（2）表里经导气法

大肠为传道之官，变化出焉。今湿热聚于大肠腑，热势炎炎，失腑性通降之用。肠腑湿热下注，而现妇科经脉不调、赤白带下、大便脱肛、痔疮痛。三穴位于手阳明经主干之外侧缘，乃阳极火性之气，肠腑湿热循经郁滞于此，今于三其穴导湿热之气，以手阳明经阖降阳极火性之气，经肺支络脉，入肺，从阳引阴，将邪火引向阴脏，以肺金清新之气、肃降之功，消腑热于无形。腑热消弭，诸症可除。

（3）手术：三穴均于臂侧放针斜刺约与皮下平行，即于三穴顺手阳明经循行方向斜刺，为随，为补。肠腑湿热为实证，取补法之意，乃因肠腑热邪郁积于此，致手阳明经脉不通，失其助肠腑阖降通顺之用。今随而济之，通其经络，复其金经阖降之功，助益肠腑通降为顺，故而对高血压、高脂血症、便秘、腹胀、甚至哮喘、肥胖、闭经、痤疮等肠腑不通者，皆可取三其穴，通腑安脏。

14. 正脊一穴（新增）

部位：手臂肱骨上正中央、肘横纹直上二寸。

解剖：肝副神经、心之副神经、脊椎神经。

主治：脊椎骨膜炎（骨刺）、退化性脊椎骨增生症、僵直性脊椎不能弯曲症、坐骨神经痛、颈椎骨刺、慢性肾盂肾炎。

取穴：手臂肱骨上中央线上，当肘横纹上二寸处是穴，手臂自然下垂取之。

手术：直刺五分至一寸。斜刺一寸至一寸半，由下往上刺。

15. 正脊二穴（新增）

部位：正脊一穴直上二寸处，在肱骨上。

解剖：同正脊一穴。

主治：同正脊一穴。

取穴：手臂自然下垂取之，在正脊一穴直上二寸肱骨上处是穴。

手术：同正脊一穴。

16. 正脊三穴（新增）

部位：正脊一穴直上四寸处，在肱骨上。

解剖：同正脊一穴。

主治：同正脊一穴。

取穴：手臂自然下垂取之，在正脊一穴直上四寸肱骨上处是穴。

手术：同正脊一穴。

释理：（1）正脊三穴均位于手阳明经的主干上，于曲池和肩髃穴的连线上。解剖是肝副神经、心之副神经和脊椎神经，于正脊三穴处分别别出肝副络脉、心之副络脉和脊椎络脉，络肝、心和脊椎。

（2）正脊三穴：此新增三穴，从其主治的病症分析，当以络脊椎为主。于正脊三穴分别别出脊椎络脉，络脊椎。脊椎为"形"的骨骼支架，督脉的大脉气循行于脊椎的椎管内。正脊三穴络脊椎，当络椎管内的督脉。督脉是海脉，其大脉气如同深海之流，自下而上，为督脉的大行之向。其小脉气如同浅海之洋流，洋流常逆深海之流而行，故督脉的浅层脉气多自上而下循行。今于正脊三穴处，分别导手阳明经阖降之气，经脊椎络脉，过脊椎，络督脉，自上而下，助益督脉逆行向下的"洋流"脉气。脊椎骨的炎症，常刺激神经根，诱发神经痛，此类神经痛常放射至远端，故应以消除神经根的炎症为治疗思路。改善炎症部位的血液循环，是消散炎症的好方法，正脊三穴导自上而下的阳明阖降之气，可振奋督阳，通督行气，改善血液循环，助脊椎骨炎症的消散，故可治上述诸症。

（3）手术：正脊三穴的刺法不论直刺或斜刺，当以抵骨为要。乃其脊椎络脉于此别出，以骨治骨。

17. 肩中穴

部位：当后臂肱骨之外侧，去肩骨缝二寸五分。

解剖：心之分支神经。

主治：膝盖痛（特效针）、皮肤病（对颈项皮肤病有特效）、小儿麻痹、半身不遂、心悸、血管硬化、鼻出血、肩痛。

取穴：手臂平垂，当肩骨向下二寸半中央是穴。

手术：针深五分至一寸。

运用：左肩痛针右肩穴，右肩痛针左肩穴，具有特效。

释理：（1）肩中穴位于曲池和肩髃穴的连线上，手阳明经的主干上。解剖是心之分支神经，乃于本穴别出心之分支络脉，络心包。

（2）同气相求导气法

从肩中穴的主治病症，可推断肩中穴乃络心包。心包为心之宫墙，代心受邪，故手厥阴经气为阖降。今于肩中穴导手阳明经阖降之气，经心之分支络脉，入心包，从阳引阴，增强厥阴阖精之力，固心包膏脂之原，以护卫心脏，代心受邪。今心火炎上太过（左寸浮）膝盖痛者，取肩中穴，增强厥阴阖降，固心包之原以折心火，因心与膝密切的关系，故可治之；经云："诸痛痒疮，皆属于心。"颈项皮肤痒疮者，多与心火太炽有关，故可治之；心主血脉，血管病变多与心有关，故可治血管硬化及鼻出血；心主神明，中风多致元神受损，元神伤，可养心神以资之，故可治半身不遂。治此，当取健侧肩中穴为宜，乃患侧脉络空虚。

18. 背面穴

部位：肩骨缝之中央，举臂时有空陷处。

解剖：丹田神经。

主治：腹部发闷、发音无力。

取穴：举臂时，肩骨连接缝之空陷处中央取之。

手术：针深三分至五分。

运用：用三棱针可治全身疲劳、两腿发酸、呕吐、干霍乱、阳霍乱、阴阳霍乱。

释理：（1）背面穴位于肩髃穴靠后一寸凹陷中，于手阳明经主干的稍前侧。解剖是丹田神经，乃于本穴别出丹田络脉，络丹田。

（2）引火归元导气法

丹田：丹者，丹药也。丹田者，产丹药之地也。丹田有三：上丹田、中丹田和下丹田。此处的"丹田神经"是指络下丹田的络脉。下丹田是由肾间动气组成的气海之田。肾间动气是十二经脉之根，呼吸之门，三焦之原，为守邪之神。其御外邪，胜过丹药，故肾间动气组成的气海曰为丹田。丹田位于两肾之间的稍下方，下焦之焦气将丹田之气，经气街之径道，在前，行止辄于任脉的气海穴、关元穴；在后，行止辄于督脉的命门穴。今于背面穴导手阳明经阖降之气，经丹田络脉，入丹田，乃助固守真元，令真气不得逸散，故可治因真元耗散，肾气虚衰所致的发音无力、腹部发闷。

由此，细究五十肩的病因，许是五十肾气衰，任脉虚，肾间动气虚而丹田无丹。丹田络脉通于肩骨缝之中央、背面穴处。丹田络脉将丹田与肩关节相联系起来，丹田之元气可经此通道，温煦肩关节，肩关节得阳精温养，经筋柔健，使解剖结构失稳的肩关节能滑利运动而不失其位。

天者天时也，癸者癸水也，《文字形义学概论》说："壬癸为冬，故许以冬时解癸。以为冬时水枯，癸象水从四方流入地中之形。"壬水膀胱，癸水肾脏。冬时水枯，癸象之水从四方流聚肾脏，肾脏以癸水藏精。肾气充，则癸水藏蕴的肾气气化成质。故天癸者，乃癸水藏精至造化命定之天时，肾气盛，在癸水中气化生质，此质为体内的性激素和生长激素。故天癸主生殖、主生长发育，故而女子二七，男子二八，天时已至，任脉通，肾气盛，天癸至，女子月事以时下，男子精气溢泻而有精。今近五十，天时至，肾气衰，天癸竭，女子地道不通，男子精少，体内性激素水平急剧下降，丹田无丹，丹田之元气不能经丹田络脉温煦肩周，肩关节失阳精的温煦而现冻结，甚者可见经筋因冻而断，此断裂之经筋与因外伤所致的不同，当辨之。此冻结亦不同于外感风寒，其寒乃由内而生，由里而外，当辨之。因此，肩周炎是人体不适应天癸突竭而出现的类似更年期病症的反应，故肩周炎当属更年期综合征中的一种疾病。一至两年，当适应了这种低水平的性激素后，不再化生性激素的丹田之气，重新开启丹田络脉，肩周重获阳精的温煦，冻结自解，故冻结肩常可不治而愈。肩周炎单侧发病为多，乃因丹田突然少丹，仅存的丹田之气不足以同时温养两侧肩周深部之经筋，故而自动闭阻一条丹田络脉，以丹田之余气温煦另一侧肩周。然，绝丹者亦可见双侧肩周同时发病。

19. 腑快穴

部位：鼻下缘齐平，鼻角外开五分。

解剖：肾之神经、六腑神经。

主治：腹胀、腹疼气、疝气。

取穴：与鼻下缘齐平，从鼻角向外横开五分处是穴。

手术：针深一分至三分。

释理：（1）腑快穴位于迎香穴的外下侧缘，于手阳明经末段经脉的外侧缘。解剖是肾之神经、六腑神经，乃于本穴分别别出肾之络脉、六腑络脉，络肾与六腑。

（2）回络本腑导气法

经云："十二经脉，三百六十五络，其血气皆上于面而走空窍。"此三百六十五络皆为大络，故头面部董氏奇穴的解剖多名为"某某神经"，而非"某某分支神经"。今于本穴导手阳明经末端之气，经肾支络脉和六腑络脉，入肾和六腑。因所导穴气为手阳明末段之气，其气较微，故其补益肾气也弱，故其气经六腑络脉下入缺盆，下膈，络大小肠，故可治腹胀、腹疼痛、疝气，乃名腑快穴。

20. 鼻翼穴

部位：在鼻翼上端之沟陷中。

解剖：肺、肾、脾神经。

主治：眉棱骨痛、头昏眼花、肾亏之各种神经痛、半身不遂、四肢骨痛、脸面麻痹、舌痛、舌硬、舌紧、偏头痛、喉痛。

取穴：当鼻翼中央上端之沟陷中取之。

手术：针深五分至一寸。

释理：（1）鼻翼穴位于手阳明经迎香穴旁。解剖是肺、肾、脾神经，乃于本穴分别别出肺、肾、脾大络，络肺、肾、脾。

（2）阴阳未全合导气法

《灵枢·根结》说："九针之玄，要在终始，故能知终始，一言而毕，不知终始，针道咸绝。"经脉两端的脉气有根须之力而能起止，手阳明经脉根于商阳，上挟鼻孔，终于迎香。足阳明经脉起于鼻之交頞中。鼻翼穴既为手阳明经的终穴，又为足阳明经的始穴，因此，鼻翼穴有经脉起止两端的根须之力。阳明阖降，此阖降根须之气有定气镇惊安神之功。故而鼻翼穴是怪三针（正会、右次白、左鼻翼）之一，可治一切小孩多动症、抽动秽语综合征、脑瘫、神志病等怪病。今于鼻翼穴导阳明手足两经根结之气，经肺络脉、肾络脉、脾络脉三条大络，自上而下分入肺、肾、脾三脏。其根须阖降力之强，入肺，助肺金肃降，温阳补气，宣通鼻窍；入脾，此根须阖降之气助脾气藏营，脾气升腾，运化精微，生化无穷，可消除疲劳于无形中；入肾，此根须阖降之气助肾藏精而为封藏之本、为气之根。今肾失封藏之职，精气耗散，无以化生骨气生髓，故可治因肾气虚，气失其根而越于上之各种神经痛、眉棱骨痛、四肢骨痛、脸面麻痹、舌痛、舌硬、舌紧、头昏眼花、喉痛等诸症。

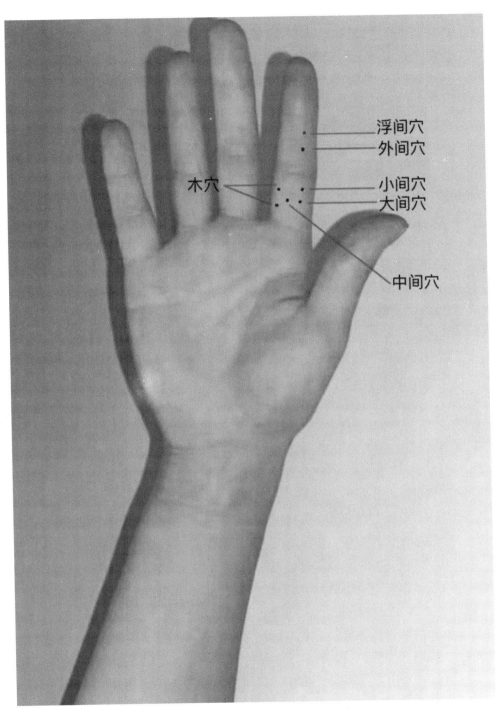

浮间穴
外间穴
木穴
小间穴
大间穴
中间穴

图 5-4　手阳明大肠经络穴图（一）

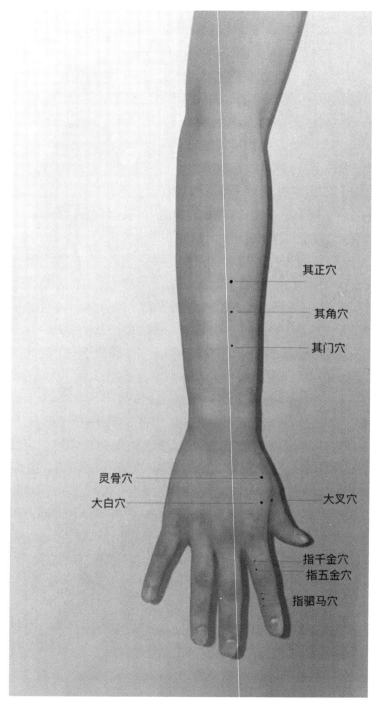

其正穴

其角穴

其门穴

灵骨穴

大白穴

大叉穴

指千金穴

指五金穴

指驷马穴

图 5-5 手明大肠经络穴图（二）

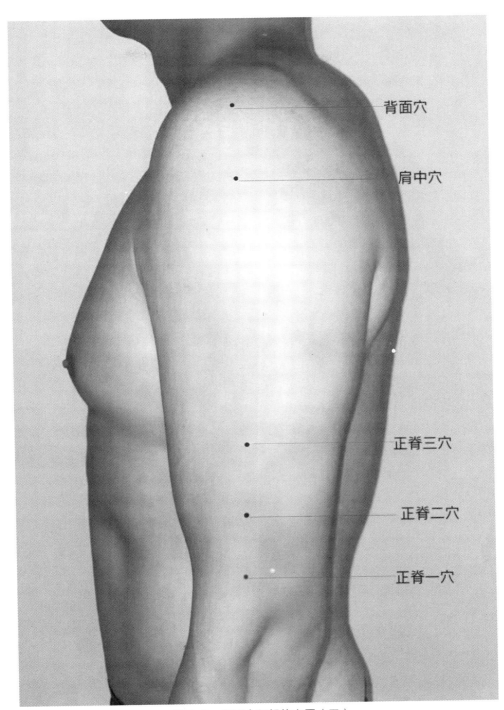

背面穴

肩中穴

正脊三穴

正脊二穴

正脊一穴

图 5-6　手明大肠经络穴图（三）

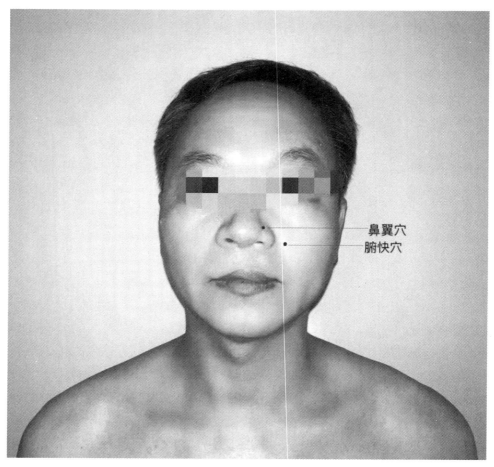

鼻翼穴
腑快穴

图 5-7　手阳明大肠经络穴图（四）

三、足阳明胃经

玉火穴、六快穴、七快穴、水通穴、水金穴、喉蛾九穴、十二猴穴、胃毛七穴、腑巢二十三穴、驷马上穴、驷马中穴、驷马下穴、通天穴、通山穴、通关穴、金前上穴、金前下穴、解穴、上唇穴、下唇穴、四花上穴、四花中穴、四花副穴、四花下穴、腑肠穴、消骨穴、门金穴、木妇穴、火包穴、花骨二穴。

经脉隶属于各脏腑，为所隶属的脏腑以行血气，以营周身。故经脉有疾，则血气不和，百病乃变化而生。经脉之疾有三：一曰离合失常，二曰是动所生病，三曰经脉之所败也。三阳脉出入离合者，太阳为开，阳明为阖，少阳为枢。三阳脉无论是以或开、或阖、或枢，出入离合，其脉皆有根有结，故《素问·阴阳离合论篇》说："……中身而上，名曰广明，广明之下，名曰太阴，太阴之前，名曰阳明，阳明根起于厉兑，名曰阴中之阳。"《灵枢·根结》又说："阳明根于厉兑，结于颡大，颡大者钳耳也。"阳明之离合，不得相失，搏而勿浮，命曰一阳。阳明脉当从其离合，勿逆其性，曰为勿浮。阳明脉从头走足，其五输穴的五行变化却逆经上行。这种五行变化产生的力量能使其脉各顺其性，阳脉不浮，离合如常。阳明为阖，其离合失常则为阖折，故曰："阖折则气无所止息而痿疾起矣，故痿疾者，取之阳明，视有余不足，无所止息者，真气稽留，邪气居之也。"其离合失常乃因脉气或有余或不足所致。

其是动所生病者，前文《经脉》篇里已述，不复述赘。

其经脉之所败，阳明脉绝者，则如《素问·诊要经终论篇》所说："帝曰：愿闻十二经脉之终奈何？岐伯曰：阳明终者，口目动作，善惊妄言，色黄，其上下经盛，不仁，则终矣。"

1. 玉火穴

部位：眼中央直下之颧骨直下陷处。

解剖：心、肝神经。

主治：心经之坐骨神经痛、肩臂痛、四肢痛、膝盖痛、颧骨痛、腮骨痛。

取穴：当眼中央正下方之颧骨直下凹陷是穴。

手术：针深一分至三分。

释理：（1）玉火穴位于足阳明经主干上，巨髎穴稍上方。解剖是心、肝神经，乃于本穴别出大络心络脉、肝络脉，络心和肝。

（2）阴阳相合导气法

足阳明和手厥阴手足相对、阴阳相应，阳明和厥阴同为阖降，胃和心包脏腑别通，故胃经和心包经之间的导气是所有导气法中最佳的阴阳相合导气法。

经云："诸痛痒疮皆属于心。"心不受邪，诸痛者，心包代受之。心包为心脏外围的膏脂肓膜，其阖降之机乃令膏脂之原固密而为心卫外。今阖折气越，诸痛丛生，心受之，心火炎炎，心神大伤。阴病阳求，遂于玉火穴导足阳明阖降戊土之气，经心络脉自上而下入心包，从阳引阴，助心包御卫之力，原气复，诸痛解，故可治上症。此阳明阖降戊土之气温润如玉，引火归位而复明，故名为玉火穴。

（3）同气相求导气法

足阳明和足厥阴同为阖机，玉火穴有别出肝络脉络肝，为同气相求导气法。然，足阳明经自上而下，先至心，后至肝。又手厥阴和足厥阴相较，阴病阳求，足阳明更喜入手厥阴，故虽有大络肝络脉和肝脏相系，却无治肝脏之疾。

2. 六快穴

部位：人中（鼻至唇之中央）向外横开一寸四分（约距口角外纹一分五）。

解剖：分泌神经。

主治：尿道结石、尿道炎。

取穴：从人中之中央向外平开一寸四分处是穴。

手术：针深一分至三分。

运用：与马快水穴配针治尿道结石。

经验：赖氏：本穴治阴茎痛、龟头长红点有效。

释理：（1）六快穴位于足阳明经主干的内缘（阴侧），地仓穴内上方。解剖是分泌神经，乃于本穴别出分泌络脉，络分泌。

（2）回络本腑导气法

本穴的解剖内容是分泌神经，乃为分泌络脉，而此分泌当指内外腺体。《素问·痿论篇》说："阳明者，五藏六府之海，主润宗筋，宗筋主束骨而利机关也。"阳明主润宗筋，宗筋之所聚者，前阴也。从六快穴的主治经验分析，此分泌的内外腺体当指阳明主润之宗筋。男子之前阴又名茎垂，"茎垂者，身中之机，阴精之候，津液之道。"

今"饮食不节，喜怒不时，津液内溢，乃下留于睾，血道不道，日大不休，俯仰不能，趋翔不能，荥然水聚，不上不下，形不可匿，常下得敝"，乃于本穴导足阳明阳中有阴已阖降之气，经分泌络脉，回络足阳明主润的宗筋，通其血道，行其津液，故可治诸疾。

3. 七快穴

部位：嘴角外侧五分。

解剖：肺神经。

主治：面部麻痹、肺虚弱、尿道结石。

取穴：当嘴角外开五分处是穴。

手术：针从嘴角向外斜扎，针深五分至一寸五分。左脸麻痹取右穴，右脸麻痹取左穴。

经验：赖氏：本穴可治坐骨神经痛，以有反应点为取穴依据。

释理：（1）七快穴位于足阳明经主干的外缘（阳侧），于地仓穴外侧。解剖是肺神经，乃于本穴别出大络肺络脉，络肺。

（2）阴阳未全合导气法

肺藏气，气舍魄。肺主宣发，宣发津液五谷味；肺主行水，肃降之金气将水液不断向下输送，而为水之上源。今右寸弱，肺气虚，水液不行，津液内溢，留而结石，滞于津液之道，乃于本穴导足阳明阳中之阳始阖降之气，经大络肺络脉，入肺，从阳引阴，迅达温阳补气之功。肺气复，则津液行。故可治诸疾。

4. 水通穴

部位：嘴角之下四分。

解剖：肾神经。

主治：肾脏性之风湿病、肾机能不足及疲劳、头晕眼花、肾虚肾亏、闪腰、岔气。

取穴：当嘴角直下四分处是穴。

手术：针由内向外斜刺，深一分至五分。

5. 水金穴

部位：水通穴向里横开五分。

解剖：肾神经。

主治：同水通穴。

取穴：从水通穴向里平开五分处是穴。

手术：针由内向外斜扎，针深一寸至五分。

运用：水通、水金两穴均主治肾病，取穴下针时应就发青处针之。（水金水通穴有两种扎法，一种是两穴分别由内向外斜扎。一种是由水金透水通穴，针尖方向约为朝颧骨下缘，可针深至一寸半。但仍以穴区附近有青黑筋，对准青筋扎之，效果最好。）

释理：（1）水通水金二穴分别位于足阳明经主干上，解剖是肾神经，乃于水通水金二穴分别别出大络肾络脉，络肾。

（2）阴阳未全合导气法

《素问·上古天真论篇》说："肾者主水，受五藏六府之精而藏之。"故肾藏精，主蛰，为封藏之本。肾之所以能藏精，乃肾为水藏，此精唯水而能藏之。肾水源于肺金，肺为水之上源。少阴为枢，足少阴经乃枢运肾精入十二经脉循环而无护水之功。护水者，其气当阖降。厥阴之阖降，乃阖精降已而升。阳明之阖降，乃阖阳而降，阳降阴生，有护水之能，阴水柔，阳明阖降以护之。水通、水金二穴别出大络肾络脉，系肾，足阳明阖降戊土之气经此通道入肾，化为护水之气助肾主蛰藏精，此为生理。今二穴大络郁滞而现青筋，肾水无阳明阖降之气固护，致肾阴亏虚，肾水枯涸，失封藏之本，元精泄逸而现诸症，此亦为肾虚之因。故针刺二穴，疏通瘀滞大络，导足阳明阖降戊土之气，入肾，从阳引阴，助肾复其蛰封，肾水充，元精复，诸症可除。

6. 喉蛾九穴

部位：喉结及其上一寸与下一寸五处，与左右旁开一寸五分处共九穴（两侧）。

解剖：肺神经。

主治：喉蛾、喉痛、甲状腺炎、喉痹、痰塞喉管不出（呼吸困难、状如哮喘）。

取穴：详见上述部位。

手术：用三棱针在九穴部位上点刺放血。

注意：扎针时需将穴部皮肉捏起，以免扎伤筋及软骨。

经验：赖氏：急性扁桃体发炎、口不能开，非放血不可。但不必九穴都要全放，只要在上下同一直线上每三穴列为一组，任取一组即可。

释理：（1）喉蛾九穴的中间三穴点在任脉上，左右各三穴点分别在足阳明经上，人迎穴上下方。解剖是肺神经，乃于喉蛾九穴别出大络肺络脉，络肺。

（2）局部选穴法：从喉咙蛾九穴的主治来看，本穴属局部选穴。本穴左右两组共六个穴点分别于人迎穴上下方。胃所受的五谷精微经足阳明经，于人迎穴处向胸腹以下的身体部位输送五脏六腑所需的各种营养物质。胸腹为民，迎而受之，故将于本穴朝下输送的血气，曰为人迎。大迎穴和人迎穴相较，大迎穴则是足阳明向头部朝上传输血气，头部为君，所受血气为大，故曰大迎穴。

在人迎穴旁，喉蛾九穴处别出大络肺络脉，将五脏六腑所需的五谷气味经肺络脉，入肺。这样，足阳明胃经就经喉蛾九穴别出的肺络脉，将五脏六腑和肺相联系起来。

喉蛾九穴的局部放血，乃足阳明经于此部气血淤滞不通，致五谷精微不能向胸腹内的五脏六腑输送，又隔断五脏六腑和肺的联系，使肺之门户——咽、喉、扁桃体血气瘀滞。故于喉蛾九穴局部放血，宣通血脉，可除诸症。

7. 十二猴穴

部位：平行锁骨下一寸三分处共三穴，再下一寸五分处又三穴，两边总共十二穴。

解剖：肺神经。

主治：喉痧、血管硬化之哮喘、干霍乱（伤寒、重感冒、霍乱均会引起喉痧）。

取穴：详见上述部位。

手术：用三棱针点刺放血。

经验：赖氏：喉痧为痧症的一种，患此症患者坐立不安如猴子故名；于本穴组放血有效。

释理：（1）十二猴穴位于足阳明经主干气户穴、库房穴及两旁。解剖是肺神经，乃于十二猴穴六个穴点处别出，汇成一条大络肺络脉，络肺。

（2）阴阳未全合导气法

十二猴穴位于缺盆的下方。入缺盆者六阳脉也，有足太阳、手太阳、手少阳、足少阳、手阳明、足阳明经。此六阳经经气至于缺盆，如水注缺破盆钵溢流之状，满溢外散，各循其经，输布四方，故名缺盆穴。十二猴穴位置是以足阳明为中心，从缺盆而下的四溢经气于十二猴穴处，别出肺络脉，入肺，乃足阳明将六阳经四溢之经气于十二猴穴处，经肺络脉和肺相联系起来，此为生理。十二猴穴为六阳经过缺盆的必经之部，今阳脉经气郁滞于此，满溢之气不能循经而去，郁闷偾张，阳气暴走，坐立不宁，而现喉痧，故于十二猴穴放血可除之。

8. 胃毛七穴

部位：从岐骨下缘凹陷处起，直下一寸一穴，共三穴。旁开一寸五分各两穴（左右共四穴）。

解剖：心胃交叉神经。

主治：羊毛痧、胃病、各种霍乱、心悸、胃出血。

取穴：详见上述部位。

手术：用三棱针挑出羊毛治疗羊毛痧，其余点刺放血治疗。

释理：（1）胃毛七穴由七个穴点组成，中央三个穴点位于任脉上，左右四个穴点位于足阳明经主干的内侧缘（阴侧），解剖是心胃交叉神经，乃于胃毛七穴别出汇成一条心胃交叉络脉后，分叉成两条络脉，一条络心，一条络胃。

（2）回络本腑和同气相求导气法

胃毛七穴的中间三个穴点，同任脉的鸠尾穴、巨阙穴、上脘穴。五脏的膏脂以心脏为最，乃因心藏神，至尊之位，心不受邪，心之膏脂——心包代心受之。代心受邪，须有御邪之力，故心包亦如五脏，藏精而不泻。心神为君火，元精为相火，伏匿于肾水中，寄于心包。心包的原气输注于任脉上，名鸠尾穴，为膏之原。鸠尾穴携有寄于心包的相火之气，故而鸠尾穴之气为热散浮游之气，如鸠鸟之尾翼聚集于此，故名之。巨阙穴为心脏的募穴，心脏的脏气募集于此。心藏神，其脏气之象为君火，君火以明，故巨阙穴为心脏脏气募集于任脉，呈一团明亮君火之象，跃跃而动、炎炎而上、熠熠而明，遮蔽任脉的脉气而不得现，使任脉之气于此如同形成一个巨大的空缺，阙通缺，故名之（每每细思诸穴的命名之由，不禁对上古真人的大智慧顶礼膜拜！这就是我们中医的思想，是何等奥妙！何等严谨！）。上脘穴是指胃之上口贲门之气输注于任脉上；胃毛七穴的左右四穴分别于足阳明经不容穴、承满穴的内侧缘。不容穴毗邻巨阙穴，为君火明亮之象照耀之地，光明之下足阳明经的脉气不能显现，故名不容；承满穴乃足阳明经的经穴，意为胃腑承纳五谷满于此，故名承满穴。由此，分析胃毛七穴其别出的心胃交叉任脉，乃中央的下穴点上脘穴和左右的承满穴内侧缘处，和余四穴点汇成心胃交叉络脉后，此三穴点之气别行成胃交叉络脉，回络于胃；同理，中央上两穴点鸠尾穴、巨阙穴和左右的不容穴内缘，形成心交叉络脉，络心。此为生理。今气血寒束于胃毛七穴，心胃交叉络脉厥绝，相火隔断于外，寒热交争而现羊毛痧，故用三棱针挑出寒束日久而成的羊毛丝，通其经络，引邪外出，故可治之。

9. 腑巢二十三穴

部位：肚脐直上一寸一穴，共二穴；肚脐每下一寸一穴，共五穴；肚脐旁开一寸一穴，其上一穴，其下二穴，两边共八穴；肚脐旁开两寸一穴，其上一穴，其下二穴，两边共八穴。总共二十三穴。

解剖：六腑神经。

主治：肠炎、子宫炎、肾炎（肾痛）、脐痛。

取穴：详见上述部位。

手术：用三棱针点刺放血。

赖氏经验：本穴组治绞肠痧特效，一次痛即止。痛止后可用藿香正气散加黄柏、黄连。

释理：（1）腑巢二十三穴的中央线上七个穴点，均位于任脉上；第一侧线上左右共八个穴点，均位于足少阴经的外侧（阳侧）；第二侧线上左右共八个穴点，均位于足阳明经上。解剖是六腑神经，乃于本穴部汇成六腑络脉，络六腑。

（2）回络本腑导气法

腑巢二十三穴的中央线上的七个穴点分别同任脉的下脘穴、水分穴、阴交穴、石门穴、关元穴、中极穴、曲骨穴。其穴意是：下脘穴为胃下部的焦气经气街，输注于任脉上；水分穴，当小肠下口，至是而泌别清浊，水液入膀胱，渣滓入大肠，故名水分穴；阴交穴是冲脉和任脉交会之穴，冲脉为十二经之海，为血海。任脉为阴脉之海，两大海脉汇聚交合于此，故名阴交穴；石门穴是三焦的募穴，三焦之焦气源于肾间动气，此三焦之原，名守邪之神。三焦腑之焦气募聚于任脉上，犹如石砌之门，抵御外邪，故名石门穴；关元穴下为丹田结丹之地，此丹乃真气团聚而成，聚而不能散，匿而不能逸。恬淡虚无，真气从之，元气结丹，关聚于丹田中，故名为关元穴。小肠腑本为阳腑，传化物而不藏，不能藏精气，以通降为顺。关元穴为小肠的募穴，乃小肠的腑气募集于关元穴处，此穴下的真元之气可助益小肠泌别清浊，故小肠的募穴为关元穴；五脏六腑居身之中，膀胱腑居其下极。中极穴是膀胱腑的募穴，其腑气募集于此，故名中极穴；曲骨穴之骨为耻骨，耻骨弯曲如同一轮弯月，曲骨穴位其中央，故名之。

腑巢二十三穴第一侧线的四个穴点分别毗邻足少阴的商曲穴、肓俞穴、中注穴、四满穴。其穴意是：商曲穴是冲脉和足少阴的交会穴，冲脉为十二经之海，涌冲海脉汇入足少阴经不能太快，当以商计时，曰商。商者刻漏也，计时之义。又海脉汇入足少阴经当于隙缝隐曲处汇入，曰曲，故名商曲穴。腑巢二十三穴毗邻商曲的第一侧线的上穴点，位于商曲穴下一寸，旁开五分；肓俞穴，肓，肓膜也，覆盖于五脏六腑之膜。肓膜如同膏脂，亦有原气藏于肓膜中，保卫五脏六腑。肓膜之原以肠腑为最，其原气输注于任脉的气海穴，又名脖胦。肓膜之气又输注于足少阴经，为肓俞穴，乃肓膜原气所布之广；中注穴为胞宫之气注于足少阴经，亦为冲脉与足少阴的交会穴，胞宫居中，故名中注穴；冲脉起于胞中，挟十二经之海气，输注于四满穴上，血气之巨，溢满四方，故名四满穴。腑巢二十三穴第一侧线上的四个穴点均于足少阴经外缘（阳侧），为足少阴经阴中有阳之气。

腑巢二十三穴第二侧线的四个穴点分别同足阳明经的滑肉门穴、天枢穴、外陵穴、大巨穴。其穴意是：脾主肉，筋骨肌肉皆禀气于胃。滑肉者，脂肉也，故其气于足阳明经上滑肉门穴处出入，故名滑肉门穴；天枢穴是大肠的募穴，大肠腑气募集输注在足阳明经上天枢穴处。胃者，水谷气血之海也。胃之所出气血者，经隧也。足阳明经禀水谷气血之海，海之所行云气者，天下也，故名天。此海气由天而下，经大肠腑气募聚足阳明经之道，枢运大肠，助肠腑通降，故名天枢穴。胃因大肠腑气募集于足阳明经天枢穴上，而与大肠腑相联系起来；脾气己土左升，胃气戊土右降，为五脏脏气升降圆运动之轴，轴运轮转，中气化生以资四方。脾胃升降土气之尘埃聚而成丘陵，此丘陵为脾胃轴运升降之外，其气输注于于外陵穴，故名之；大巨穴意指足阳明阖降之血气于此为大为巨，故名之。

腑巢二十三穴由任脉上的七穴、足阳明经左右八穴和足少阴经外缘左右八穴组成，此二十三个穴点别出，汇成六腑络脉，络六腑。此二十三个穴点蕴含不同的经络血气信息，董公用此穴仅用三棱针点刺放血之法，通其瘀滞络脉，良为可惜，诸公大可多多发挥。

10. 驷马上穴

部位：驷马中穴直上二寸。

解部：肺之总神经、肝之分支神经。

主治：肋痛、背痛、肺机能不够之坐骨神经痛及腰痛、肺弱、肺病、胸部被打击后而引起之胸背痛、肋膜炎、鼻炎、耳聋、耳鸣、耳炎、面部神经麻痹、眼发红、哮喘、半身不遂、牛皮癣、皮肤病。

取穴：当驷马中穴直上二寸处是穴。

手术：针深八分至二寸五分。

11. 驷马中穴

部位：直立、两手下垂，中指尖所至之处向前横开三寸。

解剖：同驷马上穴。

主治：同驷马上穴。

取穴：直立、两手下垂，中指尖所至之处向前横开三寸处是穴。

手术：针深八分至二寸五分。

12. 驷马下穴

部位：驷马中穴下二寸。

解剖：同驷马上穴。

主治：同驷马上穴。

取穴：驷马中穴直下二寸是穴。

手术：针深八分至二寸五分。

运用：治肋痛、背痛、坐骨神经痛单足取上、中、下三穴，其余各症两脚六针同时取之。

释理：（1）驷马三穴位于足阳明经主干，膝髌骨外上缘直线之上，即于髀关穴和伏兔穴的连线上。解剖是肺之总神经、肝之分支神经，乃于驷马三穴分别别出肺之总络脉、肝之分支络脉，络肺和肝。

（2）大腿为五脏六腑气血灌注之源：驷马三穴位于大腿上，在董氏奇穴里为八八部位，为其精华部位。盖因大腿多肉多血气，有足三阴和足三阳经脉布于其内，六条经脉的脉道于此变得巨大，从其别出导向脏腑的络脉，皆为大络，所导血气之多，可为调节五脏六腑气血的灌注之源。另，大腿部为肉丰厚之处，五脏皆为肉质脏器，取肉多经脉之气治肉质五脏，乃为"以肉治肉"之意。

（3）胃和心肺的关系

1）胃和心的关系：《素问·平人气象论篇》说："胃之大络，名曰虚里，贯膈络肺，出于左乳下，其动应衣，脉宗气也。"五谷入胃，分为糟粕、津液、宗气、卫气四隧，其中宗气是由天之清气和水谷之精气于膻中部相合而成，宗气经胃之大络虚里脉，贯膈入肺，积于胸中，出于左乳下，以贯心脉，行呼吸。宗气入虚里脉，其脉气皆为宗气，因于虚里脉，胃和心肺关系紧密。笔者对虚里脉有切身的体会：笔者曾有两次因酗酒呕吐诱发出房颤的经历，当时百思不得其解，为什么饮酒呕吐会诱发房颤？为什么是次日的呕吐才会诱发出房颤？现在才明白过来，是因为：酒者，水谷之悍气，经胃腐熟，翌日，此水谷之悍气随剧烈上冲的胃气误入虚里脉，贯鬲入肺，贯心脉。此悍气入心脉，慓悍疾行，刺激心脏，诱发出房颤。故《灵枢·论勇》说："酒者，水谷之精，熟谷之液也，其气慓悍，其入于胃中，则胃胀，气上逆，满于胸中，肝浮胆横。"虚里脉为宗气的专行脉道，宗气由此上行入肺贯心，宗气上行缓且柔，此为生理。虚里脉隐于深处，因呕吐而上冲逆行之胃气一般不易误入此道，所以正常情况下呕吐多不会诱发房颤。

虚里脉是胃和心肺联系的直接通道，是胃和肺将宗气贯心脏的极其重要的大络脉，它的重要性常常被我们忽视。下面再介绍一个案例，让我们更加清楚地认识虚里脉极其重要的生理功能：患者林某某，男，64 岁。2018 年 10 月因全身疲劳，在漳平市医院体检，报告未见异常。后到厦门第一医院做心脏造影，报告血管正常，核磁报告心脏肥大。十二月底出现呕吐，后辗转龙岩第一医院、厦门第一医院、福州协和医院、广州南方医院检查治疗，均未检出消化系统的异常，呕吐却逐渐加重。2019 年 3 月住入我科，患者已不能坐起，一坐起就呕吐，甚至听到汤匙刮碗的声音，也能诱发呕吐，查脉细弱。该患者经多家大医院检查均未见明显异常，又呕吐不止，病因不明，已成为疑难杂症。

在分析病因前，我们先复习一下《素问·阳明脉解篇》："黄帝问曰：足阳明之脉病，恶人与火，闻木音则惕然而惊，钟鼓不为动，闻木音而惊何也？愿闻其故。岐伯对曰：阳明者胃脉也，胃者土也，故闻木音而惊者，土恶木也。帝曰：善。其恶火何也？岐伯曰：阳明主肉，其脉血气盛，邪客之则热，热甚则恶火。帝曰：其恶人何也？岐伯曰：阳明厥则喘而惋，惋则恶人。帝曰：或喘而死者，或喘而生者，何也？岐伯曰：厥逆连藏则死，连经则生。"从这段经文中我们知道足阳明之脉病，可恶闻木音、恶火、恶人，这是足阳明脉病对外界因素刺激的反应。五行里木克土，是木气可以制约土气之意。正常的木气并不会伤及土气，只有木气异常才会伤及土气，故此木音当是伐木的声音，这种锯木的声音对足阳明脉微者会产生刺激，故足阳明之脉微者恶闻木音；足阳明之脉为多血多气，邪客脉淫，脉气淫盛则热，故恶火；足阳明脉微而厥，会让人产生哀戚情绪，这种情绪曰惋，惋则恶人；足阳明之脉病若出现喘的症状，则病势危重，若脉厥气逆，伤及五脏则死，若伤经脉则生。结合上文分析该患者闻木音则呕，说明足阳明脉微，那么是什么原因让该患者出现足阳明脉微呢？《素问·平人气象论篇》说："胃之大络，名曰虚里，贯鬲络脉，出于左乳下，其动应衣，脉宗气也。盛喘数绝者，则病在中；结而横，有积矣；绝不至曰死。乳之下其动应衣，宗气泄也。"该患者是在做心脏造影两个月后才出现呕吐，从这分析可能和造影剂有关。正常情况下，心脏的造影剂对人体并不构成伤害，但该患者可能是造影剂不能及时排泄出去，在心脏的血管里飘入虚里脉，致虚里脉脉道不通，宗气不能贯心脉。足阳明脉从头走足，胃气以通降为顺。虚里脉是足阳明脉上行的大络脉，是输送宗气贯心的生理脉道。足阳明脉因有此上行的虚里大络而能通降。今虚里大络因造影剂受阻，脉道不通，致胃气上逆，呕吐连连，久之，足阳明脉虚而微，闻木音则呕；久之，足阳明脉厥而喘，虚里脉闭而不通，宗气久不能贯心脉，厥逆连心，病危，2019 年 4 月 9 日查 B 型尿纳肽：5497pg/mL，超敏肌钙蛋白 1：0.25ug/L，其治当不能从消化系统，当治其心，以通虚里脉，后经中西医诊治，病愈出院。

2）胃和肺关系：胃和肺关系的紧密，正如《素问·五藏别论篇》说："帝曰：气口何以独为五藏主？岐伯曰：胃者，水谷之海，六府之大源也。五味入口，藏于胃，以养五藏气。气口亦太阴也，是以五藏六府之气味，皆出于胃，变见于气口。"《素问·玉机真藏论篇》又说："五藏者，皆禀气于胃。胃者五藏之本也。藏气者，不能自至于手太阴，必因于胃气，乃至于手太阴也。故五藏各以其时，自胃而至于手太阴也。"五脏六腑皆禀气于胃，因于胃气，上输于肺，五脏六腑之气味方能变现于寸口。因于寸口脉，胃与肺联系紧密，此为生理。

（4）阴阳未全合导气法

肺藏气，气舍魄，肺所藏之精气为肺之根，是肺主宣发肃降、主治节、主行水之源。今肺气虚，肺胃本紧密相连，阴病阳求，乃于驷马穴导大腿部足阳明多血多气阖降之气，经大络肺总络脉，入肺，所导阳明阖降之巨气，可迅起温阳补气之功。肺气足，肺金右旋肃降，轮转轴运，五脏气机升降复圆，则诸症可除。肺藏精气足，又可经脏腑别通之道，手太阴脉气入足太阳，助足太阳开启之机，此为治疗背痛、肺机能不足之坐骨神经痛之理；肺主皮毛，肺气足，和上焦宣发津液如雾，以濡润皮肤，此为治皮肤病之理。

（5）同气相求导气法

驷马三穴有别出肝之分支络脉，入肝。因胃和肺关系密切，肺和肝相较，足阳明更喜入肺，但足阳明脉在大腿部的络脉脉道较大，足厥阴和足阳明同为阖机，同气相求，从阳引阴，故从驷马三穴所导的足阳明阖降之气仍有入于肝，助益肝气阖极而升，木气左旋升发。五脏脏气圆运动的轮转在于肺金右降，肝木左升，扎此驷马三穴，一石二鸟，既可温补肺气，助金右降，又可增益肝血，助木左升，轮转则轴运，故《陈渡人针灸医案》记载："师曰：驷马穴统治全身病。"此之由也。

董公非常重视"董氏奇穴"针刺的深浅度，盖因经脉为三维的无形脉道，所别之络脉可于经脉主干的前后缘别出。因此，当一个络穴别出两条或两条以上的络脉，不同络脉和经脉的节交点就可能位于经脉主干的前缘或后缘。这样，不同的分支络脉的节交点就决定着针刺的深浅度。根据所络脏腑离络穴越远，则针刺宜越深的针刺深浅原则，肝分支络脉当从足阳明经主干前缘驷马穴处别出，肺之总络脉当从足阳明经主干后缘驷马穴处别出。当针刺驷马穴欲达肝木左升、肺金右降，调节五脏脏气圆运动为目的时，左驷马穴治右肺宜稍深，右驷马穴治左肝宜稍浅，左肝右肺，左高右低者，左青龙右白虎也。

13. 通天穴

部位：通关穴直上四寸。

解剖：心之总神经。

主治：心脏病、心包络（心口）痛、心两侧痛、心脏性之风湿病、头晕、眼花、心悸、胃病、四肢痛、脑贫血。

取穴：当大腿正中线之股骨上，距通关穴直上四寸处是穴。

手术：针深五分至一寸。

14. 通山穴

部位：通关穴直上二寸。

解剖：心之总神经。

主治：同通天穴。

取穴：当大腿正中线之股骨上，距通关穴上二寸处是穴。

手术：针深五分至八分。

15. 通关穴

部位：大腿正中线之股骨上距膝盖横纹上五寸。

解剖：心之总神经。

主治：同通天穴。

取穴：当大腿正中线之股骨上，距膝盖横纹上五寸处是穴。

手术：针深三分至五分。

注意：通关、通山、通天三穴不能双足六穴同时下针，仅能各取一穴至二穴下针；高血压者双足只许各取一穴。

释理：（1）通关、通山、通天三穴位于足阳明经主干的内缘（阴侧），为阳中有阴已阖降之气。三穴的解剖皆是心之总神经，乃于三穴分别别出大络心之总络脉，络心包。

（2）何以络心包：心包者，心之膏脂也，为心之宫城、心之外围。心不受邪，心包代之。从主治内容来看，皆为心包络之疾。通关、通山、通天三穴分别别出大络心之总络脉，从穴名分析，关、山、天是道家修炼的三个层次，此处意指：通关穴别出的心之总络脉络心包之外层，通山穴别出的心之总络脉络心包之中层，通天穴别出的心之总络脉络心包之内层，天者，直达心藏之神也。

（3）心和膝的关系：董公治膝痛，喜从心着手，认为心和膝关系紧密，心疾会引起膝痛。从解剖和经络的分布来分析，董公所言甚是！股四头肌是由股直肌、股中肌、股外肌、股内肌构成，四个头在止部上形成一条肌腱，环绕髌骨，向下形成髌骨韧带，止于胫骨粗隆。通关、通山、通天三穴是足阳明经的络穴，位于股直肌和股中肌上，三穴于此别出心之总络脉，络心；内通关、通山、通天三穴是足太阴经的络穴，位于股内肌上，三穴于此别出心之总络脉，络心；解穴是足阳明经的络穴，位于股外肌的肌腱间，于此别出心脏敏感络脉和血管络脉，络心。足阳明经和足太阴经可由此将经脉的血气经大络脉之道，营养心脏。《灵枢·平人绝谷》说："胃满则肠虚，肠满则胃虚，更虚更满，故气得上下，五藏安定，血脉和利，精神乃居，故神者，水谷之精气也。"水谷之精气可经诸络脉颐养心神，故曰："神者，水谷之精气也。"心主血脉，诸血者皆属于心，心主之血液又可经此道，营养股四头肌，而股四头肌四头止部是组成膝关节的重要部分，因此，心和膝关系紧密。若心脏有疾，直接影响膝关节的血运而出现膝痛。

（4）阴阳相合和冲和导气法

本法是所有导气法中最具奇效之法，通关、通山、通天三穴就属于此法。胃和心包脏腑别通，足阳明和手厥阴手足相对、阴阳相应，阳明厥阴同为阖机，同气相求，又胃经气血旺于辰时，心包经气血旺于戌时，阴阳相冲相和。因此，关山天三穴既有阴阳相合导气法，又有左常波先生冲和针法的冲逆求和，故为治心脏病的要穴。今于通关、通山、通天三穴导足阳明阳中有阴已阖降之气，经大络心之总络脉，分别入心包的外中里三层，助益心包脏气阖降。心包原气盛，以其原抵御外邪，代心受过，君火乃明，主明则下安，诸症可除。禁双足同时扎针者，乃因关山天补益心包原气太强，虑补益太过，致外围致密，宫墙太厚，君令不能外达，心火不得彰显。

16. 金前上穴

部位：金前下穴直上一寸半。

解剖：肺之机动神经、肝之交感神经。

主治：胸骨外鼓、肺弱、羊狗疯、头痛、肝弱、皮肤敏感。

取穴：膝盖骨外侧上角之直上二寸五分处是穴。

手术：针深五分至一寸。

17. 金前下穴

部位：膝盖骨外上角之直上一寸。

解剖：肺之机动神经、肝之交感神经。

主治：同金前上穴。

取穴：膝盖骨外侧上角之直上一寸处是穴。

手术：针深三分至五分。

运用：金前上下两穴双脚同时配穴下针。

释理：（1）金前上下两穴位于足阳明经的主干上，梁丘穴（在膝髌上外缘上二寸凹陷处）之上下。解剖是肺之机动神经和肝之交感神经，乃于金前上下二穴分别别出肺之机动络脉和肝之交感络脉，络肺和肝。

（2）梁丘穴：《素问·生气通天论篇》说："阳气者，精则养神，柔则养筋。"梁丘穴位于股外侧肌止部肌腱处，梁丘如山梁，足阳明经气须满溢乃能越梁而过。梁丘穴部为经筋，阳气满溢，经气柔缓，温煦经筋，则经筋柔健有力，故梁丘穴穴气可柔筋养神而为郄穴，善治急性病。金前上下二穴位于梁丘穴之上下，其气亦为足阳明经满溢阳柔之气。

（3）阴阳未全合导气法

我们已经知道胃和肺关系紧密，针驷马三穴，可调大腿部足阳明经多血多气之经气，经肺之总络脉入肺，迅起温阳补气、补益肺精之功。而金前二穴别出肺之机动络脉，乃为驷马三穴治肺疾的备用穴。机动者，权宜处置也。战场上，主力与敌交锋，机动部队灵活运用，机动部队皆精锐也，出，必置敌于死地。驷马三穴之气为大腿部多血多气之气，脉气巨大，为其特点。而金前上下穴之气为阳柔之气，可柔筋养神，为阳气之精华，故为机动之精锐。因此，金前二穴是须在驷马三穴治肺疾效不显时，方可用之。

（4）同气相求导气法

肝为魂之处，血之藏，筋之宗。肝藏筋膜之气，以所藏之血濡养之，是以肝主筋。金前二穴处为足阳明溢满柔缓之阳气，此气本为柔筋。肝之交感络脉之交感者，交相感应也。于此二穴导足阳明柔缓养筋之阳气，经肝之交感络脉入肝，交于肝而感应于筋膜，代肝所为，此为二穴治肝虚之理。

18. 解穴

部位：膝盖骨外侧上角直上一寸之向前横开三分。

解剖：心脏敏感神经及血管。

主治：扎针后气血错乱，血不归经，下针处起包、疼痛，或是西医注射后引起之疼痛、跌打损伤、精神刺激而引起之疼痛、疲劳过度之疼痛。

取穴：膝盖骨外侧上角，直上一寸之向前横开三分。

手术：针深三分至五分。

运用：下针后将针缓缓转动，病痛解除即取针；留针时间以八分钟为限。如患者晕针不省人事，即将其口张开，以扁针、筷子、汤匙、或手指按其舌根，稍用力重压三下，见其欲呕吐时，以凉水洗其头，并以湿毛巾覆盖其头部，令饮凉开水半杯即苏；受刑者休克亦可用此法解之。如患霍乱引起休克，可用凉水洗头，使其恢复知觉，然后用针药治之。

释理：（1）解穴位于足阳明经主干上，毗邻梁丘穴。其解剖是心脏敏感神经及血管，乃于解穴别出心脏敏感络脉和血管络脉，络心。

（2）心脏敏感络脉：此条络脉直接络入心脏，而非心包，因为络心包者，不存在"敏感"之说。只有接近至尊之位、气宇主宰、心藏之神时，经气变得小心翼翼，异常敏感，生怕出点差池，故络入心脏之脉称为心脏敏感络脉。

（3）血管络脉：五脏藏精，肺藏的精是气，脾藏的精是营，肝藏的精是血，肾藏的精是元精，心藏的精是脉。我们知道"脉"在《黄帝内经》里有两种含义：一种是指经脉，为"壅遏营气，令无所避"的无形之脉；另一种是为血府的有形血管，心藏脉之脉当为奇恒之腑的血管。心脏的血管有：主动脉、肺动脉、肺静脉、上下腔静脉和盘亘于心包营养心脏本身的冠状动脉。血管络脉所络的就是位于心脏的这些血管。

（4）阴阳未全合导气法

解穴位于股外肌束和股直肌束的肌腱之间，毗邻梁丘穴。足阳明满溢阳柔之气越梁而过，过梁丘穴，其阳精抟聚于股外肌束和股直肌束的肌腱之间、隙缝凹陷处，解穴之所，故解穴穴气为足阳明阳精之气，可柔筋养神。今于解穴导足阳明阳精之气，经心脏敏感络脉和血管络脉入心，以水谷之阳精颐养心神，心神得养，主明则下安，故可解因惊怵惕思虑伤及心神而致气血逆乱者。

解穴穴气虽为水谷阳精之气，可养心神，然其气经心脏敏感络脉和血管络脉入心，乃因神者，阴阳莫测，故下针所导之气以不超过八分钟为宜。

19. 上唇穴

部位：膝盖下缘。

解剖：经外奇穴。

主治：唇痛、白口症。

取穴：当膝盖正下缘，髌骨韧带上。

手术：用三棱会刺膝盖下缘髌骨韧带上及其邻近区，使出黑血，立即见效。

20. 下唇穴

部位：膝盖下缘约一寸。

解剖：经外奇穴。

主治：同上唇穴。

取穴：当膝盖下缘约一寸处。

手术：同上唇穴。

释理（1）上下唇二穴位于足阳明经主干的内缘（阴侧），犊鼻穴旁。解剖是经外奇穴。

（2）犊鼻穴：犊，小牛也，犊鼻者，小牛犊之鼻也。足阳明经从头向足下行，脉气于此过膝关节。脉气过关节如军队跋山涉水，须服从指挥，又无畏有力。因此，脉气于此顺从如被牵之牛，血气方刚如初生小牛犊。脉气循过膝关节，聚于外膝眼处，名犊鼻穴。离犊鼻近者口唇也，此为上下唇穴名之意，其解剖"经外奇穴"，当误记也，不能于此别出络脉相络也。从主治内容分析，其解剖当为脾神经，乃于上下唇二穴别出脾络脉，络脾。

（3）表里经导气法

脾胃是脏腑关系中较为特殊的一对表里关系，在五脏脏气圆运动中，脾胃治中央而傍四脏。脾胃为中脏腑，脾为己土，胃为戊土，脾气左旋升清，胃气右旋通降，脾升胃降形成的中气为五脏脏气圆运动之轴运，轴运则轮转，轴灵则轮运。脾与胃与膜相连。人之所受气者，谷也。谷之所注者，胃也。胃之所出气血者，经隧也。脾者，常着胃土之精，为胃行其津液。脾主肉，肉之余为唇，故其华在唇。今于上下唇二穴导足阳明柔顺阖降之气，入脾，助脾藏营，营气充盛，脾气升清有力，上下唇穴于犊鼻之旁而应于口唇，故可治唇痛、白口症。

21. 四花上穴

部位：膝眼下三寸，胫骨外廉。

解剖：肺支神经、心支神经。

主治：哮喘、牙痛、心悸、口内生疮、头晕、心脏病、转筋霍乱。

取穴：当外膝眼之下方三寸，在前胫骨肌与长总趾伸肌起始部之间陷中是穴（紧贴胫骨，在胫骨与胫骨前肌间下针）。

手术：针深二寸至三寸，针深二寸治哮喘，针深三寸治心脏病。

运用：四花上穴可治转筋霍乱须配搏球穴，此时四花上穴须针深三寸。

释理：（1）四花上穴位于足阳明经主干的内侧缘（阴侧），毗邻足三里穴（足三里穴向前横开一横指，胫骨前嵴的前缘是穴），其穴性属土，为足阳明已阖降阳中有阴的土气。其解剖是肺支神经和心支神经，乃于四花上穴别出肺支络脉和心支络脉，络肺和心。

（2）足三里：是足阳明经的合穴和下合穴，穴性属土。胃腑为阳腑，传化物而不藏，故胃腑本无原，其有疾当取其合穴足三里，合治内腑也。足阳明经于荥穴内庭和输穴陷谷处别出上行，下合于足三里，于足三里穴处又别出络脉，别行入内，连属于胃腑，故足三里既为合穴，又为下合穴。此为治胃疾取其下合穴足三里的经络依据。

经云："天枢以上，天气主之；天枢以下，地气主之；气交之分，人气从之，万物由之。"足三里穴气分天气、地气、人气三隧而理上、中、下三焦，故名足三里。《素问·五藏别论篇》说："夫胃、大肠、小肠、三焦、膀胱，此五者，天气之所生也，其气象天，故泻而不藏，此受五藏浊气，名曰传化之府，此不能久留输泻者也。"胃腑为天气所生，其气象天，天气者，自天而下也，此为胃腑之气，胃腑生于天，通于地而为地气；宗气、卫气皆出于胃，其气上输上焦入心肺而为天气；津液出于胃，为脾脏所行，运化升清傍人事而为人气。故足阳明经脉之足三里穴气以天气（宗气、卫气）理心肺；以阖降地气（胃气）通降肠腑；以津液人气（营气）理肝胆脾胃，故名足三里。

足三里之功效

1）一可调五脏六腑之疾：人以水谷为本，平人之常气禀于胃。五脏六腑之气味，皆出于胃，变见于气口，脉不能不得胃气也。阳明者，五脏六腑之海也，故因胃与五脏六腑的关系密切，足三里通调五脏六腑之疾。

2）二可和营卫：营气出于胃，后天之卫亦出于胃，营卫不和，调之于胃。故《灵枢·胀论》说："营气循脉，卫气逆为脉胀，卫气并脉，循分为肤胀。三里而泻，近者一下，远者三下，无问虚实，工在疾泻。"

3）三可治胃腑：《灵枢·邪气藏府病形》说："胃病者，胃脘当心而痛，上肢两胁，膈咽不通，食饮不下，取之三里也。"《灵枢·五邪》说："邪在脾胃，则病肌肉痛。阳气有余，阴气不足，则热中善饥；阳气不足，阴气有余，则寒中肠鸣腹痛；阴阳俱有余，若俱不足，则有寒有热。皆调于足三里。"

4）四可治肝胆疾：《灵枢·五邪》说："邪在肝，则两胁中痛，寒中，恶血在内，行善掣节，时脚肿。取之行间，以引胁下，补三里，以温胃中，取血脉，以散恶血，取耳间青脉，以去其掣。"《灵枢·四时气》说："善呕，呕有苦，长太息，心中憺憺，恐人将捕之，邪在胆，逆在胃，胆液泄则口苦，胃气逆则呕苦，故曰呕胆。取三里以下胃气逆，则刺少阳血络以闭胆逆，却调其虚实以去其邪。饮食不下，膈塞不通，邪在胃脘，在上脘则刺抑而下之，在下脘则散而去之。"

5）五可治膀胱疾：《灵枢·四时气》说："小腹痛肿，不得小便，邪在三焦约，取之太阳大络，视其络脉与厥阴小络结而血者，肿上及胃脘，取三里。"

6）六可治大肠疾：《灵枢·四时气》说："腹中常鸣，气上冲胸，喘不能久立，邪在大肠，刺肓之原（气海穴）、巨虚上廉、三里。"

7）七可治寒湿痹：《灵枢·四时气》说："著痹不去，久寒不已，卒取其三里骨为干。肠中不便，取三里，盛泻之，虚补之。"

（3）四花上穴：是络穴，位于董氏奇穴里的七七部位。七七部位上的奇穴亦是董氏奇穴里的精华部位，董公善取此部之奇穴，用于全身机能之调整及脏腑证候群之整体治疗，疗效迅速而显著，盖因其治所络之脏腑，乃从小腿的经脉上导气，小腿部亦为肉丰之所，多血多气，从小腿的经脉上可导之气为巨，故此部之奇穴为董氏奇穴的精华；又胫气有街，当经脉因络绝不得于肢末由还，乃于小腿部的气街即气之径路而还。络绝则径通，小腿部因有气街，其部络脉丰富且通畅，可为阴阳经交汇之所，故小腿之奇穴为董氏奇穴的精华。

（4）阴阳相合和冲和导气法

手厥阴和足阳明阴阳相应，手厥阴和足阳明同为阖，为同气相求，胃和心包脏腑别通；又胃经的辰时和心包经的戌时相冲相和。今于四花上穴处导足阳明阳中有阴已阖降之土气，经心支络脉入心包，从阳引阴，增益心包膏脂的原气，增强心包御邪护心之能，故可治心疾。

（5）五行相生导气法

因肺和胃特殊的紧密关系，今于四花上穴导足阳明阳中有阴已阖降之土气，经肺支络脉入肺，此阖降之气助肺金肃降，土生金，此土经土穴之气入肺，化生肺金，温阳补气，增益肺藏精气，故可治肺疾。

注意：四花上穴和足三里的不同有三

一是机理不同：四花上穴是络穴，足三里是经穴，作用的机理不同，四花上穴是从阳引阴的导气，以达调和阴阳的治疗思路；足三里是足阳明经气的补泻，以达调和阴阳的治疗思路。

二是定位不同：足三里是位于犊鼻穴下三寸，距胫骨前嵴外侧一横指，当胫骨前肌上；四花上穴是络穴，为豀谷之会，豀谷属骨，骨肉相连处为豀谷之大会，故四花上穴位于犊鼻穴下三寸，贴胫骨前嵴处是穴。

三是针刺深浅度：四花上穴是络穴，根据络穴与所络脏腑远近和深浅关系的原则，当治肺系疾时，针深为一寸五分至二寸，乃于本穴的此部别出肺支络脉；当治心系疾时，针深为三寸，乃于本穴的此部别出心支络脉；足三里是经穴，以刺中经脉为其针刺的深浅度。

22. 四花中穴

部位：四花上穴直下四寸五分。

解剖：心之分支神经，肺之支神经、心脏之支神经，六腑之副神经。

主治：哮喘、眼球病、心脏炎、心脏血管硬化（心两侧疼痛）、心脏麻痹（胸闷难过，坐卧不安）、急性胃痛、消骨头之肿胀。增（肺积水、肺结核、肺瘤、肺气肿、肩胛痛、臂弯疼、食指疼。消骨生肌。）

取穴：当四花上穴直下四寸五分处是穴。

手术：三棱针刺出血治心脏血管硬化、急性胃痛、肠炎、胸部发闷、肋膜炎。用毫针针深二寸至三寸治哮喘、眼球痛。

释理：（1）四花中穴位于足阳明经主干的内侧缘（阴侧），于大肠下合穴上巨虚和小肠下合穴下巨虚连线中点，贴胫骨外缘处是穴。从火穴解溪至土穴足三里的这段足阳明经脉上，其脉气本属火，然，因胃腑以通降为顺，足阳明从头走足，土性脉气阖阳而降，其力道之强，远胜于五输穴五行相生变化逆经上行的穴气，故此段经脉上的穴位穴性皆属土，故四花中穴穴性属土。解剖是心之分支神经、肺之支神经、心脏之支神经、六腑之副神经，乃于四花中穴处别出心之分支络脉和心脏之支络脉，络心；别出肺之支络脉络肺；别出六腑之副络脉络六腑。

（2）上巨虚穴和下巨虚穴之异同点

1）均为下合穴：从足阳明经别行，位高曰上，位低曰下，内连大肠和小肠，巨虚为肠腑之形，故名上巨虚和下巨虚。上巨虚穴为大肠经的下合穴，乃手阳明经于荥穴二间和输穴三间处别行，下合于足阳明经上的上巨虚穴处，于此别入于内，内连于大肠腑；下巨虚穴为小肠经的下合穴，乃手太阳经于荥穴前谷和输穴后溪处别行，下合于足阳明经上的下巨虚穴处，于此别入于内，连属于小肠腑。

2）均为合治内腑：大肠合入于巨虚上廉，小肠合入于巨虚下廉，内府有疾，取之于合。故《灵枢·四时气》说："腹中常鸣，气上冲胸，喘不能久立，邪在大肠，刺肓之原、巨虚上廉、三里；小腹控睾，引腰脊，上冲心，邪在小肠者，连睾系，属于脊，贯肝肺，络心系。气盛则厥逆，上冲肠胃，熏肝，散于肓，结于脐。故取之肓原以散之，刺太阴以予之，取厥阴以下之，取巨虚下廉以去之，按其所过之经以调之。"《灵枢·邪气藏府病形》又说："大肠病者，肠中切痛而鸣濯濯，冬日重感于寒即泄，当脐而痛，不能久立，与胃同候，取巨虚上廉。小肠病者，小腹痛，腰脊控睾而痛，时窘之后，当耳前热，若寒甚，若独肩上热甚，及手小指次指之间热，若脉陷者，此其候也，手太阳病也，取之巨虚下廉。"

3）均为冲脉下输之穴：《灵枢·海论》说："冲脉者，为十二经之海，其输上在于大杼（大杼由此而为骨会），下出于巨虚之上下廉。"《灵枢·逆顺肥瘦》说："夫冲脉者，五藏六府之海也，五藏六府皆禀焉。其上者，出于颃颡，渗诸阳，灌诸精；其下者，注少阴之大络，出于气街，循阴股内廉，入腘中，伏行骭骨内，下至内踝之后属而别；其下者，并于少阴之经，渗三阴；其前者，伏行出跗属，下循跗入大指间，渗诸络而温肌肉。"故冲脉既为十二经之海，又为五脏六腑之海，十二经脉和五脏六腑皆禀气于冲脉，皆可调于其上下输注之穴：大杼穴和上下巨虚穴；又因冲脉起于腹部的气街，女子月事与冲脉盛衰息息相关，故《素问·上古天真论篇》说："二七而天癸至，任脉通，太冲脉盛，月事以时下，故有子；七七任脉虚，太冲脉衰少，天癸竭，地道不通，故形坏而无子也。"故女子妇科疾病亦可取上下巨虚穴。

（3）丰隆穴和条口穴：在释理四花中穴前，让我们先明了其毗邻的丰隆穴和条口穴穴名之意。丰隆穴为足阳明的络穴，别走太阴。丰隆者，阳血聚之而隆起也，化阴络，交太阴，有丰满之象，其处亦为胫前肌群肉最丰厚处，故曰丰隆穴；丰隆穴别络足太阴经，脾主肉，条口穴毗邻丰隆穴，位于胫前肌条形肉中央最丰之处，此穴意为条形肌肉气会之所，故曰条口穴，可取条口穴治余条形肌肉之痹证，乃"以肉治肉"，脾主肉，肉禀气于胃也。

（4）四花中穴：位于足阳明经主干的内缘，为已阖降的阳中有阴土经之气。其穴于犊鼻穴下七点五寸，上巨虚和下巨虚连线中点的水平线和胫骨外侧缘的交点，或丰隆穴和条口穴平上半寸与胫骨外侧缘的交点是穴。本穴和条口穴、丰隆穴的平面下为小腿肉最丰厚之处，亦为络脉交汇为巨之所，故于本穴别出四条络脉，丰隆别出一条络脉。此部穴下的气街为最宽阔之处，故络脉于此不会因大寒而厥绝，其络脉不通者多因于瘀滞。

（5）阴阳相合导气法

四花中穴别出心之分支络和心脏之支络脉两条络脉，乃络于心包和盘布于心包中的冠状动脉。足阳明阳中有阴已阖降之土气经此通道，颐养心包和冠状动脉，此为生理。今络脉瘀滞，闭阻不通，心包和冠状动脉失养而现心脏炎、心脏血管硬化、心脏麻痹等证，故于本穴点刺放血可解之。故《灵枢·刺节真邪》说："用针之类，在于调气，气积于胃，以通营卫，各行其道。宗气留于海，其下者注于气街，其上者走于息道。故厥在于足，宗气不下，脉中之血，凝而留止，弗之火调，弗能取之。用针者，必先察其经络之实虚，切而循之，按而弹之，视其应动者，乃后取之而下之。六经调者，谓之不病，虽病，谓之自已也。一经上实下虚而不通者，此必有横络盛加于大经，令之不通，视而泻之，此所谓解结也。"五谷入于胃，其糟粕、津液、宗气、卫气分为四隧。抟于膻中气海的宗气，上走于鼻，下注于胫之气街。气在胫者，止之于气街与承山踝上以下。今络绝于足，宗气不下，脉中之血无宗气温通，凝而留止，致上实下虚，络脉瘀滞，横加于大经，须点刺放血以泻之，谓解结也。《灵枢·大惑论》说："目者，五藏六府之精也，营卫魂魄之所常营也，神气之所生也。故神劳则魂魄散，志意乱。是故瞳子黑眼法于阴，白眼赤脉法于阳也，故阴阳合传而精明也。目者，心使也，心者，神之舍也，故神精乱而不转，卒然见非常处，精神魂魄，散不相得，故曰惑也。"目者，为心之使也，神安主明，则目疾自除也。

（6）五行相生导气法

因肺胃的密切关系，从阳引阴，可于本穴导足阳明阳中有阴已阖降之气，经肺之支络脉，入肺，土生金，迅起补益肺气之功，故可治肺系之疾。

（7）回络本腑导气法

从主治的病症分析，本穴别出的六腑之副络脉当络胃腑，于本穴导足阳明阳中有阴已阖降之气，回络于胃腑，折其上逆之气，助其通降，以治胃疾。

23. 四花副穴

部位：四花中穴直下二寸半。

解剖：心之分支神经、肺之支神经、心脏之支神经、六腑之副神经。

主治：哮喘、眼球病、心脏炎、心脏血管硬化（心两侧疼痛）、心脏麻痹（胸闷难过，坐卧不安）、急性胃痛、骨骼肿大。增（肺积水、肺结核、肺瘤、肺气肿、肩胛痛、臂弯疼、食指疼。消骨生肌。）

取穴：当四花中穴直下二寸半处是穴。

手术：三棱针刺出黑血，治心脏血管硬化、心脏麻痹、急性胃痛、肠胃炎。

运用：四花副穴与四花中穴配合使用，治以上诸症，立即见效。但扎针时，对正血管（不论在穴之左右）下刺，以能见黑血为准。

释理：（1）四花副穴位于足阳明经主干的内侧缘（阴侧），犊鼻穴直下十寸，下巨虚穴下一寸，胫骨外侧缘。穴性为足阳明阳中有阴已阖降之土气。解剖是心之分支神经、肺之支神经、心脏之支神经、六腑之副神经，乃于本穴别出心之分支络脉和心脏之支络脉，络心；别出肺之支络脉，络肺；别出六腑之副络脉，络六腑。

（2）四花副穴主治的释理同四花中穴。

24. 四花下穴

部位：四花副穴直下二寸五分。

解剖：六腑神经、肺之副神经、肾之副神经。

主治：肠炎、腹部胀、胸胀、胃痛、浮肿、睡中咬牙、骨骼肿大。

取穴：当四花副穴直下二寸五分处是穴。

手术：针深五分至一寸（用细毫针）。

释理：（1）四花下穴位于足阳明经主干的内侧缘（阴侧），犊鼻穴下十二寸五分，外踝尖上三寸五分，胫骨外侧缘处是穴，穴性是足阳明经阳中有阴已阖降之土气。解剖是六腑神经、肺之副神经、肾之副神经，乃于本穴别出六腑络脉、肺之副络脉、肾之副络脉，分别络于六腑、肺和肾。

（2）回络本腑导气法

《素问·六节藏象论篇》说："脾胃大肠小肠三焦膀胱者，仓廪之本，营之居也，名曰器，能化糟粕，转味而入出者，其华在唇四白，其充在肌，其味甘，其色黄，此至阴之类，通于土气。"故六阳腑（胆为中精之腑，奇恒之腑，有脏性，藏精而不泻，故胆除外）为器，器者，皿也，容物之具也。六阳腑容五谷味，传化物，转味出入也，皆通于土气，故大肠小肠腑从所属经脉的荥输穴别行，下合于足阳明经，别入于内，连属于腑（三焦腑下合于足太阳，乃因三焦腑为决渎之官，水道出焉。膀胱腑为州都之官，津液藏焉。两腑皆通调水道也）。今于本穴导足阳明阳中有阴已阖降之土气，经六腑络脉入大小肠，从阳引阳，皆通土气，助益大小肠泌别清浊，传化物转味出入，使营居于内，令糟粕依次传下。大小肠腑以通降为顺，大小肠通畅，其疾自除。

（3）五行相生导气法

肺和胃因寸口脉、虚里脉而联系紧密，今于本穴导通肠腑之土气，经肺之副络脉入肺，使肺金生，肺气降，胸胀自除。

（4）五行相克导气法

浮肿、睡中咬牙、骨骼肿大者，皆因湿邪浸淫于肾，元精式微不宁。今于本穴导阳明燥土之气，经肾之副络脉入肾，从阳引阴，以土伏水，祛邪除湿，故可治之。

25. 腑肠穴

部位：四花下穴直上一寸半。

解剖：六腑神经、肺之副神经、肾之副神经、心脏之副神经。

主治：同四花下穴。

取穴：当四花下穴直上一寸五分处是穴。

手术：针深五分至一寸（用细毫针）。

应用：通常为四花下穴之配穴，效力迅速，但不单独用针。

释理：（1）腑肠穴位于足阳明经主干的内侧缘（阴侧），犊鼻穴下十一寸，外踝尖上五寸，胫骨外侧缘上是穴。穴性为足阳明阳中有阴已阖降之土气。解剖是六腑神经、肺之副神经、肾之副神经、心脏之副神经，乃于本穴别出六腑络脉、肺之副络脉、肾之副络脉、心脏之副络脉，分别络入六腑、肺、肾和心包。

（2）本穴的主治同四花下穴，故作用机理亦同四花下穴。

26. 消骨穴（新增）

部位：外膝眼至解溪间二等分处一穴，再各二等分处各取一穴，共三穴；自上而下依次称为消骨一穴、消骨二穴及消骨三穴。贴胫骨外缘，自前往后直刺。本穴组针感很强，最好采卧姿取穴。

主治：全身各部骨节肿大（例如膝关节、指关节肿大）皆效。

邱雅昌先生按："此穴组为治疗腰椎、颈椎骨刺的要穴。董氏奇穴可消骨骼肿大者尚有复原穴、中白穴、火硬穴。"

释理：五行相克导气法：消骨穴为赖金雄先生独有，他家未曾见之，故其来由不得考。消骨穴由三个穴点组成，位于足阳明经主干的内缘（阴侧），为足阳明阳中有阴已阖降之气。解剖部分缺失，从其专治骨刺上分析，当于本穴别出肾支络脉，络肾。形成骨刺原因有二：一是骨质退行性改变的结果；二是脊椎后关节的微小移位，造成关节失稳，应力失衡，为维持脊柱平衡，产生代偿性增生的反应。中医则认为骨为奇恒之腑，藏精而不泻。骨之精为生血之精，源于肾所藏之元精。肾主骨，肾气化生骨气，温煦濡养骨骼。故当肾气虚衰，元精不足，骨骼失骨气温煦濡养，可致骨刺生成；湿邪浸淫，元精式微，湿邪循肾气化骨气之道，浸淫于骨节，可致骨节肿大。今于本穴的三个穴点导足阳明阳中有阴已阖降戊土之气，经肾支络脉入肾，既可以阳明燥土之气制湿邪，又可以阳明阖降护阴水，助益元精固藏，故可消骨节肿大和骨刺。

27. 门金穴

部位：第二跖骨与第三跖骨连接部之前凹陷中。

解剖：十二指肠神经、胃之支神经。

主治：肠炎、胃炎、腹部发胀及腹痛、盲肠炎。

取穴：当第二跖骨与第三跖骨连接部之前凹陷中，即与火主并列。

手术：用细毫针，针深五分（具有特效）。

注意：单足取穴，禁双足同时取穴。

释理：（1）门金穴位于足阳明经的主干上，位置同陷谷穴，陷谷穴为输穴，故本穴穴性属木。解剖是十二指肠神经和胃之支神经，乃于本穴别出十二指肠络脉和胃之支络脉，分别入十二指肠和胃。

（2）门金穴和陷谷穴：董氏奇穴里有少数的几个穴位和腧穴位置是相同的，门金穴就是其中之一。这说明在经脉出入离合变化的节交点上，可以有络脉由此别出。门金穴既为络穴，又为腧穴，因此，既有腧穴通其经脉、调其血气、营其逆顺出入之会之功，又有络穴导气之效。

陷谷穴为输穴，"所注为输"，足阳明经输注脉气而成陷谷穴。阳者，动也，阳脉经气循行迅捷也。陷谷穴以其木性制土气之阳动，土气输注趋缓，在如凹陷状之山谷聚而成机，故名陷谷穴。土气于此抟聚为巨，由此别行，土气化金，为生金之门，故其络穴名为门金穴。土气聚而成陷谷，化而为生金之门，此为同一部位的腧穴和络穴不同穴名之来由。因腧穴和络穴意义不同，故针刺陷谷穴为经刺，针意在补泻，针可稍深。针刺门金穴为络刺，针意在导气，针可稍浅。

（3）荥输治外经：足阳明经于荥穴内庭和输穴陷谷处别行，合于足三里，再别行入内，连属胃腑。六腑皆出于足三阳，足阳明经的荥输穴别行之脉，合于本经足三里穴处，故足阳明经的合穴和下合穴同为足三里。因合于本经，荥输治外经，此外经即足阳明本经，故内庭和陷谷可治足阳明经本经之疾。经曰："经脉有是动，有所生病者，一脉辄变为二病者，何也？言是动者，气也；所生病者，血也。邪在气，气为是动；邪在血，血为所生病。气主呴之，血主濡之。气留而不行者，为气先病也；血壅而不濡者，为血后病也。故先为是动，后所生病也……足阳明是动则病洒洒振寒，善呻数欠，颜黑，病至则恶人与火，闻木声则惕然而惊，独闭户塞牖而处，甚则欲上高而歌，弃衣而走，贲响腹胀，是为骭厥；足阳明是主血所生病者，狂疟温淫汗出，鼽衄，口喎唇胗，颈肿喉痹，大腹水肿，膝膑肿痛，循膺乳气街股伏兔骭外廉足跗上皆痛，中指不用。"内庭、陷谷可治之。

（4）回络本腑导气法

足阳明经于输穴陷谷处有别行合于足三里之脉，又有于络穴门金，别出胃之支络脉和十二指肠络脉，连属于胃和十二指肠。十二指肠是管径最大、长度最短、位置最深且最为固定的小肠段，与胃相连，既接受胃液又接受胰液和胆汁的注入，具有十分重要的消化功能，为胃消化功能的延续。故于门金穴处，导足阳明输注抟聚于此的土经之木气，经胃之支络脉和十二指肠络脉，木生火，化为火气入胃和十二指肠，乃增强胃、十二指肠腐熟食物之功；又木气克土经脉气之疾行，令土生金，以金性脉气助益胃腑肠腑通降传化物，故可治化物积滞之疾。然，通降之力不宜太过，太过则有碍于胃和十二指肠的消化吸收，故不宜双足同时取穴。

28. 木妇穴

部位：足第二趾中节正中央外开三分。

解剖：心之副神经。

主治：妇科赤白带下、月经不调、经痛、子宫炎、输卵管不通。

取穴：当第二趾第二节正中央向外开三分是穴。

手术：针深二分至四分，贴趾骨下针（用细毫针，粗针痛苦）。

释理：（1）木妇穴位足阳明主干的内缘（阴侧），毗邻井穴厉兑，穴性为金，为足阳明阳中有阴已阖降之气。解剖是心之副神经，乃于本穴别出心之副络脉，络心包。

（2）厉兑穴：为足阳明经的井穴，"所出为井"，足阳明经气溜行于内庭，至厉兑穴处，经气由里向外出行。《灵枢·根结》说："阳明根于厉兑，结于颡大，颡大者钳耳也。"故厉兑穴既为井穴，又为根穴。厉者危岸也，兑者口也。足阳明经气于此由里向外出，虑土气耗散，伤及后天之本，经气须停留于此，故以金性肃降之气令足阳明之土气根于足大指次指之端，犹如停靠危岸之口，小心翼翼，容不得些许差池，故名厉兑穴，说明足阳明土气根于厉兑穴的重要性。

（3）阴阳相合和冲和导气法

足阳明和手厥阴阴阳相应，阳明厥阴同为阖，同气相求，胃和心包脏腑别通，故从足阳明经导气至心包为阴阳相合导气法；足阳明经血气旺于辰时，手厥阴经血气旺于戌时，辰戌阴阳相对相冲，故又为冲和针法。《素问·灵兰秘典论篇》说："主不明则十二官危，使道闭塞而不通，形乃大伤，以此养生则殃，以为天下者，其宗大危，戒之戒之。"使道者，神气行使之道也。使道在《灵枢·天年》里为鼻腔使气之道，于此为女子胞宫之地道，故有《素问·上古天真论篇》说："七七任脉虚，太冲脉衰少，天癸竭，地道不通，故形坏而无子也。"今妇人因心主不明，使道闭塞不通，形乃大伤，出现输卵管不通、妇科赤白带下、子宫炎、月经不调、经痛。乃于厉兑旁木妇穴处，导足阳明金性根结阳中有阴已阖降之气，经心之副络脉，入心包，助益心包膏脂藏精，心包原气盛，则宫墙固，邪弗能扰心，主明则下安矣，故可治上述诸疾。

29. 火包穴

部位：足第二趾底第二道横纹中央。

解剖：心之神经、肝之神经。

取穴：平卧，当足次趾底第二道横纹正中央是穴。

手术：用三棱针扎出黑血立即见效。用毫针针深三至五分。

注意：禁灸，孕妇禁针。

释理：（1）火包穴位于足阳明经主干的下面（阴面），毗邻厉兑穴，穴性属金。解剖是心之神经和肝之神经，乃于本穴别出心之络脉和肝之络脉，络心和肝。

（2）阴阳相合导气法

理同木妇穴，皆因心主不明，致使道闭塞不通而出现难产、胎衣不下。火包穴和木妇穴不同的是：火包穴为足阳明阳极转阴之气，木妇穴为足阳明阳中有阴之气，故火包穴阖降之力强于木妇穴，故其治为难产和胎衣不下，木妇穴则治输卵管不通。此亦为火包穴禁灸，孕妇禁针之理。

30. 花骨二穴

部位：足底第二与第三跖骨之间。

解剖：脾之神经。

主治：手指无力、手臂痛。

取穴：当足底第二与第三跖骨之间，距趾间叉口一寸一穴，又五分一穴，共二穴。

手术：针深五分至一寸。

释理：（1）花骨二穴位于足阳明主干的下缘（极阴面），为阳极转阴阖降之气，于内庭和陷谷之间。因内庭至陷谷的这段经脉的穴性和内庭穴同性，内庭穴穴性属水，故花骨二穴的穴性属水。解剖是脾之神经，乃于花骨二穴处别出脾之络脉，络脾。

（2）表里经导气法

脾胃是脏腑表里隶属关系中特殊的一对，足阳明经因于丰隆穴处别出大络，与足太阴经相接，完成了阳阴经脉经气的更迭，构成十二经脉大循环中的一环。而从花骨二穴处别出脾之络脉络脾，加强了表里脏腑的联系，却不为十二经脉大循环的组成部分。《素问·太阴阳明论篇》说："帝曰：脾病而四支不用何也？岐伯曰：四支皆禀气于胃，而不得至经，必因于脾，乃得禀也。今脾病不能为胃行其津液，四支不得禀水谷气，气日以衰，脉道不利，筋骨肌肉，皆无气以生，故不用焉。"今于花骨二穴处导足阳明阳极转阴阖降之水性之气，经脾之络脉络脾，此阖降水性之阴气助脾藏营，"阴者，藏精而起亟也。"营气盛，脾精复，运化升清健而有力，能为胃行其津液，四支得禀水谷气，筋骨肌肉得养，手指无力、手臂痛自除。

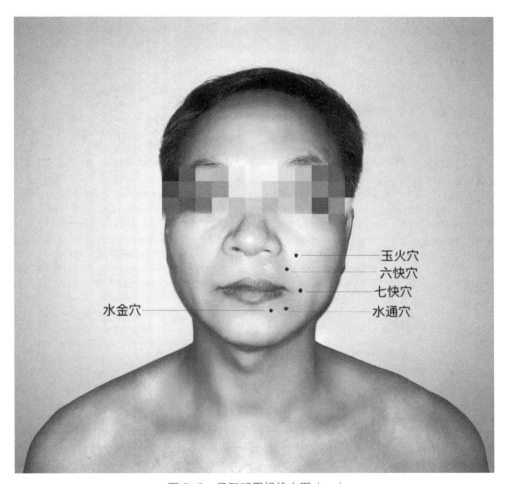

图 5-8 足阳明胃经络穴图（一）

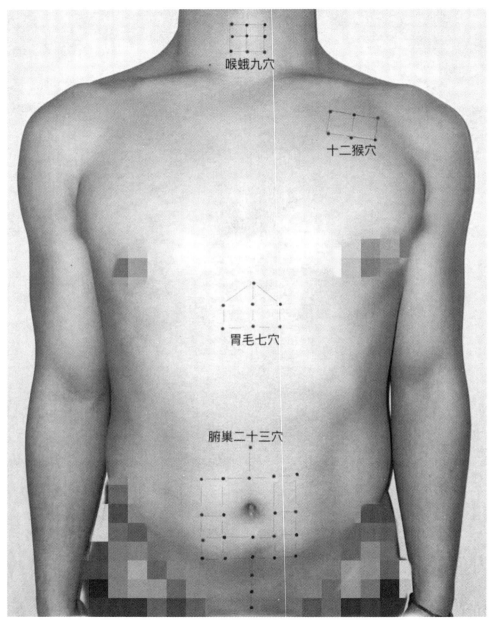

图 5-9　足阳明胃经络穴图（二）

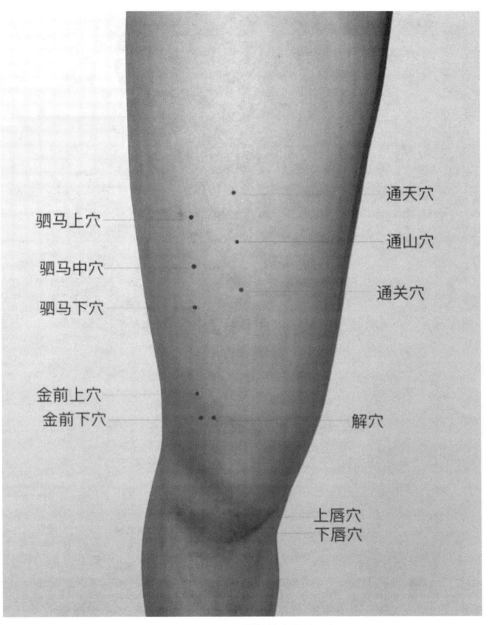

驷马上穴
驷马中穴
驷马下穴
金前上穴
金前下穴

通天穴
通山穴
通关穴
解穴
上唇穴
下唇穴

图 5-10 足阳明胃经络穴图（三）

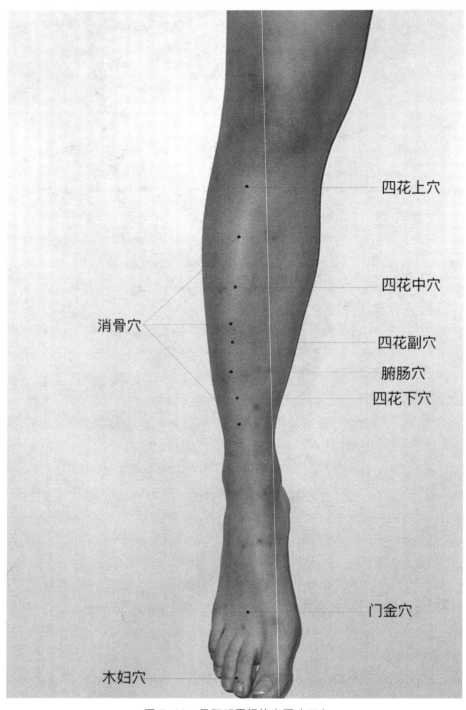

四花上穴

四花中穴

消骨穴

四花副穴

腑肠穴

四花下穴

门金穴

木妇穴

图 5-11　足阳明胃经络穴图（四）

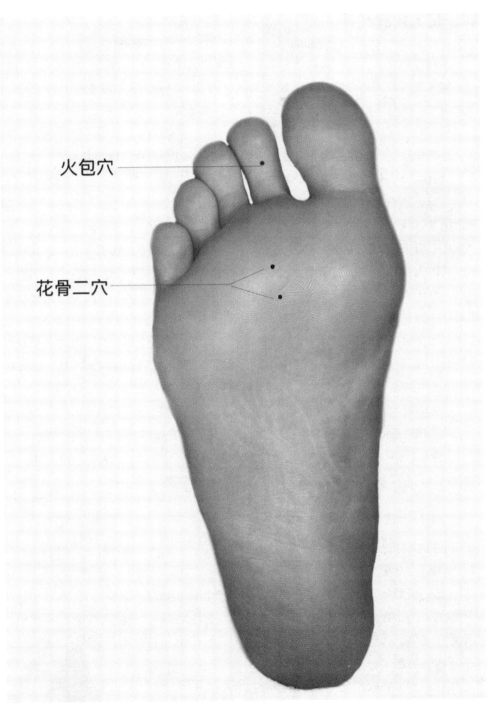

火包穴

花骨二穴

图 5-12　足阳明胃经络穴图（五）

四、足太阴脾经

海豹穴、火连穴、火菊穴、火散穴、人皇穴、地皇穴、天皇穴、肾关穴、四肢穴、四花里穴、上反穴（温柔穴）、失音穴、通肾穴、通胃穴、通背穴、内通关穴、内通山穴、内通天穴、姐妹一穴、姐妹二穴、姐妹三穴、感冒一穴、感冒二穴。

经脉隶属于各脏腑，为所隶属的脏腑行血气，以营周身，故经脉有疾，则血气不和，百病乃变化而生。经脉之疾，无非有三：一曰离合失常，二曰是动所生病，三曰经脉之所败也。三阴脉出入离合者，太阴为开，厥阴为阖，少阴为枢。三阴脉无论是以或开、或阖、或枢，出入离合，其脉皆有根有结，《素问·阴阳离合论篇》说："帝曰：愿闻三阴。岐伯曰：外者为阳，内者为阴。然则中为阴，其冲在下，名曰太阴。太阴根起于隐白，名曰阴中之阴。"《灵枢·根结》说："太阴根于隐白，结于太仓。"太阴之离合，不得相失也，搏而勿沉，名曰一阴。太阴脉当从其离合，勿逆其性，曰为勿沉。太阴脉从足走头，其五输穴的五行变化顺经上行，这种五行变化产生的升发力量使其脉气不沉，离合如常。太阴为开，其离合失常则为开折。故曰："开折则仓廪无所输膈洞，膈洞者取之太阴，视有余不足，故开折者不足而生病也。"其离合失常，乃因脉气或有余或不足所致。

其是动所生病者，前文《经脉》篇里已述，不复述赘。

其经脉之所败者，太阴脉绝也，正如《素问·诊要经终论篇》所说："帝曰：愿闻十二经脉之终奈何？岐伯曰：太阴终者，腹胀闭不得息，善噫善呕、呕则逆，逆则面赤，不逆则上下不通，不通则面黑皮毛焦而终矣。"

1. 海豹穴

部位：大趾之内侧，本节正中央。

解剖：心之分支神经。

主治：眼角痛（角膜炎）、疝气、大指及食指痛、妇科阴道炎。

取穴：当大趾之内侧（即右足之左侧、左足之右侧），大趾本节正中央部（脚指甲后）是穴。

手术：针深一分至三分。

运用：右手痛取左足穴，左手痛取右足穴。

释理：（1）海豹穴位于足太阴经的主干上，木穴隐白的稍后下方，足大趾内侧的正中央，穴性属木。解剖是心之分支神经，乃于本穴别出心之分支络脉，络心。

（2）隐白穴：为足太阴经的井穴，穴性属木。"所出为井"，足太阴经气于此由里向外出行。"阴者，藏精而起亟也"，故阴经井穴为木性，升发也。足太阴经以木性升发之穴气于隐白穴处升腾，因于土经脉气，此升腾之穴气隐隐化生肃降之金气，以制升腾太过，金归肺，肺色白，故名隐白穴。

（3）以子益母导气法

心属火，脾属土，火生土也。心主血，脾为气血生化之源。今于海豹穴导足太阴开机土经之木气，经心之分支络脉入心，化为心包膏脂之原气，护卫心神。主明则下安，使道皆通，故可治妇科阴道炎、疝气；诸痛痒疮皆属于心，目为心之使，故可治眼角痛、大指食指痛。其治大指食指痛者，乃大指食指和足大趾海豹穴相应也。

2. 火连穴

部位：第一跖骨内侧，去趾骨与跖骨关节一寸五分。

解剖：心之分支神经，肾之副支神经。

主治：血压高而引起之头晕眼花、心悸、心脏衰弱。

取穴：当第一跖骨内侧，去趾骨与跖骨关节一寸五分。

手术：针深五分至八分，针沿第一跖骨底缘扎入。

注意：单脚取穴，孕妇禁针。

释义：（1）火连穴位于足太阴经主干上，公孙穴后五分，土穴太白穴后一寸五分，穴性属土。解剖是心之分支神经、肾之副支神经，乃于本穴别出心之分支络脉和肾之副络脉，络心和肾。

（2）大都穴和太白穴：大都穴承接的是足太阴经在隐白穴由里向外循出的土经木性之气，其气升发升腾，土经又隐隐生出金气以抑升腾太过，故其气汇聚于大都穴为巨，木气聚而生火如都市之明，故名大都穴。大都穴位于拇趾内侧，第一跖趾关节前下方赤白肉际处，经气于此溜行，快速溜过跖趾关节后，化为土气，输注于太白穴处。

太白穴是足太阴脾经的输穴、原穴，承接的是足太阴经荥穴大都火性之气。因于土经脉气，土经于此大生金气，制大都穴火性之气，火气沉降而生土气，输注于太白穴上。土经于此大生之金气，金归肺，肺色白，故曰白；足太阴土经之土气输注于太白穴处，脾脏所藏的原气藉土经亦输注于太白穴处，汇聚为巨，曰太，故名太白穴。

（3）公孙穴：为络穴和八脉交会穴，通冲脉。冲脉者为十二经之海，为血海也。冲脉者，气渗诸阳，血灌诸精，为多血气之海脉。公孙穴本为络穴，足太阴经于此别走阳明入络肠胃，复从胃，别上膈，注心中，又于此和冲脉相交会。冲脉为血海，心主血脉，足太阴经、冲脉和心脏因公孙穴别络而相连，足太阴经之土气须化生血气，方能别走冲脉，注心中。脾为气血生化之源，足太阴土经之土气，于公孙穴处化生金气，金气化生水气，脾脏之营经足太阴经公孙穴处公孙三辈穴气的变化，化为血气，循大络别行，上注心中，下入冲脉。土为公，金为父，水为孙，本穴穴气于此由"公"变成"孙"，故曰公孙穴。

（4）火连穴：因火连穴的络脉连属的是心和肾，是五脏间的脉络联系，且因足太阴脾经经气运化的复杂性，故不能尽用"从阴引阳、从阳引阴"的导气法来析之，而以其穴性来释理，本经的以下诸穴均依此释理。

五行各一，火分君相。《素问·天元纪大论篇》说："君火以明，相火以位。"神者非阴非阳、非血非气、无形无状，阴阳莫测也。君火是神之象，其象跃跃而动、熠熠而明。日月发光谓之明，明为神之德，故曰君火以明。主明则下安，主不明则十二官危，以此养生则寿。

相火生于命门，寄于肝胆，游行于三焦，藏于心包，此为相火之位。相火亦有阴阳，阴之相火伏匿于心包，阳之相火游行于三焦。相火以其位温煦五脏六腑，为五脏六腑的生理活动提供最重要的温度来源。相火伏匿于肾水中，当肾水足，相火伏而不发，温而不怒，以其位温煦五脏六腑；当肾水不足，相火妄动，势如龙雷。

火连穴毗邻公孙穴，承接公孙穴土经土金水三辈之气。今于火连穴导足太阴土经土金水三辈之气，经心之分支络脉入心包。土主纳化，静以守位，以土伏火；金气凉降，以折龙雷之势；水以润下，滋阴潜阳，引火归元，故可令妄行之相火复藏于心包。

今于火连穴导土经三辈之气，经肾之副络脉入肾，伏火潜阳，引火归元，故能解因相火妄动而致血压高之头晕眼昏、心悸、心脏衰弱。火连者，敛火也，其土金水公孙之穴气，以土气为主，以土敛火，故名火连。火连穴因别出肾之副络脉，络肾而通命门，命门者男子以藏精，女子以系胞，故单足取穴，孕妇禁针。

3. 火菊穴

部位：第一跖骨内侧，去趾骨关节二寸五分。

解剖：心之分支神经、肾之分支神经。

主治：手发麻、心悸、头晕、脚痛、高血压、头昏脑胀、眼昏、眼皮发酸、颈项扭转不灵。

取穴：当第一跖骨内侧，去火连穴一寸处是穴。

手术：针深五分至八分，针与跖骨成直角，沿跖骨底缘刺入。

注意：单足取穴，孕妇禁针。

释理：（1）火菊穴位于足太阴脾经的主干上，火连穴后一寸，公孙穴后一寸五分。解剖是心之分支神经和肾之分支神经，乃于本穴别出心之分支络脉和肾之分支络脉，络心包和肾。

（2）本穴释理基本上同火连穴，皆为承接公孙穴的土经土金水三辈之气，经心之分支络脉和肾之分支络脉，入心包和肾。不同的是：火连穴偏于土气，以敛火为主，以土伏相火龙雷走窜之势；火菊穴偏于金气，以聚火为主，以金性凉降之性将相火聚于其位，相火聚而不散，则诸症可除。

4. 火散穴

部位：第一跖骨内侧，去趾骨与跖骨关节三寸五分。

解剖：心之分支神经、肾之副支神经、六腑副神经。

主治：脑痛、脑胀、眼角痛、肾亏、头晕、眼花、腰酸背痛。

手术：针深五分至八分，针横跖骨底缘刺入。

注意：单足取穴，孕妇禁针。

应用：火连、火菊、火散三穴可同时下针，主治以上各症及脑瘤、脑膜炎。但要特别注意单足取穴，双足不可同时下针。

释理：（1）火散穴位于足太阴脾经的主干上，火连穴后二寸，靠近然谷穴，但与然谷穴不同经。解剖是心之分支神经、肾之副支神经、六腑副神经，乃于本穴别出心之分支络脉、肾之副支络脉和六腑副络脉，分别络心包、肾和三焦腑。

（2）本穴释理基本同火连穴和火菊穴，不同的是三穴承接的是公孙穴土金水三辈之气，故火连穴偏土气，以敛火为主；火菊穴偏金气，以聚火为主；火散穴偏于水气，水以润下，引火归位。火散穴的解剖部位多出一条六腑副络脉，此络脉乃络三焦腑，三焦腑乃相火游行之地，以温煦五脏六腑。今于火散穴偏于水性土经之气，将龙雷相火经心之分支络脉、肾之副支络脉和六腑副络脉，由三焦腑之道，分别入络心包、三焦和肾，以水潜阳，降龙伏雷，引火各归其位，相火由此散入各脏腑，以其位佐君火温煦五脏六腑，故名火散穴。三穴可单足同时下针，却不可双足同时下针，乃因相火为龙雷之火，其性刚烈暴躁，喜怒无常，降伏相火当小心翼翼。以足太阴单侧经脉阴柔土气化其刚暴，静以守位，以土经土金水三辈之气，敛之、聚之、散之，以归其位，故不可双侧经脉取穴导气，以扰柔静之势，以触其怒。火连、火菊、火散穴为治相火的要穴，三穴常单足同用，再配双侧下三皇（肾关、地皇、人皇），对引火归元有奇功，相火归位，可延年益寿也！相火因肾脏精血不足而不居其位，相火浮越于外，五脏六腑不得以温煦，疾病丛生，衰老由此而始！从公孙穴传导来的土经土金水之气，历火连穴、火菊穴，终于火散穴，土金水之气亦各归于三穴中。足太阴历火散穴后，恢复从太白穴承接来的土气，直至商丘穴前。

5. 人皇穴

部位：胫骨之内侧后缘，距内踝上三寸。

解剖：肾之分支神经。

主治：淋病、阳痿、早泄、遗精、滑精、腰脊椎骨痛、脖子痛、头晕、手麻、糖尿病、蛋白尿、血尿、肾炎、肾亏之腰痛。

取穴：当胫骨之内侧后缘，距内踝上三寸处是穴。

手术：针深六分至一寸二分。

注意：孕妇禁针。

（注：天皇穴或用肾关穴、地皇穴、人皇穴合称三皇穴或下三皇）。

释理：（1）人皇穴位于足太阴脾经的主干上，位同三阴交穴，既有经穴之性，又有络穴之用。因经穴和络穴之别，人皇穴位浅于三阴交穴。解剖是肾之分支神经，乃于人皇穴处别出肾之分支络脉，络肾。

（2）商丘穴：三阴交穴承接的是足太阴经经穴商丘的穴气。所行为经者，经脉之行趋缓的节之交也，曰为经穴。商丘穴位于足内踝前下方凹陷处，足太阴经脉行至商丘穴处，因脉行趋缓，故以商计时，限时过如山丘状的内踝骨，故名商丘穴，商丘穴性属金。

（3）人皇穴和三阴交穴：足太阴者三阴也，三阴交者，足太阴之三阴脉气交聚也，非足太阴、足厥阴、足少阴三条阴经相交也。三阴交穴承接商丘穴金性之气，与足太阴土经三阴之气交聚，合化而为水精，为三阴聚交之果。足太阴脉之金气行至三阴交，变化为水精之气上行。

肾属水，水曰润下，左肾得以藏元精，右肾得以藏五脏六腑之精，水为精之根、精之宅；肾又为水藏，主水液。人皇穴穴性同三阴交穴，乃水精之机。今于人皇穴导之水精之气，经肾之分支络脉入肾，脾胃后天之精经此道可补肾脏先天之精，既滋肾水又充肾气，故可治上述诸症。孕妇禁针者，乃右命门系女子胞，而人皇穴所导之气通左右两肾。

6. 地皇穴

部位：胫骨之内侧后缘，距内踝骨七寸。

解剖：肾之神经。

主治：肾炎、四肢浮肿、糖尿病、淋病、阳痿、早泄、遗精、梦遗、蛋白尿、血尿（皆配天皇人皇）、子宫瘤、月经不调、肾亏之腰痛。

取穴：当胫骨之内侧后缘，距内踝上七寸处是穴。

手术：针与脚成45度扎入，针深一寸至一寸八分。

注意：孕妇禁针。

释理：（1）地皇穴位于足太阴经的主干上，漏谷穴上一寸，承接三阴交穴的脉气，穴性属水。解剖是肾之神经，乃于本穴别出肾之络脉，络肾。

（2）地皇穴和漏谷穴：漏谷穴承接的是三阴交穴的水精之气。脾为胃行津液，营气藏于脾。漏谷穴的水精之气能回补营精，脾精足，运化健，则能运化所漏之谷，故名漏谷穴。地皇穴承接的是漏谷穴处能直接回补脾营的水精之气，故从地皇穴导此水精之气，经肾之络脉入肾，以后天营血藏于右命门，充肾气，补元精，故可治上述诸症。孕妇禁针理同人皇穴。

7. 天皇穴

部位：胫骨头之内侧凹陷中，去膝关节二寸五分。

解剖：肾之神经、六腑神经、心之分支神经。

主治：胃酸过多、反胃（倒食症）、肾脏炎、糖尿病、小便蛋白尿。

取穴：当膝下内辅骨下陷中，在胫骨头之内侧，去膝关节二寸五分是穴。

手术：针深五分至一寸。

运用：配天皇副穴治倒食症、胃酸过多。

注意：不宜灸，孕妇禁针。

释理：（1）天皇穴位于足太阴经的主干上，位同阴陵泉穴，既有腧穴之性，又有络穴之用，穴性属水。解剖是肾之神经、六腑神经和心之分支神经，乃于天皇穴处别出肾之络脉、六腑络脉和心之分支络脉，分别络肾、胃和心包。

（2）天皇穴和阴陵泉穴：阴陵泉穴是足太阴经的合穴，穴性属水。和三阴交穴的水性不同，阴陵泉穴的水性穴气是因阴经合穴皆属水性。此水如阴蔽丘陵下涌冒之泉水，清凉透澈甘甜，故名阴陵泉穴。天皇穴位同阴陵泉穴，穴性属水，因络穴之性，其位浅于阴陵泉穴。针刺此二穴，须明经穴和络穴之所异，以针刺目的定深浅和针刺手法，方能以意和之。

（3）络肾：从天皇穴导土经清凉透澈甘甜的水气，经肾之络脉入肾，能涤荡肾脏，补充水液，助益肾主水液主津液之职。

（4）表里经导气法

胃腑腐熟食物如若缺水，则会出现胃酸过多，反胃。今于天皇穴导土经清凉透澈甘甜之水液，经六腑络脉，入胃，如同蒸煮食物加水，以防烧焦，故可治胃酸过多和反胃（倒食症）。

（5）络心包：此清凉透澈甘甜之水气对心脏无太多的助益，故无治疗心脏病的功效。

（6）注意：本穴和阴陵泉同穴，穴性属水，不可灸之。水火本不容，灸之则重伤经络，内蓄炎毒，致骨枯脉涩，反害中和。三阴交穴亦是不宜灸，不可不明，慎之慎之！孕妇禁针理同人皇、地皇穴。

8. 天皇副穴（肾关穴）

部位：天皇穴直下一寸五分。

解剖：六腑神经。

主治：胃酸过多、倒食症、眼球歪斜、散光、贫血、癫痫病、神经病、眉酸骨痛、鼻骨痛、头晕、头痛、肾亏所引起之坐骨神经痛、腰酸（若诊断正确，下针即刻见效）、近视、多泪、两腿无力、臂麻、心刺痛、胸口痛。

取穴：当胫骨之内侧，天皇穴直下一寸五分处是穴。

手术：针深五分至一寸。直刺治胸口闷痛，斜刺治肾亏之病。

释理：（1）肾关穴位于足太阴脾经的主干上，阴陵泉穴下一寸五分，地机穴上一寸五分。解剖只有六腑神经，从其主治内容分析，此解剖内容当有遗漏。肾关穴号称有大补肾气肾阳之功，能治一切肾亏之病，仅六腑络脉是很难释理的。思之，既名为天皇副穴，其解剖内容当似于天皇穴，当于本穴别出肾之络脉，络肾。

（2）地机穴：是足太阴经的郄穴。何为郄穴？郄者空隙也，经脉之脉气聚集于空隙处者为郄穴。机者积也，道运化因缘成果之无形法为机，故地机穴之义乃是足太阴经之土气积聚于空隙处，积聚成果而为机。三百六十五穴会，皆积而成机，多寡之别，故曰："机之动，不离其空，空中之机，清静而微。"故机者穴气也。经脉上气结成机之穴气如丹田之丹，是抵御外邪的灵丹妙药，有的穴气结成小机，有的穴气结成大机，小机小效，大机大效。地机穴之机者，大机也，承接的是能直接回补脾脏的漏谷穴营精之气，此营精之气由土经金气和三阴脉气交合于三阴交穴处变化而得，经足太阴土经的上行运化，历漏谷穴至地机穴空隙处，化为血精之气，结成大机，故地机穴为郄穴，可治血病，可治足太阴所生病者：舌本痛，体不能动摇，食不下，烦心，心下急痛，溏、瘕、泄、水闭、黄疸，不能卧，强立之股膝内肿厥，足大指不用。

（3）肾关穴（天皇副穴）：位于地机穴上一寸五分，承接的是地机穴上输的血精之气。今于肾关穴处导此血精之气，经肾之络脉，入肾，此大机之气如灵丹妙药，填精补肾，既补肾气，又补精血，阴阳双补，故肾关穴为补肾要穴。

下三皇为补肾的一组要穴，应由天皇副穴、地皇穴、人皇穴组成，而非是天皇穴、地皇穴、人皇穴组成。这是因为天皇穴和天皇副穴相较，天皇穴的穴性决定了天皇穴仅有涤荡肾脏之功，而无补肾之效。

从人皇穴、地皇穴、天皇副穴的穴气分析：人皇穴的穴气是从商丘穴上行的金气和足太阴的三阴之气，汇聚于三阴交穴处，经足太阴土经运化而得水精之气，为初生的水精之气；三阴交穴的水精之气由足太阴经输运上行，经土经脉气运化，至漏谷穴处，得可运化由胃而漏之谷的营精，此营精为地皇穴所承接，故地皇穴的穴气是经运化的营精之气；漏谷穴的营精之气由足太阴经一边输运上行，一边对其运化，至地机穴处，汇聚于其空隙间，得如丹血精之气，为地机穴之穴气。天皇副穴承接的是地机穴的血精之气。因此，就补肾而言，人皇、地皇、天皇副穴的穴气决定着其补肾的功效是逐层加强，故下三皇穴是以人、地、天为序。"皇者，大也。从自。自，始也。"脾胃属土，其位居中，五脏六腑、四肢百骸的营血全赖于脾胃的生成运化，故土为万物之母，万物以土为始，土以母之温柔哺育四方，母仪天下而为皇性。下三皇以后天营血补益先天精血，有土皇之性，故名下三皇。地机穴处的血精之气，行至天皇副穴而止，土生金，足太阴经脉气由此变化成金性，恢复从商丘穴上输的金性脉气，直至阴陵泉穴前。

从董氏奇穴的足陆陆部位和小腿七七部位，悟到了足太阴脉气在公孙穴和三阴交穴两个重要的节点上不同变化的奥秘，不禁感叹土气化生的神奇！生命的初生是从无到有，由气到质的变化。土为万物之母，万物土中生，万物土中灭。

足太阴脾经五输穴的脉气属性本为：井穴隐白穴性属木，从隐白穴至大都穴前的这段脉气皆属木性；荥穴大都穴性属火，从大都穴至太白穴前的这段脉气皆属火性；输穴太白穴性属土，从太白穴至商丘穴前的这段脉气皆属土性；经穴商丘穴性属金，从商丘穴至阴陵泉穴前的这段脉气皆属金气；合穴阴陵泉穴性属水，从阴陵泉穴入内循行的这段脉气皆属水。但因足太阴脉气禀脾脏至阴土类之气，土为万物之母，土气运化生成，因缘成果，气化成机。因此，公孙穴因通冲脉、络心，公孙穴从太白穴承接的土气发生五行相生的因果变化，土生金，金生水，公孙穴得以水精之气入冲脉之血海和心主血脉中。公孙穴由此而化生的土金气三气，结于火敛、火菊和火散三穴，以三气之机伏相火，引火归元。火散穴后至商丘穴前，足太阴经恢复从太白穴承接的土气，此为足太阴土气的一变；另一变始于三阴交穴，足太阴三阴脉气相聚相交成至阴土气，和从商丘穴承接的金气相合，变化生成水精之气。此水精之气经足太阴脉气的上输运化，至漏谷穴处化生营精之机。此营精之气又经足太阴脉气的上输运化，至地机穴处化生血精之机，上输于天皇副穴。经脉循至天皇副穴后，恢复从商丘穴承接的金气至阴陵泉穴前。太阴阴土脉气因缘成果的变化使穴气成机，足太阴经脉处处是机。因此，足太阴脾经的络穴皆位于足太阴经脉的主干上，此亦为董公认为七七小腿部的奇穴是其精华的原因。胃腑通降腐熟，脾脏升清运化，阳土阴土的不同属性决定了足阳明经和足太阴经作用机制的不同。

（4）表里经导气法

从天皇副穴别出的六腑络脉，乃为胃腑络脉。脾为胃行津液，今于天皇副穴导其血精之气，经六腑络脉别入于胃，为胃行津液而治胃酸过多、倒食症。天皇穴常和天皇副穴并用，但两穴的穴气不同，从天皇穴所导的是源于阴陵泉穴清凉透澈甘甜的泉水，其功用如蒸煮加水，以防烧焦；从天皇副穴所导的是源于地机穴抟集的血精之气，其功用是可运化胃所漏之谷，故可制胃酸分泌过多或不足。两穴合用，标本兼治。

（5）络心：脾为气血生化之源，心主血。从天皇副穴所导的血精之气，经心之分支络脉，入心，以脾经开机之气通血脉，补血精，颐养心神，故可治心血不足之心刺痛、胸口痛。天皇穴所导的是甘凉如泉水之气，虽亦入心，却无治心疾之功。

因心和胆脏腑别通，相冲相和，故天皇副穴别出的心之分支络脉是朝足少阳经的方向上行，故治心脏病，须朝足少阳胆经的方向直刺；而肾之络脉则是朝足阳明经的方向别行，故治肾亏，须朝足阳明经的方向斜刺。人皇穴和地皇穴亦是如此。

肾关穴治肩痛或肩周炎，均须斜刺，乃因其肾之络脉位于靠近足阳明经的深部空间里。肩关节浅盂状的关节滑利运动，全赖肩骨缝中央处"背面穴"别出的丹田络脉。丹田之丹气经此络脉温养关节，以柔养筋，使肩部经筋柔健有力。丹田之丹气根于双肾，由肾间动气在气海中结聚成丹。肾虚则丹气弱，肩部无丹气温煦而易致肩痛；若年近五十，天癸突绝而无丹，则易致肩关节失温养而冻结成肩周炎。肾关穴以血精之气补益元精和肾气，故可治之。

9. 四肢穴

部位：胫骨之内侧，在内踝上四寸。

解剖：心之支神经、四肢神经、肾之分支神经。

主治：四肢痛、颈项痛、糖尿病。

取穴：当胫骨之内侧后缘，去内踝四寸处是穴。

手术：针深六分至一寸二分。

注意：孕妇禁针。

释理：（1）四肢穴位于足太阴经的主干上，三阴交穴上一寸，穴性属水。解剖是心之支神经、四肢神经、肾之分支神经，乃于本穴别出心之支络脉、四肢络脉和肾之分支络脉，分别络心、四肢和肾。

（2）四肢穴和三阴交穴：《素问·太阴阳明论篇》说："足太阴者三阴也，其脉贯胃属脾络嗌，故太阴为之行气于三阴。四支皆禀气于胃，脾为胃行其津液，四支必因于脾乃得禀水谷气，筋骨肌肉乃得以生。"三阴者至阴也，足太阴脉气是由三阴之至阴土气构成，故曰："太阴为之行气于三阴。"此三阴者非三阴经脉也，三阴交穴亦非三条阴经交汇之所。足太阴经的三阴之气交聚于三阴交穴处，和从商丘穴上传的金气相合，化生水精之气，为三阴交穴的穴气。四肢穴承接的是三阴交穴上输的水精之气，经土经的运化而得营精之气。

（3）络四肢：四肢本因于脾而禀气于胃，故曰脾主四肢。今于四肢穴处导足太阴营精之气，经四肢络脉入四肢，以清阳之气实四肢，故可治四肢痛。

（4）络心：心主血，脾为气血生化之源，今于四肢穴导营精之气，经心之支络脉，入心，对心气可有助益之功。

（5）络肾：肾主水，受五脏六腑之精而藏之。今于四肢穴导营精之气，经肾之分支络脉入肾，此营精之气由太阴三阴之土气所化，为水谷之精华，可入右肾、命门以藏，盛则化为肾气。

10. 四花里穴

部位：四花中穴向里横开一寸二分，当胫骨之外缘（当是胫骨内缘）。

解剖：心之支神经、肺之区支神经。

主治：肠胃病、心脏病、心悸、转筋霍乱（呕吐）、心脏麻痹。

取穴：当四花中穴向里横开一寸二分，至胫骨之外缘处是穴（当是胫骨内缘）。

手术：针深一寸五分至二寸。

释理：（1）四花里穴位于足太阴经的主干上，是唯一一个不在足阳明经上的"四花穴组"。四花里穴于地皇穴上一寸五分，地机穴下一寸五分处，穴性属水。解剖是心之支神经和肺之区支神经，乃于本穴别出心之支络脉和肺之区支络脉，络心和肺。

（2）络心：四花里穴承接的是从漏谷穴处上输的营精之气，经足太阴土经脉气的运化，几近为血精之气。于四花里穴导几近为血精之气，经心之支络脉，入心，可直补心血，助益心主血之能，故可治心脏病。

（3）络肺：此几近为血精之气，经肺之区支络脉入肺，可改善肺脏的血供营养。因中医观察的是肺脏脏气，肺属金主肃降的功能，对肺脏的血供营养和肺疾病的关系不是中医研究的范畴，故此络无主治内容。然，思之西医对肺生理病理的研究，血供营养直接影响着肺的功能，四花里穴能调脾经之营血入肺，对肺系疾病当有很大的治疗效果，此思路有待临床考证。

11. 上反穴（温柔穴）（增）

部位及取穴：下三皇穴线上，取地皇穴为基准点，其上下三寸各加一穴，共三穴。自上而下依次为上反一穴、上反二穴及上反三穴，合称三反穴。沿胫骨由内侧往外侧进针。

主治：此为甲状腺功能亢进之特效穴。此症女性患者为多，针本穴有镇静作用，可治愈其病，亦可缓和其暴躁之脾气，故亦名"温柔穴"。

注：本穴为赖金雄医师独有，他家未曾见之，按其取穴法可视为下三皇之辅助穴组。按此穴组穴位，上反二穴即为地皇穴，上反三穴即四肢穴，但进针方向与皮肤垂直，即沿胫骨内侧向外侧进针。

经验：赖氏言：余经验治甲状腺功能亢进各穴之分野如次，但是否必然如此，不敢确定，仅供参考：（1）三反穴治向内长者；（2）驷马穴治眼突出者；（3）三重穴治往外长者；（4）曾治内外皆长者以三重穴取效。

释理：（1）上反穴：是赖氏的经验穴组，由上反一穴、上反二穴和上反三穴组成。上反二穴为地皇穴，上反三穴为四肢穴，上反一穴位于漏谷穴上四寸，阴陵泉穴下三寸，实为地机穴。因此，上反穴实为地机穴、地皇穴和四肢穴组成。四肢穴承接的是从三阴交穴上输的穴气，其穴气为水精之气；地皇穴承接的是从漏谷穴上输的穴气，其穴气为营精之气；地机穴承接的是从漏谷穴上输的穴气，经土经脉气的运化，积化成大机，为血精之气。从三穴的穴名分析，上反穴以补脾为主。四肢穴以水精之气补益脾阴，脾阴足，脾阳升，而实四肢，故名四肢穴；地皇穴以营精之气补益脾营，脾脏之精为营气，故名地皇穴；地机穴以血精之气补脾精血，促脾运化而生营精，为郄穴。故上反穴以足太阴脾经化生的不同之血气补益脾精，脾脏营气精血充盛则脾气升清，脾健运化，脾土静以守位而为万物之母，哺育四方，以阴柔之土气消戾气于无形。此为三穴合用之理，为补脾要穴。

（2）上反穴的意义：中医的五脏六腑里没有胰脏，中医的脾脏实由脾脏和胰脏构成的。因胰尾紧靠脾脏和脾相连，中医便将胰脏视为脾脏的一部分，两脏合为统一体而为脾脏。脾脏为后天之本，脾气主升清，主统血，营气和卫气皆出于脾脏，故脾脏为最大的免疫器官，是机体细胞免疫和体液免疫的中心，有滤血和储血的功能；脾脏因藏营精而主运化，为胃行津液，故胰脏分泌各种消化酶和胰岛素，消化蛋白质、脂肪和糖，并调节糖代谢。

今时之人食饮无节，起居无常，妄作劳形，以酒为浆，以妄为常，醉以入房，以欲竭其精，嗜欲恚嗔，殚精竭虑，耗散其真，不知持满，则暗耗精血，致肾水阴精不足，相火无以伏匿，相火妄动，阴虚火旺。相火不得温煦五脏，脏体寒于内，虚火浮于外，此虚火者相火也，阴虚火旺者皆为相火格于外而为虚火也。至于脾脏，脾脏精血营精的暗耗，又无相火温煦而现脏体内寒，脾阳不升，营精不生，无以为胃行津液，而现消渴病。今以火敛、火菊、火散三穴的土金水三气伏聚相火，引火归元，使相火以位；上反穴（四肢穴、地皇穴、地机穴）以水精、营精和精血三气补益脾脏营气精血，促脾生化营精而健运；下三皇（人皇穴、地皇穴、天皇副穴）以水精、营精和精血补肾填精，阴阳双补，使肾水精血充盛，以伏匿相火而根于命门。三个穴组联用有滋阴降火，脾肾双补之功，故可治消渴病，对暗耗精血，脾肾两虚早衰者有奇效，有延年益寿之功。每念及此，我们中医是不是大有可为呢？！

12. 失音穴

部位：膝盖内侧之中央点及其下二寸。

解剖：肾神经、喉之主神经。

主治：嗓子哑、失音、喉炎。

取穴：当膝盖内侧之中央点一穴，其下二寸处一穴，共二穴。

手术：针深三分至六分。

释理：（1）失音穴位于足太阴经的主干上，穴性属水。解剖是肾神经和喉之主神经，乃于本穴别出肾络脉和喉之主络脉，分别入肾和喉。

（2）失音穴：位于阴陵泉穴和血海穴的连线上，由两个穴点组成，上穴点位于胫骨内侧髁上缘，下穴点位于股骨内侧髁下缘。血海穴承接的是阴陵泉穴的穴气，阴陵泉穴穴性属水，其水气之机经土经至阴脉气运化上输，至血海穴处化为血气，汇聚成海，故名血海穴。和地机穴的血精之气不同，血海穴的血气是由阴陵泉穴甘澈如泉之水化生而得，故其血气为血水之气。失音穴上下两个穴点的穴气正是经历泉水化生血水的变化，故失音穴的穴气为阴水之血气。经云："肾足少阴之脉，其直者，从肾上贯肝膈，入肺中，循喉咙，挟舌本。"今于失音穴导阴水之血气经肾络脉入肾，补益肾阴血，循其别脉入喉咙，滋阴润喉；又经喉之主络脉，此阴水之血气直接入喉润喉，故可治嗓子哑、失音、喉炎。

13. 通肾穴

部位：膝盖内侧上缘。

解剖：肾之总神经。

主治：阳痿、早泄、淋病、肾脏病、肾亏之头晕腰痛、肾脏性之风湿病、子宫痛、妇科赤白带下（水肿、尿蛋白、喉干、喉疼、喉瘤）。

取穴：当膝盖内侧上缘之陷处是穴。

手术：针深三分至五分。

经验：赖氏：肾亏、阳痿、糖尿病、肾水不足等症、针之立生口水；亦治妇人赤白带下、子宫痛（作配穴用）。

14. 通胃穴

部位：通肾穴上二寸。

解剖：肾之神经。

主治：同通肾穴，又治背痛。

取穴：当膝盖内侧上缘上二寸，当大腿内侧赤白肉际处是穴。

手术：针深五分至一寸。

15. 通背穴

部位：通胃穴直上二寸。

解剖：肾之神经。

主治：同通胃穴。

取穴：当通胃穴直上二寸处是穴。

手术：针深五分至一寸。

释理：（1）通肾穴、通胃穴和通背穴皆位于足太阴经主干的外侧（阳侧），穴性属阴水。解剖是肾之神经，乃于本穴别出大络肾之络脉，络肾。

（2）通肾、通胃和通背三穴的相同性：通肾穴位于足太阴经的阳侧，为阴中有阳之脉气，毗邻血海穴。本穴承接从阴陵泉穴上输的甘澈如泉之水气，经至阴土气运化成几近血水之气。此血水之气于足太阴经的阳侧，为足太阴阴中有阳之土气运化成阴精之气。今于本穴导此阴精之气，经肾之总络脉入肾，可滋补肾阴肾水。通胃穴、通背穴的穴性和通肾穴穴性相近，解剖皆为肾之神经，均从通胃穴、通背穴别出肾之络脉，络肾，故通胃穴、通背穴和通肾穴皆为补肾的要穴。

（3）通肾、通胃、通背三穴的差异性：三穴皆位于足太阴经主干的阳侧，为太阴阴中有阳之脉气。从通肾穴、通胃穴至通背穴，此阴中之阳的阳气逐穴增强。因此，从阴陵泉穴承接的甘澈如泉之水气，经足太阴至阴土性脉气的运化，化生阴水血气，历通肾、通胃、通背三穴，此阴水血气之精血逐穴增多，因此，在三穴皆滋补肾水的共性下，通肾穴偏于滋补肾阴水，通胃穴偏于滋补肾血水，通背穴偏于滋补肾血精。

（4）三通穴和下三皇：两个穴组皆为补肾要穴，不同的是三通穴承接的是阴陵泉穴的穴气，阴陵泉穴的穴气是甘澈如泉之水气，此水气能涤荡肾脏，故此水气于三通穴处无论如何气化生成阴水、血水和血精，其导向肾脏，皆为滋补肾阴，涤荡肾脏；而下三皇则是在人皇穴处，足太阴三阴之气相交结聚，和从商丘穴上输的金气相合，经至阴土气的气化生成水精之气。此水精之气出人皇穴、历地皇穴、肾关穴而化为营精和血精之气，故此水精之气可直接化为肾气，因此，下三皇是以补肾气、益精血、补肾阳为主。

16. 内通关穴

部位：通关穴向内横开五分。

解剖：心之总神经。

主治：半身不遂、四肢无力、四肢神经麻痹、心脏衰弱、中风不语。

取穴：当通关穴内开五分处是穴。

手术：针深三分至五分。

17. 内通山穴

部位：通山穴内开五分。

解剖：心之总神经。

主治：同内通关穴。

取穴：当通山穴向内横开五分处是穴。

手术：针深五分至八分。

18. 内通天穴

部位：通天穴内开五分。

解剖：心之总神经。

主治：同内通关穴。

取穴：当通天穴向内横开五分处是穴。

手术：针深五分至一寸。

释理：（1）内通关、内通山、内通天三穴位于足太阴脾经主干的外缘，为阴中有阳之脉气。解剖是心之总神经，乃于三穴分别别出心之总络脉，络心。

（2）心和脾的关系

1）心和脾灵气相通：《灵枢·本神》说："所以任物者谓之心，心有所忆谓之意。"心因藏神而为君主之官，君主者理天下万物事也，故肩负万物而曰为任物者。忆者回想记住也，意是能记住回想起心神所理万物事之灵气，此灵气藏于脾脏，脾藏营，营舍意也。因万物事之所忆，心神和脾意灵气相通。

2）心和脾经脉相连：《灵枢·经脉》说："脾足太阴之脉，其支者，复从胃，别上膈，注心中。"足太阴经由其支脉将脉气注入心中，为十二经脉大循环中的一环，心和脾因经脉相连而紧密联系。

3）血液的生成：心主血脉而行血，脾主运化而为气血生化之源。心血赖脾气运化升清的营气得以化生，而脾脏的运化又赖心血的滋养和心阳的推动。故曰："脾之所以能运行水谷者，气也。气虚则凝滞而不行，得心火以温之，乃健运而不息，是为心火生脾土。"脾气健运，化源充足，则心血充盈；心血旺盛，脾得濡养，则脾气健运。

4）血液的运行：血液在脉中循行，既赖心气的推动，又靠脾气的统摄，方能循经运行而不溢脉外，故脾脏之气辅佐心主血脉。

（3）络心：内通关、内通山、内通天穴皆位于足太阴脾经主干的外缘，为阴中有阳之脉气。阴陵泉穴甘澈如泉之水气，经足太阴土经脉气上输运化成血水之气，聚而成海，为血海的穴气。此穴气再经足太阴土经阴中有阳脉气的运化，于内通关、内通山、内通天三穴处的血水化为血精之气（此血精之精虽不及地机穴的血精之精，但亦为血之精华）。因心和脾的关系，今于三穴导此血精之气入心，可补充心血，使心血充盈，颐养心神。心血旺盛，脾得濡养，则脾气健运，故可治上症。

（4）通关、通山、通天穴和内通关、通山、通天穴：两组穴均以关、山、天命名。从穴名分析，关山天是道家修炼的三个层次。因此，两组穴的关山天穴气是经其络脉到达三个不同层次的部位。通关、通山、通天三穴的心之总络脉所络的是心包，分别络入心包的外中内三层。而内通关、通山、通天三穴的心之总络脉所络的则是心脏，分别络入心脏的外中内三层。这是因为通关、通山、通天三穴是足阳明经的络穴，而内通关、通山、通天三穴则是足太阴经的络穴。因阴阳经脉的不同，虽皆为心之总络脉，却分别络入心包和心脏，此亦为二组穴名内外有别之意。通关、通山、通天三穴是以足阳明阳中有阴已阖降之气入络心包，助益心包阖降，固密心包原气而代心受邪。内通关、通山、通天三穴则是以足太阴阴中有阳血精之气入络心脏，补心血，养心神。故通关、通山、通天三穴以治冠心病为主，内通关、通山、通天三穴以治心肌缺血、心肌梗死为主。

19. 姐妹一穴

部位：通山穴向内横开一寸后向上一寸。

解剖：六腑神经、肾分支神经。

主治：子宫瘤、子宫炎、月经不调、经期不定、子宫痒、肠痛、胃出血。

取穴：通山穴向内侧横开一寸再直上一寸处是穴。

手术：针深一寸半至二寸半。

20. 姐妹二穴

部位：姐妹一穴直上二寸半。

解剖：同姐妹一穴。

主治：当姐妹一穴直上二寸半处是穴。

手术：针深一寸半至二寸半。

21. 姐妹三穴

部位：姐妹二穴直上二寸半。

解剖：同姐妹二穴。

主治：同姐妹二穴。

取穴：在姐妹二穴之直上二寸半处是穴。

手术：针深一寸半至二寸半。

运用：三姐妹两腿六穴通常同时取穴下针。

经验：赖氏：（1）姐妹一、二、三穴对于胃肠慢性出血有特效。（2）姐妹一、二、三穴对于一般赤白带（非细菌性者）具有特效。（3）姐妹一、二、三穴治妇科病大效，但为取穴方便起见，常以手针之妇科三穴取代之。（4）治手掌指筋伸张不如意。

释理：（1）姐妹三穴的定位虽以足阳明经的通关、山、天穴为基准定位取穴，但姐妹三穴和内通关、山、天穴一样，均位于足太阴脾经的外侧上。和内通关山天穴相较，姐妹三穴位置更靠上方、内侧，即足太阴经主干的稍外侧上，为阴中有阳之气。解剖是六腑神经、肾分支神经，乃于姐妹三穴分别别出六腑络脉、肾分支络脉，络胃和肾。

（2）表里经导气法

从主治内容分析，此六腑络脉乃络于胃。姐妹三穴的穴气是承接从血海穴由足太阴土经上输运化的血水之气，在姐妹三穴处化为血水之精气。今于姐妹三穴导此血水之精气，经六腑络脉，入胃，此脾经血精之气为胃行津液，故可治胃肠慢性出血。

（3）络肾：经云："右肾者，命门也。命门者，谓精神之所舍也，男子以藏精，女子以系胞，其气与肾通。"肾主水，右肾受五脏六腑之精以藏之，精盛乃化为肾气。男子经此肾气化生可生殖之精；女子右肾系胞宫，此肾气入胞宫，主月事以时下。今于姐妹三穴处导血水之精气，经肾之分支络脉，入右肾，入胞宫，故可治妇科病，尚可治男性男科的疾病。

22. 感冒一穴

部位：姐妹二穴向里横开一寸。

解剖：六腑神经，肺之分支神经。

主治：重感冒、发高烧、发冷、感冒头痛。

取穴：当姐妹二穴向里横开一寸是穴。

手术：针深八分至一寸五分。

23. 感冒二穴

部位：姐妹三穴向里横开一寸。

解剖：六腑神经、肺之分支神经。

主治：同感冒一穴。

取穴：当姐妹三穴向里横开一寸是穴。

应用：感冒一、二穴同时取穴，针向腿中心斜刺。

释理：（1）感冒一、二穴均位于足太阴经主干的内侧（阴侧），为阴中有阴之脉气。解剖是六腑神经、肺之分支神经，乃于两穴处分别别出六腑络脉和肺之分支络脉，络六腑和肺。

（2）五行相生导气法

感冒一、二穴气承接的亦是从血海上输的血水之气，此气经足太阴三阴气化，在感冒一、二穴处，化为阴精血气。今于此二穴处导此阴精血气，经肺之分支络脉入肺，土生金，此阴精血气化为肺金阴血之气，直接补益肺金精血，故可治上述诸症。

（3）表里经导气法

从主治内容分析，此六腑络脉当是络胃，重感冒者常伴有腹痛腹泻等胃肠功能紊乱的症状。故于此二穴导此阴精血气入胃腑，阴极化阳，此阴精血气化生胃腑阳气，助胃腑通降腐熟，故可治上述诸症。

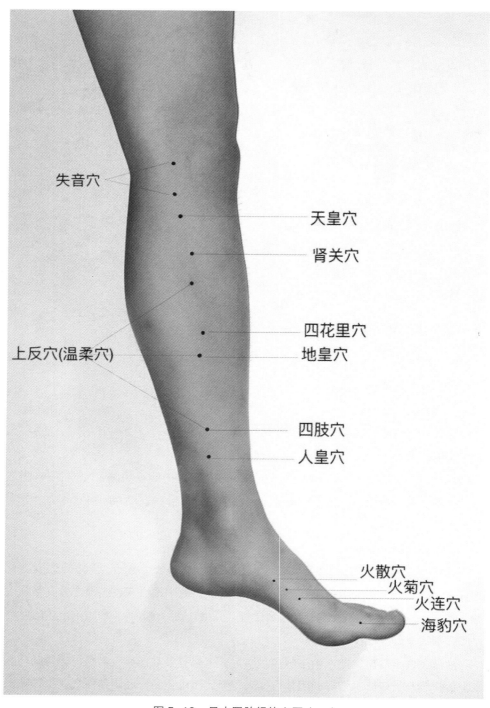

失音穴

天皇穴

肾关穴

四花里穴
地皇穴

上反穴(温柔穴)

四肢穴

人皇穴

火散穴
火菊穴
火连穴
海豹穴

图 5-13 足太阴脾经络穴图（一）

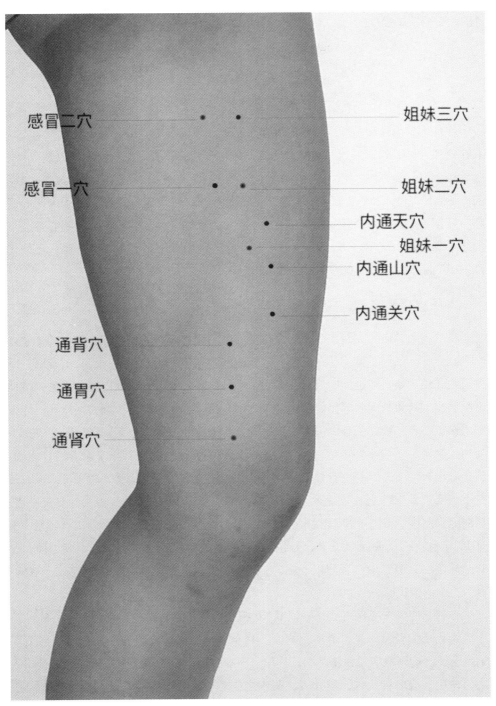

感冒二穴　　　　　　　　　　　　　姐妹三穴

感冒一穴　　　　　　　　　　　　　姐妹二穴

内通天穴
姐妹一穴
内通山穴

内通关穴

通背穴

通胃穴

通肾穴

图 5-14　足太阴脾经络穴图（二）

五、手少阴心经

手解穴、眼黄穴、水源穴

1. 手少阴心经的来源

许是手少阴经和手厥阴心包经皆起于心脏，难以别出心脏有两条经脉？上古圣人在论理人形，列别脏腑，端络经脉时，最初看到的只有十一条经脉？故在《十一脉灸经》的《足臂十一灸经》《阴阳十一灸经》只记十一条经脉？直至《黄帝内经》的《灵枢·经脉》和《灵枢·邪客》里才确定心脏有两条经脉，分别是手少阴心经和手厥阴心包经。《灵枢·经脉》说："心手少阴之脉，起于心中，出属心系，下膈络小肠……；心主手厥阴心包络之脉，起于胸中，出属心包络，下膈，历络三焦……"两脉循行之径极为相近，确难以分辨。

2. 手少阴经之五输穴

心脏因藏神而贵为君主，至尊之位。心脏因藏神而弗能受邪，心包以其膏脂之原代心受邪，以其手厥阴脉之五输穴穴气应邪，故《灵枢·邪客》说："黄帝曰：手少阴之脉独无腧，何也？岐伯曰：少阴，心脉也。心者，五藏六府之大主也，精神之所舍也，其藏坚固，邪弗能容也。容之则心伤，心伤则神去，神去则死矣。故诸邪之在于心者，皆在于心之包络，包络者，心主之脉也，故独无腧焉。黄帝曰：少阴独无腧者，不病乎？岐伯曰：其外经病而藏不病，故独取其经于掌后锐骨之端。其余脉出入屈折，其行之徐疾，皆如手少阴心主之脉行也。故《本输》者，皆因其气之虚实疾徐以取之，是谓因冲而泻，因衰而补，如是者，邪气得去，真气坚固，是谓因天之序。"因心脏不能受邪，手少阴心经独无五输穴以容邪，是以《本输》未录手少阴心经。心脏弗能受邪，心包代其受过。手少阴经本无五输穴，其少冲、少府、神门、灵道、少海者配以五输穴，乃应"是谓五藏六府之输，五五二十五输，六六三十六输也。"

心脏不能病，心经可病，是以其外经手少阴经之病："是动则病嗌干心痛，渴而欲饮，是为臂厥。是主心所生病者，目黄胁痛，臑臂内后廉痛厥，掌中热痛。"手少阴经之病则取掌后锐骨之端：神门、阴郄、通里、灵道诸穴。神门者，神出入之门户也，故名神门穴；阴郄者，阴水之空隙也。手少阴经将此阴水之气经空隙处，枢入肾脏中，精神于此相交，故名阴郄穴；通里者，络穴也，故于通里别而上行，循经入于心中，系舌本，属目系，别走太阳也，通邻里手太阳之脉，故名通里穴；神者灵气也，灵道者神之道路也，故名灵道穴。

"其余脉"十一经脉者之出入离合、徐疾屈折，皆若手厥阴心包经，《本输》里十一条经脉的五输穴皆因天时之序而陈列，五输穴之穴气可受邪又可祛邪。若心包，诸邪在心者，心包代心受之，邪皆在手厥阴心包经上，故可因手厥阴心包经脉气之虚实疾徐而取其五输穴，按五行生克，因冲而泻，因衰而补，则邪气可除，真气得固。

3. 手解穴

部位：小指掌骨与无名指掌骨之间，握拳时小指尖触及之处。

解剖：肾脏敏感神经。

主治：主解晕针与下针后引起之麻木感及气血错乱之刺痛。

取穴：手心向上，在小指掌骨与无名指掌骨之间，握拳时小指尖触及掌处是穴。

手术：针深三分至五分，停针十至二十分钟即解，或以三棱针出血即解。

释理：（1）手解穴位于手少阴心经的主干上，位置同少府穴。解剖是肾脏敏感神经，乃于本穴别出肾脏敏感络脉络肾。

（2）心和肾之水火：心属火，肾属水，水火本不容。肾气之象为相火，相火如龙雷伏于肾水中。于肾，水火相容，肾者，水火之藏也。心脏脏气之象为火，水中之相火出于肾，藏于心包，以其位温煦心脏，曰水火既济，心和肾因此关系紧密。《素问·六微旨大论篇》说："升已而降，降者谓天；降已而升，升者谓地。天气下降，气流于地；地气上升，气腾于天。故高下相召，升降相因，而变作矣。"心属火位居于上，属阳为天，肾属水位居于下，属阴为地。在五脏五行脏气升降的圆运动中，心火因肺金而沉降于水，肾水因肝木升而生心火，故心肾相交必因于春秋。故升降之道，在于升已因何而降，降已因何而升。

（3）心和肾之灵气相通：《灵枢·本神》说："所以任物者谓之心，心有所忆谓之意，意之所存谓之志。"任者肩负挑担也，物者万物也。心为君主之官，理天下而任万物事；君主理天下之事，录以存之，以为君主所忆之灵气者，谓之意，意藏于脾；将君主所理万物事永久封存，即将意封存之灵气，谓之志。志藏于肾，志气化五，分藏五脏，司喜怒忧思恐。因于志，心和肾关系紧密。

（4）少府穴：少者小也，府者办公之所也，少府者为心神办公之小场所。因手少阴之脉独无输，故少府穴无属五行之穴性。

（5）络肾：肾脏敏感络脉既称为"敏感络脉"，乃是此条络脉直接络入肾脏所藏元精的核心部。元精的核心部是产生元神的地方。脑为元神之腑，元神来自元精的核心部。今晕针致气血逆乱者，于手解穴心神办公之小场所处，君主出临，经肾藏敏感络脉，直达元精核心部，唤醒藏于脑腑之元神。元神复，神安精固，十二经脉血气有根，气血逆乱自解。

4. 眼黄穴

部位：掌面小指第二节之中央点。

解剖：胆神经。

主治：眼发黄。

取穴：当掌面小指第二节之中央点是穴。

手术：针深半分。

释理：（1）眼黄穴位于手少阴心经主干的稍外侧（阳面），毗邻少冲穴。解剖是胆神经，乃于本穴别出胆络脉入胆。

（2）少冲穴：少者小也，冲者从水从中，冲和冲虚之意也。因心藏神，心手少阴本无五输穴，其经上之穴气不受邪也，故少冲穴穴气小，有冲和冲虚之功。

（3）阴阳相合和冲和导气法

手少阴和足少阳阴阳相应，同气相求，心和胆脏腑别通，故为阴阳相合导气法。又心经午时，胆经子夜，两极相应，相冲相和。眼黄穴位于少冲穴旁，今于眼黄穴导手少阴冲和冲虚之穴气，经胆络脉，入胆，助益胆腑枢降，又冲出一片活泼泼的生机，神壮胆气，胆腑洁净通利，故可治上症。

5. 水源穴（笔者增）

部位：手掌，小指第一节正中央内侧三分线上。

解剖：肾之神经。

主治：手麻、腹痛、颈椎骨痛、骨刺。

取穴：水源二穴在小指第一节正中央内侧三分处是穴；水源一穴在水源二穴下二分处是穴；水源三穴在水源二穴上二分处是穴。

手术：直刺一至二分。

释理：（1）水源穴在董公的原著中未提出，由胡文智先生在其著作中，依董公平日所传，公开此穴。水源穴是由三个穴点组成的，位于手少阴经主干的尺侧缘，解剖是肾之神经，乃于水源穴别出肾之络脉，络肾。

（2）同气相求导气法

心藏脉，脉舍神。心藏之脉为奇恒之腑，为地气之所生。地气者，肾脏所藏之元精也，故心藏之脉，生于元精。手少阴和足少阴同为枢机，同气相求，今于水源穴以手少阴脉枢转之力，将心脉所藏原气导出，经肾之络脉，络肾。回补力峻，令肾气充盛，以化生骨气，故可治手麻、腹痛（肾虚所致）、颈椎骨刺。

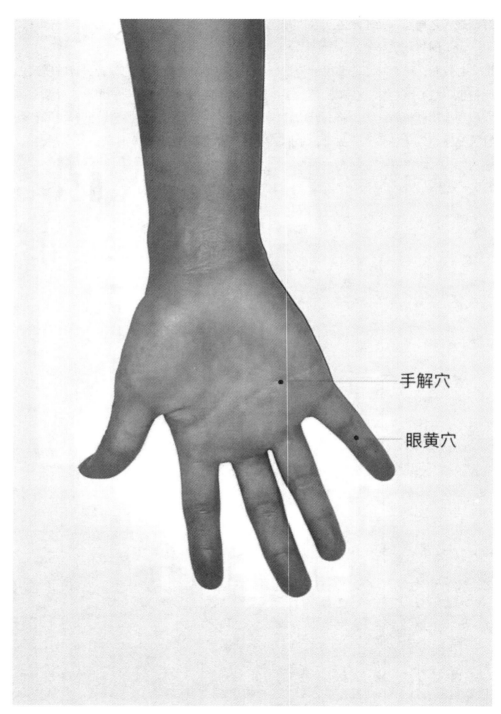

手解穴

眼黄穴

图 5-15　手少阴心经络穴图（一）

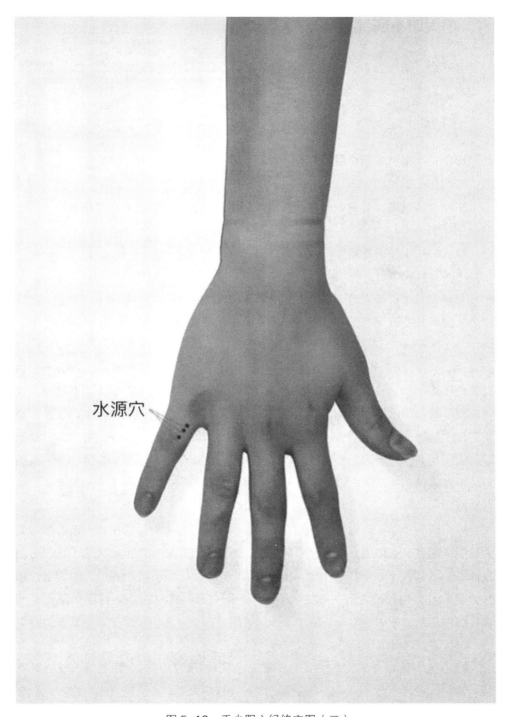

图 5-16 手少阴心经络穴图（二）

六、手太阳小肠经

火膝穴、腕顺一穴、腕顺二穴、肠门穴、肝门穴、心门穴、支通穴、落通穴、下曲穴、上曲穴、水愈穴、分枝上穴、分枝下穴、马快水穴、马金水穴。

1. 火膝穴

部位：小指甲外侧角后二分。

解剖：心脏神经。

主治：膝盖痛、关节炎、心脏性之风湿病。因生气而痰迷心窍之精神病，两边同时用针。

取穴：当小指甲外侧（尺侧）角之后二分处是穴。

手术：针深半分。

释理：（1）火膝穴位于手太阳经主干的稍外缘（阳侧），毗邻金穴少泽，穴性属金。解剖是心脏神经，乃于本穴别出心脏络脉络心脏。

（2）少泽穴：《素问·灵兰秘典论篇》说："小肠者，受盛之官，化物出焉。"张介宾注曰："小肠居胃之下，受盛胃中水谷而分清浊，水液由此而渗入前，糟粕由此而归于后，脾气化而上升，小肠化而下降，故曰化物出焉。"小肠泌别清浊，化物出焉。化物为水液、糟粕。糟粕依次传下，水液泌别为清浊，清者上归于脾，浊阴下注于膀胱。小肠泌别清浊，其腑气如沼泽。少泽穴是手太阳经的井穴，穴性属金。太阳为开，乃手太阳经之脉气以小肠如沼泽之腑气开启于少泽穴，由里向外循行。少泽穴以金性肃降之穴气制其开机太过，金生水，金气肃降生少量的水气，故名少泽穴。

（3）心和小肠：《难经·三十五难》曰："五藏各有所府，皆相近，而心肺独去大肠小肠远者，何谓也？经言：心荣肺卫，通行阳气，故居在上。大肠小肠，传阴气而下，故居在下，所以相去而远也。"因于经脉，心和小肠相表里，心为脏，小肠为腑。脏为阴，腑为阳。心脏居上，通行阳气也。小肠居下，传阴而下也；神者，阴阳莫测，非阴非阳，心脏于小肠，脏阴反居上，腑阳反居下，神藏于心也。

（4）表里经导气法

因心和小肠的表里关系，今于火膝穴导手太阳始发开机金性之气，经心脏络脉，入心，宣通心脉，故可治心脏病；因心和膝的关系，心脏恢复主血之职，心血则可经其大络直达股四头肌，故可治膝痛，此亦为火膝穴命名之由。

2. 腕顺一穴

部位：小指掌骨外侧，距手腕横纹二寸五分。

解剖：肾分支神经。

主治：肾亏之头痛、眼花、坐骨神经痛、疲劳、肾炎、四肢骨肿（女人用之效更大，两手不宜同时用）。

取穴：在小指掌骨外侧，距手腕横纹二寸五分处是穴。

手术：五分至一寸五分。

3. 腕顺二穴

部位：小指掌骨外侧，距手腕横纹一寸五分处。

解剖：肾分支神经

主治：鼻出血以及腕顺一穴主治各症。

取穴：当小指掌骨外侧，距手腕横纹一寸五分是穴。亦即在腕顺一穴后一寸之处。

手术：针深二分至四分。

应用：腕顺一穴与腕顺二穴互相配用。

释理：（1）腕顺一穴和腕顺二穴均位于手太阳经的主干上，腕顺一穴位同后溪穴，后溪穴穴性属木，故腕顺一、二穴的穴性均属木。解剖是肾分支神经，乃于此二穴别出肾分支络脉，络肾。

（2）后溪穴：手太阳经之脉气开启于金性少泽穴处，此金性之气循至前谷穴处，化为水性之脉气，溜行于隙谷间，乃成荥穴，曰为前谷穴。谷者泉山通川也，两山闲流水之道也，为前谷水性穴气溜行之道，故名之；后与前相应，谷与溪相对，皆为隙缝间，大小之别也。手太阳溜行于隙谷间的水性脉气循至后溪穴处，化为木性脉气，输注于小隙缝，乃成输穴，曰后溪穴。溪者山间小河沟也，为后溪木性穴气输注之所，故名之。手太阳经于后溪穴，别出而入督脉，乃以其木性开机之气入督脉，振奋督阳。

（3）腕顺一穴：因腕顺一穴位同后溪穴，故既有腧穴之性，又有络穴之用。腕顺一穴为络穴，其位浅于后溪穴，络穴和经穴之别也。

（4）阴阳未全合导气法

《素问·六节藏象论篇》说："脾胃大肠小肠三焦膀胱者，仓廪之本，营之居也，名曰器，能化糟粕，转味而入出者也，其华在唇四白，其充在肌，其味甘，其色黄，此至阴之类，通于土气。"六腑同于脾，皆通土气，有化之用，为仓廪之本，营气所居。营气居于六腑内，六腑化之，同毛脉精气相合，曰为腑精，腑精养神，以通神明，留于四脏，以灌四傍。小肠有化物之力，故腑精多出于小肠，手太阳禀腑精之味以受之。阴病阳求，今于腕顺一二穴处，导手太阳开机木性之穴气，经肾之分支络脉，将腑精留于肾脏，补精益血，振奋肾阳。故腕顺一二穴对肾火式微致头痛眼花、疲劳近视眼，大有振奋之效。对肾阳颓废、固摄无权、气血上逆之鼻出血亦有效。因腕顺一穴位同后溪穴，腕顺一穴别络通肾，后溪穴别络通督，故宜单手取穴，以避乱气。

4. 肠门穴

部位：尺骨之内侧，距豌豆骨三寸。

解剖：肝之支神经、肾之副神经。

主治：肝炎之肠炎，头昏眼花。

取穴：手抚胸取穴，在尺骨内侧与筋腱之间，距豌豆骨三寸处是穴。

手术：针深三至五分。

释理：（1）肠门穴位于手太阳经的主干上，承接经火穴阳谷上传的经气，穴性属火。解剖是肝之支神经、肾之副神经，乃于本穴别出肝之支络脉、肾之副络脉，分别络肝和肾。

（2）阳谷穴和养老穴：阳谷穴承接着从后溪穴上传的木性之气，于本穴如两山所夹空虚之处，聚化生火，此火性脉气动而不居为阳，两山所夹空虚之处为谷，故名阳谷穴；此阳谷穴动而不居火性之气，输注于尺骨茎突桡侧骨缝凹陷中，化为火精而成郄穴养老。手太阳经禀受腑精之味，此腑精经五输穴五行的变化，化为火精之气于养老穴处，以火益火，此火精之气可直接颐养心神，补益元精，有抗衰老之用，故名为养老穴。

（3）阴阳未全合导气法

因养老穴之空隙处虽蕴藏可养老之腑精阳火，但无络脉可达五脏，故虽有养老之名，却无养老之效。而肠门穴承接着从养老穴上传的火精之气，此火精之气经肝之支络脉和肾之副络脉，分别入肝和肾，益肝补肾，故可治上症。

5. 肝门穴

部位：尺骨之内侧，距豌豆骨六寸。

解剖：肝支神经。

主治：急性肝炎（特效）。

取穴：手抚胸取穴，当尺骨内侧中部，距豌豆骨六寸处取之。

手术：针深三分至五分。针下后立止肝痛，将针向右旋转，胸闷即解；将针向左旋转，肠痛亦除。

应用：肠门穴与肝门穴同时使用，可治肝炎之肠炎。

注意：禁双手同时取穴。

释理：（1）肝门穴位于手太阳经的主干上，毗邻支正穴，穴性属火。解剖是肝之支神经，乃于本穴别出肝之支络脉，络肝。

（2）阴阳未全合和冲和导气法

本穴的释理大致同肠门穴。肠门穴虽名为"肠门"，却未回络肠腑，其治肠炎，乃治肝炎所引发的肠炎。肠门穴为首接养老穴上传的穴气，火精气盛，此火精经肝之支络脉，络入肝脏，通阳舒肝，益精养血，力道之峻，以至于治肝炎之肠炎；而肝门穴承接着是从支正穴上传的穴气，支正穴别出大络，故肝门穴的穴气弱于肠门穴，故肝门穴仅别出一条肝之支络脉络肝，以治肝疾。又足厥阴和手太阳在时辰上相冲和，此手太阳开机之气携火精之气入肝，冲出一片活泼泼的生机，故可治急性肝炎。肝木左升太过，肝气郁结于胸，故针向右捻转，以抑木气升发，胸闷立解；肝木升发无力，不能与小肠相冲和而现肠痛，针向左捻转，助益肝木升泄，肠痛亦除。故肝之病或因升发太过，或因升发无力，以单手下针右旋或左旋应之，禁双手下针者，乃反乱其气之虑。

6. 心门穴

部位：尺骨鹰嘴突起之上端，去肘尖一寸五分陷中。即肘内侧大骨外，去肘端一寸五分。

解剖：心之分支神经。

主治：心脏炎、心悸胸闷、呕吐、肝霍乱。增：丹毒、小肠疝气、大腿弯前侧痛、尾骨尖痛、内侧膝盖痛。

取穴：手抚胸取穴，当下尺骨内侧陷处，距肘尖一寸五分是穴。

手术：针深四分至七分。

应用：禁双手同时取穴。

释理：（1）心门穴位于手太阳小肠经的主干上，承接着从肝门穴上传的火性脉气，因毗邻土穴小海，故心门穴之穴气为火将尽而欲生土之气。解剖是心之分支神经，乃于本穴别出心之分支络脉，络心。

（2）表里经导气法

心脏炎、心悸胸闷者皆因心火炎炎而上。今于心门穴处导手太阳火欲生土之气，从阳引阴，经心之分支络脉入心包，化成土气，以土伏离位相火，以抑炎上之心火；又以腑精之火气颐养心神，心神得养，主明则下安，故可治上症。

心门穴虽以"心之分支络脉"络心，然心门穴穴气既有别入心包，以伏相火，又有别入心脏，以养心神。双手取穴反乱其分入心包和心脏之势，故禁双手同时取穴。

7. 支通穴

部位：上臂后侧，首英穴向后横开一寸（首英穴在后臂肱骨之外侧，距肘横纹四寸五分）。

解剖：肝之副支神经、肾之副支神经、后背神经。

主治：高血压、血管硬化、头晕、疲劳、腰酸。

取穴：自肩后侧直下，去肘横纹四寸五分，即首英穴向后横开一寸。

手术：针深六分至一寸。

注意：贴近肱骨后缘下针。

8. 落通穴

部位：上臂后侧，即富顶穴向后横开一寸（富顶穴在后臂肱骨之外侧，去首英二寸五分，距肘横纹七寸）。

解剖：肝之副支神经、肾之副支神经、后背神经。

主治：高血压、血管硬化、头晕、疲劳、四肢无力、腰酸。

取穴：自肩端后侧直下，距肘横纹上七寸，即富顶穴向后横开一寸是穴。

手术：针深六分至一寸。

释理：（1）支通穴和落通穴均位于手太阳经的主干上，乃禀小肠腑精之气。解剖是肝之副支神经、肾之副支神经、后背神经，乃于二穴分别别出肝之副支络脉、肾支副支络脉、后背络脉，络入肝、肾和后背。

（2）同气相求导气法

董氏奇穴的解剖里的"某某神经"多为连属或脏或腑或某器官的络脉。后背神经当为后背络脉。后背者，足太阳膀胱经也。故此后背络脉乃络入足太阳膀胱经，为董氏奇穴里少有的直接连属经脉的络脉。今于支通穴、落通穴导手太阳禀小肠腑精之气，经后背络脉络入足太阳经。太阳为开，同气相求，从阳引阳，以手太阳之开机助益足太阳之开机，故可治因足太阳经气郁滞所致的头晕、疲劳、腰酸等症。

（3）阴阳未全合导气法

高血压和血管硬化多因元精不足，不能向十二经脉输注先天荣气，使经脉无力行血，血液流动趋缓而致血管内压升高、血管硬化；或因肝木升发太过，血气积上而不下致高血压、血管硬化。阴病阳求，今于支通穴、落通穴导手太阳禀小肠腑精之气，以其开机之力，经肝之副支络脉入肝，既补肝精，又益肝血，复肝木性，升泄有序；经肾之副支络脉入肾，既补益肾精，又安魂定志，使经脉有根，升降有序，脏腑得营，故可治高血压和血管硬化。

9. 下曲穴

部位：上臂后侧，即后枝穴后开一寸。

解剖：肺支神经、肝之支神经。

主治：血压高、坐骨神经痛（肺与肝两种机能不健全所引起者）、半身不遂、小儿麻痹、神经失灵而引起之骨头脱节等症。

取穴：当肩端后直下，即后枝穴向后横开一寸是穴。

手术：针深六分至一寸。

释理：（1）下曲穴位于手太阳主干的前缘，后枝穴（在后臂肱骨之外侧，离肘横纹八寸）后开一寸。下曲穴之所以名曰下曲，乃禀小肠腑下部小肠腑精之气。解剖是肺支神经、肝之支神经，乃于本穴别出肺支络脉、肝之支络脉，络肺和肝。

（2）阴阳未全合导气法

五脏脏气圆运动之轮转，在于肝木左升，肺金右降。经曰："府精神明，留于四藏。"阴病阳求，今于本穴导小肠下部之腑精，经肺支络脉、肝之支络脉，直接补益肝和肺，使轮转顺灵，故可治上症。

10. 上曲穴

部位：上臂后侧，肩中穴后开始横一寸。

解剖：肝之副支神经、肾之副支神经。

主治：小儿麻痹、坐骨神经痛、臂痛、血压高、小腿胀痛。

取穴：当上臂后侧，肩中穴向后横开一寸处是穴。

手术：针深六分至一寸五分。治左臂痛用右臂穴，治右臂痛用左臂穴。

应用：用三棱针点刺放血治肝硬化及肝炎。

释理：（1）上曲穴位于手太阳经主干的前缘，肩中穴（自肩缝正中央向下二寸半中央是穴）后开一寸。上曲穴禀小肠腑上部小肠腑精之气，故名曰上曲。解剖是肾之支神经、肝之副神经，乃于本穴别出肾之支络脉、肝之副络脉，络肾和肝。

（2）阴阳未全合导气法

肾脏脏气是五脏脏气圆运动之根，肝木左升为五脏脏气圆运动轮运之始。经曰："府精神明，留于四藏。"阴病阳求，今于本穴导小肠上部之腑精，经肾之支络脉、肝之副络脉，直接补益肾和肝，使脏气圆运动有根，轮转有力，故可治上症。

11. 水愈穴

部位：上臂之后侧，即背面穴后开稍斜下二寸（背面穴在肩骨缝之中央，举臂时有空陷处）。

解剖：肾之支神经。

主治：肾炎、肾结石、腰痛、腿酸、全身无力、蛋白尿、臂痛、手腕手背痛。

取穴：自肩后直下，即背面穴向后横开（稍斜下）二寸是穴。

手术：针深三分至五分。

运用：用三棱针扎出黄水者，主治肾脏之特效针。用三棱针扎出黑血者主治手腕手背痛（同侧取穴）。用三棱针扎左边穴治左臂痛；扎右边穴治右臂痛。

释理：（1）水愈穴位于手太阳经的主干上，同臑俞穴。解剖是肾之支神经，乃于本穴别出肾之支络脉，络肾。

（2）臑俞穴：臑者臂上也，在人曰肱。俞者经穴也。《素问·生气通天论篇》说："开阖不得，寒气从之，乃生大偻。陷脉为瘘，留连肉腠。俞气化薄，传为善畏，及为惊骇。营气不从，逆于肉理，乃生痈肿。魄汗未尽，形弱而气烁，穴俞以闭，发为风疟。"若汗孔开阖失宜，寒气从而袭之。若寒邪深入，及于经脉，阴邪伤阳，穴气气削，曰俞气化薄。若寒邪留而不去，则经气泣而不行，滞于俞穴，曰穴俞以闭。凡一身之穴者皆可曰俞，非唯五输穴、背俞穴也。故上臂之气输注于手太阳经臑俞穴处，以臑俞穴气之机治上臂之疾，故名之。

（3）逐寒祛邪法

水愈穴位同臑俞穴，既有经穴之性，又有络穴之用。故水愈穴之穴气为上臂之穴气，亦为可治上臂之穴气，其俞气之机可祛风逐寒。寒邪迫于上臂，必客于臑俞，俞气化薄，寒邪循水愈穴别出肾之支络脉入肾，使肾脏气化失常，使其所主之水液，精气不收，浊液不出，而现上述诸疾。经云："治风先治血，血行风自灭。"放血疗法为祛风逐寒的首选疗。三棱针扎出黄水者，寒邪入里客于肾脏，寒气结于水藏，寒水相迫而现黄水也；三棱针扎出黑血者，寒邪客于上臂之经脉，与臑俞穴气交争，寒邪相迫，血泣不行而现黑血也，邪在经脉，尚未入里也。

12. 分枝上穴

部位：肩胛骨与肱骨连接之叉口下。

解剖：分泌神经。

主治：药物中毒、食物中毒、服毒自杀（轻则可治，重则难医）、瓦斯中毒、蛇、蝎、蜈蚣等虫毒、狐臭、糖尿病、狂犬病，小便痛、血淋、性病之淋病、全身发痒。

取穴：在肩峰突起后侧直下之腋缝中，当肩胛关节之下一寸处是穴。

手术：针深一寸至一寸五分。

13. 分枝下穴

部位：分枝上穴稍向内斜下一寸半。

解剖：分泌神经、肺分支神经、乳神经。

主治：同分枝上穴各症及乳炎。

取穴：当分枝上穴之直下一寸处，再向内横开五分处是穴。

手术：针深五分至一寸。

运用：本穴通常为分枝上穴之配针。

释理：（1）分枝上穴和分枝下穴均位于手太阳经主干的旁缘。分枝上穴的解剖是分泌神经，乃于本穴别出分泌络脉络分泌；分枝下穴的解剖是分泌神经、肺分支神经和乳神经，乃于本穴别出分泌络脉、肺分支络脉和乳络脉，分别络分泌、肺和乳房。

（2）分泌：在足阳明经的六快穴里，我们知道"分泌"是指分泌腺，分泌腺有内分泌腺和外分泌腺两大类。内分泌腺分泌的分泌物称为激素，内分泌腺无排泄管，其分泌物直接进入细胞周围的血管和淋巴，由血液和淋巴输送到各组织或器官中。外分泌腺有排泄管，称为腺导管，其分泌物通过腺导管输送到相应的组织或器官中，发挥其调节作用。人体的内分泌腺有垂体、甲状腺、胰岛、肾上腺、甲状旁腺、胸腺和性腺。外分泌腺有唾液腺、汗腺、皮脂腺、肝脏和胰腺等。因此，分泌腺广泛地分布于全身上下。分枝上穴和分枝下穴均于手太阳经主干的旁缘别出分泌络脉，络分泌腺，此络脉上下分枝，广布于全身，故名为分枝上、下穴。手太阳经禀腑精之味，此腑精能通神明，留于四脏，故于分枝上下穴所导手太阳腑精之气，经分泌络脉，分入各内外分泌腺，增强内外分泌腺的功能，故得以治上述诸疾。分枝下穴又别出乳络脉络，乳房，乳腺的疾病便与此穴有关。

14. 马金水穴

部位：外眼角直下至颧骨之下缘凹陷处。

解剖：肾神经、肺之副支神经。

主治：肾结石、闪腰、岔气（呼吸时感觉痛楚）、肾脏炎、鼻炎。

取穴：当外眼角之直下至颧骨下缘一分五凹陷处是穴。

手术：针深一分至三分。

注意：下针后痛楚立即解除者，表示取穴正确；取针后出血者，表示取穴不准。

释理：（1）马金水穴位于手太阳经的主干上，位置同颧髎穴。解剖是肾神经、肺之副支神经，乃于本穴别出肾络脉、肺之副支络脉，分别入肾和肺。

（2）颧髎穴：颧者颧骨也，髎者骨空处也。颧髎穴者，手太阳经脉行至颧骨下缘骨空处也。手太阳经气禀腑精之气，聚集于颧骨下巨大骨空之处，留集而成大机，未入于血脉，虽非郄穴，却有郄穴之意。

（3）阴阳未全合和同气相求导气法

马金水穴位同颧髎穴，既有经穴之性，又有络穴之效。阴病阳求，今于马金水穴，经肾络脉，自上而下，以手太阳开机之气，导颧髎穴气之机，以郄穴之性，立解肾结石之绞痛；又经肺之副支络脉，入肺，以郄穴之性，解岔气之呼吸时痛楚。起针后出血者，为取穴不准，乃因本穴未入血脉也。

15. 马快水穴

部位：马金水穴之直下四分。

解剖：肾神经、膀胱神经。

主治：膀胱结石、膀胱炎、小便频数、腰脊椎骨痛、鼻炎。

取穴：马金水之直下四分，约与鼻下缘齐处是穴。

手术：针深一分至三分。

释理：

（1）马快水穴位于手太阳经主干的旁缘，于颧髎穴旁缘。解剖是肾神经、膀胱神经，乃为本穴别出肾络脉和膀胱络脉，分别入肾和膀胱。

（2）阴阳未全合和同气相求导气法

颧髎穴位于颧骨下缘巨大空隙处，故其穴气为巨。阴病阳求，今于颧髎穴下缘马快水穴，导颧髎郄穴属性之机，经肾络脉、膀胱络脉，自上而下，以手太阳开机腑精之气，入主水液之脏腑，使肾脏气化能收能排，精浊分明而绝结石所生之源；又同气相求，手太阳之气入膀胱，助膀胱司州都之官之职，利尿通淋，故可治诸疾。

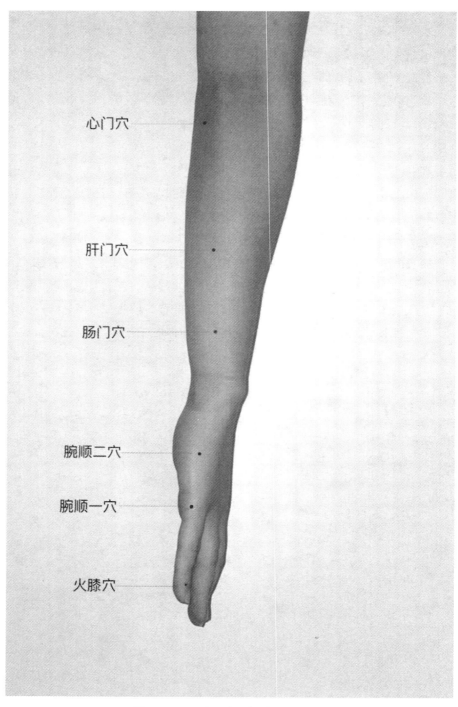

心门穴

肝门穴

肠门穴

腕顺二穴

腕顺一穴

火膝穴

图 5-17　手太阳小肠经络穴图（一）

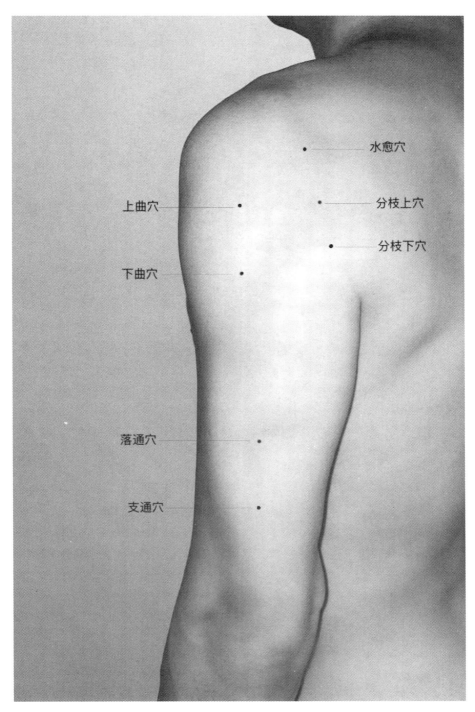

水愈穴

上曲穴

分枝上穴

分枝下穴

下曲穴

落通穴

支通穴

图 5-18　手太阳小肠经络穴图（二）

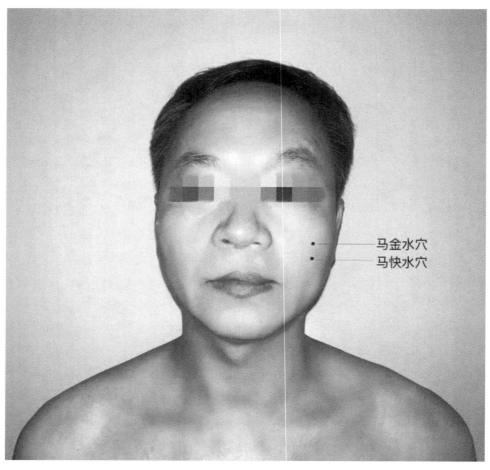

马金水穴

马快水穴

图 5-19　手太阳小肠经络穴图（三）

七、足太阳膀胱经

正筋穴、正宗穴、正士穴、七虎穴、搏球穴、上里穴、州圆穴、州昆穴、州仑穴、七星穴、五岭穴、双凤穴、九猴穴、三金穴、精枝穴、金林穴、顶柱穴、后心穴、感冒三穴、水中穴、水腑穴、双河穴、冲霄穴。痞根穴（笔者增）。

经脉隶属于各脏腑，为所隶属的脏腑行血气，以营周身。故经脉有疾，则血气不和，百病乃变化而生。经脉之疾，无非有三：一曰离合失常，二曰是动所生病，三曰经脉之所败也。三阳脉出入离合者，太阳为开，阳明为阖，少阳为枢。三阳脉无论是以或开、或阖、或枢，出入离合，其脉皆有根有结，故《素问·阴阳离合论篇》说："帝曰：愿闻三阴三阳之离合也。岐伯曰：圣人南面而立，前曰广明，后曰太冲，太冲之地，名曰少阴，少阴之上，名曰太阳，太阳根于至阴，结于命门，名曰阴中之阳。"《灵枢·根结》也说："太阳根于至阴，结于命门，命门者目也。"太阳之离合，不得相失，搏而勿浮，命曰一阳。太阳脉当从其离合，勿逆其性，曰为勿浮。太阳脉从头走足，其五输穴的五行变化却逆经上行。这种五行变化产生的力量使其脉各顺其性，阳脉不浮，离合如常。太阳为开，其离合失常则为开折，故曰："开折则肉节渎而暴病起，故暴病者取之太阳，视有余不足，渎者皮肉宛膲而弱也。"其离合失常，乃因脉气或有余或不足所致。

其是动所生病者，前文《经脉》篇里已述，不复述赘。

其经脉之所败者，太阳脉绝也，正如《素问·诊要经终论篇》所说："帝曰：愿闻十二经脉之终奈何？岐伯曰：太阳之脉，其终也，戴眼反折瘛疭，其色白，绝汗乃出，出则死矣。"

1. 正筋穴

部位：足后跟筋中央上，距足底三寸五分（在足跟腱后正中线上，平内外踝尖水平线上）。

解剖：脊椎骨总神经、脑之总神经。

主治：脊椎骨闪痛、腰脊椎痛、颈项筋痛及扭转不灵、脑骨胀大、脑积水。

取穴：当足后跟筋之正中央上，距足底三寸五分是穴。

手术：针深五分至八分（针透过筋效力尤佳），体壮可坐着扎，体弱者应侧卧扎。

2. 正宗穴

部位：正筋穴上二寸处。

解剖：脊椎骨总神经、脑之总神经。

主治：脊椎骨闪痛、腰脊椎痛、颈项筋痛及扭转不灵、脑骨胀大、脑积水。

取穴：当足后跟筋之正中央上，距正筋穴二寸处是穴。

手术：同正筋穴。

应用：正筋、正宗两穴相配同时下针（治疗颈椎病，取与患部同侧）。

3. 正士穴

部位：正宗穴上二寸处。

解剖：肺之分支神经、脊椎骨总神经。

主治：肩背痛、腰痛、坐骨神经痛。

取穴：当足后跟筋之正中央上，距正宗穴上二寸处是穴。

手术：针深五分至一寸。（注：正筋、正宗、正士合称三正穴。）

释理：（1）正筋穴、正宗穴和正士穴均位于足太阳膀胱经主干的后方，正筋穴于火穴昆仑后方的跟腱上。正筋、正宗穴的解剖是脊椎骨总神经、脑之总神经，乃于二穴分别别出脊椎骨总络脉、脑之总络脉，络脊椎骨和脑；正士穴的解剖是肺之分支神经、脊椎骨总神经，乃于正士穴别出肺之分支络脉、脊椎骨总络脉，分别络肺和脊椎骨。

（2）昆仑穴和正筋穴：昆者同也，仑者聚集也，凡物之圆浑者曰昆仑。昆仑穴为足太阳膀胱经的经穴，穴性属火，乃足太阳开机之气于昆仑穴处气行趋缓，聚化成火，呈圆浑之火气，故名昆仑穴。正筋穴位于跟腱的前缘，昆仑穴的后方，足太阳经于此别出脊椎骨总络脉和脑之总络脉。针刺正筋穴以"针透过筋效力尤佳"，其意乃为导经筋之气。经云："阳气者，柔则养筋"，"肝藏筋膜之气"。跟腱的阳气为足太阳经脉所布，其布于跟腱之气乃为阳柔之气。又跟腱为肝脏所藏之血濡养，因此，从跟腱后正中线上进针，既可导足太阳阳柔之气，又可导肝血濡筋之血气。正宗、正士穴亦然也。

（3）脊椎骨总络脉和脊椎络脉：在前文中我们知道脊椎络脉是正脊三穴的络脉，是手阳明经脉于正脊三穴处别出脊椎络脉，络行于脊椎的督脉，其导阳明阖降之阳气入督脉，助益督脉温养脊椎和脊髓，故可治脊椎骨膜炎（骨刺）、退化性脊椎骨增生症、僵直性脊椎不能弯曲症、坐骨神经痛、颈椎骨刺，故正脊三穴有通督温阳之功；而脊椎骨总络脉是正筋穴、正宗穴和正士穴的络脉，三穴进针皆穿过跟腱，既可导足太阳阳柔之气，又可导肝血濡筋之血气，以濡养经筋。以筋治筋，脊椎骨总络脉当络于脊椎骨间的各种韧带，故可以三正穴温阳柔筋之功，治脊椎骨闪痛（筋伤）、腰痛（限脊椎部位）、颈项筋痛。

（4）脑之总络脉：正筋、正宗二穴别出脑之总络脉，络脑。《灵枢·营气》说："……合足厥阴，上行至肝，从肝上注肺，上循喉咙，入颃颡之窍，究于畜门；其支别者，上额循巅下项中，循脊入骶，是督脉也，络阴器，上过毛中，入脐中，上循腹里，入缺盆，下注肺中，复出太阴。"《灵枢·经脉》说："膀胱足太阳之脉……其直者，从巅入络脑……"从上文中我们看到在十二经脉系统的大循环中，足厥阴肝经之支脉合入于督脉入络脑，足太阳膀胱经之支脉从巅入络脑。而正筋、正宗二穴之气恰含足太阳经柔顺之阳气和肝藏濡筋之血气，此二气最有补髓健脑之力。今于正筋、正宗二穴导益髓健脑之气血，经脑之总络脉入络脑，故可治脑骨胀大、脑积水。

（5）阴阳相合和冲和导气法

肺之分支络脉是正士穴的络脉，乃为阴阳相合导气法。足太阳和手太阴手足相对，阴阳相应。太阳为开、太阴为开，同气相求。肺和膀胱，脏腑别通。今于正士穴，从阳引阴，导足太阳开机阳柔之气，经肺之分支络脉，入络肺，补益肺脏原气，此原气由三焦腑经气街之径，输注于足太阳经上的身柱穴、肺俞穴和魄户穴，故可治此处的"肩背痛"。又肺经属寅时，膀胱经属申时，在时辰上两经阴阳相冲，阴进阳退，阳进阴藏，冲出个阴阳变化活泼泼的生机，此为从正士穴导足太阳经开机之气入肺治疾的又一机理。

4. 七虎穴

部位：外踝后一寸半之直线上。

解剖：胸肋神经。

主治：肩骨痛、锁骨炎、胸骨痛及肿胀、肋膜炎。

取穴：在外踝后一寸半之直线上取之，当外踝尖直后一寸半之上二寸一穴，又上二寸一穴，再上二寸一穴，共三穴。

手术：针深五分至八分。

释理：（1）由于七虎穴是由三个穴点组成，穴点之间又相距二寸，因此，七虎穴有两个穴点位于足太阳经脉主干上，一个穴点位于足太阳经脉的前缘。穴性属火。解剖是胸肋神经，乃于七虎穴处别出胸肋络脉，络胸肋部。

（2）跗阳穴：昆仑穴直上三寸是穴，跗阳穴上下各一寸为七虎穴的两个穴点。跗阳穴承接的是昆仑穴上传的火性，跗者足也，火者，阳中之太阳也，此为跗阳穴名之由。

（3）飞扬穴：于承山穴外下方，当昆仑上七寸是穴。其前下一寸是七虎穴的第三个穴点。从足太阳经五输穴五行逆经上行的变化上讲，飞扬穴承接的是跗阳穴温煦足部的火性阳气，此火性阳气之余气至飞扬穴处，如向上播散，在空中飘浮，火性已尽，此为飞扬穴名之由。

飞扬穴，别名飞阳。飞阳穴是足太阳膀胱经的络穴，足太阳脉经气于此火性已尽，飞而上天，化作虚无，乃能别走足少阴水经之脉，故《灵枢·经脉》云："足太阳之别，名曰飞阳，去踝七寸，别走少阴。"

（4）七虎穴：其三个穴点皆有跗阳穴之火性，今于七虎穴导能温煦足部的足太阳开机火性脉气，经胸肋络脉，络胸肋部，此气可温通胸肋部，故可治上症。

5. 搏球穴

部位：正士穴正上二寸五分。

解剖：心之分支神经、肺之副支神经。

主治：腿转筋、霍乱、腰酸背痛、鼻衄。

取穴：平卧、脚跟用软垫垫高，当下腿后侧，在正士穴正上二寸五分处，即腓肠肌下缘是穴。

手术：针深一寸至二寸，以针尖抵骨效力为最佳。

应用：与四花中穴配合主治霍乱转筋及肾亏。

释理：（1）搏球穴位于足太阳经主干的稍后方，飞阳穴后下0.5寸。解剖是心之分支神经、肺之副支神经，乃于本穴别出心之分支络脉和肺之副支络脉，分别络心和肺。

（2）阴阳相合导气法

搏球穴承接的是从飞阳下传的穴气，故从搏球穴导足太阳开机火尽虚无之气，经肺之副支络脉，从阳引阴，络入于肺，助肺宣发，助肺主治节。

6. 上里穴

部位：眉头上二分。

解剖：肺之区支神经、眼神经。

主治：眼昏、头痛。

取穴：当眉头之上二分处是穴。

手术：皮下针，针深一分至二分。

释理：（1）上里穴位于足太阳膀胱经的主干上，攒竹穴稍上方。解剖是肺之区支神经，眼神经，乃于本穴别出肺之区支络脉和眼络脉，分别络入于肺和眼。

（2）攒竹穴：《灵枢·根结》说："太阳根于至阴，结于命门，命门者目也。"《灵枢·卫气行》说："是故平旦阴尽，阳气出于目，目张则气上行于头，循项下足太阳。"足太阳膀胱经之脉，以其开启之气，起于目内眦，睛明穴处。其始发之气结聚于睛明者，乃因此阳气携卫气行于其脉外，助目张快捷有力。足太阳经之脉气结于睛明，上行至眉头处，脉气于此簇拥如竹笋丛生，以开启之机，上额交巅，故名攒竹穴。

（3）阴阳相合和冲和导气法

上里穴承接的是攒竹穴上传的穴气，其别出肺之区支络脉和眼络脉，将足太阳脉气入里络肺和回络于眼，故名上里穴。今于上里穴，导足太阳始发抟簇开机之气，经肺之区支络脉入肺，乃阴阳相合导气法和冲和针法，可助益肺气宣发，肺主治节。

（4）眼络脉：今于上里穴，导足太阳始发抟簇开机之气，经眼络脉，入目，使足太阳脉气回结于睛明穴，助目张有力，令卫行脉外不得散解。

7. 州圆穴

部位：正会穴旁开一寸三分（正会穴位于头顶之正中央）。

解剖：肺之神经。

主治：半身不遂、四肢无力、虚弱、气喘、肺功能不定引起之坐骨神经痛及背痛、神经失灵。

取穴：当正会穴向右及左旁开一寸三分处是穴。

手术：针深一分至三分。

8. 州昆穴

部位：州圆穴直后一寸五分。

解剖：肺神经。

主治：同州圆穴。

取穴：当州圆穴直后一寸五分处是穴。

手术：针深一分至三分。

应用：左小脑痛取右穴，右小脑痛取左穴。

9. 州仑穴

部位：州圆穴直前一寸五分。

解剖：肺神经。

主治：脑瘤，其余同州圆穴。

取穴：当州圆穴直前一寸五分处是穴。

手术：针深一分至三分。

应用：脑部左侧生瘤取右穴，右侧生瘤取左穴。

释理：（1）州圆穴、州昆穴、州仑穴均位于足太阳膀胱经脉的旁缘上。解剖是肺之神经和肺神经，乃于州圆穴别出肺之络脉，络脉；于州昆穴、州仑穴别出肺络脉，络肺。

（2）阴阳相合导气法

肾主骨生髓，脑为髓海，脑为元精所化生，又赖元精所濡养。膀胱为肾之阳腑，其从巅入络脑之脉气能温养补益脑髓。足太阳和手太阴阴阳相应，同为开机，同气相求，膀胱和肺脏腑别通，故为阴阳相合导气法。位于足太阳旁缘的州圆穴、州昆穴、州仑穴别出肺之络脉、肺络脉，乃引能补益脑髓的足太阳开机之气入肺，助肺宣发肃降，此足太阳脉气经肺金肃降，化水精归于右肾，肾水足，肾气盛，右肾之肾气经两肾连通之道入左肾，化为元精，元精充盛化生温养脑髓，故可治半身不遂等脑系疾病。又足太阳开机之气入肺，补益肺气，肺气足，经肺和膀胱脏腑别通之道，回络于足太阳经，而治肺机能不够而引起之坐骨神经痛及背痛。

10. 七星穴

部位：包括在项部入发际八分之总枢穴，其下一寸之分枢穴，下二寸之时枢穴，以及向两旁横开八分去发一寸之支禹穴，及支禹穴下一寸之士禹穴（共七穴）。

解剖：总枢、分枢、时枢三穴属脑总神经，两旁支禹、士禹四穴属肺分支神经。

主治：呕吐（五脏不安）、感冒头痛、小儿高烧、小儿各种风症。

取穴：详见上述部位。

手术：用三棱针点刺放血。以总枢、分枢、时枢三穴为主，支禹、士禹为配针。

注意：放血时，应用拇指和食指捏起穴位肌肉，然后对准穴位针刺出血。针刺婴儿、小儿应特别注意，以免上伤脑部总神经，下伤丹田，而致耳聋音哑。

释理：（1）七星穴由七个穴位组成的穴组，其中总枢、分枢、时枢位于督脉上，总枢穴毗邻风府穴，三穴的解剖是脑总神经，乃于三穴处分别别出脑总络脉，络脑；支禹、士禹穴均位于足太阳膀胱经的内侧缘，解剖是肺分支神经，乃于支禹、士禹穴别出肺分支络脉，络肺。

（2）七星穴：此七穴，如北斗七星（天枢、天璇、天玑、天权、玉衡、开阳、瑶光），有斗有柄。总枢穴、分枢穴、时枢穴为斗柄，曰杓。支禹穴、士禹穴为斗身，曰魁。《鹖冠子》曰："斗杓东指，天下皆春；斗杓南指，天下皆夏；斗杓西指，天下皆秋；斗杓北指，天下皆冬。"因此，七星穴是以总枢、分枢、时枢穴为指向的。

总枢穴位于督脉上，其单穴解剖是丹田神经，乃督脉于总枢穴处别出丹田络脉，络丹田。而当总枢穴为七星穴之一时，其解剖是脑神经，乃因督脉于七星穴之斗柄总枢穴处，别出脑络脉，络脑。七星穴的斗柄总枢穴的指向是脑，其别出的丹田络脉，乃是丹田之丹气（即肾间动气）经此丹田络脉，将原气输注于督脉的总枢穴，和七星穴的斗柄总枢、分枢、时枢穴督脉的脉气汇合后，经其别出的脑络脉入络于脑，以丹田之原气和督脉之阳气温煦濡养脑髓。总枢穴毗邻风府穴，风府穴为风邪袭人之所，《素问·风论篇》说："风气循风府而上，则为脑风。"《素问·疟论篇》说："邪气客于风府，循膂而下……"因此，此脑络脉易受风寒邪气所客。"治风先治血，血行风自灭"，于斗柄总枢穴、分枢穴、时枢穴刺络放血，祛风逐寒，络道通畅，脑髓得益。至于斗身支禹穴、士禹穴，禹者虫也，乃细菌、病毒等病原体极易于易居之地随风邪经此二穴别出的肺分支络脉，入袭于肺。总之，若邪气袭人，风寒者则易客于斗柄；风寒挟虫者则易客于斗身。视或入袭于脑髓或入袭于肺，放血以逐之。

11. 五岭穴

部位：包括五道穴线。第一道穴线从大椎骨下第二节的江口穴起，每下一节为一穴，其顺序为火曲、火云、火长、火明、火校、火门、土月、土泄，直至第九节土克穴为止，共十穴。第二道穴线（左右共两条），从江口穴向左右各横开四指，金北穴起，下一寸为一穴，其顺序为金斗、金吉、金陵、火金、木东、木杜，直至木梅穴为止，左右共十六穴。第三道穴线（左右共两条），从第二道穴线向外横开四指，共有金枝、金精、金神、木原、木太、木菊、木松七穴，左右共十四穴，每穴间隔约一寸。

解剖：从火云穴至火门穴属心之神经；从土月穴至土克穴属脾神经；从火金穴以上属心肺交叉神经；从火金穴以下，左边属肺神经，右边属肝神经；从金神穴以上属肺之神经，以下左边属肺脾交叉神经，右边属肝肺交叉神经。

主治：高血压、重感冒、高热、发冷、突然间出现头晕、头痛，因高血压引起之手足麻痹症、半身不遂、阴霍乱、阳霍乱、肝霍乱、阴阳霍乱、急性胃痛、呕吐及各种痧症、血管硬化之腰痛。

取穴：详上述部位。

手术：用三棱针点刺放血。

注意：点刺放血部位，先以酒精棉球擦净，然后以指或针柄按压穴处，始可扎之。

释理：（1）五岭穴是由四十个穴位组成的一大穴组，第一道穴线位于督脉，火云至火门穴的解剖是心之神经，乃于此五穴别出心之络脉，络心。土月至土克穴的解剖是脾之神经，乃于此三穴别出脾之络脉，络脾；第二道穴线位于足太阳膀胱经的第二侧线上，金土穴至火金穴的解剖是心肺交叉神经，乃于此五穴别出心肺交叉络脉，络心肺。火金穴至木梅穴的解剖是左边属肺神经，右边属肝神经，乃于左侧的四穴别出肺络脉，络肺。右侧的四穴别出肝络脉，络肝；第三道穴线于督脉旁开六寸，此处无经脉所过，其何以现？无从可考，无法推理论证。金枝穴至金神穴的解剖是肺之神经，乃于此三穴别出肺之络脉，络肺。金神穴至木松穴的解剖，左侧的属肺脾交叉神经，乃于左侧的五穴别出肺脾交叉络脉，络肺脾。右侧的属肝肺交叉神经，乃于右侧的五穴别出肝肺交叉络脉，络肝肺。

诸穴之穴气皆为脏腑原气由三焦腑经气街之径，输注于足太阳经上而成。从诸穴别出络脉络肝、脾、肺，以其原益诸脏之体，此为生理。若此络脉不通，则诸症丛生，故放血逐邪，以通其络，复其性，诸症可除。

（2）第一道穴线：共十穴，和督脉上的穴位位置相重，分别是：T3 火曲穴同身柱穴，身柱穴的穴气是肺脏之原气由三焦腑，经气街之径，输注于督脉；T4 火云穴，督脉无穴，同经外奇穴巨阙俞穴。巨阙俞穴是心包之原气由三焦焦气，经气街，行止辄于督脉，而为巨阙俞之穴气；T5 火长穴同神道穴，神道穴是心所藏之神出入之径；T6 火明穴同灵台穴，灵者神灵也，台者亭台也，灵台者神灵于亭台憩息之所，此为其穴气；T7 火校穴同至阳穴，至阳穴为膈膜之原气，由三焦经气街，行止辄于督脉。膈膜之上为阳，膈膜之下为阴，故膈膜为阳极生阴之所，曰至阳穴；T8 火门穴，督脉无穴；T9 土月穴同筋缩穴。缩者收缩也。肝主筋，全身筋膜之血气濡养，皆由于肝。全身筋膜广而大，其原气缩聚，由三焦经气街，行止辄于督脉，此为筋缩穴之穴气；T10 土泄穴同中枢穴。胆腑枢降之原气，由三焦经气街，行止辄于督脉，此为中枢穴之穴气；T11 土克穴同脊中穴。脾为中土，此中土之原气，由三焦经气街，行止辄于督脉，为脊中穴之穴气。

（3）第二道穴线：左右各八穴，共十六穴，和足太阳膀胱经第二侧线上的穴位相重。分别是：T3-3 金北穴同魄户穴。肺藏气，气舍魄。魄为肺脏所藏之灵气。魄户穴是魄这一灵气于三焦腑内，经气街之径，行止辄于足太阳经；T4-3 金斗穴同膏肓俞穴。膏者膏脂也，肓者肓膜也，为包裹在心脏外层的膏脂和肓膜，曰心包。膏脂和肓膜均藏有原气而能抵御外邪，保卫心脏，因此，膏肓俞穴是心包的膏肓之原，由三焦经气街，输注于足太阳经上；T5-3 金吉穴同神堂穴。神者，阴阳不测也。神堂穴为神居之阳所，神居所之气，经气街，行止辄于足太阳经上；T6-3 金陵穴同譩譆穴，譩譆穴气由督脉所发。督脉阳气条达，身心顺畅，曰为譩譆，其志由三焦经气街，行止辄于足太阳经上而成譩譆穴；T7-3 火金穴同膈关穴。膈膜以上为阳脏，以下为阴脏，膈膜之气乃阳极生阴之气，为至阳。关者关卡也，膈关是阴阳交膈变化之关卡，为膈膜之核心，至阳化阴之所，其气由三焦经气街，行止辄于足太阳经；T8-3 木东穴，足太阳膀胱经于此无穴；T9-3 木杜穴同魂门穴。魂为肝脏所藏之灵气，居于肝血中。魂这一灵气，由三焦经气街，行止辄于足太阳经，魂门穴处；T10-3 木梅穴同阳纲穴。纲者提网之总绳也，精为元阳，元阳为一身阳之纲，胆腑藏精，源于元阳，故名阳纲穴，其所藏之精由三焦经气街，行止辄于足太阳膀胱经上而成阳纲穴。

（4）第三道穴线：其上之穴均位于督脉旁开六寸的侧线上，此侧线无经脉所过，故其上之穴，不得其解。

12、双凤穴

部位：从大椎骨以下第二与第三脊椎骨间，向左右横开一寸五分之火凤穴起，每下一寸一穴，其顺序为火主、火妙、火巢、火重、火花、火蜜七穴（左右共十四穴）。

解剖：心神经。

主治：手痛脚痛、手麻脚麻、手足血管硬化。

取穴：详上述部位。

手术：用三棱针放血。

释理：（1）双凤穴是由左右共十四穴组成的大穴组，其解剖是心之神经，乃于此穴组上别出心之络脉络心。

（2）双凤穴的位置同足太阳膀胱经的第一侧线，分别是：T2-1.5 火凤穴同风门穴。风门者，风邪出入之门户也，风邪常客于风门穴；T3-1.5 火主穴同肺俞穴。肺脏藏精气，其所藏之原气由三焦经气街，输注于足太阳经处是穴；T4-1.5 火妙穴同厥阴俞穴。心包膏脂肓膜之原气由三焦腑经气街之径，输注于于足太阳经，名厥阴俞穴，其穴气为厥阴之气；T5-1.5 火巢穴同心俞穴。心俞穴为心脏所藏之原气，由三焦腑经气街之径，输注于足太阳经上；T6-1.5 火重穴同督俞穴。督脉为阳脉之海，其原气由三焦腑经气街之径，输注于足太阳经上，名为督俞穴；T7-1.5 火花穴同膈俞穴。膈为分隔胸腹两腔的膜状肌肉，其上覆以膈胸膜筋膜、壁胸膜，此膈膜属于肓膜，藏有原气，于心之下，脾之上也。此膈膜之原气，由三焦经气街，输注于足太阳经处；T8-1.5 火蜜穴同胰俞穴。中医所说的脾脏质器，实为现代解剖的胰脏和脾脏的合称。其中的胰和脾各以其所藏之原气，由三焦腑经气街之径，上输注于胰俞穴，下输注于脾俞穴。

阴阳经脉的经气交接、阴阳转换皆于肢末完成，这个过程的完成除经络脉本身的经气需足够强外，尚需心脏充足的原气，搏动有力。而上述诸穴均别出心络脉络心，此络脉不通，回补心脏原气不足，累及心主血之能，致肢末痛，肢末血管硬化，故于双凤穴放血可治之。

13. 九猴穴

部位：包括火凤、火主、火妙、金堂（金斗上二寸）、金北（金斗上一寸）、金斗、金吉、金枝、金精九穴，左右共十八穴。

解剖：肺神经。

主治：喉痧。

取穴：详见上述部位。

手术：用三棱针点刺放血。

释理：（1）九猴穴是由足太阳膀胱经第一侧线上左右各三穴，共六穴；第二侧线上左右各四穴，共八穴；第三侧线上左右各二穴，共四穴，合十八穴组成。解剖是肺神经，乃是此大穴组上的穴位分别别出肺络脉，络肺。

（2）第一侧线上的穴位分别是：T2-1.5 火凤穴同风门穴；T3-1.5 火主穴同肺俞穴；T4-1.5 火妙穴同厥阴俞穴。

（3）第二侧线上的穴位分别是：T2-3 金堂穴同附分穴；T3-3 金北穴同魄户穴；T4-3 金斗穴同膏肓俞穴；T5-3 金吉穴同神堂穴。

（4）第三侧线上的穴位分别是：T3-6 金枝穴；T4-6 金精穴。

（5）九猴穴穴组的穴气是肺脏、心包和心脏的原气由三焦腑，经气街之径，输注于足太阳经上。九猴穴别出肺络脉，络肺，乃将肺、心包和心所输注的原气回络于肺，再由肺经虚里脉贯注于心，使原气有输有返，此为生理。今九猴穴别出的肺络脉因邪客而滞，原气与邪相搏，气郁满贲不得返，心神不宁，坐立不安，而现喉痧证。故于九猴穴刺络放血，祛寒逐邪，以治之。

14. 三金穴

部位：包括金斗、金吉、金陵三穴，左右共六穴。

解剖：心肝交叉神经。

主治：膝盖痛。

手术：用三棱针点刺放血。左痛取左穴，右痛用右穴，双膝痛则双边取穴（放血是以患侧同侧处远近端寻找瘀络为原则）。

释理：（1）三金穴位于足太阳经第二侧线上。解剖是心肝交叉神经，乃于三金穴处分别别出心肝交叉络脉，络心和肝。

（2）心肝交叉络脉：是三金穴分别别出一条络脉，分叉成两条支络，络入于心和肝。金斗穴位于 T4-3，同膏肓俞穴；金吉穴位于 T5-3，同神堂穴；金陵穴位于 T6-3，同譩譆穴，此三穴穴气分别由心包、心脏和督脉的原气输注而成，于此三穴别出心肝交叉络脉，回络于心，络入于肝。在前文中我们知道董公认为心和膝关系密切的缘由，又"膝为筋之府"，膝关节的韧带相当丰富，肝主筋，全身筋膜皆由肝所藏血之濡养。因此，三金穴若瘀滞致心肝交叉络脉不通，致足太阳经上心包、心脏和督脉的原气不能回络于心和肝，最终影响膝关节周围韧带的血液营养而出现膝盖痛，故放血逐瘀，复三金穴络脉之气以治之。

15. 精枝穴

部位：包括金枝、金精两穴，左右共四穴。

解剖：肺肾交叉神经。

主治：小腿发胀、小腿痛。

取穴：详上述部位。

手术：用三棱针点刺放血。

释理：（1）精枝穴由金枝和金精两穴组成，解剖是肺肾交叉神经，乃于精枝穴别出肺肾交叉络脉，络肺和肾。

（2）肺肾交叉络脉：肺肾交叉络脉乃是金枝和金精两穴分别别出一条络脉，分叉成两条支络，分别络入肺和肾。络穴当归经，方能明其理。金枝和金精两穴均旁开督脉六寸，分别是T3-6、T4-6，此处无经脉所过，无法释其理。

16. 金林穴

部位：包括金神、木原、木太三穴。

解剖：肺总神经，右属肝肾交叉神经，左属脾肾交叉神经。

主治：血管硬化之坐骨神经痛。

取穴：详上述部位。

手术：用三棱针放血。

释理：（1）金林穴由金神、木原、木太三络穴组成，左右共六穴。解剖是肺总神经，右属肝肾交叉神经，左属脾肾交叉神经。乃于右侧三穴别出肺总络脉、肝肾交叉络脉，络肺和肝肾；于左侧三穴别出肺总络脉、脾肾交叉络脉，络肺和脾肾。在五岭穴里第三道穴线上的金神、木原、木太穴，左边的三穴别出肺脾交叉络脉，右边的三穴别出肝肺交叉络脉，和金林穴里的金神、木原、木太穴不同，不知何故？无从考证。

（2）金神穴位于T5-6，木原穴位于T6-6，木太穴位于T7-6，均旁开督脉六寸，此处无经脉所过，金林穴不能归经，未能释其理。

17. 顶柱穴

部位：包括金吉、金陵、火金、木东、木杜、木梅、金神、木原、木太、木菊、木松，左右共二十二穴。

解剖：右属心肝肺交叉神经，左属心肝脾交叉神经。

主治：血管硬化之腰痛、闪腰、岔气。

取穴：详上述部位。

手术：用三棱针点刺放血。

释理：（1）顶柱穴是由二十二络穴组成的大穴组，其解剖是右属心肝肺交叉神经，左属心肝脾交叉神经，乃于左侧十一穴处分别别出心肝脾交叉络脉，络心、肝、脾；于右侧十一穴处分别别出心肝肺交叉络脉，络心、肝、肺。

（2）顶柱穴是由足太阳经第二侧线左右各六穴，和督脉旁开六寸的侧线上，左右各五穴组成。分别是金吉穴位于 T5-3，金陵穴位于 T6-3，火金穴位于 T7-3，木东穴位于 T8-3，木杜穴位于 T9-3，木梅穴位于 T10-3，此穴组的穴气分别由心脏、督脉、膈膜、脾、肝、胆所藏之原气输注而成，于此穴组左侧别出心肝脾交叉络脉，右侧别出心肝肺交叉络脉，分别回络于心肝脾和心肝肺，故可治血管硬化之腰痛、闪腰、岔气。

此处左侧别出心肝脾交叉络脉，右侧别出心肝肺交叉络脉，亦和这些穴位组成五岭穴别出的络脉不同，细思，倘若这些不同的络脉真实准确的存在，那么只能解释为同一个穴别出多条络脉，根据这些不同的络脉组成不同的穴组，而形成不同的穴位；于督脉旁开六寸的五穴分别是：金神穴位于 T5-6，木原穴位于 T6-6，木太穴位于 T7-6，木菊穴位于 T8-6，木松穴位于 T9-6，此处上的穴位无经脉所过，络穴不能归经，无法释理。

18. 后心穴

部位：包括大椎骨下第四个脊椎关节处火云、火长、火明、火校、火门、土月六穴及脊椎旁开一寸五之火妙、火巢、火重、火花四穴（左右共八穴），与金吉、金陵、火金三穴（左右共六穴）。

解剖：心之总神经。

主治：羊毛痧、疔疮、心脏衰弱、胃病、急性心脏麻痹、风寒入里、重感冒、中风、各种急性痧症。

取穴：详上述部位。

手术：治羊毛痧（羊毛疔）时，用三棱针对着紫点（重者现黑点）将毛丝抽出；治疔疮、心脏衰弱及胃病用三棱针点刺放血（限于四肢及面部之疔疮）。

释理：（1）后心穴是由二十个络穴组成的大穴组，分别位于督脉和足太阳膀胱经的第一、第二侧线上。其解剖是心之总神经，乃为组成后心穴的二十个络穴分别别出心之总络脉，络心。

（2）督脉上的六穴：T4 火云穴同奇穴巨阙俞；T5 火长穴同神道穴；T6 火明穴同灵台穴；T7 火校穴同至阳穴；T8 火门穴；T9 土月穴同筋缩穴。

（3）足太阳经第一侧线上的四穴（左右共八穴）：T4-1.5 火妙穴同厥阴俞穴；T5-1.5 火巢穴同心俞穴；T6-1.5 火重穴同督俞穴；T7-1.5 火花穴同膈俞穴。

（4）足太阳经第二侧线上的三穴（左右共六穴）：T5-3 金吉穴同神堂穴；T6-3 金陵穴同譩譆穴；T7-3 火金穴同膈关穴。

以上二十络穴和上述督脉和足太阳经上的穴位相同，于上述诸穴别出心之总络脉，回络于心，以各脏之原气经此络脉回补于心。当此络脉或因于寒、或因于暑、或因于瘀，出现上述诸症，于后心穴点刺出血，祛寒除暑化瘀，故可治上述诸疾。

19. 感冒三穴

部位：包括安全、金斗（两侧）共三穴。

解剖：安全穴为脊椎总神经及四肢神经所在，金斗穴为心脏二尖瓣神经所在。

主治：重感冒。

取穴：安全穴在大椎骨下缘凹陷处，金斗穴在大椎之下第五椎旁开四横指是穴。

手术：用毫针针入皮下即见奇效。

释理：（1）感冒三穴是由安全穴和金斗穴组成，分别位于督脉和足太阳膀胱经的第二侧线上。安全穴的解剖是脊椎总神经和四肢神经，乃于安全穴别出脊椎总络脉、四肢络脉，络脊椎和四肢；金斗穴的解剖是心脏二尖瓣神经，乃于金斗穴别出心脏二尖瓣络脉，络心脏二尖瓣。

（2）安全穴：位于大椎骨下缘凹陷处，当与大椎穴相重。椎者捶击之物也，大椎意指第七颈椎形如巨大的捶击之物，大椎穴位于大椎骨下凹陷处，为手足三阳经与督脉之会。由此别出脊椎总络脉、四肢络脉，络脊椎和四肢，以其诸阳之会之阳气，温煦脊椎和四肢，以通阳祛寒。因寒客于表而为重感冒，邪在浅层，刺亦宜浅，故针入皮下即见奇效。

（3）金斗穴：位于 T4-3，同膏肓俞穴。膏肓俞穴为心脏膏脂和肓膜之原气输注而成，于此别出心脏二尖瓣络脉，络入心脏二尖瓣，乃以心脏膏脂和肓膜之原气，入心内，温煦护卫心脏二尖瓣。在重感冒中，防邪入心包，诱发病毒性心肌炎，此为其治重感冒之理。

20. 水中穴

部位：第十三椎下旁开一寸五分。

解剖：肾总神经。

主治：肾亏、肾虚、肾脏炎、妇科经脉不调、便秘口渴、脊椎骨痛。

取穴：当十三脊椎骨下旁开一寸五分处是穴。

手术：针深八分至一寸。

释理：（1）水中穴位于足太阳膀胱经的第一侧线上，和三焦俞穴位置相重。解剖是肾总神经，乃于本穴别出肾总络脉，络肾。

（2）阴阳相合导气法

三焦俞穴的穴气是三焦腑之原气经气街之径，输注于足太阳经上而成。手少阳和足少阴阴阳相应，少阳和少阴同为枢机，三焦和肾脏腑别通。三焦俞穴和水中穴位置相重，既有腧穴之性，又有络穴之用，由此别出的肾总络脉通肾，为阴阳相合导气法。三焦腑由肾间动气所发，肾间动气由肾脏之元精所发，因此，三焦腑的原气经此络脉入肾，可直接回补元精，元精盛，肾气充，诸恙可除。

21. 水腑穴

部位：第十四脊椎骨下旁开一寸五分。

解剖：肾总神经。

主治：脊椎骨痛、脊椎骨无法弯曲、妇女月经不调、肾虚、肾脏炎、口渴、便秘、肠炎、失眠、阳痿早泄、头痛、糖尿病、闪腰岔气、头晕眼花、腰酸背痛、急性肾炎、膀胱结石、小便不通、死胎不下。

取穴：当第十四脊椎骨下旁开一寸五分处是穴。

手术：针深八分至一寸。

释理：（1）水腑穴位于足太阳膀胱经的第一侧线上，位置和肾俞穴相重。解剖是肾总神经，乃于本穴别出肾总络脉，络肾。

（2）表里经导气法

肾俞穴的穴气是肾脏原气由三焦经气街，输注于足太阳膀胱经上而成，肾俞穴和水腑穴同为一穴，既有腧穴之性，又有络穴之用。今于此穴别出肾总络脉，乃导肾脏输注于足太阳经上的原气，回络于肾，使肾脏原气有输有返，故可治上症。此回补之原气，乃于隶属膀胱腑的足太阳经脉上导引原气，经肾总络脉，入水藏肾中，故名水腑穴。

22. 三江穴

部位：包括第十三椎下之分线穴起，每下一节一穴，其顺序为水分、水克、水管、六宗、凤巢、主巢七穴及十四椎下旁开四指之六元、六满、六道、华巢、环巢、河巢六穴（左右共十二穴）。

解剖：肾神经及六腑神经。

主治：经闭、子宫炎、肠炎、闪腰、岔气、急性肠炎。

取穴：详上述部位。

手术：用三棱针点刺放血。

释理：（1）三江穴是由十九个络穴组成的大穴组，其中位于督脉上有七穴，位于足太阳膀胱经第二侧线上有六穴，左右共十二穴。解剖是肾神经及六腑神经，乃于三江穴分别别出肾络脉和六腑络脉，络肾和六腑。

（2）督脉上七穴：L1 分线穴，同悬枢穴。三焦腑以其原行转枢之力，其原经气街之径，输注于督脉而为悬枢穴；L2 水分穴，同命门穴。命门者右肾也，受五脏六腑之精而藏之，故曰命门穴。此精唯水而能藏焉，故其络穴名水分穴；L3 水克穴，同经外奇穴下极俞穴。五脏六腑之下极为膀胱，故下极俞穴乃膀胱之腑气，由三焦腑经气街之径，输注于督脉而成；L4 水管穴，同腰阳关穴。腰为肾之府，肾藏精，为封藏之本。肾于腰府所布之阳气输注于督脉，关闭于督脉，乃成腰阳关穴的穴气，以温煦骨骼；L5 六宗穴，同经外奇穴——十七椎穴；S1 凤巢穴；S2 主巢穴。

（3）足太阳膀胱经第一侧线上六穴：L2-3 六元穴，同志室穴。肾藏精，精舍志。志这一灵气由三焦经气街，行止辄于足太阳膀胱经第二侧线和第二腰椎棘突下水平线的交点上；L3-3 六满穴；L4-3 六道穴；L5-3 华巢穴；S1-3 环巢穴；S2-3 河巢穴，同胞肓穴。胞者胞宫也，肓者肓膜也。胞肓者胞宫之肓膜也，其原气经三焦腑，由气街之径，输注于足太阳经上。

（4）三江穴穴组的穴气是三焦、肾、膀胱、胞宫的原气由三焦腑，经气街之径，输注于足太阳经上，别出肾络脉、六腑络脉，络肾和六腑。今邪客此络，诸脏腑之原无法由此络而返，而现上症，放血祛瘀逐邪，使诸脏腑之原可输可返，故可治上症。

23. 双河穴

部位：包括第十四椎下之六元、六满、六道、华巢、环巢、河巢六穴（左右共十二穴）。

解剖：肾神经、六腑交叉神经。

主治：手臂痛、肩背痛。

取穴：详见上述部位。

手术：用三棱针点刺放血。

注意：出黑血有效，出红血无效。

释理：（1）双河穴是由十二个络穴组成的大穴组。其解剖是肾神经和六腑交叉神经，乃于双河穴别出肾络脉和六腑交叉络脉，分别络肾和六腑。

（2）组成双河穴的六对络穴，和组成三江穴的部分络穴为同穴。

24. 冲霄穴

部位：包括第二十脊椎骨下之妙巢穴，二十一脊椎骨下之上对穴，及上对穴下一寸之上高穴三穴。

解剖：小脑神经。

主治：小脑痛、小脑发胀，项骨正中胀痛。

取穴：详见上述部位。

手术：用三棱针点刺放血。

释理：（1）冲霄穴是由三个络穴组成的小穴组，位于督脉上。解剖是小脑神经，乃于本穴别出小脑络脉，络小脑。

（2）督脉上三穴：组成冲霄穴的督脉上三穴分别是：S3妙巢穴；S4上对穴，同腰俞穴；上高穴位于上对穴下一寸。督脉为阳脉之海，起于下极之俞——长强穴，并于脊里（椎管内），上至风府，入属于脑。督脉脉气本身是由下向上行至头颅内，今于督脉上的冲霄穴处别出小脑络脉，此督脉之阳气可经小脑络脉，如豪气冲霄直冲入小脑，以督脉阳性脉气温煦小脑，故可治上症，故名冲霄穴。

总之，在前文中我们已经知道背俞穴的穴气是各脏之原气和三焦历各腑之焦气，由三焦腑的焦气，经气街之径输注在足太阳膀胱经上而成。背为阳，太阳为开，助五脏六腑原气升发，升发为其原之用。然，其原之用为何？董氏奇穴里的五岭穴、双凤穴、九猴穴、三金穴、精枝穴、金林穴、顶柱穴、后心穴、三江穴、双河穴、冲霄穴等均是由多个络穴组成的大穴组，且多个络穴与背俞穴位置相同，俞络同穴。各穴组均别出五脏或六腑络脉，背俞穴的原气经此络脉能有输有返，回络于各脏腑，以其原互益诸脏腑之体，以平衡诸脏腑之原，使诸脏腑尽其生理之能，故诸络之通为贵，此亦为诸穴均为大穴组并别出诸多络脉之因。

25. 痞根穴（笔者增）

部位：第一腰椎棘突下缘中点外开三寸五分处是穴。

主治：痞块、肝脾肿大、疝痛、腰痛、翻胃。

手术：直刺五分至一寸。

释理：（1）痞根穴位于足太阳膀胱经第二侧线外开五分，即足太阳膀胱经脉主干的外缘。在第一腰椎棘突下同一水平线上的有督脉的悬枢穴、足太阳经脉的三焦腧穴和肓门穴及经外奇穴——痞根穴。

（2）经外奇穴：顾名思义，就是指位于经脉之外的具有奇效的穴位。经外奇穴收录于《腧穴学》，共六十七个穴位。经外奇穴和董氏奇穴一样，皆为络穴，同属于繁杂的络脉系统。正因为经外奇穴是络穴，故常有奇效之验。和董氏奇穴不同的是，经外奇穴均无似董氏奇穴的"解剖"内容，这就使释理经外奇穴的深层机制失去了方向。笔者选择"痞根穴"作为经外奇穴的代表穴，是因痞根穴的穴名及其主治的内容。抛砖引玉，望后来人能以更高的智慧，另立章节，以解经外奇穴。

（3）悬枢穴：三焦气腑历五脏六腑，五脏六腑皆被三焦的焦气所覆盖。一方面三焦腑以其焦气温煦五脏六腑，上焦焦气温煦心脏、心包和肺；中焦焦气温煦肝胆脾胃大小肠；下焦焦气温煦肾膀胱、女子胞。另一方面，三焦焦气将五脏所藏的原气，经气街之径，输注于足太阳经上而成背俞穴；六腑不藏原气，三焦腑则将其所历各腑的焦气，一部分输注于足太阳经上而成背俞穴；另一部分输注于其所隶属的阳脉上而成原穴。

悬枢穴的穴气是三焦腑的焦气经气街之径，行止辄于督脉上。手少阳和足少阳同为枢机，足少阳为枢降，手少阳的枢机是降中有升，此枢机如悬空中，故名悬枢穴。

（4）三焦俞穴：其穴气是三焦腑的焦气经气街之径，行止辄于足太阳膀胱经上，是三焦腑之原，故名三焦俞穴。

（5）肓门穴：《左传》曰："膏之上，肓之下。"膏肓是指在包裹组织器官的外围组织，膏者膏脂也，肓者肓膜也，膏脂在上，肓膜在下。膏肓因藏有原气而有护卫之功，是以不同的组织形态，包裹并保护各组织器官。

膏脂有原气，其原气由三焦腑经气街之径，行止辄于任脉上而为鸠尾穴。肓膜的分布极其广泛，有肉肓和肓膜之别。肉肓者，皮下肉上之膜也。肓膜者，五脏之间膈中膜也。肓膜有原气，肓膜又包裹着五脏六腑，以其原保卫脏腑。故三焦腑将肓膜之原经气街之径，在背，行止辄于肓门穴上，在腹，行止辄于脐胁穴上，此为肓门穴、脐胁穴穴气之由。

（6）痞根穴：《素问·六微旨大论篇》说："升已而降，降者谓天；降已而升，升者谓地。天气下降，气流于地；地气上升，气腾于天。故高下相召，升降相因，而变作矣……夫物之生从于化，物之极由乎变，变化相薄，成败之所由也……故非出入，则无以生长壮老已；非升降，则无以生长化收藏。是以升降出入，无器不有。"天地之间，高下相召，升降相因，天地则以生长化收藏，万物则以生长壮老已。泰者通也，物不可以终通，故受之以否。否来，天地不交不通；否极，天地不交不通至极。否来、否极皆曰为否（pǐ）。

五脏六腑之气是以阴阳升降的内动力而成一气的圆运动。在这圆运动中，十二经脉的循行之力是这一圆运动的外动力。手少阳为枢，其枢，降中有升，为天地之气相交之轴。故三焦以其原、以其手少阳降中有升之枢机，受之以否。三焦是以其原，受否来至否极之化，否极则泰来，此为生理。

痞者，天地终不交通也。乃三焦之原不能化变否来至否极，天地升降相失，不交不通也。故此痞状之病气结于痞根穴，现痞块、肝脾肿大等病症。故"痞根"穴是解决天地升降相失的要穴，此穴的临床意义不容小觑。

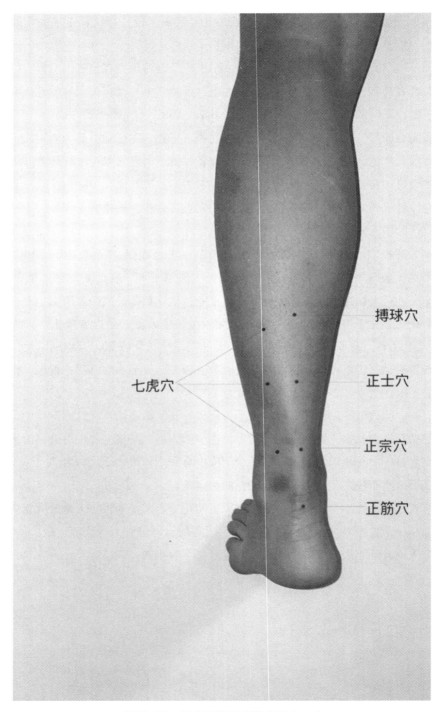

搏球穴

七虎穴

正士穴

正宗穴

正筋穴

图 5-20 足太阳膀胱经络穴图（一）

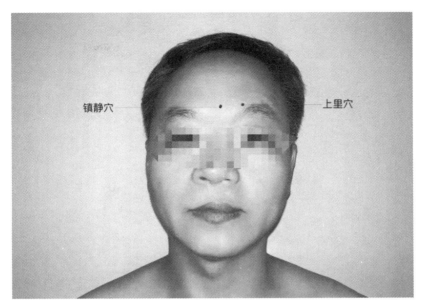

图 5-21 足太阳膀胱经络穴图（二）

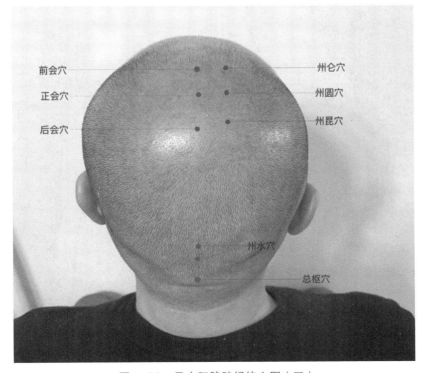

图 5-22 足太阳膀胱经络穴图（三）

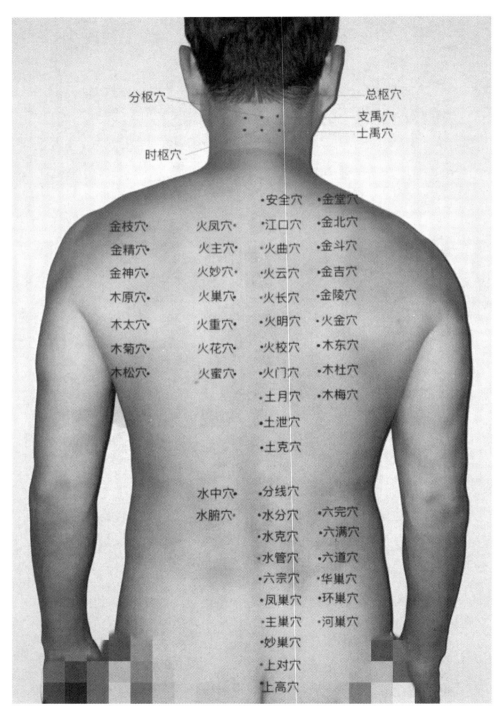

分枢穴

总枢穴
支禹穴
士禹穴

时枢穴

·安全穴   ·金堂穴
金枝穴   火凤穴·   ·江口穴   ·金北穴
金精穴·   火主穴·   ·火曲穴   ·金斗穴
金神穴·   火妙穴·   ·火云穴   ·金吉穴
木原穴·   火巢穴·   ·火长穴   ·金陵穴
木太穴·   火重穴·   ·火明穴   ·火金穴
木菊穴·   火花穴·   ·火校穴   ·木东穴
木松穴·   火蜜穴·   ·火门穴   ·木杜穴
·土月穴   ·木梅穴
·土泄穴
·土克穴

水中穴·   ·分线穴
水腑穴·   ·水分穴   ·六完穴
·水克穴   ·六满穴
·水管穴   ·六道穴
·六宗穴   ·华巢穴
·凤巢穴   ·环巢穴
·主巢穴   ·河巢穴
·妙巢穴
·上对穴
·上高穴

图 5-23 足太阳膀胱经络穴图（四）

八、足少阴肾经

上瘤穴、水晶穴、水仙穴、水相穴、光明穴。

经脉隶属于各脏腑，为所隶属的脏腑行血气，营周身。故经脉有疾，则血气不和，百病乃变化而生。经脉之疾，无非有三：一曰离合失常，二曰是动所生病，三曰经脉之所败也。三阴脉出入离合者，太阴为开，厥阴为阖，少阴为枢。三阴脉无论是以或开、或阖、或枢，出入离合，其脉皆有根有结，故《素问·阴阳离合论篇》说："太阴之后，名曰少阴。少阴根起于涌泉，名曰阴中之少阴。"《灵枢·根结》也说："少阴根于涌泉，结于廉泉。"少阴之离合，不得相失也，搏而勿沉，名曰一阴。少阴脉当从其离合，勿逆其性，曰为勿沉。少阴脉从足走头，其经脉五输穴的五行变化顺经上行，这种五行变化产生的升发力量使其脉气不沉，离合如常。少阴为枢，其离合失常则为枢折，故曰："枢折则脉有所结而不通，不通者取之少阴，视有余不足，有结者皆取之不足。"其离合失常，乃因脉气或有余或不足所致。

其是动所生病者，前文《经》篇里已述，不复述赘。

其经脉之所败者，少阴脉绝也，正如《素问·诊要经终论篇》所说："帝曰：愿闻十二经脉之终奈何？岐伯曰：少阴终者，面黑齿长而垢，腹胀闭不得息，善噫善呕，呕则逆，逆则面赤，不逆则上下不通，不通则面黑皮毛焦而终矣。"

肾者，主蛰，静以潜藏，为封藏之本。肾失封藏之职，则精无以藏于肾而致精气泄漏耗散，卫气（先天之卫）散解，此谓自伤，气之削也。精为生之本、命之根，精不得守则根绝茎枯而现衰败之象。致肾失封藏之本，或因于恐，或因于怵惕思虑伤神耗精，或因肾水不足，不得静守积精则破䐃（䐃者筋肉结聚之处）脱肉，毛悴色夭，死于冬！肾为水藏，肾属水，乃因元精唯水能藏。水火本不相容，元精为纯阳之质，水精为至阴之物，水以润下阴柔无状之性，容藏纯阳之元精，水火本不相容之性在肾脏中则为互根之用，乃造化之奇。肾水后天之源，由于肺金。肺金失降，金不生水，肾水不足，不能受五脏六腑之精而藏之，致肾精无源而匮竭。肾水先天之源，由于肾精，曰天一生水。肾为水藏主水液代谢，若因结石致肾积水，此浊毒之水，必将侵蚀肾脏，精水不精，元精不能生水，此为害也。

1. 上瘤穴

部位：足底后跟前缘正中央。

解剖：后脑（小脑）总神经。

主治：脑瘤、脑积水（大头瘟引起者）、小脑痛、脑神经痛、体弱。

取穴：平卧，当足底后跟硬皮之前缘正中央是穴。

手术：针深三分至五分。

注意：针深过量（超过五分）会引起心中不安，忌之。

释理：（1）上瘤穴位于足少阴经之后旁缘，涌泉穴后。阴井木，于涌泉穴后方的上瘤穴当属木性。解剖是小脑总神经，乃于上瘤穴处别出小脑总络脉，络小脑。

（2）涌泉穴：右肾纳藏五脏六腑之精气，此精蛰藏于右肾，化为肾气。肾气盛，经两肾相通之道入左肾，化为元气，为元精之源。枢者，户所以转动开闭之枢机也，主出入之间。少阴为枢，足少阴经之枢机乃将元精转枢，由其脉输注十二经脉，为十二经脉先天元气的不绝之源。故《灵枢·根结》说："枢折则脉有所结而不通，不通者取之少阴，视有余不足，有结者皆取之不足。"涌泉穴为井穴，属木性，足少阴水经以木气升发之力，携肾脏之元气注入足少阴脉，入十二经脉系统，故涌泉穴处水气当盛，如同泉水汩汩涌出，以达转枢肾精之生理，此为涌泉穴命名之由。

（3）上瘤穴：《素问·五藏别论篇》说："脑、髓、骨、脉、胆、女子胞，此六者，地气之所生也，皆藏于阴而象于地，故藏而不泻，名曰奇恒之府。"天一生水，成之于地之北。地水藏精，曰地气，为万物生长之源，故奇恒之腑皆为精气所生所养。肾藏精，故曰肾主骨生髓。诸髓者皆属于脑，脑为髓之海，故中医所言之"髓"乃西医之"神经"。肾生髓之义乃指脑、脊髓和神经系统皆为元精所生所濡养。上瘤穴位于涌泉之后，其木气之阳要强于涌泉，升发力盛。今于本穴导水经木性之升腾阳气，经小脑总络脉，入络于小脑，则助肾生髓，温濡脑髓，故可治脑瘤、脑积水、小脑痛、脑神经病、体弱等。

（4）手术：针刺过深乃导足少阴深层之气，因肾脏主蛰，上瘤穴木性太过，针深过量，恐伐其根，精气耗伤，精不养神而致心中不安。然，对先天禀赋强健之体，于足少阴经深层导木性之气，却有醒脑之效。故可以浅刺短暂留针治疗失眠，深刺以醒脑。

2. 水晶穴

部位：内踝尖之直下二寸。

解剖：子宫神经。

主治：子宫炎、子宫胀、子宫瘤、小腹气肿胀闷。

取穴：当内踝尖之直下二寸处是穴。

手术：针深五分至一寸。

释理：（1）水晶穴位于然谷穴与太溪穴之间，照海穴下二寸许。解剖是子宫神经，乃于本穴别出子宫络脉，络子宫。

（2）然谷穴："然"古同"燃"，本义主宰。《鹖冠子·度万》言："所谓天者，言其然物而无胜者也。"陆佃注曰："言天者君道也，可天下之物而莫之胜也。"然者，天之道主宰万物之法也。谷者，水谷也。故然谷穴之义，乃天之道是以火之性腐熟谷物，以主宰万物。故然谷穴穴性属火，足少阴经枢升元气于然谷穴处化火，以天道主宰万物之法腐熟谷物，温煦脾阳。

（3）引火归元导气法

女子胞者，地气之所生，奇恒之腑也。地气者，肾脏所藏之元精也，故女子胞为元精之所化生。水晶穴介于然谷穴和太溪穴之间，穴性同然谷穴，属火性。水晶穴位于然谷穴后上方，其火性更盛。今于本穴导元气化为火炽之气，经子宫络脉络入子宫，以先天元精之火性温养胞宫，故可治子宫炎、子宫胀、子宫瘤、小腹气肿胀闷等妇科疾患。

3. 水相穴

部位：内踝骨直后，跟筋前缘陷处。

解剖：肾之支神经、脑神经。

主治：肾脏炎、四肢浮肿、肾亏而引起之腰痛、脊椎骨痛、妇科产后风、白内障。

取穴：跟筋前缘陷处，当内踝骨尖之直后二寸处是穴。

手术：针深三分至五分，或过量针亦可（即针沿跟筋前缘扎透过去）。

释理：（1）水相穴位同太溪穴，而浅于太溪穴，故此部既有经穴之用，又有络穴之用。水相穴穴性同太溪穴，属土性。解剖是肾之支神经、脑神经，乃于本穴处别出肾之支络脉、脑络脉，络肾和脑。

（2）太溪穴：为足少阴经之输穴、原穴，穴性属土。"所注为输"，足少阴经于此输注土性之气而为输穴，肾脏之原气亦随足少阴经输注于太溪，而为原穴，输原同穴也。其脉输注之气为巨，曰太。肾脏原气留滞于此，其原为一，天一生水，生化水精，以藏原气，其所化生之水精，曰溪，故名太溪穴。经脉出入离合变化的节之交就是如此奇妙，肾脏所藏之原气经足少阴脉输注于此，其于此生化水精，积而成机，化为肾气，此乃"空中之机"玄妙之意。

（3）回络本脏导气法

水相穴位同太溪穴，故既有经穴之用，又有络穴之妙。今于本穴导肾脏之原气，经肾之支络脉、脑络脉，分别入肾和脑，补肾益髓，故可治肾脏炎、四肢浮肿、肾亏而引起之腰痛、妇科产后风、白内障等诸症。

4. 水仙穴

部位：内踝骨直后之下二寸，跟筋前缘陷处。

解剖：肾之支神经、脑神经。

主治：同水相穴及肾亏之背痛。

取穴：在水相穴直下二寸处取之。

手术：针深五分。

释理：（1）水仙穴位于大钟穴、水泉穴的下方，穴性属水。解剖是肾之支神经、脑神经，乃于水仙穴处别出肾之支络脉、脑络脉，络肾和脑。

（2）足少阴经：足三阴经从足走腹，其经脉从下往上走，其走势以直上或稍曲向上为律。足少阴经从涌泉穴至然谷穴这一节脉是向上斜行的；从然谷穴至太溪穴这一节脉仍延续向上斜行的走势；从太溪穴至大钟穴这一节经脉的走势则发生变化，变为向后折返向下；从大钟穴至水泉穴仍延续折返向下的走势，经脉向前下方循行；从水泉穴至照海穴，经脉走势转为向上斜行；从照海穴至复溜穴，经脉则向后斜上行。至此，足少阴经同足三阴经脉循行之律，从足走腹向上循行。因此，足少阴经上行至足内踝，在其后部向下折返，走出了一个漩涡样圆圈后，再向上循行。

足少阴为何在此走出一个折返的漩涡样圆圈呢？我们知道太溪穴既为原穴又为输穴，其穴气是由足少阴经脉气输注和肾脏所藏原气输注相合而成。少阴为枢，此枢机是足少阴脉将肾脏所藏之原气枢转，注入足少阴经，进入十二经脉大循环中，为十二经脉的先天脉气的不绝之源。然，肾脏主蛰，为封藏之本，其所藏的精气为先天元气，为生之本，命之根。因此，足少阴经转枢之力若太过，则可伐其本，伤其根！故足少阴于太溪穴处，足少阴经折返向下行，于足内踝部形成一个回流的漩涡圆圈，如同水流或气流的漩涡，脉气于此形成黑洞，黑洞漩涡形成巨大的内吸力，将有余之原气倒注回肾，并以此抑足少阴经转枢上行之力。

除以经脉的折返下行回旋之力制约足少阴脉转枢上行外，经脉脉气又以五行的变化来制约足少阴枢升之力。我们知道五输穴的五行属性，阴经井穴属木性，从井穴至荥穴这节经脉脉气属木性，至荥穴处化为火性；从荥穴至输穴这节经脉脉气属火性，至输穴处化为土性；从输穴至经穴这节经脉脉气属土性，至经穴处化为金性；从经穴至合穴这节经脉脉气属金性，至合穴处化为水性。因此，从土穴太溪至金穴复溜的这一节脉气本当属土，足少阴脉却在这节经脉中发生脉气五行属性的变化。从太溪穴至大钟穴这一小节经脉，其土性脉气变化为金性，至大钟穴处，以金性肃降之穴气抑足少阴转枢上行之力，以固其本。钟者金性也，大钟者金气大盛也，故名大钟穴。大钟穴以金气大盛肃降之力，将向上转枢的原气引而下行，金气肃降生水，此水精之气携原气进入足少阴向下回旋所形成的黑洞漩涡，回注于肾。大钟穴为十五大络脉之络穴，足少阴经于此别走太阳，其别者并经上走于心包，下外贯腰脊，是以原气经大钟穴之络脉别走足太阳脉，上入心包，达精以养神之用；下贯腰脊，达精以温养腰脊骨之用。

水泉穴承接从大钟穴金气肃降生水之脉气，经脉循行至此，金气生水如泉水涌出，水气大盛，原气于此蛰藏而积精，故水泉穴能为治急性病证之郄穴。

照海穴承接由水泉穴上行的脉气，此水气极盛的脉气上扬如海面一样的宽阔，其位居上，居高而视如海面之水气由下上扬，故名照海穴。

复溜穴为经穴，"所行为经"，足少阴经脉气于此贯行，缓而有力。复溜穴承接的是照海穴上扬的水气，此水气经从照海穴至复溜穴这一小节经脉脉气五行属性的变化，脉气由水生木，木生火，火生土，土生金的五行变化后而为复溜穴金气属性。因在这一小节经脉脉气五行属性的变化，已是在五输穴的五行相生变化上又再重生一轮，故曰"复"；在照海穴至复溜穴这一小节的经脉中，其五行变化之快，以经脉循行之速——"溜"描述之，故名复溜穴。

足少阴经在足内踝部折返向下，走出一个漩涡样的圆圈走势，这是阴经中唯一有此走势的经脉。阴阳相应，阳经必有一脉与足少阴脉的走势相应！此阳经就是足少阳经。足少阳经在头部的折返循行路径，相似于足少阴在足踝部的循行路径，乃阴阳相应。足少阴、足少阳经脉折返的走势，说明同为枢机的阴阳两脉（足少阴脉将精气枢升而出，足少阳脉将精气枢降而入）在转枢过程中的谨慎小心和复杂性。那么，足少阳经又为何在头颅部折返而行？详见足少阳胆经篇。

（3）回络本脏导气法

水仙穴位于足少阴经之下缘，水泉穴下一寸，穴性属水，其穴气亦蕴藏原气。

今于本穴导肾脏原气，由肾之支络脉、脑络脉，入络于肾和脑，有补益肾气，生髓健脑之功，故可治肾脏炎、四肢浮肿、肾亏而引起之腰痛、脊椎骨痛、妇科产后风、白内障。其中产后风是因妇人产后体虚，伤其胞宫，致任冲脉、肝肾经脉受损，元气大伤，卫表不固，虚邪客经而入，故当补肾气，以固其本；白内障亦因肾气衰败，水不涵木，致肝气升发乏力，肝窍之目无木气温煦，无肝血濡养而生翳，故当补肾气，以固其本。

5. 光明穴

部位：内踝尖直后一寸之上二寸处。

解剖：肺、脾神经。

主治：眼皮神经麻痹、睁眼无力（肌无力）、散光及白内障。

取穴：当内踝尖之直后一寸又直上二寸处是穴。

手术：针深五分至一寸。

释理：（1）光明穴位于足少阴经脉的主干上，穴性属金。光明穴和复溜穴同为一穴，既有经穴之用，又有络穴之功。其解剖内容：有杨维杰先生所录的肺之神经；刘毅先生所录的肺、脾神经；邱雅昌先生所录的肝脾肾神经、眼分支神经。故笔者无法判断孰是孰非？不过无论其所别络脉络于何脏，皆有明目、治目疾之效。

（2）目：《灵枢·大惑论》说："目者，五藏六府之精也，营卫魂魄之所常营也，神气之所生也。"复溜穴是足少阴脉五输穴的经穴，穴性属金。肾为水藏，其所隶属的足少阴脉为水脉，水脉上的金气之穴为其母穴。"实则泻其子，虚则补其母。"飞蚊症、白内障等目疾多为老年人好发之疾，多因五脏精气虚损，精不聚目所致。今于光明穴导足少阴水经金性之气，经或肺络脉、或脾络脉、或肝脾肾络脉、或眼分支络脉，络入诸脏。此足少阴脉金生水之母气可益肾脏水精，水精旺，原气得以蛰藏，五脏脏气有其根，五脏精旺，其精所聚之目自明。

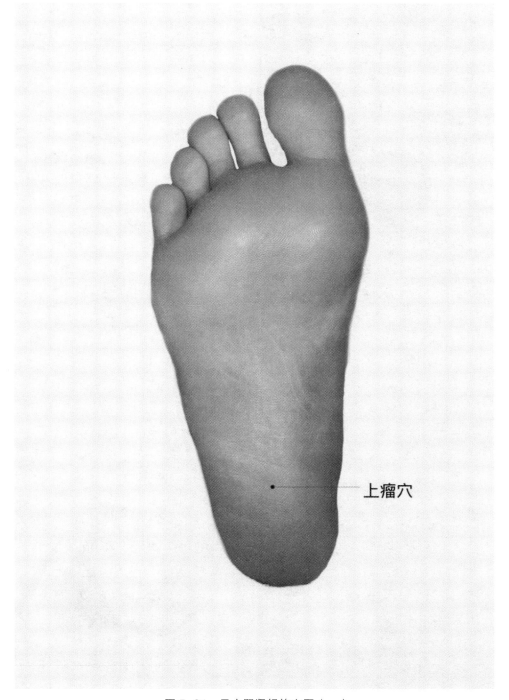

图 5-24 足少阴肾经络穴图（一）

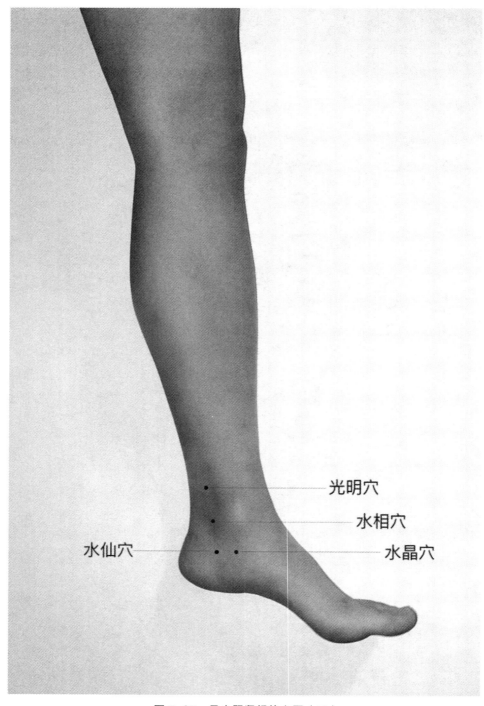

图 5-25　足少阴肾经络穴图（二）

九、手厥阴心包经

心常穴、脾肿穴、木火穴、肺心穴、心膝穴、二角明穴、胆穴、骨关穴、木关穴、三叉一穴、三叉二穴、三叉三穴、上白穴、分白穴、次白穴、外白穴、心灵一穴、心灵二穴、心灵三穴、肝灵一穴、肝灵二穴、肝灵三穴。

1. 心常穴

部位：掌面中指第一节之中线外开二分处。

解剖：心脏神经。

主治：心悸、心脏病、心脏性之风湿病。

取穴：当掌面中指第一节之中线外开二分，距第二节横纹三分三一穴，六分六一穴，共二穴。

手术：针深半分。

释理：（1）心常穴是由两个穴点组成，位于中冲穴和劳宫穴之间，于手厥阴心包经主干的稍外缘。穴性属木，解剖是心脏神经，乃于心常穴的两个穴点处，别出心脏络脉，络心脏。

（2）回络本脏导气法

心包是心脏之外围，由包膜和膏脂组成。心包亦为脏而藏有原气，此原气有保护心脏的作用。《灵枢·邪客》说："心者，五藏六府之大主也，精神之所舍也，其藏坚固，邪弗能容也。容之则心伤，心伤则神去，神去则死矣。故诸邪之在于心者，皆在于心之包络，包络者，心主之脉也，故独无腧焉（手少阴之脉独无五输穴）。"心包者，心之城墙，代心受过焉。厥阴为阖，厥阴脉以阖降之机而令心包所藏之原气不得散解，以代心受邪。心常穴穴气之性乃为厥阴木性偏阳之气，为已升发的厥阴脉气。今于心常穴导手厥阴木性偏阳已升发之脉气，入络心包，有助于激发心包所藏之原气，以御侵入心包之邪。故可治心悸、心脏病、心脏性之风湿病。

2. 脾肿穴

部位：掌面中指第二节中央线上。

解剖：脾神经。

主治：脾肿大、脾炎、脾硬化。

取穴：当掌面中指第二节中央线上，距第三节横纹三分三一穴，六分六一穴，共二穴。

手术：针深半分。

释理：（1）脾肿穴是由两个穴点组成，位于手厥阴经主干上。手厥阴脉从中冲穴至劳宫穴的这节脉气，其性属木，故脾肿穴穴性属木。解剖是脾神经，乃于脾肿穴的两个穴点别出脾络脉，络脾。

（2）五行相生导气法

脾主运化升清，脾不能藏营则失运化升清之能。脾脏无营气温煦濡养而使脏体发生变化，出现脾肿大、脾炎、脾硬化。今于手厥阴经的脾肿穴导手厥阴阖降木性之气，经脾络脉入脾，此阖降厥阴木性升发之气，有助于脾脏恢复升清运化之职，故可治之。

3. 木火穴

部位：中指背第三节横纹中央向上一分。

解剖：心脏及肝分支神经。

主治：半身不遂（此穴曾用于治疗高棉共和国总统朗诺元帅之半身不遂，奇效）。

取穴：当中指背第三节横纹中央点是穴。

手术：横针皮下半分（向尺侧）。

注意：第一次限用五分钟，五日后限用三分钟，又五日后限用一分钟。时间及次数均不可多用。

释理：（1）木火穴位于手厥阴经主干的背侧，背侧为阳极之面。木火穴于中冲穴和劳宫穴之间，穴性本当属木。因其于手厥阴经脉的背面阳极之侧，其木性升腾化火，故木火穴穴性当属木气化火。其解剖是心脏及肝分支神经，乃于本穴分别别出心脏络脉和肝分支络脉，络心脏和肝。

（2）同气相求导气法

中风多由肝风内动、肝阳暴亢，上扰清窍，致窍闭神匿所致。肝阳暴亢后肝木焦烬，无木生火。我们知道相火根伏于肾，游历于三焦，寄于肝胆，藏于心包。针刺木火穴，可导手厥阴阖降木性化火之气，经心脏络脉入心包，调动开启心包所藏之相火。此相火经肝分支络脉入肝，以相火温煦之力补无木生火之缺，故可治半身不遂，下肢冰冷无力。因肝木烬尽，调心包所藏之相火乃权宜之计，不可多调。多调恐令相火不藏心包而使心脏失相火之温煦，两权相失。故董公再三告诫，不可多用，并要递减用穴时间，令调出相火能复藏于心包。

（3）适应范围：半身不遂选用木火穴者，须在本穴处呈乌黑或紫黑之象，并有下肢冰冷之症。这是因为木火穴的心脏络脉和肝分支络脉本是生理性的存在。心脏所藏的相火通过心脏络脉达木火穴，又经木火穴的肝分支络脉入肝，以备肝木尽失，无火以生之急。因此，木火穴处现乌黑之象，此为其心脏络脉不通，故木火穴处当有瘀滞不通之象，又有下肢冰冷无火温煦之候，方可用之。

4. 肺心穴

部位：中指背第二节中央线上。

解剖：心脏及肺分支神经。

主治：背椎骨疼痛、脖颈痛、小腿胀痛。

取穴：当中指背第二节中央线，距上下横纹三分三各一穴，共二穴。

手术：横针皮下半分。

释理：（1）肺心穴是由两个穴点组成，位于手厥阴主干的背面，穴性同木火穴，属火性。解剖是心脏及肺分支神经，乃于本穴别出心脏络脉和肺分支络脉，络心脏和肺。

（2）回络本脏和五行相克导气法

手厥阴阖降木性之气，于其经脉之背面——肺心穴处化为火气，经心脏络脉和肺分支络脉，分别络入心包和肺，以火性之气温煦心包和肺。心包和肺脏本身的原气，经三焦腑气街矢向之径，行止辄于背。肺脏原气之输注而有身柱穴、肺俞穴、魄户穴；心包所藏原气之输注而有巨阙俞穴、厥阴俞穴和膏肓俞穴。从肺心穴所导手厥阴火性之气，有助于心包和肺的原气向督脉和足太阳膀胱经输注，因此，可以治背椎骨疼痛、脖颈痛和小腿胀痛。

5. 心膝穴

部位：中指背第二节中央两侧。

解剖：心脏分支神经。

主治：膝盖痛、肩胛痛。

取穴：当中指背第二节两侧之中央点共二穴。

手术：针深半分。

释理：（1）心膝穴由两个穴点组成，位于手厥阴经主干背面的左右两侧。穴性同木火穴，属火性。解剖是心脏分支神经，乃于心膝穴处别出心脏分支络脉，络心脏。

（2）回络本脏导气法

在前文释理足阳明经脉通关、通山、通天穴中，我们知道心脏和膝盖紧密的生理关系，而心脏所藏的原气又经三焦腑气街之道，行止辄于神道穴、心俞穴和神堂穴。从心膝穴所导手厥阴木性化火之气，经心脏分支络脉，入络于心脏，有助于心脏原气向督脉、足太阳膀胱经的输注，因此可治肩胛痛；心膝穴由位于手厥阴经脉左右两侧的两个穴点组成，此两个穴点虽同为火性，因左右之位而分阴阳。此左右阴阳之火是生机之火，其入心脏可鼓舞心脏之生气，温养心脏，有助于心血的搏出，而心所主之血又可经心和膝紧密相连的大络脉，输注于膝盖，故可治膝盖痛。

6. 二角明穴

部位：中指背第一节中央线上。

解剖：肾神经。

主治：闪腰岔气、肾痛、眉棱骨痛、鼻骨痛。

取穴：当中指背第一节中央线，距第二节横纹三分三一穴，六分六一穴，共二穴。

手术：横针皮下半分。

释理：（1）二角明穴是由两个穴点组成，位于手厥阴经脉主干的背面，穴性同木火穴，属火性。因更近于劳宫穴，其火性更炽。解剖是肾神经，乃于本穴别出肾络脉，络肾。

（2）引火归元导气法

肾气化生骨气，温养骨骼以主骨。从二角明穴导手厥阴木性化火之脉气，经肾络脉入肾，鼓舞肾精化生骨气。此炽热炎上之火气引骨气入腰椎，又引而上行至鼻骨、眉棱骨，故可治闪腰岔气、肾痛、眉棱骨痛、鼻骨痛。

7. 胆穴

部位：中指第一节两侧中点。

解剖：胆神经。

主治：心惊、小儿夜哭。

取穴：当中指第一节两侧之中点，共二穴

手术：以三棱针扎出血。

释理（1）胆穴由两个穴点组成，位于手厥阴经脉主干背面的两侧。穴性同木火穴，因近于劳宫穴，其火性更炽。

（2）阴阳相合和冲和导气法

胆为奇恒之腑，藏精气，位居中，又为中精之腑。此精气化为胆气，与心气相冲和，胆为中正之官，决断出焉，此为生理。我们知道心手少阴脉和胆足少阳脉脏腑别通，阴阳相应相冲和。在《灵枢·本输》篇中，心经手少阴脉位同手厥阴脉，故手厥阴脉可代手少阴脉，与足少阳脉阴阳相应相冲和。胆穴的两个穴点位于手厥阴经主干的左右两侧，为一阴一阳生气之火，今从胆穴导手厥阴木生火之脉气，经胆络脉入胆。阳病阴求，从阴引阳，此生气之火经胆络脉入胆，相冲相和，可迅速温补胆气，故可治胆气虚所致心惊、小儿夜哭。

8. 骨关穴（新增）

部位：手掌腕横纹中点往远心端上五分偏桡侧五分处。

解剖：肾之神经、肺支神经。

主治：坐骨神经痛、半身不遂、骨刺、十二指肠炎、痛风（尿酸高）、食物中毒、药物中毒。

手术：直刺三至五分。

9. 木关穴（新增）

部位：手掌腕横纹中点往远心端上五分偏尺侧五分处。

解剖：肾之神经、肝胆神经。

主治：腰痛（特效）、胸闷、两胁痛、黄疸病、坐骨神经痛、腿痛、腹膜炎、全身关节痛（特效）、解尿酸毒、食物中毒、药物中毒。

手术：直刺二至五分。

释理：（1）说明：骨关穴和木关穴董公原书并未列出，摘自邱雅昌先生编著的《董氏奇穴实用手册》，书中言："仅胡文智医师及其弟子提及。此穴的主治虽然众多，但应用上似乎仍集中在治疗尿酸高痛风上。"

（2）骨关穴和木关穴：骨关穴位于手厥阴经主干的桡侧（阴侧），穴性属火已生土之气。解剖是肾之神经，肺之神经，乃于本穴别出肾之络脉、肺之络脉，络肾和肺；木关穴位于手厥阴经主干的尺侧（阳侧），穴性属火已生土之气。解剖是肾之神经、肝胆神经，乃于本穴别出肾之络脉、肝胆络脉，分别络入肾和肝胆。

（3）引火归元导气法

骨关穴和木关穴是以治痛风高尿酸为主，故二穴之导气，仅以肾之络脉论之。我们知道相火根于肾，阳之相火游行于三焦，阴之相火藏于心包，相火以其位温煦五脏六腑，为脏腑温度的内生之源，相火失位则脏体内寒外热。今因暴饮暴食，脾失运化，食饮停滞，伤及肾脏，气化失权，水精不精，相火失位，精浊不分，而现高尿酸血症。故于骨关穴和木关穴导心包阴之相火，以手厥阴阖降之土气，经肾之络脉入肾，此阴之相火一阴一阳，阴升阳降，迅速温煦肾脏，以复相火之根，故可治尿酸高痛风之症。

10. 三叉一穴（新增）

部位：食指与中指叉口之中央处，握拳取穴。

解剖：肺分支神经、肾之副神经。

主治：肩痛、背痛、颈项痛、腰痛、胁痛、胃痛、月经不调、崩漏、调补肺气（以上杨维杰先生总结）。角膜炎、眼睛酸痛（特效）、腰痛、坐骨神经痛（有卓效）、眉棱骨酸、胀痛（特效）、视神经萎缩、半身不遂、痿证（以上胡文智先生总结）。

11. 三叉二穴（新增）

部位：中指与无名指叉口之中央处，握拳取穴。

解剖：肾之神经、脾神经（因原文解剖内容缺失，笔者以其主治内容，自行添加，仅供参考）。

主治：膝痛、腰扭伤、五官科疾病、能强心（以上杨维杰先生总结）。脾肿大、胰脏炎、半身不遂（特效）、坐骨神经痛、手脚麻痹（特效）、肝弱（以上胡文智先生总结）。

12. 三叉三穴（新增）

部位：无名指与小指叉口之中央处、握拳取穴。

解剖：肾之神经。

主治：感冒、头痛、肩痛、五官科疾病、喉痛、耳鸣、心悸、目赤肿痛、荨麻疹、腿痛、眼皮下垂、眼皮沉重、疲劳、重症肌无力，（以上杨维杰先生总结）。重感冒、头晕、头昏（特效）、腰酸、腰痛（奇效）、肾盂肾炎、肾脏病水肿（特效）（以上是胡文智先生总结）。

释理：三叉一、二、三穴在董公的原著中没有列出，杨维杰先生在近年来的书中有补入，胡文智先生书中亦有列出。然两位先生所录的主治差异较大，乃三叉一、二、三穴皆位于肢末阴阳经脉交会之所，其主治范围较广之故。

三叉一穴位于手阳明经和手厥阴经之间，偏手阳明经脉的穴气属阳明阖降之木性，偏手厥阴经脉的穴气属厥阴阖降之火性。从三叉一穴别出肺分支络脉和肾络脉，可将手阳明阖降木性之脉气和手厥阴阖降火性之脉气，导入于肺和肾，补肺益肾，故可治上症。

三叉二穴位于手厥阴经和手少阳经之间，偏手厥阴经脉的穴气属厥阴阖降之火性，偏手少阳经脉的穴气属少阳枢降之水木性。从三叉二穴别出脾络脉和肾络脉，可将手厥阴阖降火性之脉气和手少阳枢降水木之脉气，导入于脾和肾，补脾益肾，故可治上症。

三叉三穴位于手少阳经和手太阳经之间，偏手少阳经脉的穴气属少阳枢降之水木性（针透水穴液门，木穴中渚），偏手太阳经脉的穴气属太阳开机之木性。从三叉三穴别出肾络脉，可将手少阳枢降水木之脉气和手太阳开机木性之脉气，导入于肾，补脾益肾，故可治上症。

将三叉三穴放在手厥阴经脉络穴的篇幅释理，是因三叉一、二、三穴均位于手背五指间部，手三阳经皆循行于此，且均是以握拳取穴，其针刺皆随手三阳之脉，随而济之。

13. 上白穴

部位：手背面，食指与中指叉骨之间，距指骨与掌骨接合处下五分。

解剖：肺与心细分支神经交错。

主治：眼角发红、坐骨神经痛、胸下（心侧）痛。

取穴：手背向上，距指骨与掌骨接合处下五分，食指骨与中指骨之间是穴。

手术：一寸针，针三分至五分深。

释理（1）上白穴位于手厥阴经脉主干背面和手阳明经脉的尺侧（阳侧）缘之间，偏手厥阴的穴气属阖降之火性，偏手阳明的穴气属阖降之木性。解剖是肺与心细分支神经交错，乃于本穴别出肺与心细分支交错络脉，入络于肺和心脏。

（2）回络本脏导气法

本穴的主治胡文智多应用于眼疾的治疗，如角膜炎、结膜炎、眼酸胀、近视眼、散光、弱视、迎风流泪等，笔者以为然也！因为从本穴别出的细分支交错络脉可如网络一样深深络入心和肺，这样可将手厥阴阖降火性之气和手阳明阖降木性之气，导入于心脏和肺，此阖降阴阳经脉之气可温煦心脏和肺，补心益肺。《灵枢·大惑论》说："目者，五藏六府之精也，营卫魂魄之所常营也，神气之所生也。是故瞳子黑眼法于阴，白眼赤脉法于阳，故阴阳合传而精明也。目者，心使也。"心脏经心细分支交错络脉，受手厥阴、手阳明经脉的阴阳阖降之气，达心使之目，以益黑眼、白眼之赤脉，以疗目疾，故可治上症。

14. 分白穴

部位：手背朝上，中指掌骨与食指掌骨之间，距指骨和掌骨骨缝上一寸半处。即上白穴上一寸（手腕方向）。

主治：角膜炎、结膜炎、眼酸胀、近视眼、散光、坐骨神经痛、心绞痛、背痛、腰痛、弱视、迎风流泪。

释理：分白穴的解剖部分缺失，从胡文智先生主治的病证分析，其解剖内容当同上白穴。对比分白穴和上白穴的不同：分白穴位于手厥阴经主干的背面，其对面就是掌面的劳宫穴，其火性更炽；分白穴位于手阳明经主干的尺侧（阳侧），对应的是手阳明主干桡侧（阴侧）的合谷穴。合谷穴是大肠经的原穴，为三焦腑历大肠焦气的输注，穴性属木。因此，其温养心神，补益心气，强于上白穴，故治上症效更显。两穴常可合用。

15. 次白穴（又名内白穴）

部位：手背中指掌骨与无名指掌骨之间，距指骨与掌骨骨缝上五分处是穴（手腕方向）。

主治：麻疹、白癜风、紫癜症、慢性胰脏炎、脾肿大、痞块、牙齿酸、齿龈炎、坐骨神经痛、过敏性皮肤病。

手术：直刺三至八分。

释理：（1）次白穴位于手厥阴脉主干背面的尺侧（阳侧）和手少阳脉主干的桡侧（阴侧）缘之间，偏手厥阴脉的穴气属阖降之火性，偏手少阳脉的穴气属枢降之木性。解剖内容缺无，从其主治内容分析，当为脾神经，即从本穴处别出脾络脉，络脾。

（2）五行相生导气法

脾主运化升清，为气血生化之源，为后天之本。脾脏脏气属土，土为万物之母。土壤贫瘠，土失肥沃，则万物不生，血气生化无源乃有上症。今于次白穴导手厥阴阖降火性之气，以温补脾阳，助益升清；又于次白穴导手少阳枢降木性之气，以木性升发之力助脾运化升清，并将三焦焦气枢降入脾，补脾益原，故可治上症。

（3）怪三针：是由次白穴、鼻翼穴、正会穴组成，主治小儿多动症、抽动秽语综合征、精神不集中、考前综合征、小儿脑瘫、脑发育不良、神志病等怪病。盖因次白穴补益脾脏原气，脾脏得以运化升清。鼻翼穴令足阳明脉有根有结，阳明阖降有力而使胃气通降。脾升胃降，中土安泰，则四方平静，加以正会穴镇静安神，故可治上症。

16. 外白穴（又名止汗穴）（新增）

部位：手背中指掌骨与无名指掌骨之间，距指骨与掌骨骨缝上一寸五分处，即次白穴上一寸（手腕方向）。

主治：麻疹、白癜风、紫癜症、脾肿大、痞块、牙齿酸、齿龈炎、腰痛、坐骨神经痛、过敏性皮肤病。并治三叉神经痛、口齿神经痛、肋间神经痛、出汗。

释理：本穴董公原著未载，为胡文智先生所录。解剖部分缺无，从主治分析，当同次白穴。其治疗机理亦同次白穴。从生物全息的角度来看，本穴更靠中焦脾胃，因此，其补益脾胃原气力更峻，故可治汗症和神经痛。

17. 心灵一穴（新增）

部位：手掌朝上，手腕横纹上一寸五分。

解剖：心脏支神经。

主治：心脏内膜炎、心肌萎缩、心律不齐、心肌肥厚、心肌梗死、胸闷（胸痛）、胃脘痛、腿痛、前额头痛、头晕、手脚麻痹，亦可当麻醉用治颈项手术。

18. 心灵二穴（新增）

部位：手掌朝上，手腕横纹上二寸五分。

解剖：心脏支神经。

主治：同心灵一穴。

19. 心灵三穴（新增）

部位：手掌朝上，手腕横纹上三寸五分。

解剖：心脏支神经。

主治：同心灵一穴。

释理：（1）心灵一、二、三穴董公原著未载，为胡文智先生所录。均位于手厥阴经主干上，在大陵穴至郄门穴的连线上。解剖是心脏支神经，乃于三穴分别别出心脏支络脉，回络于心包。

（2）劳宫穴：我们知道心包是以膏脂包膜构成宫墙，以膏脂所藏之原护卫心脏，以心包所藏之相火温煦心脏，保护至尊之神。劳宫穴是手厥阴经的火穴，此阖降之火气助益相火伏匿于心包，以其位，司其用。因此，此火气如御林军样辛劳，昼夜巡查皇宫，不得休憩，故名劳宫穴。

（3）大陵穴：其穴气由手厥阴脉输注的土气和心包所藏的原气输注相合而成，因此，其穴气大，阖降的土气堆积犹如丘陵，故名大陵穴。

（4）内关穴：关、山、天是道家修炼的三个层次，通常玄关是关闭的状态，通往玄牝的道路没有打开。内关穴是手厥阴经的络穴，《灵枢·经脉》说："手心主之别，名曰内关，去腕二寸，出于两筋之间，循经以上系于心，包络心系。"手厥阴经从胸走手，从内关别出的大络逆而上行，系于心，包络心系，不得入心脏。因手厥阴脉的五输穴代心受邪，防贼邪循络而入，故通往玄牝（心神）之门紧闭，故名内关穴；同理，手少阴脉的大络通里脉亦逆经上行，因手少阴经本无五输穴，其经不受邪，故其通里大络可直通心内，循经入于心中，故名通里穴。故《灵枢·经脉》说："手少阴之别，名曰通里，去腕一寸半，别而上行，循经入于心中，系舌本，属目系。"

（5）间使穴：《素问·灵兰秘典论篇》说："黄帝问曰：愿闻十二藏之相使，贵贱何如？岐伯对曰：……凡此十二官者，不得相失也。故主明则下安，以此养生则寿，殁世不殆，以为天下则大昌。主不明则十二官危，使道闭塞而不通，形乃大伤，以此养生则殃，以为天下者，其宗大危，戒之戒之。"心神之象是君火，"君火以明，相火以位。"君火明而为天下则大昌，神明出焉，主明则寿；君火不明而为天下则大危，主不明则使道不通，乃殃。使道者，神气行使之道也。间使穴是手厥阴经的金穴，其穴气以金性阖降之性令相火归位匿藏，以温煦心脏，又制约心火炎上，达心气不耗之功，则火中有火，君火熠熠而明。间使穴是以其金性之气间接地使君火更明，使心神行使之道畅通，以为天下，故名间使穴。

（6）郄门穴：承接的是间使穴五行变化上行的金性穴气。因位于金穴间使和水穴曲泽之间，故其金性之穴气有生水之象，此金中有水阖降之气抑火势炎上而不得收之危象，故为救急之郄穴，故名郄门穴；至于曲泽穴则为手厥阴经的水穴，心包之象为相火，其经脉水穴的水气所生如弯曲的沼泽，故名曲泽穴；其上之天泉穴亦属水性，因心包随心神而居高位，其水如天上之温泉，故名之；天池穴亦如此，其水如天上之瑶池，故名之。

（7）回络本脏导气法

心灵一、二、三穴三个穴位相同的是解剖相同，均别出心脏支络脉，络心；主治病证相同。不同的是心灵一穴位于土穴大陵上一寸五分，故其穴气属土性。心灵二穴位于土穴大陵上二寸五分，金穴间使下五分，故其穴气属土中生金之气。心灵三穴位于金穴间使上五分，故其穴气属金性。今于三穴导手厥阴阖降之土金二气，经心脏支络脉，回络于心包，以土伏火，令相火归位，以其位温煦心脏；以金肃降，益心包之原，固心之宫墙，代心受邪，故可治上症。

20. 肝灵一穴（新增）

部位：掌心向上，手腕横纹腕豆骨前缘直上三寸。

解剖：肝之神经、肾之神经。

主治：肝炎、肝硬化、脊椎骨膜炎、肝痛、两肋痛、血癌（白细胞过多或过少）、脾肿大、坐骨神经痛、半身不遂、腰酸、筋骨痛。

21. 肝灵二穴（新增）

部位：掌心向上，手腕横纹腕豆骨前缘直上六寸。

解剖：肝之神经、肾之神经。

主治：同肝灵一穴。

22. 肝灵三穴（新增）

部位：掌心向上，手腕横纹腕豆骨前缘直上九寸。

解剖：肝之神经、肾之神经。

主治：同肝灵一穴。

释理：（1）肝灵一、二、三穴为董公所未载，胡文智先生所录。肝灵三穴均位于手厥阴经主干的尺侧缘（阳侧）。肝灵一穴平间使穴，穴性属金；肝灵二穴穴气属金中有水之性；肝灵三穴之穴性，其金中之水更盛于肝灵二穴。肝灵一、二、三穴的解剖是肝之神经和肾之神经，乃于三穴处分别别出肝之络脉和肾之络脉，络肝和肾。

（2）同气相求导气法

两阴交尽谓厥阴，厥阴为阖，阖阳而降，阖极而升。肝灵一、二、三穴皆位于手厥阴经主干的阳侧，手厥阴脉气阖阳而降。金本肃降，水本润下，今于三穴导手厥阴金水二气，手厥阴阖而降之，迅化为阴柔水气，经肝之络脉络入于肝，以水涵木，足厥阴阖极而升，以复肝气木性，升发疏泄，故可治上症。

（3）引火归元导气法

相火根于肾，藏于心包。今于三穴导手厥阴金水二气，手厥阴阖而降之，迅化为阴柔水气，携心包之相火经肾之络脉入肾，相火归根，温煦肾脏，水火既济，精神相交，故可治上症。

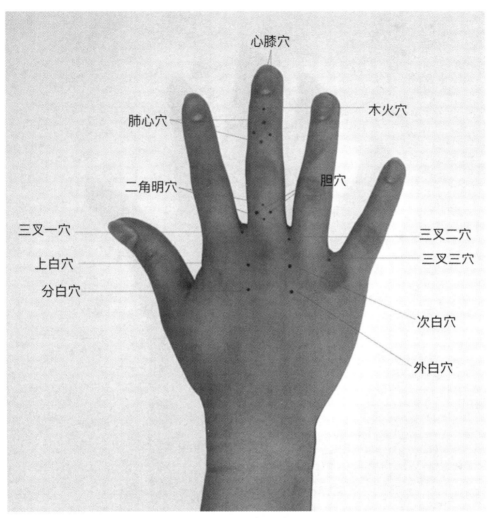

图 5-26　手厥阴心包经络穴图（一）

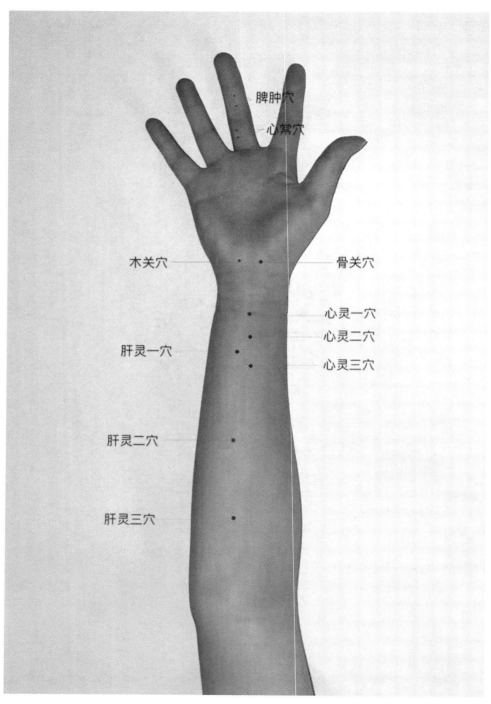

图 5-27　手厥阴心包经络穴图（二）

十、手少阳三焦经

凰巢穴、凤巢穴、木炎穴、复原穴、三眼穴、指三重穴、指肾穴、中白穴、下白穴、火串穴、火陵穴、火山穴、火腑海穴、手五金穴、手千金穴、后椎穴、首英穴、富顶穴、后枝穴。

三焦腑在五脏六腑中最为特殊，有名而无形，没有实质性脏器，是由肾间动气输注而成的气腑。

1. 凰巢穴

部位：无名指中节外侧（靠近小指之侧）正中央。

解剖：肝副神经、肾副神经。

主治：子宫痛、子宫瘤、子宫炎、月经不调、赤白带下、输卵管不通、子宫不正、小便过多、阴门发肿、胎动不安、流产。

取穴：当无名指中节尺侧正中央是穴。

手术：五分针，针深一至三分。

注意：禁双手同时取穴。

释理：（1）凰巢穴在董公的原著中名为还巢穴，凰巢穴位于手少阳经的主干，穴性属金。解剖是肝副神经、肾副神经，乃于本穴别出肝副络脉、肾副络脉，络肝和肾。

（2）阴阳相合导气法

三焦腑气是由肾间动气输原而成，少阳为枢，为枢降，故手少阳脉是将三焦之焦气转枢入里。凰巢穴穴气之性属金，是以阳经金气之肃降将三焦之原，枢里回纳。手少阳和足少阴阴阳相应，三焦和肾脏腑别通，故为阴阳相合导气法。今从凰巢穴导手少阳金性肃降枢机之气，乃将三焦腑之原气经肾副络脉，回纳入肾，可峻补元气，而胞宫又由元气所生，故可治上症。

（3）阴阳未全合导气法

太冲脉绕阴器，主胞宫。阴病阳求，今于凰巢穴导手少阳金性肃降枢机之气，经肝副络脉入肝，亦可峻补肝脏原气，使肝能藏血、升发疏泄，太冲脉盛而主月事，故可治上症。

（4）禁双手同时取穴者，恐导三焦焦气太过，而伤三焦原气。

2. 凤巢穴（新增）

部位：无名指中节（手心向下）桡侧。

主治：同凰巢穴。

取穴：当无名指中节内侧正中央点是穴。

手术：针深一至三分。

释理：凤巢穴在董氏原著中未载。其解剖内容缺无，从其主治同凰巢穴来分析，应同凰巢穴，为肝副神经和肾副神经。其治症之机制亦同凰巢穴。不同之处是凰巢穴和凤巢穴各居手少阳经脉主干的阴阳两侧，凰巢穴为阳侧，凤巢穴为阴侧。因此，凤巢穴的穴气为手少阳金性已降枢机之气。凤巢凰巢，一阴一阳，乃少阳生机之气，二穴同用，入肝与肾，共主胞宫，以事不孕。

3. 木炎穴

部位：掌面无名指第二节中央线外开二分处。

解剖：肝神经。

主治：肝炎、肝大、肝硬化。

取穴：在掌面无名指第二节中央线外开二分，距第三节横纹三分三一穴，六分六一穴，共二穴。

手术：针深半分。

释理：（1）木炎穴由两个穴点组成，位于手少阳经主干的腹侧（阴面），因处于阴面，故其穴性是金中生水之气。解剖是肝神经，乃于本穴别出肝络脉，络肝。

（2）阴阳未全合导气法

肝炎、肝大、肝硬化等"形"坏之因，乃肝脏阖藏原气不足，久之，气伤及形而致形坏。阴病阳求，从阳引阴，今从手少阳经的阴面—本炎穴处，导手少阳金中有水之气，经肝络脉，络肝。手少阳枢机本为枢降，将三焦原气枢降入里，而木炎穴的穴气又为金中生水之气，此穴性增强少阳枢降之力，其金中有水之气又有助于回纳原气之蛰藏，以水涵木，既补肝藏原气，又滋肝阴，清泻肝火，故可治上症。

4. 复原穴

部位：掌面无名指第一节之中线外开二分处。

解剖：肝神经。

主治：骨头胀大。

取穴：当掌面无名指第一节之中央线外开二分直线之中点一穴，其上三分一穴，其下三分一穴，共三穴。

手术：针深半分。

释理：（1）复原穴由三个穴点组成，位于手少阳的腹侧（阴面）。和木炎穴相较：木炎穴和复原穴均位于手少阳经脉主干的阴面。阳中有阴，阴中有阳，木炎穴位于无名指的第二节，复原穴位于无名指的第一节，复原穴更近水穴液门，因此，复原穴金中生水的穴性，其水气要多于木炎穴。解剖是肝神经，乃于本穴别出肝络脉络肝。惜未别出肾络脉，不然本穴就具有极强的补肾气之功。

（2）阴阳未全合导气法

骨头胀大多因骨关节周围的经筋失养，血气不通所致。阴病阳求，今于复原穴处导手少阳枢降金中生水之气，经肝络脉入肝，其水气之盛，以水涵木，以益肝木；其水气之盛，可携三焦之原以益肝脏原气。肝原充盛，木气升泄，则可尽肝血之用。肝藏筋膜之气，肝以所藏之血濡养全身筋膜、韧带、肌腱等经筋之属。经筋得养，则骨关节的周围血气自和，骨肿自消，故可治上症。

5. 三眼穴

部位：掌面无名指第一节之内侧（桡侧）。

解剖：无联系五脏的神经。

主治：补针，功同足三里穴。

取穴：当掌面无名指第一节中央线内开二分，距第二节横纹二分处是穴。

手术：针深半分。

释理：（1）三眼穴位于手少阳经脉主干的腹侧（阴面），和复原穴相较：三眼穴和复原穴均位于无名指腹侧的第一节上。阳中有阴，阴中有阳，三眼穴于手少阳经阴面的阴侧，复原穴于手少阳经阴面的阳侧，因此，三眼穴金中水气要盛于复原穴。解剖内容无联系五脏的神经，从其主治内容"功同足三里"来分析，当有联系三焦的络脉。

（2）回络本腑导气法

在前文中我们知道足三里治疗范围广泛。就胃腑而言，宗气、卫气皆出胃，曰为天气；胃腑以通降为顺，其腑气之阖降通于地，曰为地气；津液出于胃，脾气行之，以营阴阳，以傍人事，曰为人气。故足三里是以天地人三气而为，故名足三里。足三里三气之为离不开三焦腑的作用，三眼穴功同足三里，其解剖内容虽缺失，当别出三焦络脉，回络三焦腑。水可藏原，今于三眼穴处导手少阳枢降金生水，水气大盛之气，乃携三焦腑之原经三焦络脉，回络于三焦，以益三焦。三焦历五脏六腑，以其原，其焦气理上、中、下三焦所涵盖之脏腑，三眼穴益上中下三焦之体，故名三眼穴，故功同足三里。

6. 指三重穴

部位：无名指中节之外侧。

解剖：肝副神经、肾副神经。

主治：面神经麻痹、乳肿大、肌肉萎缩。

取穴：当无名指中节中央线外开二分之中点一穴，其上三分一穴，其下三分一穴，共三穴。

手术：针深半分。

释理：（1）指三重穴由三个穴点组成，位于手少阳经脉的主干上，穴性属金。解剖是肝副神经、肾副神经，乃于本穴别出肝副络脉、肾副络脉，络肝和肾。

（2）关冲穴：手少阳经从手走头，经脉起于井穴关冲。"所出为井"，经脉于井穴关冲由里向外循出。三焦腑之焦气为肾间动气之所别使，故其脉始发之势不可太过。关冲穴以关隘之道，以其金气肃降抑少阳脉气冲摇涌动之势，以固其原，故名关冲穴。

（3）阴阳相合导气法

指三重穴承接着关冲穴上传的脉气，穴性属金。今于本穴导手少阳枢降金性之气，经肾副络脉，入络于肾。阴病阳求，手少阳和足少阴阴阳相合，同气相求，脏腑别通。指三重以金性肃降之气，携三焦之原，使其冲摇而出的焦气可经此络脉，迅速枢降入里，补益肾元，为补肾阳之要穴。

（4）阴阳未全合导气法

阴病阳求，今于本穴导手少阳枢降金性之气，携三焦之原，经肝副络脉，络入于肝，可以三焦之原补益肝脏原气。因从本穴所导的焦气有冲摇之势，故可助肝木升发。肝木左旋，则益脾阳升清，脾主肉，故可治肌肉萎缩。

7. 指肾穴

部位：无名指第一节之外侧。

解剖：肝副神经、肾副神经。

主治：口干、肾亏、心脏衰弱、背痛。

取穴：当无名指第一节中央线外开二分之中点一穴，其上三分一穴，其下三分一穴，共三穴。

手术：针深半分。

运用：治痛宜三针同下。

释理：（1）指肾穴由三个穴点组成，位于手少阳经的主干上。因位近液门穴，故其穴气之性金中偏水。解剖是肝副神经、肾副神经，乃于本穴别出肝副络脉、肾副络脉，络肝和肾。

（2）液门穴：相火游历伏行于三焦，温煦五脏六腑。相火根于肾，藏匿于水中，因此，龙雷之相火唯水以伏之。龙雷之相火循手少阳脉而出，以关冲穴金气制之，至液门水穴，以水伏之，故名液门穴，液门者水液生发之门。

（3）阴阳相合导气法

指肾穴靠近液门穴，其穴性金气已化为水气。手少阳和足少阴阴阳相应，同气相求，脏腑别通。今从指肾穴导手少阳枢降水性穴气，携三焦之原及相火，经肾副络脉，络入于肾，可迅速枢降入里，以三焦之原补肾脏元气，以相火温煦肾脏。口干多因上实下虚，三焦气化失常，水液不能上承，故可以补肾治之；肾精亏虚，精不能养神，水火不能相济而致心脏衰弱者，亦可针指肾穴治之。

（4）阴阳未全合导气法

阴病阳求，今于指肾穴导手少阳枢降水性之气，携三焦之原及相火，经肝副络脉，入络于肝，既可温煦肝脏，又可补益肝原。

（5）指三重穴和指肾穴：两穴均导手少阳枢降之气，因所处经脉脉气的循行变化和五行属性不同，指三重穴穴性属金，所导的焦气和相火有冲摇之势，故以金气肃降以抑之，故其补肾，多偏于补肾阳。其益肝，多偏于扶肝木升泄；指肾穴穴性属水，以其水气引焦气和相火则伏而下行，引火归元，故其补肾，多偏于温煦肾体。其益肝，多偏于补肝原。

8. 中白穴

部位：手背小指掌骨与无名指掌骨之间，距指骨与掌骨接连处五分。

解剖：心脾肾分支神经。

主治：肾脏病之腰痛、腰酸、背痛、头晕、眼散光、疲劳、肾脏性坐骨神经痛、足外踝痛、四肢浮肿（脊椎骨痛、腿痛及骨骼肿大）。

取穴：拳手取穴，在小指掌骨与无名指掌骨之间，距指骨与掌骨接连处五分是穴。

手术：针深三分至五分。

释理：（1）中白穴又名鬼门穴，位同中渚穴，既有络穴之用，又有腧穴之性。中白络穴，其位要浅于中渚输穴。中白穴，穴性属木。解剖是心脾肾分支神经，乃于本穴处别出心脾肾分支络脉，络心脾肾。

（2）中渚穴：是手少阳经的木穴。我们知道手少阳经脉是将三焦焦气枢降入里的脉气，而中渚穴穴气属木性，木主升发，是将脉气升发上行。因此，经脉循行至中渚穴处，遇到两种相反走势力量的牵引，经脉至此陷入两难危险的抉择，犹入鬼门关，故中渚穴又名鬼门穴。渚者，江中小州也。中渚者，江河中央之小州也。中渚穴穴气集聚如江中小州，将两种走势相反的手少阳脉气分流：枢降入里的少阳脉气和因穴气木性而升发的少阳脉气，分而流之，各行其道，犹如李滨父子所筑的都江堰，将凶猛洪水分流。因此，针刺中渚穴须注意的是针刺的方向，因中渚穴如江中小洲，抑其木性升发，令手少阳脉气分行而安，故针刺中渚穴是以迎脉而刺为补，此为迎随补泻法在诸穴中唯一的特殊应用，须明之。

（3）阴阳未全合导气法

中白穴穴性属木，阴病阳求，今于本穴导手少阳枢降木性之气，以迎脉刺法将枢降和升发脉气分流，经心脾肾络脉，分别络入心脾肾。以上中下三焦之原益心脾肾之体，以木性穴气助脾升清。故其枢降之机，木性之用，可温肾健脾补心，通调三焦气机升降，故可治上症。

9. 下白穴

部位：手背小指掌骨与无名指掌骨之间，距指骨与掌骨接合处下一寸五分。

解剖：心脾肾之神经。

主治：牙齿酸、肝微痛，以及中白穴主治各症，近视、腰酸痛。

释理：（1）下白穴位于手少阳经脉的主干上，穴性属木。解剖是心脾肾神经，乃于下白穴别出心脾肾络脉，络心脾肾。

（2）下白穴主治的机理同上白穴。常与中白穴合用，为倒马针，加强手少阳脉分流之力。

10. 火串穴

解剖：肺分支神经、心之副神经。

主治：便秘、心悸、手下臂痛。

取穴：手平伸，掌向下，从手腕横纹中央直后三寸处取之；握拳屈肘掌心向下，现沟凹处是穴。

手术：针深三分至五分。

应用：左手下臂痛针右手穴，右手下臂痛针左手穴。

释理：（1）火串穴位于手少阳经脉的主干上，位置和支沟穴相同，穴性属火。乃于本穴别出肺分支络脉和心之副络脉，络肺和心。

（2）阳池穴：是手少阳经的原穴。三焦腑历五脏六腑，六腑因不藏精，其原穴皆由历六腑部的焦气输注其经脉而成。而三焦腑为原气之所别使，三焦有原，故其原穴乃三焦之原输注其经脉而成，少阳脉气为阳，主动，其脉所置之原穴需有如池子之所，方能纳藏，故名阳池穴。

（3）外关穴："关"与内关穴之"关"同义，关、山、天是道家修炼的三个层次，通常玄关是关闭的状态，通往玄牝的道路没有打开。手少阳经脉循至中渚穴处，少阳枢降之脉气和中渚穴木性之穴气形成反向的走势，脉气于此陷入两难之地，中渚穴以中渚之义化手少阳危势之局。外关穴承接的是从中渚穴上传木性的脉气，其木性冲摇之气行至外关穴处，外关穴气以关闭玄关之态，制其木性之脉气。外者阳也，手少阳脉也，故名外关穴。手少阳脉于外关穴别出大络，络心包和阳维脉，以解木性升发之天性。故《灵枢·经脉》言："手少阳之别，名曰外关，去腕二寸，外绕臂，注胸中，合心主。"

（4）支沟穴：是手少阳经的火穴。三焦腑为肾间动气输原而成，游行于三焦的相火又有温煦五脏六腑之功。此焦气和相火经少阳脉五输五行穴气的生化，化为火气。焦气、相火，再加上火性的脉气，其火势如炽。火气所过，焦如土沟，因此，支沟穴脉道如条条沟渠，炽火所灼也，故名支沟穴。

（5）会宗穴：是手少阳经的腧穴，同支沟穴均位于阳池穴上三寸。支沟穴位于两骨之间陷者中，会宗穴则于支沟穴的尺侧（阳侧）。因手少阳的脉气蕴含有三焦的原气和游行于三焦的相火，此原气和相火之脉气，经手少阳五输穴的五行变化，化为火气，其势之炽烈，必自殇，烁其气。故手少阳脉于木穴中渚，设一小州，分流木性脉气；于外关穴，以关闭玄关之态，制其脉气，又别出大络，引手少阳脉气，入心包和阳维脉；于火穴支沟，将脉道灼出沟渠，引火伏行；手少阳脉于支沟穴处，向外侧（阳侧）横行，将火引向阳极，"宗者，以心为宗"，会宗者，万物归宗之义，手少阳脉将此火于会宗穴处引向心脏，引火归宗，故手少阳脉以诸穴之性解自灼之危。

（6）阴阳未全合导气法

火串穴和支沟穴同为一穴，浅深之别也。经穴支沟，引火伏行。络穴火串，则将三焦焦气和相火相合，经少阳脉气，将此灼热之火由肺分支络脉、心之副络脉，导入心和肺，此脉气所行之势如火串之行，故名之，故可治上症。

11. 火陵穴

部位：火串穴后两寸。

解剖：心之副神经。

主治：胸痛及发闷，发胀，手抽筋，坐骨神经痛。

取穴：手抚胸取穴，在火串穴后两寸处取之。

手术：针深五分至一寸。

释理：（1）火陵穴位于手少阳经的主干上，穴性属火中生土之性。解剖是心之副神经，乃于火陵穴处别出心之副络脉，络心。

（2）三阳络穴：手少阳脉在会宗穴将阳火引向极处，归宗于心。余气上传至三阳络穴，手少阳于此别出三条阳络，将火极之气引而归宗，虽《灵枢·经脉》中未述三阳络穴别出哪三条阳络，然，三阳络当别络络心，归宗于心，此为三阳络穴穴名之由。

（3）同气相求导气法

火陵穴承接的是三阳络穴上传的脉气，手少阳至三阳络穴处，其自伤经脉之火气已减，故火势已弱的脉气至火陵穴处，生出土气。陵者，大土山也。土气于此聚成如丘陵样的土山。土为万物之母，于火陵穴处导手少阳火已生土之气，经心之副络脉入心，阴病阳求，此火性之土可温养心神，故可治上症。

12. 火山穴

部位：火陵穴后一寸五分。

解剖：同火陵穴。

主治：同火陵穴。

取穴：手抚胸取穴，在火陵穴后一寸五分处取之。

手术：针深一寸至一寸五分。

应用：左手抽筋取右手穴，右手抽筋取左手穴。

注意：胸部痛及发闷、发胀则火陵穴、火山穴两穴同时用针，但注意只宜单手取穴，不可双手同时用针。

释理：（1）火山穴位于手少阳经脉的主干上，穴性为火生土之气。解剖是心之副神经，乃于本穴别出心之副络脉，络心。

（2）火山穴的治疗机理同火陵穴，区别是火山穴的土气大于火陵穴，土气积聚如山，故名火山穴。

（3）火陵穴和火山穴联用：二穴倒马，主治胸部痛及发闷、发胀。此症乃心阳不宣所致。二穴穴气属火尽土生之气，此土气尚温，故可宣通心阳，以治上症。禁双手同用者，乃忌所导之气土气太盛，土气伏火，反抑心火宣通。

13. 火腑海穴

部位：火山穴后两寸，按之肉起，锐肉之端。

解剖：肺分支神经、心之副神经。

主治：咳嗽、气喘、感冒、鼻炎、坐骨神经痛、腿酸、腰酸、贫血、头晕、眼花、疲劳过度。

取穴：手抚胸取穴，在火山穴后两寸处取之，针向肺经方向刺。

应用：疲劳过度时，下针十分钟后取针，改用垫灸三壮至五壮（不须下针，仅灸三至五壮亦可），隔日一灸，灸上三个月，可延年益寿。灸至第五、第十、第十五次，下灸七壮至九壮（大壮），即每月大壮三次，小壮十二次。

释理：（1）火腑海穴位于手少阳经的主干上，穴气为火生土气之性。解剖是肺分支神经、心之副神经，乃于本穴别出肺分支络脉和心之副络脉，络肺和心。

（2）四渎穴：于阳池穴上七寸，火山穴上五分处是穴。四渎穴承接的是火山穴上行的穴气，火山穴的穴气乃手少阳的火性脉气，生化土气，堆积如山而成。四渎穴气则是土气自山峰坡的沟壑向下流注而成，故四渎穴于火山穴上五分处，紧挨着火山穴。"渎者"小沟，小渠也，"四者"阴数也，此阳降之脉以阴数之沟渠，分而下行，阳降阴生也，故名四渎穴。有别于三阳络穴，三阳络穴乃是将火极之余气归于火脏，引火归宗，故三阳络穴以"三"之阳数、生成变数来说明三阳络穴气阳升之意。

（3）阴阳未全合导气法

火腑海穴在臂上火山穴上二寸，四渎穴上一寸五分，承接的是从四渎穴处流下而行的土气，在山坡下的平坦地上汇聚成海。三焦腑乃原气之别使，相火游行之所，故"火腑"乃为三焦腑之意，故名火腑海穴。阴病阳求，今于火腑汇聚成海之火腑海穴处导土气，经肺分支络脉，络入于肺，土生金，此阳土之气可补益肺脏原气，故可治上症。

先针之，乃通调火腑海穴之肺分支络脉、心之副络脉。后灸之，乃因火腑海穴气为已冷却之土气，灸法以其阳热复手少阳三焦脉之热性，使火腑海穴气成为暖土。后天血气之生化皆在三焦腑，后天血气经手少阳脉之枢降，于火腑海穴灸后暖土之穴气，经肺分支络脉、心之副络脉，源源不绝地入肺入心，故可延年益寿。此为经脉上少数的可灸之穴，切记切记！

（4）同气相求导气法

今于手少阳脉火腑海穴处导土气，经心之副络脉络入于心。手少阳和手少阴同为枢机，少阳为降枢，少阴为升枢。土为万物之母，阳降枢机之土气可温养心神，以利手少阴脉升枢之机，故可治上症。

14. 手五金穴

部位：尺骨外侧，距豌豆骨六寸五分。

解剖：肝分支神经。

主治：坐骨神经痛、腹痛、小腿发胀、脚痛、脚麻。

取穴：手抚胸取穴，当尺骨外侧，豌豆骨六寸五分，即火山穴外开五分处是穴。针向尺骨及桡骨间刺入。

手术：针深三分至五分。

释理：（1）手五金穴位于手少阳经脉主干的外侧缘，火山穴外开五分，穴气属土中生金之性。解剖是肝分支神经，乃于本穴别出肝分支络脉，络肝。

（2）阴阳未全合导气法

手少阳和足少阳同为阳经，均为阳降枢机之脉，所别者，手少阳枢降三焦焦气，足少阳则枢降胆腑中精。手五金位于手少阳脉主干的外侧缘，火山穴外开五分处。火山穴气由火生土，土气堆积成山而得。火山穴外侧为阳极之侧，土气于此生化金气，此为手五金穴气之性。阴病阳求，今于手五金穴导三焦土中生金之气，经肝分支络脉，络入肝脏，金气右降，益肝之原，肝木左升，故可治上症。

15. 手千金穴

部位：尺骨外侧，手五金穴后一寸五分。

解剖：肺分支神经。

主治：坐骨神经痛、腹痛、小腿发麻、脚痛、脚麻。

取穴：手抚胸取穴，当尺骨外侧，距豌豆骨八寸，手五金穴上一寸五分处是穴。

手术：针深三分至五分。

应用：手五金穴和手千金穴同用，禁双手同时取穴。

释理：（1）手千金穴位于手少阳经脉主干的外侧缘，距豌豆骨上八寸。火腑海穴则位于手少阳经脉主干上，距豌豆骨上八寸五分。因此，手千金穴位于火腑海穴的稍下外侧，其穴性为土生金之性。解剖是肺分支神经，乃于本穴别出肺分支络脉，络肺。

（2）阴阳未全合导气法

火腑海穴为土气大盛之穴气，其下外侧为阳极之侧，故土生金气。今于手千金穴导手少阳枢降土生金之穴气，经肺分支络脉，络入肺脏。阴病阳求，此土中有金之焦气，既可土气生肺金，又可以金之少阳脉气补肺金，故可治上症。

（3）应用：手五金穴和手千金穴穴气相较，手千金穴的土气和金气皆大于手五金穴。手五金穴络肝以调肝，手千金穴络肺以调肺。肝木左旋，肺金右降，为五脏脏气圆运动之轮转，故手五金穴和手千金穴同用，可调五脏脏气圆运动之轮转。然《素问·阴阳应象大论篇》说："左右者，阴阳之道路也。"左为阳，为升之道。右为阴，为降之路。左右手少阳经因左右经脉阴阳之别，两脉的枢降之势不同，以右手少阳脉为优。无论取左手脉或右手脉，以一脉枢降之气推动肝肺的轮转，要优于双手脉气同用。双手脉气同用，会产生两种不同力道来推动轮运，稍有不慎，容易引起气血错乱，故禁双手同时取穴。

16. 后椎穴

部位：后臂肱骨之外侧，距肘横纹二寸五分。

解剖：肝副神经、心之副交叉神经、直属脊椎骨神经。

主治：脊椎骨脱臼、脊椎骨胀痛、肾脏炎、腰痛。

取穴：手臂下垂，在后臂肱骨之外侧，距肘横纹二寸五分是穴。

手术：针深三至五分。

释理：（1）后椎穴位于手少阳经脉的主干上，穴性属土。解剖是肝副神经、心之副交叉神经、直属脊椎骨神经，乃于本穴别出肝副络脉、心之副交叉络脉和直属脊椎骨络脉，络肝、心和脊椎骨。

（2）天井穴：穴性属土。因手少阳脉隶属三焦腑，三焦腑之焦气发于肾间动气，相火又游行于三焦腑，故手少阳实为火性之脉。此火性之脉在未循至土穴天井前，已化土气，以解火灼之危。故天井穴前有土气的火陵穴、火山穴、四渎穴、火腑海穴。经脉循至火腑海穴处，土气已是自山峰顶沿波向下流注，至平坦之处汇聚而成火腑海穴的土气，至此，手少阳的火性锐减殆尽。因火腑海穴的土性之气居于平坦之处，向前而循行的土气不多。此前行的土气于肘外大骨后，两筋陷中处，如天井之凹处汇聚，故名天井穴。

（3）清冷渊穴：天井穴因深如天井，其土性穴气偏寒，经脉由此上行的节之交，其穴气如过清冷的深渊一样，故名清冷渊穴。

（4）后椎穴：清冷渊穴上一寸处是穴。承接的是自清冷渊穴凉凉的土气。土为万物之母，因隶属三焦腑之故，此冰凉土气有消炎退肿生骨之效，故于本穴导手少阳枢降冰凉土气，经直属脊椎骨络脉，入脊椎骨，故可治上症。

17. 首英穴

部位：后臂肱骨之外侧，去肘横纹四寸五分。

解剖：肝副神经、心之副交叉神经、直属脊椎骨神经。

主治：脊椎骨脱臼、脊椎骨胀痛、肾炎、腰痛。

取穴：手臂下垂，当后臂肱骨之外侧，去后椎穴二寸处是穴。

手术：针深三分至五分。

应用：后椎、首英两穴通常同时用针，效力迅速而佳。

释理：（1）首英穴位于手少阳经脉的主干上，穴性属土。解剖是肝副神经、心之副交叉神经、直属脊椎骨神经，乃于本穴别出肝副络脉、心之副交叉络脉、直属脊椎骨络脉，络肝、心和脊椎骨。

（2）消泺穴：后椎穴上一寸五分处是穴。手少阳脉本为火之阳性，因火性之烈，故于土穴天井前，脉气化土，以解自灼之危。然，也因于此，脉气至天井穴处，火性全无，而生清凉之土气，穴气置于天井处，清凉之地。经脉从天井穴至清冷渊穴处，脉气由凉生冷。手少阳脉脉气的变化，真可谓冰火两重天！此段凉冷之脉有悖手少阳之本性，欲复手少阳脉性，唯将此凉冷之气引向水中。泺者，湖泊，水也。经脉循至消泺穴处，此凉冷之气消失于湖水中，而复手少阳脉天然之性，故名消泺穴。

（3）首英穴：去肘横纹四寸五分处是穴，消泺穴则是去肘横纹三寸五分处是穴。首英穴承接的是自消泺穴上传的脉气，手少阳脉于此复其阳降枢机天然之脉性，脉气于首英穴处，像尚未绽放的小花朵一样重新生发，故名首英穴。首英穴气为犹如初生的手少阳脉气所注，为稚阳枢降之焦气。此稚阳之焦气经直属脊椎骨络脉，络入脊椎骨，和后椎穴同用，一阴一阳，一凉一温，凉以消炎退肿，温以活血通络，故可消肿生骨，取效迅捷。

18. 富顶穴

部位：后臂肱骨之外侧，去首英穴二寸五分，距肘横纹七寸。

解剖：肝之副支神经、心之分支神经。

主治：疲劳、肝弱、血压高、头晕、头痛。

取穴：手臂下垂，在后臂肱骨之外侧，距首英穴后二寸五分。

手术：针深三分至五分。针浅扎治疲劳、肝弱；针深扎治头痛、头昏及高血压。

释理：（1）富顶穴位于手少阳经脉的主干上，穴性为手少阳枢降之机。解剖是肝之副支神经、心之分支神经，乃于本穴别出肝之副支络脉、心之分支络脉，络肝和心。

（2）臑会穴：距肘横纹六寸，首英穴上一寸五分处是穴。臑会穴承接的是自首英穴上传的手少阳稚阳枢降之脉气，此脉气秉三焦腑之焦气和相火，此稚阳脉气有温养肌肉之功。故循行于上肢的多条经脉之气，皆聚拢于手少阳脉臑会穴，以温上臂分肉。"臑者"上肢也，"会者"聚拢也，此为臑会穴之义。

（3）富顶穴

富顶穴距肘横纹七寸，臑会穴上一寸处是穴。自臑会穴上传多条脉气，行至富顶穴处而止，故富顶穴的穴气是多条脉气行止而成。此多条脉气聚成巨气，曰富；此脉气行至富顶穴处而止，曰顶，故名富顶穴。

（4）阴阳未全合导气法

因少阳和厥阴的表里属性，手少阳脉可如同足少阳脉，将其枢降的焦气枢里入肝，以益其原。阴病阳求，今于富顶穴处，导上肢的多条脉气和手少阳脉气相汇而成的巨气，经肝之副支络脉，络入肝脏，可补益肝脏原气，故可治上症。肝之副络脉位于富顶穴的浅层，故浅刺可以治疲劳、肝弱。

（5）同气相求导气法

手少阳为降枢之脉，手少阴为升枢之脉。阴病阳求，今于是富顶穴处，导上肢多条脉气和手少阳脉气相汇而成的巨气，经心之分支络脉，络入于心，枢降入里，补其原，以益少阴升枢之脉。心之分支络脉位于富顶穴的深层，故针深可以治头晕、头痛、高血压。

19. 后枝穴

部位：肩中与肘之直线上，去富顶穴一寸（去肘横纹八寸）。

解剖：心之分支神经。

主治：血压高、头晕、头痛、皮肤病、血管硬化、杀菌。

取穴：手臂下垂，当后臂肱骨之外侧，去富顶穴一寸是穴。

手术：针深三分至七分。

应用：富顶、后枝两穴同时下针，可治颈项疼痛扭转不灵及面部麻痹。

释理：（1）后枝穴位于手少阳经脉的主干上，穴性为少阳脉的枢降之机。解剖是心之分支神经，乃于本穴别出心之分支络脉，络心。

（2）同气相求导气法

后枝穴承接的是富顶穴上传的穴气。循行于上肢的多条经脉，汇聚于手少阳经的臑会穴，行至富顶穴而止。脉气出富顶穴后，行至后枝穴，分而别行如枝丫，故名后枝穴。今于后枝穴导手少阳枢降之脉气，经心之分支络脉，络心。少阳和少阴同为枢机，阴病阳求，从阳引阴。以少阳之枢降，益少阴之升枢，故可治上症。

（3）运用：富顶穴的穴气是上肢的多条脉气合于手少阳脉气上行，行止留注而成。后枝穴的穴气则是此多条脉气分而别行的"节之交"。循行上肢的多条经脉均有上循至颈项及颜面部，故两穴同用，可治颈项疼痛扭转不灵及面部麻痹。

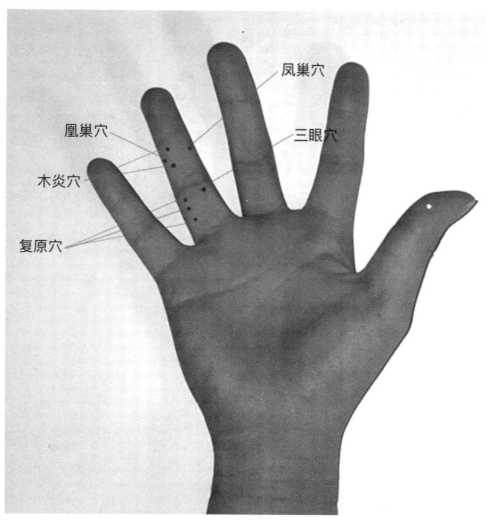

图 5-28　手少阳三焦经络穴图（一）

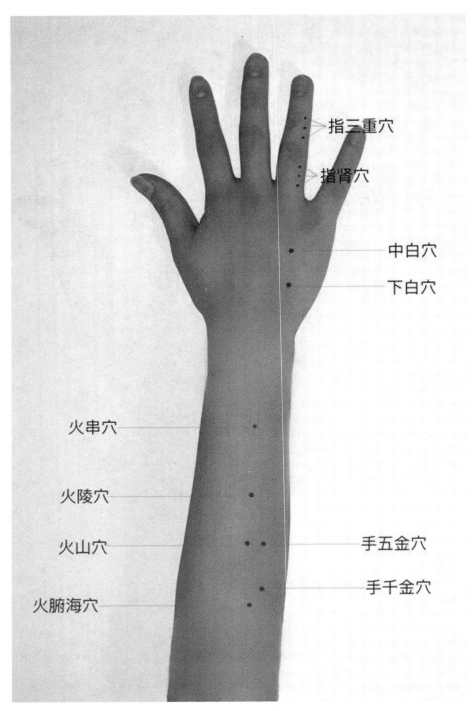

指三重穴

揩肾穴

中白穴

下白穴

火串穴

火陵穴

火山穴

手五金穴

火腑海穴

手千金穴

图 5-29　手少阳三焦经络穴图（二）

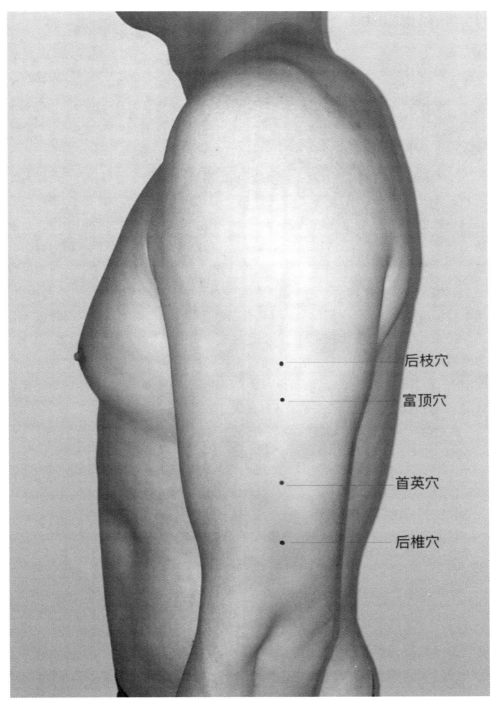

后枝穴

富顶穴

首英穴

后椎穴

图 5-30　手少阳三焦经络穴图（三）

十一、足少阳胆经

六完穴、水曲穴、木斗穴、木留穴、花骨三穴、花骨四穴、一重穴、二重穴、三重穴、外三关穴、足五金穴、足千金穴、四花外穴、侧下三里穴、侧三里穴、下泉穴、中泉穴、上泉穴、下九里穴、中九里穴、上九里穴、木枝穴、四腑二穴、四腑一穴、州火穴、州金穴。

经脉隶属于各脏腑，为其隶属的脏腑行血气，以营周身。故经脉有疾，则血气不和，百病乃变化而生。经脉之疾，无非有三：一曰离合失常，二曰是动所生病，三曰经脉之所败也。三阳脉出入离合者，太阳为开，阳明为阖，少阳为枢。三阳脉无论是以或开、或阖、或枢，出入离合，其脉皆有根有结，《素问·阴阳离合论篇》说："厥阴之表，名曰少阳，少阳根起于窍阴，名曰阴中之少阳。"《灵枢·根结》又说："少阳根于窍阴，结于窗笼，窗笼者耳中也。"少阳之离合，不得相失，搏而勿浮，命曰一阳。少阳脉当从其离合，勿逆其性，曰为勿浮。少阳脉从头走足，其五输穴的五行变化却逆经上行。这种五行变化产生的力量使其脉各顺其性，阳脉不浮，离合如常。少阳为枢，其离合失常则为枢折。故曰："枢折即骨繇而不安于地，故骨繇者取之少阳，视有余不足，骨繇者，节缓而不收也，所谓骨繇者摇故也，当穷其本也。"其离合失常乃因脉气或有余或不足所致。

其是动所生病者，前文《经脉》篇里已述，不复述赘。

其经脉之所败者，少阳脉绝也，则如《素问·诊要经终论篇》说："帝曰：愿闻十二经脉之终奈何？岐伯曰：少阳终者，耳聋，百节皆纵，目睘绝系，绝系一日半死，其死也，色先青白，乃死矣。"

1. 六完穴

部位：第四跖骨与第五跖骨之间，距跖骨与趾关节五分。

解剖：肺之分支神经、肾之支神经。

主治：出血、偏头痛。

取穴：当第四跖骨与第五跖骨之间，距跖骨与趾骨关节五分处是穴。

手术：针深三分至五分。

注意：哮喘、肺病、痰多、体弱均禁用此穴（单脚取穴，孕妇禁针）。

释理：（1）六完穴位于足少阳经脉的主干上，穴性属水。解剖是肺之分支神经、肾之支神经，乃于本穴别出肺之分支络脉和肾之支络脉，络肺和肾。

（2）侠溪穴：胆者，中精之腑、中正之官也。中正者，正直刚毅，不偏不倚也，胆为中正之官，决断出于胆气。此乃因胆虽为腑，却有脏性，藏精而不泻。元精本藏于肾脏中，分藏于胆而为中精。志由精生，志气化五，分属五脏而有喜怒忧思恐，志因胆精，胆气横溢，可御惊恐。恐伤肾，惊恐可令肾脏失封藏之能。胆气横溢，可御恐惊之伤肾。胆腑藏精，其脉足少阳是以枢降脉气将中精转枢入里。侠溪穴为荥穴，穴性属水，此水性穴气可藏胆腑之精。中精生志，此志气不但使胆为中正之官，更可御恐护肾。故侠溪穴水中藏精的穴气，可令胆气横溢，御惊伤肾，其护肾之能，美如侠名，故名侠溪穴。

（3）六完穴：侠溪穴在第四、五趾缝间，当趾蹼缘的上方纹头处是穴。而六完穴位于第四跖骨与第五跖骨之间，距跖骨与趾骨关节五分处是穴，故侠溪穴上五分处是六完穴。六完穴穴性同侠溪穴，属水。在先天八卦中，"六"为坎水，"完"者全也，宽也，六完穴穴气的水性为水全水宽，此为六完穴名之由。和侠溪穴相较，六完穴水气为巨。

（4）阴阳未全合导气法

今于六完穴导藏有中精的水性之气，经肺之分支络脉，枢降入肺。因六完穴穴气之水为巨，而哮喘、肺病、痰多等多因寒饮伏肺或湿热壅肺所致，故诸症禁用本穴。

（5）同气相求导气法

少阳为枢降入里，少阴为枢升出外。今于六完穴导藏有中精的水性之气，经肾之支络脉，枢降入肾脏，御恐护肾，以使志和。《灵枢·本藏》说："志意和则精神专直，魂魄不散，悔怒不起，五藏不受邪矣。"故肾脏志气盛，则无怒无悔，可积精全神。精固气密，则血不妄行，故有止血之功，故可治上症。

2. 水曲穴

部位：第四跖骨与第五跖骨之间，去跖骨与趾骨关节一寸五分。

解剖：肾之支神经，肺之分支神经。

主治：腰痛、四肢浮肿、腹胀、颈项神经痛、妇科子宫病、全身骨痛、神经疼、肌肉萎缩、麻木。

取穴：当第四跖骨与第五跖骨之间，去六完穴一寸处是穴。

手术：针深三分至五分。

释理：（1）水曲穴位于足少阳经的主干稍内缘上，穴性属木。解剖是肾之支神经、肺之分支神经，乃于本穴别出肾之支络脉和肺之分支络脉，络肾和肺。

（2）地五会穴：在第四、五跖骨之间，当小趾伸肌腱的内侧缘，侠溪穴上一寸。水曲穴和足临泣穴皆位于侠溪穴上一寸五分。水曲穴当小趾伸肌腱的内侧，足临泣穴当小趾伸肌腱的外侧。

地五会穴承接的是侠溪穴上传的水性穴气，地五会穴穴气虽为水，却木气已生。胆为奇恒之腑，地气所生。水生木，始有五行。肾藏元精，分藏于胆，胆腑中精，现于侠溪穴，上传至地五会穴。水性脉气，水火化合，化生木气，木象已现，五行立见。故地五会穴穴名之义：地者，胆腑地气所生也。五者，五行也。会者，五行齐现也。此五行初现，其气聚于地五会穴，结聚成机，故名之。

（3）同气相求导气法

水曲穴承接的是地五会穴所蕴藏的胆精经五行所化，结果成机之气。水者，五行所化之缘也，曲者，五行之所化也，故名水曲穴。

少阳枢机为降，少阴枢机为升。今于水曲穴导胆精经五行变化结而成机之穴气，经肾之支络脉，以少阳枢降之脉气，入肾。阴病阳求，从阳引阴，同气相求。少阳枢降大机之气入肾，以利少阴枢升，故可治上症。

（4）足临泣穴：为足少阳胆经的输穴，穴性属木。因胆腑中精已在地五会穴处，行五行化生之妙，其所结之果使本为木性的足临泣穴，只能俯视，流下无声的泪水，此为足临泣穴名之由。

（5）丘墟穴：为足少阳经的原穴。六腑原穴的穴气皆由三焦历六腑之焦气，输注于所隶属的经脉上而成。故《难经·六十二难》曰："三焦行于诸阳，故置一俞，名曰原。腑有六者，亦与三焦共一气也。"腑有六者，乃六腑之阳脉除五输穴五个穴位外，尚有第六个穴位，即原穴。此原穴的穴气同属于三焦的焦气，曰为"亦与三焦共一气也"，所历六腑焦气之别也。丘墟穴的穴气是由历胆腑的焦气，输注于丘墟穴处而成。丘墟穴承接的是足临泣木性的穴气，此木经木性的穴气经三焦焦气和相火的炽灼，化为如土丘样的废墟，故名丘墟穴。

3. 木斗穴

部位：第三跖骨与第四跖骨之间，距跖骨与趾骨关节五分。

解剖：脾神经、肝神经。

主治：脾肿大（硬块）、消化不良、肝病、疲劳、胆病、小儿麻痹。

取穴：当第三跖骨与第四跖骨之间，距跖骨与趾骨关节五分处是穴。

手术：针深三分至五分。

释理：（1）木斗穴位于足少阳经脉主干的内侧缘和足阳明经脉主干的外侧缘之间，平六完穴。穴性属水。解剖是脾神经、肝神经，乃于木斗穴别出脾络脉和肝络脉，络脾和肝。

（2）木斗穴：介于足阳明经脉和足少阳经脉的之间。此两条经脉的脉气于木斗穴处，皆为水性。木斗穴于足阳明经脉的阳侧，为始阖降的阳明脉气。木斗穴于足少阳经脉的阴侧，为已枢降的少阳脉气。故其穴气是由足阳明土经水性始阖降脉气和足少阳木经水性已枢降脉气相会而成。两条不同属性的脉气相会，发生了奇妙的变化。"水曰润下"，无论是足阳明经脉，还是足少阳经脉，此水性脉气皆助益足阳明经的阖降和足少阳经的枢降入里。土经和木经脉气相会，木本克土。然，土经有水，自可生木。木经有水，木气自成。故木斗穴气之木性生于盛有土和水如斗状器具的两脉之间，此乃木斗穴名之由。木气升泄，经阳明阖降、少阳枢降而成生机之木气。

（3）阴阳未全合导气法

我们知道实体的脾脏和胰脏的解剖位置是连在一起的，故古人将胰脏和脾脏合为一脏，为中医所言之脾脏。阴病阳求，今于木斗穴处导生机之木气，经脾络脉入脾，助脾气升清，益其运化，故可治上症。

（4）表里经导气法

胆木不降，肝木不升。木斗穴之穴气乃经阳明阖降、少阳枢降而成生机之木气。今于木斗穴处导降极而升之生机木气，经肝络脉入肝，可益肝木生升，故可治上症。

4. 木留穴

部位：第三跖骨与第四跖骨之间，去跖骨与趾骨关节一寸五分。

解剖：肝神经、脾神经。

主治：白细胞疾病、脾肿大、消化不良、肝病、疲劳、胆病、小儿麻痹。

取穴：当第三跖骨与第四跖骨之间，去木斗穴一寸处是穴。

手术：针深三分至五分。

释理：（1）木留穴位于足少阳胆经主干的内缘（阴侧）和足阳明胃经主干的外缘（阳侧），穴性属木。解剖是肝神经和脾神经，乃于本穴别出肝络脉和脾络脉，络肝和脾。

（2）木留穴：位于足少阳胆经的阴侧，为少阳已枢降之脉气；于足阳明胃经的阳侧，为阳明始阖降脉气。木留穴的穴气亦是足少阳已枢降之木气和足阳明始阖降之土气相会而成。木留穴位置平于足阳明经的陷谷穴（门金穴）和足少阳经的足临泣穴（水曲穴），陷谷穴和足临泣穴均为输穴，穴气属木性，故木留穴的穴气亦为木性。和木斗穴相较，木斗穴为始生之木气，木留穴为大盛之木气。木曰曲直，木性升发，木留穴大盛之木气经阳明阖降、少阳枢降，其木性升腾力盛。因其木性大盛，不宜升腾太过，故曰木留穴。

（3）表里经导气法

今于木留穴导木气大盛之穴气，经肝络脉入肝，此木性大盛之气可迅速助益肝木升腾，故可治上症。

（4）阴阳未全合导气法

阴病阳求，今于木留穴导木气大盛之穴气，经脾络脉入脾，此木性大盛之气可迅速助益脾气升清，助益脾阳运化，故可治上症。

5. 花骨三穴

部位：足底第三与第四跖骨之间。

解剖：脾之神经。

主治：腰痛、坐骨神经痛、脊椎骨痛。

取穴：当足底第三与第四跖骨之间，距趾间叉口二寸是穴。

手术：针深五分至一寸。

释理：（1）花骨三穴位于足少阳胆经阴面的阴侧和足阳明胃经阴面的阳侧之间，和木留穴相对，穴性属木。解剖是脾之神经，乃于本穴别出脾络脉，络脾。

（2）阴阳未全合导气法

木留穴的穴气是足阳明土经的木气和足少阳木经的木气相会而成。花骨三穴位于木留穴的阴面，其穴气亦为木性。相较木留穴，其木性的阴分更盛，为两条阳脉降极生阴，故其木性升发之力尤甚于木留穴。阴病阳求，今于花骨三穴导足阳明阖降已极的土经木气，和足少阳枢降已极的木经木气，经脾之络脉入脾，此升腾力极强的两经脉气入脾脏，可迅速助益脾阳升清，故可治脾气不足之坐骨神经痛等。

6. 花骨四穴

部位：足底第四与第五跖骨之间。

解剖：肺之神经。

主治：脊椎骨痛、坐骨神经痛、小腹痛、胃痛、止血。

取穴：当足底第四与第五跖骨之间，距趾间叉口一寸半处是穴。

手术：针深五分至一寸。

释理：（1）花骨四穴位于足少阳胆经主干的阴面，与足临泣穴相对，穴性属木。解剖是肺之神经，乃于本穴别出肺之络脉络肺。

（2）阴阳未全合导气法

花骨四穴和足临泣穴相较，为阴木。阴病阳求，今于花骨四穴处导足少阳枢降木经阴木之气，经肺之络脉入肺，此升腾力极强的脉气可助肺气宣发，以益肺气，故可治肺气不足之坐骨神经痛等。

7. 一重穴

部位：外踝骨尖直上三寸向前横开一寸。

解剖：心之分支神经、肺之分支神经、脾之主神经。

主治：甲状腺肿大（心脏病引起）、眼球突出、扁桃体炎、口歪眼斜（面神经麻痹）、偏头痛、痞块、肝病、脑瘤、脑膜炎、脾发炎、脾疼、脾硬化、乳癌、乳痰、乳肿大、乳疼、三叉神经痛。（脾病皆针右边，每次用三穴）。

取穴：当外踝尖直上三寸，向前横开一寸处是穴。

手术：针深一寸至二寸。

释理：（1）一重穴位于足少阳胆经主干的前缘，穴性属金。解剖是心之分支神经、肺之分支神经、脾之主神经，乃于本穴别出心之分支络脉、肺之分支络脉、脾之主络脉，络心肺脾。

（2）悬钟穴：悬钟穴位于足外踝尖上三寸，一重穴则于悬钟穴向前横开一寸。悬钟穴承接的是丘墟穴木性穴气。丘墟穴木性穴气经三焦焦气和相火的炽灼，化为如土丘样的废墟，名为丘墟穴。因此，丘墟穴的穴性发生了由木生火，火生土的五行变化。此脉气上传，土生金，至悬钟穴处化为金气。故悬钟穴以高挂凉降之金气，金生水，水气向下，以抑丘墟穴的火势，水气向上，以生木气，复足临泣穴至阳辅穴经脉的木性脉气。此为悬钟穴名之由，亦是一重穴金气穴性之因。

悬钟穴为八会穴之髓会。我们知道中医所说的"髓"是指脑髓及神经系统。脑髓由元精所化，其气寄于胆经，乃因胆和髓皆为地气所生，皆有藏精不泻之性；其气会于悬钟穴，乃因悬钟穴高悬之大盛金气。此金性穴气如肺金华盖，能遮阳蔽阴生水，能聚藏脑髓之精气，此为悬钟穴为髓会之由。

（3）阴阳相合和冲和导气法

胆腑和心脏脏腑别通，足少阳和手少阴同气相求、阴阳相应。又足少阳脉为子时之经，手少阴脉为午时之经，阴阳相冲，冲气以为和。今于一重穴导金性高悬少阳枢降之气，经心之分支络脉络入于心脏，其凉降之金气可制炎炎之心火，故可治上症。

（4）阴阳未全合导气法

今于一重穴，导金性高悬少阳枢降之气，经肺之分支络脉，络入于肺。阴病阳求，此枢降入里的金性脉气，可益肺金肃降，以复肺金华盖、水之上源之用，清凉由此而生，故可治上实下虚之证。

（5）阴阳未全合导气法

今于一重穴，导金性高悬少阳枢降之气，经脾之主络脉，络入于脾脏。阴病阳求，此清凉金性脉气可助益脾脏燥湿之用，助其运化水湿，故可治上症。

脾病皆针右边，乃左病右取之意。脾脏居左，脏气左升。病在左，以右治左，乃取右侧足少阳经的一重络穴，乃导足少阳右降优势经脉。

8、二重穴

部位：外踝直上五寸向前横开一寸。

解剖：心之分支神经、肺之分支神经、脾之主神经。

主治：甲状腺肿大、眼球突出、扁桃体发炎、口歪眼斜（面神经麻痹）、偏头痛、痞块、肝病、脑瘤、脑膜炎、脾发炎、脾疼、脾硬化、乳癌、乳痰、乳肿大、乳疼、三叉神经痛。（脾病皆针右边，每次用三穴）。

取穴：当一重穴直上二寸处是穴。

手术：针深一寸至二寸。

释理：（1）二重穴位于足少阳胆经主干的前缘（阴侧），穴性属火。解剖是心之分支神经、肺之分支神经、脾之主神经，乃于本穴别出心之分支络脉、肺之分支络脉、脾之主络脉，络心肺脾。

（2）阳辅穴：是足少阳胆经的经穴，穴性属火。足少阳五输穴五行变化的脉气行至悬钟穴，为高悬大盛之金气。此金气生水，水气上行，水生木，脉气行至阳辅穴处化火。三阳脉从头走足，而其经脉五输穴的五行相生之势却逆经上行。这种五行变化产生的力量能使其脉各顺其性，阳脉不浮，离合如常。从输穴足临泣至阳辅穴的这节经脉本为木性，因丘墟原穴焦气相火灼炽之故，于悬钟穴处转为金性，这样就影响了这节脉气木性升发之力，故足少阳脉于悬钟穴处，金气生水，水气上行生木气，至阳辅穴处化火，以其火性炎上之力，辅助足少阳阳脉五行化生之力，以使其脉不浮。"辅者，车轮外旁增缚夹毂的两条直木，用以增强轮辐载重支力。"此为阳辅穴名之由。

（3）光明穴：是足少阳脉的大络穴，其所别络为十五条大络脉之一。十五大络是十二经脉大循环的组成部分，是表里经脉脉气的联系通道。《灵枢·经脉》说："足少阳之别，名曰光明，去踝五寸，别走厥阴，下络足跗。"光明穴承接的是阳辅穴火性脉气，此火增强少阳脉气之阳性。别走厥阴，助益肝气内生。肝开窍于目，有明目之效而名为光明穴。

（4）阴阳相合导气法

光明穴向前横开一寸，为二重穴，故二重穴穴性属火。今于二重穴处导少阳枢降火性之气，经心之分支络脉络入于心，可增益心气，心火内生。一重穴以其金性，制心火炎上太过。二重穴以其火性，促心火内生。一生一降，君火则明，主明则下安，故可治上症。

（5）阴阳未全合导气法

阴病阳求，今于二重穴处导少阳枢降火性之气，经肺之分支络脉入肺。以其枢降火性之气，温煦肺脏脏体，使肺脏复其所主，故可治上症。

（6）阴阳未全合导气法

阴病阳求，今于二重穴处导少阳枢降火性之气，经脾之主络脉络入于脾脏。以其枢降火性之气，温煦脾脏脏体，使脾脏复其所主，故可治上症。

9. 三重穴

部位：外踝直上七寸向前横开一寸。

解剖：心之分支神经、肺之分支神经、脾之主神经。

主治：甲状腺肿大、眼球突出、扁桃体发炎、口歪眼斜（面神经麻痹）、偏头痛、痞块、肝病、脑瘤、脑膜炎、脾发炎、脾疼、脾硬化、乳癌、乳痰、乳肿大、乳疼、三叉神经痛。（脾病皆针右边，每次用三穴）。

取穴：当一重穴直上二寸处是穴。

手术：针深一寸至二寸。

应用：一重、二重、三重三穴同时取穴（即所谓回马针），为治疗上述各症之特效针。

注意：一重穴、二重穴、三重穴合称亦名三重穴，所云三重穴均指此合称穴组而言。

释理：（1）三重穴位于足少阳胆经主干的前缘（阴侧），穴性属火生土气。解剖是心之分支神经、肺之分支神经、脾之主神经，乃于本穴别出心之分支络脉、肺之分支络脉、脾之主络脉，络心肺脾。

（2）外丘穴：足少阳脉从头走足，此为经脉循行之势。外丘穴承接的是光明穴上传的五行火性脉气，足少阳胆经至外丘穴向后横行至阳交穴，再向上斜行，此为足三阳脉五输穴五行相生之势，逆经而行。

向后横行的足少阳脉就像将脉气置于"外"，此"外"居前属阴。火性脉气居此阴处，化土如小山陵，曰"丘"，故名外丘穴。土为万物之母，足少阳脉枢降的胆腑精气由土气收纳化生，乃令外丘穴为郄穴。

（3）阳交穴：足少阳脉于阳交穴处和阳维脉交会，两阳脉相会。又阳交穴性属火，火为阳中之阳，故名为阳交穴。

（4）三重穴：位于外丘穴向前横开一寸，故其穴性类同外丘穴，为火生土性之气。所异之处是因三重穴更居于前，位于足少阳脉的前缘，阴气更盛，故其穴性是火气锐减，土气大盛。

（5）阴阳相合导气法

今于三重穴导少阳脉枢降微火土性之气，经心之分支络脉络入于心，以土伏火，以伏心包之相火，令相火归位，以其位温煦心脏。故可治上症。

（6）阴阳未全合导气法

阴病阳求，今于三重穴导少阳脉枢降微火土性之气，经肺之分支络脉络入于肺，土生金，从足少阳枢降胆腑精气可增益肺脏原气，故可治上症。

（7）阴阳未全合导气法

今于三重穴导少阳脉枢降微火土性之气，经脾之分支络脉络入于脾。阴病阳求，从足少阳脉所导的胆腑枢降土精之气，可增益脾脏原气，故可治上症。

（8）应用：一重、二重、三重三穴同时取穴，形成董氏特色的倒马针。一重穴性属金，二重穴性属火，三重穴性属土。三穴以足少阳脉枢降的金、火、土脉气，分别经心之分支络脉、肺之分支络脉、脾之主络脉，络入于心肺脾，以五行化生之能，各奏其功，从不同方面恢复心肺脾的功能，此为三重穴联用之功。

10. 外三关穴

部位：外踝尖与膝盖外侧高骨之直线上。

解剖：肺之神经。

主治：扁桃体炎、瘤、癌、喉炎、腮腺炎、肩臂痛、各种瘤。

取穴：当外踝尖与膝盖外侧高骨连线之中点一穴，中点与该高骨之中点又一穴，中点与外踝之中点又一穴，共三穴。

手术：针深一寸至一寸半。

释理：（1）外三关穴是由三个穴点组成，位于足少阳胆经的主干上。其中间穴点称为外中关穴，当于外丘穴上半分处是穴；其下方穴点称为外下关穴，当于悬钟穴上 0.75 分处是穴；其上方穴点称为外上关穴，当于阳陵泉穴下 3.75 寸处是穴。因外三关的三个穴点穴性不同，故分而述之。其解剖是肺之神经，乃于外三关穴别出肺之络脉，络肺。

（2）外三关穴：外下关穴点，位于悬钟穴上 0.75 分处，其穴性秉承悬钟穴的金气。所导之气乃为足少阳枢降金性之气，经肺之络脉络入于肺。

外中关穴点，位于外丘穴上 0.5 分处，其穴性秉承外丘穴的土气。所导之气乃为足少阳枢降土性之气，经肺之络脉络入于肺。

外上关穴点，位于阳陵泉下 3.75 寸处，其穴性是上传阳陵泉的土性之气。所导之气乃为足少阳枢降土性之气，经肺之络脉络入于肺。

阴阳未全合导气法：《东医宝鉴》说："肝之余气，泄于胆，聚而成精。"认为胆所藏之精源于肝之余气，笔者不敢苟同。胆者，虽为腑，却有脏性，为奇恒之腑、中精之腑、洁净之腑。胆者，地气之所生也。胆腑之精，源于地气，为肾脏元气之所化。胆腑因藏精而有脏性，与肝位阶同高。肝之将军之官，胆为中正之官。肝与胆名义上虽为隶属关系，实际上是兄弟关系，故《素问·奇病论篇》说："夫肝者中之将也，取决于胆，咽为之使。"精欲藏于胆，胆必为清净之腑，对污秽、肮脏、不洁净之物，胆气必排之；胆与心又脏腑别通，阴阳相冲和。心藏神，贵为君主，弗能受邪。与心相应之胆，为中正之官，疾恶如仇！对黑暗之邪，胆气必排之！故于外三关穴处导足少阳枢降胆腑之气，以足少阳脉的金、土之穴气，经肺之络脉络入于肺。肺主治节，十二经脉三百六十五节点的离合出入皆司于肺，此中正、疾恶如仇之胆气入肺，以足少阳枢降之土、金二气，益肺脏金气，此气经肺输布于十二经脉之三百六十五穴处，必涤荡客于经脉之污浊邪气！杨维杰先生在本穴的"说明及发挥"中说："外三关对于外科病变之疗效显著，对于青春痘疗效亦佳；外三关尚能治手红肿、手臂肿胀发热等。"中医外科的概念大约是指各种瘤及疮、疔、疖、肿等疾，其因或感染细菌、病毒、衣原体、支原体等污秽之微生物，或寒客于脏腑，又相火失位，脏腑质体内寒外热，致黑暗势力癌细胞力量的崛起！凡此诸因，胆气必除之！故可治上症。

11. 侧三里穴

部位：四花上穴向外旁开一寸五分。

解剖：肺之分支神经、牙神经。

主治：牙痛、面部麻痹。

取穴：腓骨前缘，即四花上穴向外横开一寸五分处是穴。

手术：针深五分至一寸。

释理：（1）侧三里穴位于足少阳胆经的前缘（阴侧），四花上穴是足三里穴向前横开，贴胫骨外缘处是穴。而侧三里穴则位于四花上穴向外横开一寸五处，此处当于足少阳经脉主干的前缘，于阳陵泉穴的前下方，故其穴性属土。解剖是肺之分支神经、牙神经，乃于本穴别出肺之分支络脉、牙络脉，络肺和牙齿。

（2）牙络脉：《素问·上古天真论篇》说："女子七岁，肾气盛，齿更，发长……三七，肾气平均，故真牙生而长极……丈夫八岁，肾气实，发长齿更……三八肾气平均，筋骨劲强，故真牙生而长极……八八则齿发去。"肾主骨，肾气，其充在骨，肾气实，化骨气，温煦濡养骨骼。齿为骨之余，齿之生、成、落皆赖于肾气盛衰。胆腑之精，源于肾精，今于足少阳脉前缘侧三里穴处，导足少阳枢降土性之气，经牙络脉，络入于牙齿。此枢降中精之气既可益齿，又因胆为中正之官，洁净之腑，故又可涤荡牙周不洁之邪，故可治上症。

12. 侧下三里穴

部位：侧三里直下二寸。

解剖：肺之分支神经，牙神经。

主治：牙痛、面部麻痹。

取穴：在腓骨前缘，即侧三里穴直下二寸处是穴。

手术：五分至一寸。

应用：侧三里与侧下三里二穴同时取穴，但单足取穴。治右取左穴，治左取右穴。

释理：其治疗机理同侧三里穴。

13. 足千金穴

部位：侧下三里穴外（后）开五分，再直下二寸。

解剖：肺之支神经、肾之分支神经、喉侧（甲状腺）神经。

主治：急性肠炎、鱼骨刺住喉管、肩膀及肩背痛、喉咙生疮、喉炎（火蛾）、扁桃腺炎、甲状腺肿。

取穴：当腓骨前缘，侧下三里穴向后横开五分直下二寸处是穴。

手术：针深五分至一寸。

释理：（1）足千金穴位于侧下三里穴后开五分，直下二寸处是穴，故本穴位于足少阳胆经的主干上。穴性属火，其解剖是肺之支神经、肾之分支神经、喉侧（甲状腺）神经，乃于本穴分别别出肺之支络脉、肾之分支络脉、喉侧（甲状腺）络脉，络肺、肾、喉咙、甲状腺。

（2）阴阳未全合导气法

今于足千金穴处导足少阳枢降火性之气，经肺之支络脉络入于肺，此气入肺，经肺脏金气肃降，此火气化土气，入肺之腑大肠，以胆腑疾恶如仇之土气，涤荡肠腑浊气，故可治之。

（3）同气相求导气法

足少阳和足少阴同为枢机，足少阳为降枢，足少阴为升枢。"少阴枢折则脉有所结而不通。"阴病阳求，今于足千金穴处导足少阳枢降火性之气，经肾之分支络脉络入于肾，可解足少阴脉结而不通。

（4）喉侧（甲状腺）络脉：今于足千金穴处导足少阳枢降火性之气，经喉侧（甲状腺）络脉，络入于喉咙、甲状腺，此胆腑疾恶如仇火性之气入喉咙、甲状腺，以其枢降之力，以火引火，引火归元，以涤荡喉咙、甲状腺不洁之邪。

14. 足五金穴

部位：足千金穴直下二寸。

解剖：肺之支神经、肾之分支神经、喉侧（甲状腺）神经。

主治：急性肠炎、鱼骨刺住喉管、肩膀及肩背痛、甲状腺肿。

取穴：当腓骨前缘，即足千金穴直下二寸。

手术：针深五分至一寸。

应用：足千金穴与足五金穴通常同时取穴，除治疗甲状腺炎可同时双足取穴下针外，其余各病症均单足取穴下针。

释理：本穴穴性属火，其治疗机理同足千金穴。

15. 四花外穴

部位：四花中穴向外横开一寸五分。

解剖：肺之支神经、六腑神经。

主治：急性肠炎、牙痛、偏头痛、脸部神经麻痹、肋膜痛。

取穴：当四花中穴向外横开一寸五分处是穴。

手术：针深一寸至一寸五分。

应用：用三棱针出黑血，治急性肠胃炎、肋膜炎、胸部发胀、哮喘、坐骨及其神经痛、肩臂痛、耳痛、慢性鼻炎、头痛、高血压（使用三棱针时，先将四花外穴上下三寸内之附近部位，以酒精棉花擦净，然后在此血脉上发现有暗影或青筋者，以针刺之，使其溢出黑血，立即见效）。

释理：（1）四花外穴位于足少阳经脉主干的前缘（阴侧），穴性属土。解剖是肺之支神经、六腑神经，乃于本穴别出肺之支络脉和六腑络脉，络肺和六腑。

（2）定位：四花中穴是自膝眼下七寸半，胫骨外廉处是穴，旁开一寸五分为四花外穴，和外三关的外中关穴点同一水平线上，向前五分许处。本穴穴性同外中关穴点，承接的是外丘穴上传的土性穴气。

（3）回络本腑导气法

因自本穴足少阳前缘处别出六腑络脉，络胃肠阳脉，故为从阳引阳导气法。胆虽为腑却有脏性，故此法有从阴引阳之意。经曰："凡十一藏皆取于胆。"此络脉为胆和其余阳腑提供了客观的联络途径。《灵枢·刺节真邪》说："用针之类，在于调气，气积于胃，以通营卫，各行其道。宗气留于海，其下者注于气街，其上者走息道。故厥在于足，宗气不下，脉中之血，凝而留止，弗之火调，弗能取之。用针者，必先察其经络之实虚，切而循之，按而弹之，视其应动者，乃后取之而下之。六经调者，谓之不病，虽病，谓之自已也。一经上实下虚而不通者，此必有横络盛加于大经，令之不通，视而泻之，此所谓解结也。"上实下虚者临床多见，宗气不下，此为一因。气街有四，曰为四街。四街者，气之径路也，乃为气之矢向通道。胫气有街，乃四街之一。四末为阴阳交会之所，营卫之行，上下相贯，如环无端，阴阳脉于四末处，气之大络而相输，使气行不相失。今卒遇邪气，及逢大寒，络脉绝，设此胫之气街，气由气街而还。食饮入胃，分为津液、宗气、糟粕、卫气四隧，津液经中焦焦气和胃蒸泌，别为营卫，各行其道。宗气上输膻中，抟聚为气海，下注于胫，而成胫之气街（三焦之腑，腑在气街，三焦之气聚于胸腹，而成胸之气街和腹之气街）。今厥在于足，络脉邪盛而宗气不下，脉中之血无宗气鼓荡，凝而留止，而现上实下虚。视而泻之，谓之解结。故经又云："治厥者，必先熨调和其经，掌与腋、肘与脚、项与脊以调之，火气已通，血脉乃行，然后视其病，脉淖泽者，刺而平之，坚紧者，破而散之，气下乃止，此所谓以解结者也。"四花外穴别出的六腑络脉为胆和六腑联系的通道，今因厥在于足，而使此六腑络脉邪盛而不通，"治风先治血，血行风自灭。"点刺放血为逐邪解结之大法，故刺之邪逐，胆气复经此络入于六腑，以足少阳枢降之土气，涤荡六腑之邪，故可治上症。

（4）应用：胫部络脉盛横皆为厥在足下，邪客于脉。厥在足下，则宗气不下，气街不通，脉泣不行，胫部经脉血气不能经由其络脉别入脏腑而现奇病。故此，于可见之横络刺之放血逐邪，邪气出，寒气尽，宗气下，气街通，经络行，血气复，脏腑安，奇病除。此为胫部盛络点刺放血逐邪之理，非唯本穴之应用。

16. 下泉穴

部位：膝关节外侧面正中央直上二寸五分。

解剖：肺部与面部之机动神经。

主治：面部麻痹、面部神经跳、口歪、眼斜。

取穴：当膝关节外侧面正中央直上二寸五分处是穴。

手术：针深三分至五分。

释理：（1）下泉穴位于足少阳经脉的主干上，解剖是肺部与面部之机动神经，乃于本穴别出肺部与面部之机动络脉，络肺和面部。

（2）膝阳关穴：在阳陵泉穴上三寸，犊鼻穴外陷者中。关者从门从丱，以木横栋门户也，意指闭合、关口之意。膝关节是承载负荷最大的关节之一，其周围极富韧带、经筋。全身的韧带、肌腱、筋膜的血供皆赖于肝所藏之血的濡养。肝和胆相表里，互为阴阳，一升一降。足厥阴经鼓舞着肝血升发（肝脏本身的木性脏气，亦升发其血气），也赖足少阳经的枢降。足少阳脉从头走足，循行至膝关节膝阳关穴处时，足少阳阳降之气在此停留、关闭，蓄盈脉气，以温养膝关节，故名膝阳关穴。

（3）阳陵泉穴：位于腓骨小头前下方凹陷中处，为合穴、筋会穴。阳陵泉穴的穴气是由足少阳脉从膝阳关穴下行的脉气和五输穴五行变化上传的土气相合而成。因阳陵泉穴承接着从膝阳关穴下传的脉气，而膝阳关穴的穴气温煦膝关节之经筋，故阳陵泉穴名曰"阳"；因阳陵泉穴的穴性为土气，如丘陵状，故曰"陵"；因阳陵泉穴的土气滋养胆腑阳木，故其土丘带水，故曰"泉"，此为阳陵泉穴穴名之由。

经曰："所入为合。"阳陵泉为合穴，经脉于此别入胆腑，以带水之土气，养育胆腑。土为万物之母，阳陵泉以土气滋养阳木，合治内腑也。

肝主筋，肝血濡养全身筋膜。《素问·奇病论篇》说："夫肝者中之将也，取决于胆，咽为之使。"肝木之生，生于肾水，亦赖胆气之降。阳陵泉穴以土中带水之穴气，滋养胆木，胆木气盛，则胆气降，肝木生，肝血旺，筋得养，故阳陵泉穴为筋会穴。

（4）中渎穴：位于大腿外侧，腘横纹上五寸。渎者小沟、小渠也。足少阳脉循行至中渎穴处，经脉脉道变小，如小沟渠样，此为中渎穴之义。足少阳脉于中渎穴处脉道之所以变小，是因经脉行至膝阳关处，阳气要闭藏之故。

（5）下泉穴：介于膝阳关穴和中渎穴之间，中渎穴下二寸五分处是穴。在董氏奇穴里，大腿为八八部位，为其精华部分。盖因大腿多肉多血气，经脉于此脉道为巨，从此处别出导向脏腑的络脉，皆为大络，所导血气之多，可为调节五脏六腑气血的灌注之源。而从下泉穴别出的络脉则为例外，其脉道狭小，曰为机动络脉。足少阳脉自中渎穴处脉道变小，脉气蓄积闭合，下行至膝阳关穴，以温关节。故下泉穴从此段狭小脉道别出机动络脉，以权宜为计。权宜之下，今于下泉穴处导欲温养膝关节的足少阳枢降之阳气，经机动络脉，络入于面部，可温通面部经络，故可治上症。

17. 中泉穴

部位：下泉穴直上二寸。

解剖：肺部与面部之机动神经。

主治：面部麻痹、面部神经跳、口歪、眼斜。

取穴：当下泉穴直上二寸处是穴。

手术：针深三分至八分。

18. 上泉穴

部位：中泉穴直上二寸。

解剖：肺部与面部之机动神经。

主治：面部麻痹、面部神经跳、口歪、眼斜。

取穴：当中泉穴直上二寸处是穴。

手术：针深五分至一寸。

应用：上泉、中泉、下泉三穴同时取穴下针，单足取穴。治左用右穴，治右用左穴。

释理：中泉穴和上泉穴的治疗机理同下泉穴。须注意的是因三穴所分布部位的不同，其络脉深浅不一，由下而上，大腿肌肉越来越丰厚，其相应的络脉亦越来越深。故针刺深度当明络脉深浅，唯刺中络脉，方可导其气。

19. 中九里穴

部位：大腿外侧中央线之中点。

解剖：肺之区支神经、四肢弹力神经。

主治：背痛、腰痛、腰脊椎骨痛、半身不遂、神经麻痹、脖颈痛、头晕、眼胀、手麻臂麻、腿痛、神经无力。

取穴：当大腿外侧中央线之中点是穴。

手术：针深八分至一寸五分。

释理：（1）中九里穴位同风市穴，位于足少阳经脉的主干上。解剖是肺之区支神经、四肢弹力神经，乃于本穴别出肺之区支络脉、四肢弹力络脉，络肺和四肢。

（2）风市穴：《素问·至真要大论篇》说："诸风掉眩，皆属于肝。"乃肝属木，木制风也！肝火上炎，肝阳暴亢，肝失木性，风无所制，则肝风内动，乃致中风。肝为阴木，胆为阳木，阴升阳降，胆腑木气经足少阳脉枢降，可益肝脏木气升发。风为百病之长，风邪有外风和内风之别。肝失木性，则内风大作。此内风之邪可循经入客于风市穴处。市者，买卖货物之所也，风市穴穴名之义乃指风邪聚于本穴处，可客可祛，如同买卖，足少阳脉可凭枢降之木性脉气，祛风除邪，以治中风病。

（3）阴阳未全合导气法

中九里穴位同风市穴，腧络同穴，中九里穴，其位浅于风市穴。阴病阳求，今于中九里穴，导足少阳枢降脉气，经肺之区支络脉，入肺，以胆精枢降之力，增益肺气，经脏腑别通之络，助益足太阳之开机，故可治肺机能不足之上症；今又于中九里穴处，经腿之弹力络脉，导足少阳阳木枢降之气入腿，疏通腿部经气，故可治上症。

20. 上九里穴

部位：中九里穴向前横开一寸半。

解剖：心之神经、肾之神经。

主治：心经之臂痛、眼痛、肾气不足之腹胀。

取穴：当中九里穴向前横开一寸半处是穴。

手术：针深八分至一寸半。

释理：（1）上九里穴位于足少阳脉的前缘（阴侧），其穴气为足少阳已枢降之脉气。解剖是心之神经、肾之神经，乃于本穴别出心之络脉、肾之络脉，络心和肾。

（2）阴阳相合导气法

胆和心，脏腑别通，足少阳和手少阴同气相求，阴阳相应。又心经为午时，胆经为子时，两经相冲，冲气以为和。今于上九里穴处，经心之络脉，导足少阳已枢降阳木之气，入心，可益心血，故可治上症。

（3）同气相求导气法

少阳为枢，少阴为枢，同气相求。今于本穴，经肾之络脉，导足少阳阳木已枢降之气，入肾，以胆腑精气益肾脏元精，故可治上症。

21. 下九里穴

部位：中九里穴向后横开一寸半。

解剖：背神经、腿神经。

主治：背痛、腿痛。

取穴：当中九里穴向后横开一寸半处是穴。

手术：针深八分至一寸半。

释理：（1）下九里穴位于足少阳经脉的后缘（阳侧），其穴气为足少阳脉始枢降之脉气。解剖是背神经、腿神经，乃于本穴别出背络脉、腿络脉，络背和腿。

（2）背络脉和腿络脉：今于本穴处，导足少阳始枢降阳木之脉气，经背络脉、腿络脉，入背和腿。此始枢降阳木之气可祛除入背和腿部之风邪。而风邪多夹寒、夹湿，精气又为守邪之神，胆腑之精气又可祛寒除湿，故可治上症

22. 木枝穴

部位：马金水穴外开五分。

解剖：肝胆神经。

主治：胆结石、胆虚弱、小儿夜哭。

取穴：当外眼角直下至颧骨下缘凹陷处，再向外横开五分处是穴。

手术：针深一分至三分。

释理：（1）马金水穴是手太阳小肠经的络穴，位同颧髎穴。木枝穴位于马金水穴外开五分。经云："胆足少阳之脉，起于目锐眦，上抵头角，下耳后……"足少阳脉此节脉气是从瞳子髎穴至听会穴，木枝穴位于此节经脉的稍前缘。解剖是肝胆神经，乃于本穴别出肝胆络脉，络肝胆。

（2）表里经导气法

今于木枝穴导足少阳枢降之气，经肝胆络脉，络入于肝，胆木阳降，肝木自生，故可治上症。

（3）回络本腑导气法

经曰："十二经脉，三百六十五络，其血气皆上于面而走空窍。"三百六十五络者，豁谷大络也。豁谷之会，以行荣卫，以会大气。今于木枝穴导少阳枢降之脉气，经肝胆络脉，回络于胆，以行荣卫，以益胆气，故可治上症。

23. 四腑二穴

部位：眉毛中央上二分。

解剖：肺之区支神经，眼神经。

主治：小腹胀、眼昏、头痛。

取穴：当眉中央上二分处是穴。

手术：用五分毫针，皮下针（针由上往下扎）深一分至二分。

24. 四腑一穴

部位：眉尖之上二分。

解剖：肺之区支神经、眼神经。

主治：小腹胀、眼昏、头痛。

取穴：当眉尖之上二分处取之。

手术：皮下针，针深一分至二分。

运用：四腑一、四腑二及上里三穴用三棱针同扎出血为治临时头痛之特效针。

释理：（1）四腑一穴、四腑二穴及上里穴三穴合用（上里穴在足太阳脉里已述），乃因近治之功。三穴在眉上，上里穴位于攒竹穴稍上方，为足太阳脉的络穴；四腑二穴位于阳白穴（眉上一寸，直瞳子）下方，为足少阳脉的络穴；四腑一穴位于丝竹空穴的前上方，为手少阳脉的络穴。三穴的解剖皆为肺之区支神经、眼神经，乃于三穴所属的三条阳脉别出肺之区支络脉、眼络脉，络肺和眼。

（2）眼络脉：经云："十二经脉，三百六十五络，其血气皆上于面而走空窍，其精阳气上走于目而为睛。"故足少阳脉之四腑二穴、手少阳脉之四腑一穴、足太阳脉之上里穴，皆别出眼络脉，故三阳脉所行血气之阳精，经眼络脉入于目，故目为睛而能视。今邪客于大络，络厥不通，于三穴刺络放血，乃遵"治风先治血，血行风自灭"之则，祛风逐邪，邪气除，络脉通，阳精复入于目，故可治头痛、目疾。

（3）肺之区支络脉：从阳引阴，三阳脉之三络穴皆有别出肺之区支络脉，三阳脉行于头面之精阳之气，可由肺之区支络脉入络于肺。阴病阳求，从阳引阴，三阳脉以各自不同的脉气，经肺之区支络脉入肺，可益肺脏之原。肺脏精盛，则宣发肃降，肺主治节，故可治上症。

25. 州火穴

部位：耳尖上一寸半。

解剖：心之神经。

主治：心悸、心脏性之风湿病、四肢无力及腰痛。

取穴：用手压耳抵头，在耳尖上一寸半处是穴。

手术：针深一分至三分。

释理：（1）州火穴位同率谷穴，位于足少阳经脉的主干上。解剖是心之神经，乃于本穴别出心之络脉，络心。

（2）阴阳未全合导气法

率谷穴各之意：率者捕鸟丝罔，上下其竿柄也。谷者泉出通川，两山闲流水之道也。率谷穴在颞颥中，谷之意引申为肉之大会，即在颞颥分肉间，气之大会也。率谷穴穴气是以若捕鸟丝罔之具，将颞肌分肉间大会之气聚集而成，故名率谷穴。率谷穴为足少阳经腧穴，州火穴位同率谷穴，州火穴为络穴，乃于此别出心之络脉络心，从阳引阴，助益心火，故州火穴名曰火，州者之意为两边的曲折线象河流，中间象水中的陆地，乃指气大会之所，颞肌之状，为州火穴穴名之由。足少阳和手少阴同为枢机，阴阳相应，脏腑别通，胆和心相冲和。今于州火穴导足少阳始降枢机之气，经心之络脉，络入于心。此始降枢机之气可益心气，安心神，故可治上症。

26. 州金穴

部位：州火穴后一寸。

解剖：肺之神经。

主治：肺经之腰痛、坐骨神经痛及风湿病。

取穴：从州火穴向后一寸处取之。

手术：针深一至三分。

释理：（1）州金穴位于足少阳胆经的后缘，天冲穴后约半寸（天冲穴位于率谷穴后约半寸处）。解剖是肺之神经，乃于州金穴别出肺之络脉，络肺。

（2）阴阳未全合导气法

在足少阳经主干的后旁缘州金穴处，别出肺之络脉络肺。阴病阳求，乃于州金穴处，导足少阳始枢降之气，经肺之络脉络入于肺。此始转枢入里、阳降之胆气，可助益肺气金生，故可治上症。

27. 足少阳脉在头颅部的走势

在前文中我们知道了足少阴肾经为何在足内踝部折返向下，走出一个圆圈样的走势？乃少阴枢升，将元精转枢而出，注入十二经脉大循环，为十二经脉先天脉气的不绝之源。足少阴脉在足内踝独特的走势，目的是抑制足少阴脉的枢机，以防枢出太过，伤及肾主蛰、封藏之能。阴阳相应，足少阳脉在头颅部也有相类似的走势。足少阳脉从头走足，其脉气如树根样根于足窍阴穴上，其脉气如绳状结聚于听会穴上。少阳枢降，足少阳脉之枢机乃将胆腑所藏之"中精"枢降入里，以胆腑清洁之精气涤荡所行之部！足少阳脉在头颅部的折返走势，乃将胆腑精气细细的分而枢降于头颅所行之部，以维精明之腑。脑为髓海，为精明之腑，由精而生，其后天的濡养赖肾气的充盈和液的浇泽。而胆腑的精气如同卫士，维护脑腑清静而为精明。脑为元神之腑，精聚而成的元神是脑产生意识、情感、认知、欲望、本能等之缘由，而这些脑功能的产生需要胆气来维持。胆腑如守邪之神守卫着脑腑，协助脑腑做出决断，故胆为中正之官，决断出焉。故胆经在头颅部充分的循行，使胆腑之精能枢降于头颅之内，以胆腑清静、洁净之精气维护头为精明之腑，精神不将夺矣。下面让我们看一下足少阳胆经循行在头颅部穴位穴名的含义。

（1）瞳子髎穴：《灵枢·大惑论》说："五藏六府之精气，皆上注于目而为之精。精之窠为眼，骨之精为瞳子，筋之精为黑眼，血之精为络，其窠气之精为白眼，肌肉之精为约束，裹撷筋骨血气之精而与脉并为系，上属于脑，后出于项中……是故瞳子黑眼法于阴，白眼赤脉法于阳也，故阴阳合而精明也。"目之所以能视，除西医解剖所示的眼球结构上光学反射及神经感知等的机理外，尚因五脏六腑之精气聚积于目。瞳子黑眼是骨之精气聚集而成，肾主骨，肾气盛，化骨气，骨气之精为肾气之精，故瞳子为元精间接化生。足少阳经起于目锐眦之瞳子髎穴，髎者骨空处也。足少阳脉起于此，经此骨空处将胆腑精气结于瞳子。由元精间接所化生的瞳子又得胆腑枢降之精温养，其气降，不致壅遏，以令目明，此为瞳子髎穴名之由。

（2）听会穴：足少阳脉结于窗笼，窗笼者听会也。足少阳脉始枢降胆腑之精结会于听会穴，令穴气枢降不壅，耳聪也，故名听会穴。经脉于此折而上行，此为一折。

（3）上关穴：上关穴和下关穴上下相应，上关穴和下关穴分别位为下颌关节颧骨弓上下缘。关者关节，下颌关节也，两穴分别以足少阳经脉气和足阳明经脉气温煦解剖结构并不稳定的下颌关节，使其能完成张合、咬合咀嚼之功能。如同肩关节，因有背面穴的丹田络脉的存在，使丹田的肾间动气能温养肩关节。"阳气者，柔则养筋。"经筋柔顺有力，保证了肩关节在解剖结构极不稳定的情况下，能完成大角度的生理功能运动。下颌关节亦是如此，上关穴是以足少阳经枢降阳精之气温煦颧骨弓上缘，故名上关穴。

（4）颔厌穴：颔者，位于颈的前上方，相当于颏部（下巴）的下方，喉结的上方；厌者，一物压在另一物上。颔厌穴位于颞肌中，足少阳经枢降于颞肌中，颞肌位高且浅，如一物压一物压于颔部之上，故名颔厌穴。经脉于此折降而行，此为二折。故颔厌穴穴气折而枢降，以温养自颞肌向下至颔部深层的肌群。

（5）悬颅穴：足少阳经枢降之精气于本穴处入颅腔，以温养脑髓。因其位高，故曰悬，故名悬颅穴。

（6）悬厘穴：足少阳经亦于悬厘穴处入颅腔。因头颅骨缝极密，能入颅腔内的脉气为极少量，此极少量的脉气曰厘，故名悬厘穴。

（7）曲鬓穴：曲鬓意指脸旁靠近耳朵处弯曲的头发，此处头发由足少阳经脉气枢降于曲鬓穴处温养，经脉于此折而上行，以温养鬓发，此为三折。经曰："五十岁，肝气始衰，肝叶始薄，胆汁始减，目始不明。"两鬓斑白为胆气虚衰，两鬓失养所致。

（8）率谷穴：率者，捕鸟丝冈，上下其竿柄也；谷者，泉山通川为谷，两山闲流水之道也。率谷穴穴气是以若捕鸟丝冈之具，将颞肌分肉间大会之气聚集而成，故名率谷穴。

（9）天冲穴：上方虚空为天，冲者为冲虚之通道也。天冲穴意指足少阳脉于本穴处向下冲虚通行。经脉于此冲折枢降，此为四折。

（10）浮白穴：承接的是自天冲穴枢降下行的冲虚脉气，其气浮漂，是以秋之气和，色白而收藏，于浮白穴处纳藏之，故名浮白穴。

（11）头窍阴：窍者缝隙、孔洞之义。足少阳冲虚枢降之脉经浮白穴收藏，聚为较大的脉气，于头窍阴穴处入颅腔，以益脑髓，故名头窍阴穴。

（12）完骨穴：骨者在此意指乳突骨，足少阳脉自天冲穴处，冲虚下行，至乳突骨处完结，足少阳脉于此折返上行至本神穴，此为五折。脉气在此完结于乳突骨，故名完骨穴。

（13）本神穴：足少阳脉于完骨穴处折返上行，其枢降胆腑之精气聚于本神穴处，入颅，以温养脑髓。此处脑髓为大脑的额叶，是意识、智力、情感等产生之地，为元神化生、居憩之所，故名本神穴。

（14）阳白穴：足少阳脉枢降之脉气于本神穴处，入颅，温养元神。余阳气循至阳白穴，以秋之气和，神明色白而收藏，积蕴脉气，故名阳白穴。脉气蕴足，足少阳脉于阳白穴了处折返向上行，此为六折。

（15）头临泣穴：从完骨穴折返上行的这节脉气，其枢降之精气大多积聚于本神穴处，枢降入颅，温养额叶一元神之腑，余气止于阳白穴。经脉之脉气虽以秋色之白，收蕴于阳白穴，然脉气所含胆腑精气匮乏，以至经脉行至头临泣穴处，欲入颅，因上行脉气所含精气之少，头临泣之穴气只能俯视从阳白穴上行的脉气，流下无声的眼泪，故名头临泣穴。

（16）目窗穴：承接着头临泣穴上行的脉气。脉气在头临泣穴虽蕴含胆腑精气匮少，然，脉气于此，知耻而后勇。于目窗穴处以少量精气温养眼目眶周，积蕴精气上行。

（17）正营穴：承接着目窗穴上行的脉气。脉气在头临泣穴处化悲而勇，在目窗穴处以少量精气温煦眶周，余精气蕴集于正营穴，故正营穴的穴气为纯正的胆腑精气，故以正营名之。

（18）承灵穴：正营穴蕴集的精之营气是为承灵穴准备的，承灵穴全盘承接正营穴的穴气，曰"承"；于此入颅，此处为颞叶、顶叶、枕叶交汇之处，为脑腑元神灵气所居之所，灵机之所在，曰"灵"，故名承灵穴。胆腑精气于此温养脑腑元神之灵气，此灵气盛则机灵、敏捷！

（19）脑空穴：经脉于此虽入颅，所入脉气皆少而空，故曰为脑空穴。

（20）风池穴：承接着自脑空穴空虚之脉气。风为阳邪，易袭阳位。故《素问·太阴阳明论篇》说："故犯贼风虚邪者，阳受之；食饮不节，起居不时者，阴受之。阳受之则入六府，阴受之则入五藏。"木本御风，胆经阳木在风池穴处木气虚衰，故风邪易于此处，袭而客之，故名风池穴。

总之，足少阳脉在头颅部，起于瞳子髎，在面颊部斜下行至听会穴，由听会穴折而上行，经上关穴，至颔厌穴；由颔厌穴沿鬓角发际折而下行，历悬颅穴、悬厘穴，至曲鬓穴；由曲鬓穴向后折上斜行至率谷穴，再向后上方斜行至天冲穴；由天冲穴折下斜行，历浮白穴、头窍阴穴，至完骨穴；经脉于完骨穴折返向上前行，历本神穴，至阳白穴；经脉于阳白穴折返向上后行，历头临泣穴、目窗穴、承灵穴、脑空穴，至风池穴。至此，足少阳脉经六处折行，完成在头颅部较为复杂的循行路径。足少阳如此的折行，是为经脉将胆腑精气在本神穴和承灵穴的枢降！

从瞳子髎穴至完骨穴在面颊、颞部曲折循行的这段经脉上，足少阳脉以其枢降胆腑之精气，温养所过之部：目、耳、鬓发、颞肌至颔部深层肌群，少量的脉气入颅腔，温养颞叶和枕叶；从完骨穴折返上行至阳白穴的这段经脉上，足少阳脉于本神穴处温养产生意识、智力、情感的中枢——额叶；从阳白穴折返上行至风池穴的这段经脉，足少阳脉于承灵穴处温养顶叶、颞叶、枕叶交汇之所。因此，足少阳脉在头颅部六次的折返循行，扩大了循行所过的面积，这样覆盖的脉气循行，才能将足少阳脉枢降的胆腑精气，经本神穴、承灵穴，入颅腔，温养脑腑神灵所居之所，并以胆腑决断之志气，助益脑腑神灵之决断！居于额叶本神穴处的脑腑之神，和居于颞叶、顶叶、枕叶交汇于承灵穴处的脑腑之灵，因有胆腑精气的枢养而脑健机敏，故二穴有健脑益智、镇静安神之功，为治抑郁症、精神病之要穴。针刺须注意的是均须顺经而刺，随而济之。

《河图洛书》说："天一生水，地六成之。"天一生水，足少阴脉应之。天一者太溪也。太溪穴为原穴，其穴气蕴藏元精，元精因天道而得，道生一，为天一。足少阴脉于太溪穴回转旋里，天一生水，以抑少阴枢升之势，以固元精；地六成之，足少阳脉应之。地六者六穴折势也。头部之脑为地形之首，足少阳脉于头部六折而行（足少阳脉分别于听会穴、颔厌穴、曲鬓穴、天冲穴、完骨穴、阳白穴六穴处，折而循行），足少阳脉将胆火胆精经六折的枢降，于本神穴、承灵穴降入颅内，以温濡脑腑，以益元神之灵机。元精蛰藏于肾，元精化元神，元神匿藏于脑。足少阴脉于太溪穴的回旋枢升，天一生水，元精得固。地六成之，成之于地首六穴的折降，足少阳脉因此六穴折降，于本神、承灵处温养元神，以益脑髓，元精和元神因此休戚与共。从经脉论"天一生水，地六成之"，此为另类之解。

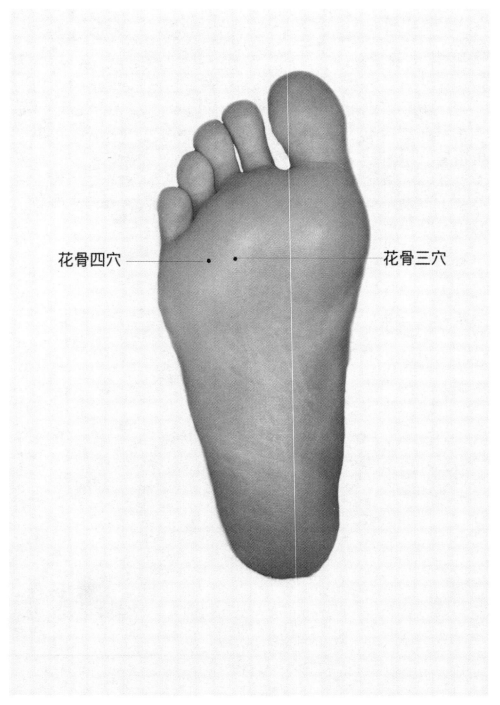

花骨四穴 —————————— 花骨三穴

图 5-31 足少阳胆经络穴图（一）

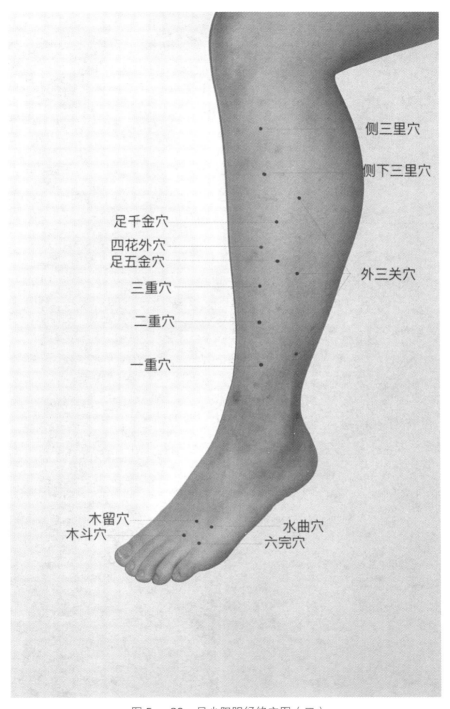

侧三里穴

侧下三里穴

足千金穴

四花外穴

足五金穴

外三关穴

三重穴

二重穴

一重穴

木留穴

木斗穴

水曲穴

六完穴

图 5 - 32　足少阳胆经络穴图（二）

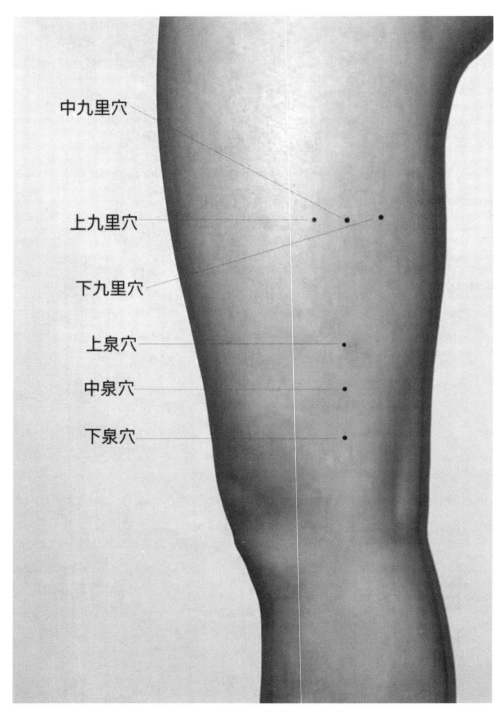

中九里穴

上九里穴

下九里穴

上泉穴

中泉穴

下泉穴

图 5-33　足少阳胆经络穴图（三）

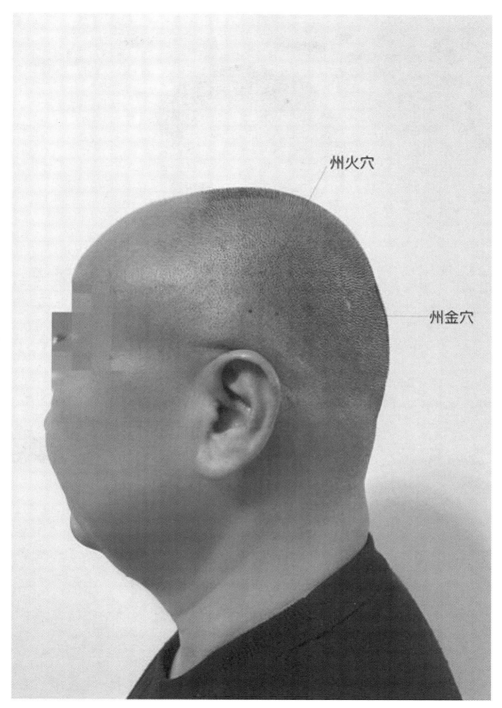

图 5-35 足少阳胆经络穴图（四）

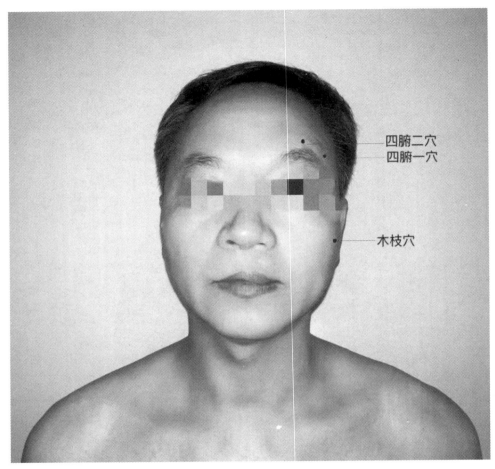

四腑二穴
四腑一穴

木枝穴

图 5-34 足少阳胆经络穴图（五）

十二、足厥阴肝经

火硬穴、火主穴、花骨一穴、内三重穴、明黄穴、天黄穴、其黄穴、火枝穴、火全穴。

经脉隶属于各脏腑，为其所隶属的脏腑行血气，营周身，故经脉有疾，则血气不和，百病乃变化而生。经脉之疾，无非有三：一曰离合失常，二曰是动所生病，三曰经脉之所败也。三阴脉出入离合者，太阴为开，厥阴为阖，少阴为枢。三阴脉无论是或开、或阖、或枢，出入离合，其脉皆有根结，《素问·阴阳离合论篇》说："帝曰：愿闻三阴。岐伯曰：外者为阳，内者为阴……少阴之前，名曰厥阴。厥阴根起于大敦，阴之绝阳，名曰阴之绝阴。"《灵枢·根结》说："厥阴根于大敦，结于玉英，络于膻中。"厥阴之离合，不得相失也，搏而勿沉，名曰一阴。厥阴脉当从其离合，勿逆其性，曰为勿沉。厥阴脉从足走头，其五输穴的五行变化顺经上行，这种五行变化产生的升发力量使其脉气不沉，离合如常。厥阴为阖，其离合失常则为阖折，故曰："阖折则气绝而喜悲，悲者取之厥阴，视有余不足。"其离合失常，乃因脉气或有余或不足所致。

其是动所生病者，前文《经脉》篇里已述，不复述赘。

其经脉之所败者，厥阴脉绝也，正如《素问·诊要经终论篇》所说："帝曰：愿闻十二经脉之终奈何？岐伯曰：厥阴终者，中热嗌干，善溺心烦，甚则舌卷卵上缩而终矣。"

1. 火硬穴

部位：第一跖骨与第二跖骨之间，距跖骨与趾骨关节后五分。

解剖：心脏支神经、肝之副神经。

主治：心悸、头晕、胎衣不下、骨骼肿大、下颌痛（张口不灵）、昏迷（强心作用）、子宫炎、子宫瘤。

取穴：当第一跖骨与第二跖骨之间，距跖骨与趾骨关节后五分处是穴。

手术：针深三分至五分。

注意：孕妇禁针、禁灸。

释理：（1）火硬穴位于足厥阴肝经的主干上，穴性属火。解剖是心脏支神经、肝之副神经，乃于本穴别出心脏支络脉、肝之副络脉，络心脏和肝。

（2）大敦穴：是足厥阴经的井穴。"所出为井"，足厥阴经脉的脉气于大敦穴由里向外循行。厥阴根于大敦，结于玉英。玉英为玉堂穴之别名，位于任脉，膻中穴上一寸六分，玉英穴和廉泉穴之处为津液循行之道。足厥阴经根于大敦，其脉气如树根样盘踞于大敦穴。

肝脏之气通于春气，属木。经曰："春三月，此谓发陈，天地俱生，万物以荣……"万物之生命，皆赖太阳照到地球的热量。夏季地表的火热，是来年生物生命之源。夏季之火热经秋气肃降，降入地表之下。此在土下之热经冬气沉藏，藏于地下水中。一年的大气圆运动，冬时为终，春时为始。终是始之根。水火化合，冬尽春来，万物陈列，交春升泄，天地俱生，万物以荣，此谓发陈。

足厥阴经隶属于肝，脉气属木，为升泄之气。足厥阴经于大敦穴处由里向外循出，根始于此。大敦穴穴气经冬时藏聚，其穴气为大，此水火化合而成的木气，其气厚重，曰敦，故名大敦穴。

（3）行间穴：在足第一、二趾缝间，趾蹼缘的上方纹头处是穴。行间穴为荥穴，穴性属火。行者连续贯穿也，间者空隙也。"所溜为荥"，足厥阴经的脉气于行间穴处，沿空隙之部滑行而过，故名行间穴。

（4）火硬穴：在行间穴后五分，穴性同行间穴，属火。火硬穴承接着行间穴上行的火气，其穴气火势最旺，故名火硬穴。行间穴为荥穴，脉气于此溜行。火硬穴为络穴，脉气于此别络而行。

（5）五行相生导气法

肝木生心火，今于足厥阴经火硬穴处，导火烈之气，经心脏支络脉，入心脏，以益心火，故可治心火不足而致心悸及强心之用。

（6）回络本脏导气法

今于本穴导火烈之气，经肝之副络脉，回络于肝脏。此火烈之气助益肝脏之气升泄，使肝木升泄有力，厥阴阖升有序。太冲脉主月事，产后胎衣不下、子宫炎、子宫瘤，皆因肝气升泄不足所致，故可治之。孕妇理当安胎，肝木升泄太过，可令胎动不安，故孕妇禁针、禁灸；足厥阴肝经行于丑时，手太阳小肠经行于未时，阴阳相应相冲和。下颏痛、张口不灵者，乃因咀嚼不利，伤及下颌关节。下颏部失手太阳经脉脉气之温养，其痛多近听宫穴处。阳病阴求，求足厥阴脉冲和之气，应于手太阳，故可解也。

2. 火主穴

部位：第一跖骨与第二跖骨之间，去火硬穴一寸。

解剖：心脏支神经。

主治：难产、骨骼肿大、心脏病而引起之头痛、肝病、胃病、神经衰弱、心脏麻痹、手脚痛、子宫炎、子宫瘤。

取穴：当第一跖骨与第二跖骨连接部之直前陷中取之，即去火硬穴一寸处是穴。

手术：针深三分至八分。治手脚痛时，左用右穴，右用左穴。

注意：禁灸，孕妇禁针。

释理：（1）火主穴位于足厥阴经的主干上。火主穴位于太冲穴之后，如同火硬穴位于行间穴之后。有人认为火主穴和太冲穴位置相符，此乃未明董氏奇穴实乃络穴，络穴和经穴的作用机理是完全不同的。在前文中，我们发现董氏奇穴大多不在正经的主干上，多位于旁缘，这是络穴别出络脉的特性所决定的。少数奇穴位于正经的主干上，这是因为从正经的主干上也可直接别出络脉。少数奇穴的位置和正经经穴的位置相同，这是因为在十二经脉出入离合变化的"节之交"处，亦可别出络脉。太冲穴是原穴，是肝脏所藏之精气输注蕴藏在太冲穴上。若太冲穴位置同火主穴，那么从火主穴别出之络脉，可令原气不能藏于太冲，而络引它处。因此，太冲穴位置不能同火主穴，经穴和络穴之异，其理当明。

火主穴穴性属土，解剖是心脏支神经，乃于本穴别出心脏支络脉，络心。

（2）太冲穴：是输穴、原穴。"所注为输"，足厥阴经的脉气输注于太冲穴，肝脏所藏的原气亦随脉输注于太冲穴，输原同穴，五脏之脉皆为如此。五脏者，藏精而不泻也。五脏各藏原气，其原之输布，乃由其脉输注而成。六腑者，传化物而不藏，六腑不藏原气。其原穴乃三焦历六腑所部之焦气，输布于所属之脉上。

太冲穴的穴气是由肝脏所藏的原气和足厥阴经的脉气输注而成，其穴气大，曰为"太"，其气之贵，乃万物升始之根，故其位之要，曰为"冲"，故名太冲穴。

（3）火主穴：承接着太冲穴上传的穴气，穴性属土。足厥阴经的木性脉气经五输穴五行变化，在火主穴处，化为木经之土气。此经火化而得之土气，既可生木，又可制火，故名火主穴。

（4）五行生克导气法

由于火主穴土性穴气的复杂性，既可益本经之木气，又可以土伏火。故从本穴经心脏支络脉所导之穴气，既可以益足厥阴之木气，以生心火，以益心阳；又可以土性之穴气，伏炎炎而上之心火。对于心火，这是一种生克的制衡。至于肝病、胃病、妇科病等，皆因可益足厥阴经脉木气之功。

3. 花骨一穴

部位：足底第一与第二跖骨之间。

解剖：脾、肺、肾神经。

主治：沙眼、眼角红、眼皮炎、眼迎风流泪、畏光、眉棱骨痛、鼻骨痛、头痛、牙痛、耳鸣、耳聋。

取穴：当足底第一与第二跖骨之间，距趾间叉口五分一穴，又五分一穴，再五分一穴，再八分一穴，共四穴。

手术：针深五分至一寸。

释理：（1）花骨一穴位于足厥阴肝经主干的阴面，由四个穴点组成，分别相应行间穴、火硬穴、太冲穴、火主穴。由于足厥阴肝经的阴面（足底）和其阳面（足背）的弧度不同，阴面弧度的长度要大于阳面。因此花骨一穴的四个穴点，其骨度分寸的长度和阳面四穴不尽相同。花骨一穴的穴性相应于阳面的四穴，分别是火性和土性。由于花骨一穴位于足厥阴经的阴面，为阖降已极之木经脉气，故花骨一穴四个穴点穴性为阖极欲升木经火性和土性之穴气。解剖是脾、肺、肾神经，乃于本穴分别别出脾络脉、肺络脉、肾络脉，络脾、肺、肾。

（2）五脏圆运动导气法

一年的大气圆运动，冬时为终，春时为始。今于四花一穴导阖极欲升木经火性和土性之气，经脾络脉、肺络脉、肾络脉，分别入脾、肺、肾。此经冬藏，火水化合，而成升泄温暖木经之气，又经五输五行变化而成火性、土性穴气，入脾，可助益脾阳升清；入肺，可益肺气，助肺宣发、肃降；入肾，可益肾阳。此乃所谓："春三月，万物俱荣。"故可治上症。

4. 内三重穴（笔者增）

部位：由内三重一穴、二穴、三穴组成。内三重一穴：内踝上三寸向前横开一寸；内三重二穴：内三重一穴直上二寸；内三重三穴：内三重二穴直上二寸。

解剖：肺支神经、肝胆支神经、六腑神经。

主治：气管炎、支气管炎、肝胆疾病、鼻部疾患、腰部疾患。

手术：针深2至4分。

释理：（1）说明：内三重穴是网友银杏自创，非董氏奇穴原载的。收录于此，乃此穴治疗咳嗽等症，确有奇效。内三重的三个穴位均位足厥阴肝经主干的前缘，穴性属金。其解剖是肺支神经、肝胆支神经、六腑神经，乃于本穴分别别出肺支络脉、肝胆支络脉、六腑络脉，络肺、肝胆、六腑。

（2）中封穴：是经穴，"所行为经"，行者步趋也，经脉于此所行趋缓。穴性属金，乃以金气肃降，以制肝木升泄太过。封者贮藏也，足厥阴肝经于中封穴处，以金气制木经脉气升泄，经脉于此所行趋缓，于此憩息，以贮脉气，以利其升，故名中封穴。肝主筋，"以筋治筋"，从中封穴刺入，针尖直抵胫骨前肌腱，可治经筋之疾。

（3）蠡沟穴：是十五大络之络穴，足厥阴经于此别出大络，入足少阳经，是十二经脉大循环中的一节脉气。《灵枢·经脉》说："足厥阴之别，名曰蠡沟，去内踝五寸，别走少阳；其别者，循胫上睾，结于茎。其病气逆则睾肿卒疝，实则挺长，虚则暴痒，取之所别也。"蠡沟穴承接的中封穴上行的脉气，穴性属金。蠡沟穴位于胫骨内侧面中央处，此部少肉，皮贴骨也。因此，从蠡沟穴处别出大络，此部当有沟渠。蠡者虫蛀木也，形容蠡沟穴处的胫骨如虫蛀木样，又如器物久磨将断而现沟隙，以容大络，此为蠡沟穴名之由。

（4）中都穴：去内踝上七寸，是郄穴。从中封穴上传的金性脉气，在蠡沟穴处别行，余气上行至中都穴。从中封穴至曲泉穴的这节经脉的脉气皆属金性，经脉越上行，金气越盛，直至临近曲泉穴处，金极化水。因此，中都穴的穴性是金性正盛，其金气之肃降，令足厥阴木经升泄缓行，脉气于此贮憩，脉气之大有如城邑，曰都，位居中，故名中都穴，其脉气之大而能为郄穴。

（5）内三重穴：位于足厥阴肝经主干的前缘，胫骨内侧面上。肺主皮毛，"以皮治皮"，今于足厥阴肝经皮贴骨处的内三重穴，导木经金性穴气，经肺支络脉，入肺，可助肺脏宣发、肃降，故可治上症。

5. 明黄穴

部位：大腿内侧之正中央。

解剖：肝之总神经、心之总神经、心脏之动脉。表层属肾之副神经，中层属肝之神经，深层属心之神经。

主治：肝硬化、肝炎、骨骼肿大、脊椎长芽骨（脊椎骨膜炎）、肝机能不够而引起之疲劳、腰酸、眼昏、眼痛、肝痛、白细胞疾病（特效针）、消化不良。

取穴：当大腿内侧前后上下之中心点处是穴。

手术：针深一寸五分至二寸五分。

6. 天黄穴

部位：明黄穴上三寸。

解剖：肝之总神经、心之总神经、心脏之动脉。表层属肾之副神经，中层属肝之神经，深层属心之神经。

主治：肝硬化、肝炎、骨骼肿大、脊椎长骨刺（脊椎骨膜炎）、肝机能不够而引起之疲劳、腰酸、眼昏、眼痛、肝痛、白细胞疾病（特效针）、消化不良。

取穴：当明黄穴直上三寸是穴。

手术：针深一寸五分至二寸五分。

7. 其黄穴

部位：明黄穴下三寸。

解剖：胆总神经、心之支神经、肝之分支神经。

主治：黄疸病及明黄穴主治各症。

取穴：当明黄穴直下三寸处是穴。

手术：针深一寸五分至二寸。

应用：天黄、明黄、其黄三穴同时取穴下针，主治肝炎、肝硬化、骨骼肿大、肝机能不够而引起之各症、脾硬化、舌疮。

释理：（1）明黄、天黄、其黄三穴均位于足厥阴肝经的主干上。明黄穴和天黄穴的解剖相同，均是肝之总神经、心之总神经、心脏之动脉、肾之副神经，于此二穴分别别出肝之总络脉、心之总络脉、心脏动脉之络脉、肾之副络脉，络肝、心、心脏动脉、肾；其黄穴的解剖是胆总神经、心之支神经、肝之分支神经，乃于其黄穴别出胆总络脉、心之支络脉、肝之分支络脉，络胆、心、肝。

（2）位置：明黄穴、天黄穴、其黄穴合用简称上三黄，此三穴皆位于足厥阴肝经的主干上。横骨（耻骨联合）上廉至内辅骨（股骨）上廉为十八寸，明黄穴位于大腿内侧之正中央，即内辅骨上廉上九寸是穴；内辅骨上廉上六寸是其黄穴，上十二寸是天黄穴。

（3）回络本脏导气法

上三黄为治一切肝脏病变之要穴。上三黄位于大腿上，在董氏奇穴里，大腿为八八部，是其精华部位。盖因大腿为多肉多血气，足三阴、足三阳经脉脉气于此变得巨大，从其别出导向脏腑的络脉皆为大络，所导血气之多，可为调节五脏六腑的气血灌注之源。故从明黄穴、天黄穴别出的大络，名为肝之总络脉；从其黄穴别出的大络，名为胆总络脉、肝之分支络脉。今于上三黄穴导足厥阴经阖升之木气，经肝总络脉、胆总络脉、肝之分支络脉，络入肝胆，此多血气的阖升木气可益肝胆精血化生。肝脏胆腑精足血盛，则肝木升泄，胆木枢降，故可治一切的肝胆疾病。

（4）同气相求导气法

今于上三黄导多血气的足厥阴阖升之木气，经心之总络脉、心之支络脉，络入于心脏。此阖升之木气与手厥阴同气相求，可助益心包护卫心脏之用；木气入心脏，木生火，以益心火宣通之用。

"以脉治脉"有两层含义：一是以此经脉治彼经脉；二是以此经脉治彼血管。明黄、天黄穴别出的心脏动脉之络脉，乃于本二穴导足厥阴阖升之木气，经此络脉络入于心脏动脉，其升泄之机可养护心脏动脉，使心脏动脉能行血液，神安舍其中。

（5）以子养母导气法

水生木，肝木为肾水水火化合而生。今于明黄穴、天黄穴导多血气足厥阴阖升之木气，经肾之副络脉，络入于肾，以子养母，可益肾脏精血化生；又肝藏血，肾藏精，肾脏精气的充盛，亦赖于肝脏所藏血液的滋养，精血同源也。肾精有源于肝血的补充，肾气盛，精生骨气，骨气以精，以强骨髓造血之机能，故可治上症。

（6）说明：厥阴为阖，为阖降，此为厥阴离合之脉性。然，足厥阴肝经从足走胸，不降反升，乃因足厥阴为阴经之脉，阖精起亟，降已而升，故足厥阴经从足走胸，阖精升泄，呈上升的态势。足厥阴和足阳明的阖降之所以不同，阴阳经脉之别也。足阳明为阳经之脉，阴升阳降，其阖乃阖阳而降，故足阳明脉从头走足，阳降阴生，以益胃腑之通降。

（7）针刺董氏奇穴的深浅度：虽然络脉多浮行于经脉之外，但络穴是经脉别出络脉的交接点，故多数络穴的深度和经穴大致相同。在由董氏奇穴组成的复杂的络脉系统里，一个络穴常常别出多条络脉。根据络穴所络脏腑的远近，针刺络穴宜以深浅的原则来分析，从三维的角度来看经脉：络穴可从经脉的前缘（浅）别出络脉，其所络的脏腑离络穴最近；可从经脉的旁缘（中）别出络脉，其所络的脏腑离络穴较远；可从经脉的后缘（深）别出络脉，其所络的脏腑离络穴最远。临床中根据所导脉气欲至何脏腑，来决定针刺的深浅度。在明黄穴和天黄穴的解剖内容里，明确地描述这一针刺深浅原则："表层属肾之副神经、中层属肝之神经、深层属心之神经。"

8. 火枝穴

部位：其黄穴上一寸半。

解剖：肝胆神经、心之分支神经。

主治：黄疸病、黄疸病之头晕、眼花及背痛、胆炎。

取穴：当其黄穴直上一寸五分处是穴。

手术：针深一寸五分至二寸。

应用：明黄、火枝、其黄三穴同时下针治黄疸病及胆炎。

9. 火全穴

解剖：肝胆神经、心之分支神经、脊椎神经。

主治：黄疸病、黄疸病之头晕、眼花及背痛、胆炎。并治脊椎骨痛及足跟痛。

取穴：当其黄穴直下一寸五分处是穴。

手术：针深一寸五分至二寸。

应用：火全穴配合其黄、火枝穴下针，亦可治黄疸病、胆炎及胆结石止痛。火全穴单独取穴治脊椎骨及足跟痛。

释理：（1）火枝穴和火全穴均位于足厥阴肝经的主干上。火枝穴的解剖是肝胆神经、心之分支神经，乃于火枝穴别出肝胆络脉和心之分支络脉，络肝胆、心脏；火全穴解剖是肝胆神经、心之分支神经，脊椎神经，乃于火全穴别出肝胆络脉、心之分支络脉和脊椎络脉，络肝胆、心脏和脊椎骨。

（2）阴包穴：位于股骨内上髁上四寸。火全穴在其黄穴下一寸五分，于股骨内上髁上四寸五分。阴包穴的穴气是由足厥阴阖升阴气包绕而成，为至阴之木气，故名阴包穴，足厥阴于此再次阖极而升。

（3）火全穴：阴包穴上五分为火全穴，火全穴承接的是阴包穴再次阖极而升之木气，阴极转阳，木生火。此刚升腾火气至火全穴处，火性全盛，故名火全穴。今于火全穴导火气旺烈之木经脉气，经肝胆络脉、心之分支络脉、脊椎络脉，入胆腑，可助益胆腑枢降，利胆汁的分泌与排泄，故可治上症；入脊椎，可温煦脊椎，故可治上症。

（4）火枝穴：阴包穴上三寸五分处是火枝穴。火枝穴承接着由阴包穴上传的脉气，过火全穴，此火气旺烈之气已延烧至枝丫，故名为火枝穴，其火势锐减。今于火枝穴导火性不盛之木经脉气，经肝胆络脉、心之分支络脉，入胆腑，可助益胆腑枢降，以利胆汁分泌和排泄，故可治上症。

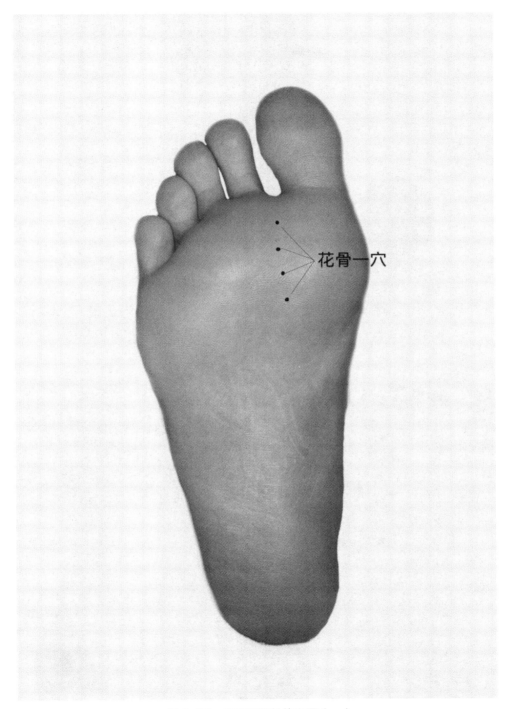

花骨一穴

图 5-36　足厥阴肝经络穴图（一）

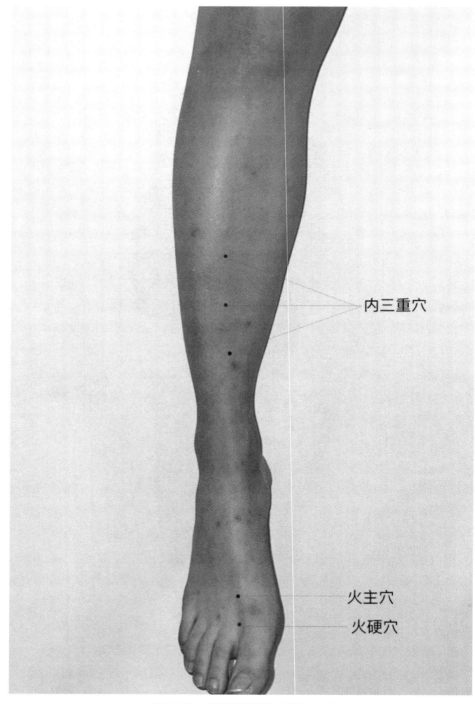

内三重穴

火主穴

火硬穴

图 5-37 足厥阴肝经络穴图（二）

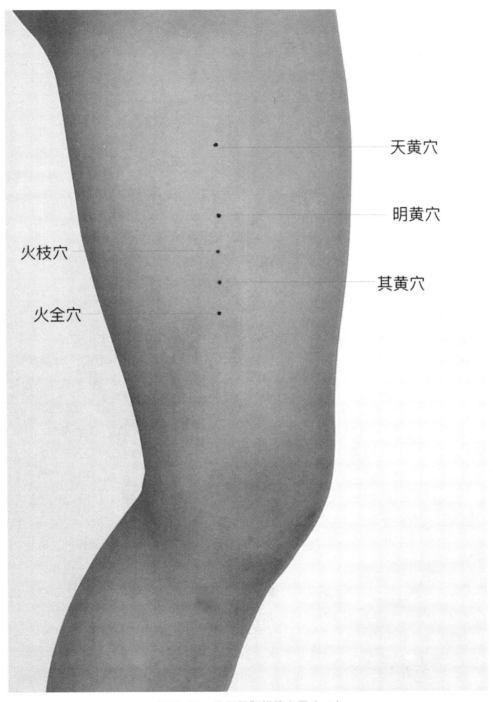

图 5-38 足厥阴肝经络穴图（三）

十三、论左右

《素问·阴阳应象大论篇》说："阴阳者，天地之道也，万物之纲纪，变化之父母，生杀之本始，神明之府也，治病必求于本。"孤阴本降，独阳本升。孤阴不长，独阳不生。孤阴和独阳为阴阳格离，了无生机，一派死寂。阴阳交，两仪立。阴阳立，质之始。两仪阴阳气，阴升阳降，周而不休，生生不息，万千世界，生化无穷。此阴阳气机升降之变，为天地寒暑、春夏秋冬更迭之本之律也，故曰阴阳者，天地之道也；万物生命的生长壮病死皆因阴升阳降的变化，故曰阴阳者，万物之纲纪也；天地万物生息的变化，皆因阴阳。正因有阴升阳降的变化，才有万物的生机，有阴阳，才有变化，故曰阴阳者，变化之父母也；万物的生长、杀敛皆根始于阴升阳降的变化，故曰阴阳者，生杀之本始；气宇虚无的世界皆由神主宰，阴升阳降化生的有生机的气府，为神客舍之所，故曰阴阳者，神明之府也；百病之始，先始于气。百病之生，皆因阴升阳降的失衡，阴阳失衡是疾病之本因，故曰治病必求于本，本于阴阳。

和阴阳者，微针也！微针可通经脉，调血气，营经脉逆顺出入之会。其要："刺之微，在速迟，粗守关，上守机，机之动，不离其空，空中之机，清静而微，其来不可逢，其往不可追。知机之道者，不可挂以发，不知机道，叩之不发，知其往来，要与之期，粗之暗乎，妙哉工独有之。往者为逆，来者为顺，明知逆顺，正行无问。逆而夺之，恶得无虚，追而济之，恶得无实，迎之随之，以意和之，针道毕矣。"以意和之，以微针施为之意和阴阳，妙哉妙哉，工独有之！经脉逆顺出入离合变化之节会，形成了穴位。穴位的穴气是经脉脉气输注而成，曰空。机者积也，道运化因缘成果之无形法为机。经脉脉气的节之交是将脉气于空中积而成机，故机者，穴气积之果也。机之动，不离其空，空中之机，清静而微，穴气动之状也。经脉的节会结成机所形成的穴气，如丹田之气结而成丹，是抵御外邪、补虚泻实、调和阴阳的灵丹妙药。有的穴气结成小机，有的穴气结成大机，小机小效，大机大效，治病祛邪的灵丹妙药皆在于此！以穴气清静而微、空中之机，施以微针意之迎随、速迟，以和阴阳，此为微针和阴阳之纲纪！

欲明微针和阴阳之法，当先明五脏。

（一）五脏的中心论

《素问·上古天真论篇》说："形与神俱，而尽终其天年，度百岁乃去。"人体的生命是由"形"和"气"相合而成。西医研究"形"，中医研究"气"。"形"包括毛发、皮肤、肌肉、经筋、骨骼、神经、五脏六腑、四肢百骸、血液、组织液等可见的质。因此，西医是一门以"形"为研究对象，是从解剖生化等角度来研究"形"的生理病理及治疗"形"的疾病的源于西方文明的医学。西医认为"形"的最高指挥中枢是脑。那么，什么是中医？中医是一门以"气"为研究对象，以五脏为中心，观察人体气机的运动变化即阴阳的变化，对人体生理病理产生影响的防病治病的源于东方智慧的医学。此"气"为广义之气，包括神魂魄意志的灵气，亦包括卫气、营气、宗气、脏气、腑气、经络脉气等。中医为什么要以五脏为中心呢？这是因为魂魄意志神诸灵气深藏于五脏之中。在繁杂的虚无气宇世界里，诸灵气主宰着气的运行，神为诸灵之君主，故中医是以五脏为中心，气的最高指挥中枢为心脏所藏之神。故《灵枢·本神》说："肝藏血，血舍魂，肝气虚则恐，实则怒。脾藏营，营舍意，脾气虚则四肢不用，五藏不安；实则腹胀，经溲不利。心藏脉，脉舍神，心气虚则悲，实则笑不休。肺藏气，气舍魄，肺气虚则鼻塞不利少气；实则喘喝，胸盈仰息。肾藏精，精舍志，肾气虚则厥；实则胀，五藏不安。必审五藏之病形，以知其气之虚实，谨而调之。"

（二）五脏脏气的圆运动

《素问·五藏别论篇》说："所谓五藏者，藏精气而不泻也，故满而不能实。"五脏因各藏精气而名为五脏，诸灵气分藏于五脏。因诸灵气皆客舍于五脏，故诸灵气通过道，支配五脏所藏之精气，完成五脏脏气的圆运动。五脏所藏的精气形成了五脏的脏气，五脏的精气是五脏脏气之根本。五脏脏气的外在表象，曰为藏象。故《素问·六节藏象论篇》说："帝曰：藏象何如？岐伯曰：心者，生之本，神之变也，其华在面，其充在血脉，为阳中之太阳，通于夏气。肺者，气之本，魄之处也，其华在毛，其充在皮，为阳中之太阴，通于秋气。肾者，主蛰，封藏之本，精之处也，其华在发，其充在骨，为阴中之少阴，通于冬气。肝者，罢极之本，魂之居也，其华在爪，其充在筋，以生血气，其味酸，其色苍，此为阳中之少阳（当为阴中之少阳），通于春气。脾胃大肠小肠三焦膀胱者，仓廪之本，营之居也，名曰器，能化糟粕，转味而入出者也，其华在唇四白，其充在肌，其味甘，其色黄，此至阴之类，通于土气。凡十一藏取决于胆也。"

五脏藏象因通于天气而应四时之象，天气者，四时也。故《素问·生气通天论篇》说："黄帝曰：夫自古通天者，生之本，本于阴阳。天地之间，六合之内，其气九州、九窍、五藏、十二节（经脉），皆通乎天气，其生五，其气三，数犯此者，则邪气伤人，此寿命之本也。"人体气机的升降、阴阳变化是以五脏为核心。五脏藏象因应四时五行，其气升降构成五脏脏气的圆运动。五脏藏象配五行，五脏脏气升降的圆运动是以五行升降来完成的，使五脏脏气成一阴阳升降的整体，故曰"其生五"；五脏因藏精而有脏气，有脏气而有藏之象，精为藏象之根本。《道德经》说："道生一，一生二，二生三，万物负阴而抱阳，冲气以为和。"道生于一，五脏所藏之精者亦为一，道生一者元精也，五脏之本始也。一者为精，一生二，二者为阴阳，为生之祖气。二生三，三者为三气。三气者，天地人也。天地人三气者，人法地，地法天，天法道，道法自然。三气生化，三而三之，三三者九，九分九野，九野为九脏，三生万物矣，万物负阴而抱阳，冲气以为和，万物得以生长壮老已。天地人此三者之气，在各自的五脏生化万象而终于九，五脏因各有此三气而成生生不息的小宇宙，五脏因此而有各自的藏象，故曰"其气三"。

五脏脏气的圆运动，其生在五行，曰"其生五"。五脏各自脏气的生成，在于其天地人三气，曰"其气三"。若数犯五行，则五脏脏气五行升降失圆；若数犯三气，则伤各脏脏气之本，五脏精伤，其象不显，故曰："数犯此者，则邪气伤人，此寿命之本。"

有三气，乃有五行。虽然五脏因其三气而各为生生不息的小宇宙，然，五脏通天气，应四时，五脏脏气阴阳变化所形成的"象"和五行的水、火、木、金、土五种物质的属性相应。肝属木应春，心属火应夏，脾属土应仲夏，肺属金应秋，肾属水应冬，五脏各有所属，各有所应。五行属性的生克升降，使五脏的脏气形成浑为一气的圆运动。这个整体气的圆运动是由肝木青气、心火赤气、肺金白气、肾水黑气、脾土黄气组成。五色之气组成的整体气的圆运动，在阴升阳降的太极圆运动中，五色不可独现而浑成一色气，此为生理。当五脏脏气的圆运动失圆，阴阳升降失衡，五色独现，此为病理。木火土金水五行间的相生相制，互根互用，是五脏脏气之间相互联系的方式。这种方式是独立而客观存在的，是中药气味调和五脏阴阳的理论依据，其理在"其生五"；当各个脏器因藏精不足，脏气的体用阴阳失衡，脏气气化失常而藏象不显，中药以其味调其体用，和其气化，是中药补益五脏精气的理论依据，其理在"其气三"。

五脏脏气阴阳升降的圆运动，是以左右之道来完成的。肝木升在左（肝脏脏器在右，其象在左），脾土升在左，左肾阳升在左，心火炎上在左；肺金降在右，胃土降在右，右命门收纳在右，胆腑降在右。经曰："左右者，阴阳之道路也。"左为阳为阳道，主升；右为阴为阴道，主降。阴阳升降二气，阴升走左道，阳降走右道。肾阳、肝木、心火、脾土升在左道，肾阴、肺金、胃土、胆木降在右道。在左阳道上，阴一升则阴退阳生，阴化阳，阴消阳长也；在右阴道上，阳一降则阳杀阴生，阳化阴，阳消阴长也。在五脏脏气整体的圆运动中，脾胃二气为中气，为轴运；肝肺心肾为四维，为轮转。中气如轴，四维如轮。轴运轮行，轮运轴灵。轴则旋转于内，轮则升降于外。轴运动的旋转，去运动轮的升降。轮运动的升降，去运动轴的旋转。由轮而轴者，由升降而成中气。由轴而轮者，由中气而成升降。由轮而轴，是为先天。由轴而轮，是为后天。在肝心肺肾的四维中，心火之热，经肺金收降于脾土下的肾水中，经肾水气的封藏，阳热与水化合，升出脾土而成肝木气。肝木气再升而成火气。此四维的五行升降运动之象，曰为四象。四象运动而生中气，中气者土气也，土气在四象之中。人身如此，天地亦如此，此天之道也，道法自然。

肝胆的体质均在右，肝脏木气之象在左，胆腑木气之象在右。肝木升在左，胆木降在右。肝木生于肾水，肾藏精，胆腑亦藏精。胆腑之精源于肾精。胆腑木气右降入下部肾水中，此木气在肾水的水火化合下，由下左升。有肝脏木气的升发疏泄之功，就有五脏脏气圆运动左旋之力。

脾脏体质居中偏左，胃腑体质居中。脾土升在左，胃土降在右。脾气升胃气降而成中气，为五脏脏气圆运动之轴运。脾土虽应仲夏，却不主时（时者四时也），土气在四象之中也。故《素问·太阴阳明论篇》说："脾者土也，治中央，常以四时长四藏，各十八日寄治，不得独主于时。脾藏者常著胃土之精也，土者生万物而天地，故上下至头足，不得主时也。"

心肺体质独居膈上，心荣肺卫也。正如《难经·三十二难》所言："心者血，肺者气，血为荣，气为卫，相随上下，谓之荣卫，通行经络，营周于外，故令心肺在膈上。"心火炎上在左，肺金敛降在右。肺金敛降心火，沉于脾土下部的肾水中，水火既济也。心肺通行阳气而居于上，然，其腑大肠小肠相去远而居在下，何也？乃其腑传阴气而下，故居在下。故《难经·三十五难》言："五藏各有所府，皆相近，而心肺独去大肠小肠远者，何谓也？经言：心荣肺卫，通行阳气，故居在上。大肠小肠，传阴气而下，故居在下，所以相去而远也。"

肝非独升，肺非唯降。肝得水而沉，木得水而浮，乃肝质生于水，故肝质沉于水。木气升于水，故木得水而浮；肺得水而浮，金得水而沉，乃肺质生成水，水自天上来，肺为水之上源，故肺质得水而浮。天上水气之下，得于金气之肃降，故金得水而沉，质与气之别也。肝质木气、肺质金气，尤阴与阳，夫与妇。肝熟复浮，肺熟复沉者，质性之变也。正如《难经·三十三难》所言："肝青象木，肺白象金。肝得水而沉，木得水而浮。肺得水而浮，金得水而沉，其意何也？然。肝者，非为纯木也，乙角也，庚之柔，大言阴与阳，小言夫与妇，释其微阳，而吸其微阴之气，其意乐金，又行阴道多，故令肝得水而沉也。肺者，非为纯金也是，辛商也，丙之柔，大言阴与阳，小言夫与妇，释其微阴，婚而就火，其意乐火，又行阳道多，故令肺得水而浮也。肺熟而复沉，肝熟而复浮者，何也？故知辛当归庚，乙当归甲也。"

　　肾脏体质居下，肾脏有二，左右各一，阴阳有别，其用不同。左肾曰肾，右肾曰命门。肝木的升发系于左肾阳，左肾元精充盛，水火化合，水生木，肝阴藏精，阴极生阳，肝木起呕，木气升发疏泄而左升，左肾阳是五脏脏气圆运动左旋的原动力，五脏脏气轮转左升、轴运左旋之力根于左肾阳的生升；肺金的肃降系于右肾阴，肾者主水，右肾坎水纳藏之力而令肺气右降，肺气以阳中太阴之体，阳极生阴，金生水，肺金肃降，金气宣发肃降而右沉，右肾是五脏脏气圆运动右降的原动力，五脏脏气轮转右降、轴运右旋之力根于右肾的敛纳，故左右两肾为五脏脏气圆运动之根本，五脏脏气的圆运动系于两肾。

　　左右两肾，左为阳，右为阴。左肾为肾阳，阳中有阴阳。右肾为肾阴，阴中有阴阳。左肾阳生升在左，右肾阴纳降在右。肾者主水，右肾受五脏六腑之精而藏之。五脏六腑之精气蛰藏于右肾，化为肾气，肾气经左右两肾相通之道入左肾，化为元精，为元精之源，后天补先天；右肾曰命门，命门者，谓精神之所舍也，男子以藏精，女子以系胞。五脏六腑之精气蛰藏于右肾，化为肾气，此肾气者命门也，精神之所舍也。男子命门以藏精，肾气盛，天癸至，精气溢泻，阴阳和，故能有子。女子命门以系胞宫，天癸至，任脉通，太冲脉盛，月事以时下，故有子。经云："常先身生者谓之精，两精相搏谓之神。"未有形时，先有精神。精神二气舍藏于命门，此为右肾曰命门之由。男女交媾，两神相搏，合而成形，此为生命之最初。

　　五脏脏气圆运动失圆的原因有四。一是五志过极：五脏脏气的圆运动是由五脏所藏的神灵主宰。五脏之灵者，魂魄意志神也。志者意之所存，志和精藏于肾水中。志是司情感的灵气，肾志化五，分藏于五脏，司喜怒忧思恐，五志根在肾。五志过极必伤五脏所藏之灵，进而危及所藏之精，此为"喜怒伤气"之因。五志伤灵，五脏脏气升降失圆，五色独现，五行伤，则疴瘵萌生。此为五脏脏气圆运动失圆源由之一。正如《灵枢·本神》所言："心怵惕思虑则伤神，神伤则恐惧自失，破䐃脱肉，毛悴色夭，死于冬。脾愁忧而不解则伤意，意伤则悗乱，四肢不举，毛悴色夭，死于春。肝悲哀中则伤魂，魂伤则狂忘不精，不精则不正当人，阴缩而挛筋，两胁骨不举，毛悴色夭，死于秋。肺喜乐无极则伤魄，魄伤则狂，狂者意不存人，皮革焦，毛悴色夭，死于夏。肾盛怒而不止则伤志，志伤则喜忘其前言，腰脊不可以俯仰屈伸，毛悴色夭，死于季夏。恐惧而不解则伤精，精伤则骨酸痿厥，精时自下。是故五藏主藏精者也，不可伤，伤则失守而阴虚，阴虚则无气，无气则死矣。是故用针者，察观病人之态，以知精神魂魄之存亡得失之意，五者已伤，针不可治之也。"盛怒不止伤肾志，恐惧不解伤肾精。五志过极伤五灵，进而伤五脏之精。五脏之精者，脉气血营精也。五精虚损，虚损则精伤，精伤则卫不固外，虚邪贼风，乘虚而入，内客于脏腑，则百病丛生；精伤则阴虚，阴虚则天一不能生化阴阳气，阴阳气不能生化三气，三气不生则脏气无以生化，脏气失象，五行升降失圆，五色独现，则死。

二是饮食不节，起居无常，嗜欲无度：饮食不节，嗜欲肥甘，以酒为浆，以妄为常，醉以入房，以欲竭其精，耗散其真，不知持满，不时御神，务快其心，逆于生乐，暗耗精血，精神不守，五脏精伤，营卫不和，脏气失象，五行失圆；逆四时之序，起居无常，阳不入阴，内闭九窍，外壅肌肉，卫气散解，志意不和，魂魄不宁，悔怒悲忧，五脏受邪，五脏灵伤，脏气失象，五行失圆。

三是君火不明，相火失位：五行各一，唯火有二，火分君相，君相不同，各归其用。君相二火，火非源木。相火根于肾，君火本为神象。言木生火者，心火也。心火者，五行之火也，心脏脏气之象也，故言心火者，实则有三，乃心火、君火和相火也。心火炎炎而上，跃跃而动，此为心脏脏气之象，心火性烈而燥。木气升腾，阴杀阳生，化生火气，而成心火，此为木生火之义。

《素问·天元纪大论篇》说："君火以明，相火以位。"君火者神之象，神藏舍于心脉，其象君火，以其明，熠耀在心火中，火中有火也。"阴阳不测谓之神。"神者非阴非阳、非血非气、无形无状也。神在心脉，以君火之象而显，此象熠熠而明。日月发光谓之明，明为神之德，神以明为其用也，故曰君火以明。主明则下安，主不明则十二官危。以此（心火明亮）养生则寿。心明德生，德敦则心安不惧，可积精全神矣。心神者，诸灵之王也，位尊君主。主明神全，魂魄安宁，意志和合，悔怒不起，五灵全安，五精内守，十二官不相失，五脏各得其象，轮转轴运，升降有序，此为君火明德之用。

五脏六腑之精藏于右肾，右肾曰命门。命门肾气之象为相火，相火生于命门，相火根于肾。相火为龙雷之火，伏匿于肾水，游行于三焦，憩息于肝胆，藏于心包，此为相火之位。相火伏而不发，藏而不露，以其位温煦五脏六腑，以尽其用，故曰相火以位。相火亦有阴阳，阴之相火伏匿于心包，阳之相火游行于三焦，故曰："藏有心主相火之阴，府有三焦相火之阳也。"脏者心包也，腑者三焦也。相火以其各居之位，温煦五脏六腑，为五脏六腑的生理活动提供最重要的温度来源。若肾水不足，命门火败或相火失根，龙雷相火失其位，脏腑质体失相火温煦而现内寒外热，脏腑生理不能，五脏不营，精无所藏，藏失其象，升降失圆，是故疴瘵萌生，当引火归元以治之。

疾病者，疾和病也。疾者，矢也。矢者弓弩也，为外伤之义，故"疾"为外因而致之症，为外症也，故去之也亦速。外之因，或因于外伤，或因于外感六淫、温疫等，诸症皆属于"疾"；病者丙也，丙者火也，丙位南方，万物炳然，万物皆需丙火耀亮温煦。丙火是指小肠火，在这里则是君火相火的总称。"病"是丙火不能发挥其用，或因君火不明，或因相火失位，五脏脏气升降失圆，"病"就产生了。因此，百症皆由或外疾或内病所致。外疾之源或因于六淫邪气，或因于温疫病毒、细菌支原体等微生物，或因于外伤劳形；内病之源则或因于喜怒伤气，或因于不顺四时之序，饮食不节，起居无常，以欲竭精，致精耗神伤而现君火不明，相火失位，藏失其象，升降失圆，虚邪贼风，客于脏腑，由此则百病丛生！

四是经脉所营不及：欲明经脉对五脏六腑的所营不及对藏象圆运动的影响，则须先晓经络系统和五脏六腑的关系。

（三）五脏和经络的关系

经脉系统是人类独有的，人类之所以独有经脉系统，是因五脏所藏之灵。当形骸独居而终，则尘归尘，土归土！而五脏之神却是不灭之灵。神客舍于心，在这短暂的客舍之旅，神并不白白居舍。在生命初成时，神命定了经络系统复杂而庞大的循行路径，命定元精构筑完成经脉的先天脉道，命定肺魄掌管经脉经气的运行，以达经脉运行血液之用，以减心脏运血之负荷，为神客居"形"中，创造安逸之境。这是生命初成时，精和神共同协作，心肾相交、水火既济的最初。

在胎儿阶段，肾精在心神的命定下构筑完成了庞大复杂的经络系统的先天脉道。肾脏有二，左肾右命门。左肾藏元精，先天之精气在心神的命定下，注元气形成经脉的先天脉道。左肾所藏之元精又向两肾之间源源不断地注入元气，曰为原气。右命门纳藏之力使该原气系于两肾之间，右命门纳藏五脏六腑之精气，化为肾气，经两肾相通之道，输注左肾，为左肾元精的后天之源。右命门之肾气，其象为相火，相火温之以动，系于两肾之间的原气，曰为肾间动气。肾间动气向十二经脉的先天脉道注入原气，为十二经脉先天脉道的先天荣气，此为十二经脉最初之先天脉气。十二经脉三阴三阳升降形成的脉气圆运动，皆系于肾间动气，故肾间动气为十二经脉之根本。这样，左肾脏之元精、右肾脏之脏腑之精、肾间动气和十二经脉，就构成元气阴阳升降的生生不息的圆运动。

人体"气"运动的形式有两种，一种是五脏脏气五行升降的圆运动，其五行升降是五脏脏气圆运动的内动力。五脏脏气本身以五行升降生克的联系方式是中药气味调和阴阳，调理五脏六腑的理论依据；另一种则是经络系统脉气升降的圆运动。五脏之道，皆出于经隧，经络系统联系五脏六腑，其脉气升降是五脏脏气圆运动的外动力，是针灸调和阴阳，调理五脏六腑的理论依据。我们知道经络系统是由十二经脉系统、七百三十余条络脉系统和奇经八脉组成。十二经脉三阴三阳脉道的升降出入，形成的如环无端的二十七脉气上下相随的圆运动。脉气升降的圆运动不仅为五脏脏气圆运动提供了外动力，而且十二经脉如环无端的大循环使五脏六腑、四肢百骸得血气而营，这是五脏六腑经十二经脉大道的联系方式。而更为复杂的庞大的络脉系统的存在，丰富了五脏六腑之间的联系，这个络脉系统的真实存在，是人体生命奥秘复杂深不可究的原因。这个络脉系统的存在，丰富了微针调理平衡五脏六腑的气血逆顺出入，调和五脏六腑气机升降阴阳平衡的途径，是针灸调理五脏六腑的理论依据！

《素问·调经论篇》说："五藏之道，皆出于经隧，以行血气，血气不和，百病乃变化而生，是故守经隧焉。"五脏脏气阴阳升降五行圆运动的失圆，是百病虚实之因。经脉行血气，营阴阳。血气和，五脏得营而藏精，五脏精盛，各显其象，轮转轴运，升降有序。故五脏六腑盛衰虚实，与十二经脉升降之畅通、阴阳之平和密不可分。故曰"五脏之道，皆出于经隧。"

十二经脉分别隶属于各脏腑，三阴三阳脉的升降为五脏脏气圆运动的外动力。从《灵枢·根结》篇中，我们知道在十二条经脉中，以足三阴和足三阳这六条经脉最为重要。这是因为足三阴从足走胸和足三阳从头走足的循行，直接为五脏脏气升降的圆运动提供了外动力。因此，足三阴和足三阳脉气是否能以"开、阖、枢"的态势下运行，就显得尤为重要。

"喜怒伤气，寒暑伤形。"当五脏气伤而现虚实，则五脏藏象圆运动失圆。五脏的虚实进而影响其所隶属经脉经气的运行，致其太过或不及。经脉经气运行的太过或不及，一方面影响其所营之脏腑，另一方面使五脏脏气圆运动的外动力失衡，进而形成恶性循环；当经脉因寒所客，或因形伤所束，则经气不畅，脉道不通，脏腑失营，精失所藏，五脏失象，升降失圆，则疴瘵萌生。

微针是调节经脉的最佳手段。微针可通其经脉，调其血气，营其逆顺出入之会。通过微针对经脉的迎随补泻，可以使经脉升降平衡，以营五脏六腑，补虚泻实，调和阴阳，以复五脏脏气升降的圆运动。那么，如何实现微针调经脉，达五脏脏气升降复圆的目的？关键仍在"明左右"！"左右者，阴阳之道路也。"左右是阴升阳降的道路，左为阳道，主升，阴升在左；右为阴道，主降，阳降在右。

经脉隶属五脏六腑，两侧的经脉是五脏脏气阴阳升降的外通道。经脉除行血气营五脏六腑、四肢百骸外，其经脉循行之方向是加强五脏脏气的圆运动。因此，通过调左右经脉，补虚泻实，能复五脏的圆运动，而达和阴阳之目的，使微针和阴阳成为临床中实实在在的操作。

隶属五脏六腑的经脉皆左右各二。同属脏腑的左右两脉，其阴阳有何不同？《素问·阴阳应象大论篇》说："天不足西北，故西方阴也，而人右耳不如左明；地不满东南，故东方阳也，人左手足不如右强也。"夫天地者，形之大也。阴阳者，气之大也。大形而生万形，则大形以为父母，万形为子也。故大形有所不足而生万物，万物不可足也。故人头法天，天之西北为阴，天阳不足西北也。头之右耳目为阴者，左为阳右为阴也。头象天，则右耳目聪明不足也。手足法地，地阴不足于东南，地之东南为阳，左手足为阳，法地则左手足不如右强也。

因于左右阴阳之别，有耳目手足左右强弱不一。人身个体如此，经脉亦如此，乃遵"左右者，阴阳之道路也。"左右道路之阴阳，左为阳道主升，右为阴道主降。东方是阳，阳气上升，则左道上胜下劣也，即左道上升之阳气，其力盛也，下降之阴气，其力不足也。西方是阴，阴气下沉，则右道下胜上劣，即右道下降之阴气，其力盛也，上升之阳气，其力衰也。此为三阴三阳脉，因左右阴阳道路不同，左右三阴三阳脉气盛衰不一。如足厥阴肝经，左右两条足厥阴经皆从足走胸，为上升态势。左足厥阴经行在主升的左阳道，脉气升腾有力。右足厥阴经行在主降的右阴道，升势受折，其升速弱于左足厥阴经，相较为降。故左足厥阴经为足厥阴肝经的优势经脉。故左右足三阴脉，皆从足走胸，其气升。足三阴经脉气为阴，阴者，藏精而起亟也，阴升也。阴气升，则阴退阳进，其强在左，以左足三阴脉为优势经脉；同理，足阳明胃经，左右两条足阳明经皆从头走足，为下降态势。右足阳明经行在主降的右阴道，脉气阖降有力。左足阳明经行在主升的左阳道，阖降受折，其降速弱于右足阳明经，相较为升。故右足阳明经为足阳明胃经的优势经脉。故左右足三阳经，皆从头走足，其气降。足三阳经脉气为阳，阳者，卫外而为固也，阳降也。阳气降，则阳杀阴生，其强在右，以右足三阳脉为优势经脉。欲调之，左右经脉者，取其盛。从寸口脉可察脏腑之虚实，取其优势经脉以针之，施以迎随补泻，以意和之，以调经气太过或不及。经脉升降阴阳平衡，脏腑得营，虚实得调，则脏气运动复圆，这就是针刺经脉调和阴阳、补虚泻实的作用机理。

　　《素问·阴阳应象大论篇》说："故善用针者，从阴引阳，从阳引阴，以右治左，以左治右，以我知彼，以表知里，以观过与不及之理，见微得过，用之不殆。"从阴引阳、从阳引阴，乃微针和阴阳之上工针法。以表知里，以寸口脉候虚实，见微而察经脉的太过与不及，施以微针之补泻，以意行针，则用之不殆！唐.杨上善对上段经文注释为："肝藏足厥阴脉脉实，肝府胆足少阳脉虚，须泻厥阴以补少阳，即从阴引阳也。若少阳实，厥阴虚，须泻少阳以补厥阴，即从阳引阴也。余例准此。"笔者以为此释义未尽"从阴引阳，从阳引阴"针法之要义。首先，要完成阴阳经脉间"从阴引阳、从阳引阴"的导气，阴阳经脉必须有相系的络脉，才有微针施为的经络基础。其次，表里阴阳经脉是十二经脉大循环中的一环，本身就是大络相系、脉气相联的循行，如此表里经脉之间的导气并非真正上意义的"从阴引阳、从阳引阴"。第三，"从阳引阴、从阴引阳"针法的目的是阳病阴求，阴病阳求。天地之间，六合之内，生之本，皆本于阴阳。阴阳本相应、相和，阴病寻阳，阳病寻阴，天之道也！五脏或其经脉有疾，则导阳经脉气，从阳引阴，以意和之；六腑或其经脉有疾，则导阴经脉气，从阴引阳，以意和之。此当为"从阴引阳、从阳引阴"针法之本意！完成此上工针法的关键，在于所导之气的经脉须有别出络脉相系他脏或他腑。

　　由于络脉的存在，使得经脉和脏腑、脏腑之间的联系变得丰富而又复杂。经脉和络脉好比江与河，腧穴是大江河流变化的节点，络穴则是小河溪水和大江相汇的交点。江河的洪水泛滥或江河干涸，最佳的治水方案莫过于将洪水引向他江或南水北调。因此，欲行"从阴引阳、从阳引阴"之上工针法，所针之穴必是络穴，施以徐入徐出导气之法，便可将脉气经络脉导向他脏或他腑，补泻于无形！

　　综上，微针补虚泻实、调和阴阳的针刺思路有二：一是基于"其生五"，以左右之道，左升右降之规律，对优势经脉腧穴穴气，施以补泻，以加强五脏脏气圆运动升降的外动力，以和阴阳，以营五脏，以复脏气的圆运动。肝木者，阴中之少阳，主升，其左右两脉，取左足厥阴经，左阳道升势也。肝木生心火，心火炎上，心脏左右两脉，取左手厥阴经，左阳道升势也。肺金者，阳中之少阴，主降，其左右两脉，取右手太阴，右阴道降势也。肺金生水，纳藏于右命门，右命门纳藏之力为五脏脏气圆运动之根，右命门主枢降，其左右两脉，取右足少阴，右阴道降势也。肾水生木，升腾于左，左肾使然也，左肾枢升之力为五脏脏气圆运动之端，其左右两脉，取左足少阴，左阳道升势也。此为复四轮升降之法，视寸口虚实，迎随补泻，和其阴阳。脾胃者，脾土为阴，胃土为阳。阴升阳降，脾土左旋升，胃土右旋降，化生中气。其左右两脉，取左足太阴，左阳道升势也。取右足阳明，右阴道降势也。此为复轴运之法，视寸口虚实，迎随补泻，和其阴阳。例如，左关弦急，肝火上亢，肝风内动，取左行间穴，迎而夺之，以令气和。

二是基于"其气三"，以左右之道，左升右降之规律，针络穴，导优势经脉脉气，经络脉，入他脏或他腑，以营脏腑，以和阴阳，复五脏所藏之精，复五脏脏气圆运动。此乃从阴引阳，从阳引阴，阴病阳求，阳病阴求也！如心脏病，因心不能受邪，手少阴经本无五输穴，故取代心受过之手厥阴，厥阴为阖，阳明为阖，手足相应，当取足阳明之脉，从阳引阴，以和手厥阴经；或取其俞募，以调各脏脏气的阴阳，调其体用，其施针之理亦在"其气三"。正如《素问·奇病论篇》所说："帝曰：有病口苦，取阳陵泉。口苦者病名为何？何以得之？岐伯曰：病名胆瘅。夫肝者中之将也，取决于胆，咽之使。此人者，数谋虑不决，故胆虚，气上溢而口为之苦。治之以胆募俞，治在《阴阳十二官相使》中。"

施为补虚泻实、调和阴阳针法当察寸口脉，以明表里、阴阳、虚实。寸口脉之尺脉，左尺候左肾，肾阳也；右尺候命门，肾阴也。肾阴唯以不足为病，肾阴不足则相火无以伏匿，窜行三焦，不能藏于心包。故右尺浮而无根，其病在肾阴不足，其象在三焦、心包。

自拟阴阳升降大方，视寸口脉，察虚实，增减之！左侧经脉宜取：火硬、火主或太冲、木留穴调肝；太白、火连、火菊、火散穴调脾伏匿相火；人皇、四肢、地皇、地机、肾关穴调脾肾；其黄、明黄、天黄穴调肝；通关、通山、通天穴调心；通肾、通胃、通背穴调肾；内关、大陵穴调心；心灵一、二、三穴调肝；木穴调肝；脾肿穴调脾；眼黄穴调胆；腕顺一、二穴调肾；肠门、肝门穴调肝；右脉取：灵骨、大白穴调肺；土水穴调脾；小节、太渊穴调肺；妇科、凰巢穴调子宫；指驷马穴调肺；胆穴调胆；指三重、中白、下白穴调肾；其门、其角、其正穴调大肠；人士、地士、天士穴调肺；驷马上、中、下穴调肺；中九里、上九里、下九里穴调心；足三里、上巨虚、下巨虚穴调胃和大小肠；阳陵泉穴调胆；外三关穴调胆；足三重穴调心；门金、水曲穴谓胃；木留、木斗穴调肝；水相、大钟、水晶、太溪、复溜穴调肾。头部：风池、完骨、百会、承灵、本神穴（当顺经而刺）；水金、水通穴；廉泉穴；腹部：上、中、下脘穴；天枢、气海、关元、归来穴。此升降方穴能调和阴阳，补虚泻实，未病先防，延年益寿，功到效显，玄妙莫测！

若寸口脉左脉无力，右脉浮、沉取无力，此左升不及，右降不能，上实下虚之证，治当补左肝、肾经左升，导右肺、胃经右降。

若寸口脉左右皆弦实，此血气上逆之证，当导气血下行，升降方左下肢经脉宜取：驷马上、中、下穴；四花上、中、下穴；火硬、火主穴；太白、火连、火菊、火散穴；驷马上、中、下穴。

迎随补泻：经脉是沿特定的方向循行的，十二经脉的首尾相接，构成如环无端的脉气圆运动。当某一节经脉脉气不及，则随而济之，这是毋庸置疑的。经脉脉气太过并不多见，虚损为多。纵脉气无根，血气上涌，亦当随而济之，导脉气顺行，故在阴阳升降大方里，络穴升降导气法的针刺方向当以顺经而刺为主为补法，术者当心中充满恩典，存敬畏之心施针，守弱为强，顺势而为。如若胃气虚，当随而济之，增益足阳明脉气，以营胃腑。若胃气上逆，亦当随而济之，助足阳明阖降，以益胃腑通降。唯足厥阴肝经例外，肝气虚，则随而济之。肝火旺，则当迎而夺之，乃足厥阴肝经从足走胸，其脉气可助木火升腾，故当迎而夺之，抑其上冲之势。迎随补泻中，经脉有例外，腧穴亦有例外，其例外者，中渚穴也。中渚穴因其穴意穴性，当以逆经而刺为顺。因足少阴经在足内踝部太溪穴，折而下行，走出回旋的旋涡之势，故太溪穴当朝大钟穴方向而刺，大钟穴当朝水泉穴方向而刺，水泉穴当朝照海穴方向而刺，是为顺经之刺，随而济之。

男左女右：习董氏奇穴者，常有误认为"男左女右"乃男子取左，女子取右之意。其因，乃未明"男左女右"之意。《素问·阴阳应象大论篇》说："阴阳者，血气之男女也。"男与女，血气阳阴之别也。男子之阳，其血气阳也。女子之阴，其血气阴也。此血气阴阳之别，乃相对于男女，曰为男左女右。男子血气阳者有阴阳。女子血气阴者亦有阴阳。有阴阳，就有阴阳不和。阴阳不和，乃阴升阳降失衡。其阴阳不和，当视寸口脉，察虚实，取左右之经络以调之。"左右者，阴阳之道路也。"左为阳道，右为阴道，左升右降，五脏各自的经脉均有左右两条，视左升右降之不同，取左脉以阴升，取右脉以阳降，此为针刺调和阴阳之具体施为之法。另有左病右取，右病左取，从阴引阳，从阳引阴导气刺法，以和阴阳。故"男左女右"者，非唯男子取左脉，女子取右脉施针之法。

附录 **董氏奇穴索引** （按拼音排序）